The Kidney Diseases Volume

Interpretation
of Clinical Pathway
and Therapeutic Drugs

2022年版

临床路径治疗药物释义

INTERPRETATION OF CLINICAL PATHWAY AND THERAPEUTIC DRUGS

肾脏病分册

《临床路径治疗药物释义》专家组 编

中国协和医科大学出版社
北 京

图书在版编目（CIP）数据

临床路径治疗药物释义·肾脏病分册/《临床路径治疗药物释义》专家组编.—北京：中国协和医科大学出版社，2022.10
ISBN 978-7-5679-2059-0

Ⅰ.①临… Ⅱ.①临… Ⅲ.①肾疾病-用药法 Ⅳ.①R452

中国版本图书馆 CIP 数据核字（2022）第 176517 号

临床路径治疗药物释义·肾脏病分册

编　　者：《临床路径治疗药物释义》专家组
责任编辑：许进力　杨小杰
丛书总策划：张晶晶　冯佳佳
本书策划：孙嘉惠　张晶晶

出版发行：中国协和医科大学出版社
（北京东单三条九号　邮编 100730　电话 010-65260431）
网　　址：www.pumcp.com
经　　销：新华书店总店北京发行所
印　　刷：北京天恒嘉业印刷有限公司

开　　本：787mm×1092mm　1/16 开
印　　张：34.5
字　　数：920 千字
版　　次：2022 年 10 月第 1 版
印　　次：2022 年 10 月第 1 次印刷
定　　价：198.00 元

ISBN 978-7-5679-2059-0

肾脏病临床路径释义及相关释义编审专家名单

（按姓氏笔画排序）

丁　峰　上海交通大学医学院附属第九人民医院
丁小强　复旦大学附属中山医院
王　荣　山东省立医院
王　涌　中国人民解放军总医院第一医学中心
王力宁　中国医科大学附属第一医院
王玉柱　北京市海淀医院
王伟铭　上海交通大学医学院附属瑞金医院
方　艺　复旦大学附属中山医院
方　明　大连医科大学附属第一医院
付　平　四川大学华西医院
冯　哲　中国人民解放军总医院第一医学中心
刘　冰　山东省立医院
刘志红　中国人民解放军南京军区南京总医院
刘述文　中国人民解放军总医院第一医学中心
刘爱民　中国医学科学院北京协和医院
汤　力　中国人民解放军总医院第一医学中心
孙雪峰　中国人民解放军总医院第一医学中心
李丽静　天津市儿童医院
李学旺　中国医学科学院北京协和医院
李雪梅　中国医学科学院北京协和医院
杨　爽　中国医科大学附属第一医院
吴　杰　中国人民解放军总医院第一医学中心
何娅妮　陆军特色医学中心
余金波　复旦大学附属中山医院
余学清　中山大学附属第一医院
邹建洲　复旦大学附属中山医院
汪年松　上海交通大学医学院附属第六人民医院
张　冬　中国人民解放军总医院第一医学中心
张　宏　北京大学第一医院
张伟光　中国人民解放军总医院第一医学中心
陈　仆　中国人民解放军总医院第一医学中心
陈　楠　上海交通大学医学院附属瑞金医院
陈孟华　宁夏医科大学总医院

陈香美　中国人民解放军总医院第一医学中心
陈意志　中国人民解放军总医院海南医院
林　珊　天津医科大学总医院
林洪丽　大连医科大学附属第一医院
周文彦　上海交通大学医学院附属仁济医院
郑　可　中国医学科学院北京协和医院
郑　颖　中国人民解放军总医院
郑法雷　中国医学科学院北京协和医院
赵　琳　首都医科大学宣武医院
赵明辉　北京大学第一医院
秦安京　首都医科大学附属复兴医院
倪兆慧　上海交通大学医学院附属仁济医院
郭　萍　华北石油总医院
郭志勇　海军军医大学第一附属医院（上海长海医院）
黄梦杰　中国人民解放军总医院第一医学中心
梅长林　海军军医大学第一附属医院（上海长海医院）
曹雪莹　中国人民解放军总医院第一医学中心
崔　昭　北京大学第一医院
章友康　北京大学第一医院
章晓燕　复旦大学附属中山医院
董哲毅　中国人民解放军总医院
谢　华　大连医科大学附属第一医院
蔡广研　中国人民解放军总医院第一医学中心
滕　杰　复旦大学附属中山医院
霍本刚　陆军特色医学中心

《临床路径治疗药物释义》编审专家名单

编写指导专家

金有豫　首都医科大学
孙忠实　中国人民解放军总医院第六医学中心
李大魁　中国医学科学院北京协和医院
王汝龙　首都医科大学附属北京友谊医院
孙春华　北京医院
贡联兵　中国人民解放军第 305 医院
李玉珍　北京大学人民医院
王育琴　首都医科大学宣武医院
汤致强　中国医学科学院肿瘤医院
郭代红　中国人民解放军总医院
胡　欣　北京医院
史录文　北京大学医学部
翟所迪　北京大学第三医院
赵志刚　首都医科大学附属北京天坛医院
梅　丹　中国医学科学院北京协和医院
崔一民　北京大学第一医院

编　委（按姓氏笔画排序）

丁玉峰　华中科技大学同济医学院附属同济医院
卜书红　南方医科大学南方医院
马满玲　哈尔滨医科大学附属第一医院
王伟兰　中国人民解放军总医院
王咏梅　首都医科大学附属北京佑安医院
王晓玲　首都医科大学附属北京儿童医院
方建国　华中科技大学同济医学院附属同济医院
史亦丽　中国医学科学院北京协和医院
吕迁洲　复旦大学附属中山医院
朱　珠　中国医学科学院北京协和医院
朱　曼　中国人民解放军总医院
刘丽宏　中日友好医院
刘丽萍　中国人民解放军总医院第五医学中心
刘皋林　上海交通大学附属第一人民医院
孙路路　首都医科大学附属北京世纪坛医院

杜　光　华中科科大学同济医学院附属同济医院
杜广清　首都医科大学附属北京康复医院
李　静　煤炭总医院
李国辉　中国医学科学院肿瘤医院
李雪宁　复旦大学附属中山医院
杨会霞　清华大学第二附属医院
杨莉萍　北京医院
吴建龙　深圳市第二人民医院
沈　素　首都医科大学附属北京友谊医院
张　渊　上海交通大学附属第六人民医院
张相林　中日友好医院
张艳华　北京大学肿瘤医院
陆奇志　广西壮族自治区江滨医院
陆瑶华　上海交通大学附属第六人民医院
陈瑞玲　首都医科大学附属北京天坛医院
林　阳　首都医科大学附属北京安贞医院
周　颖　北京大学第一医院
屈　建　安徽省立医院
侯　宁　山东省立医院
侯连兵　南方医科大学南方医院
徐小薇　中国医学科学院北京协和医院
郭海飞　北京大学第六医院
陶　玲　中山大学附属第三医院
蔡　芸　中国人民解放军总医院

《临床路径治疗药物释义·肾脏病分册》参编专家名单

（按姓氏笔画排序）

丁　峰　丁小强　丁玉峰　卜书红　马满玲　王　荣　王　涌　王力宁
王玉柱　王伟兰　王伟铭　王汝龙　王咏梅　王育琴　王晓玲　方　艺
方　明　方建国　史亦丽　史录文　付　平　冯　哲　吕迁洲　朱　珠
朱　曼　刘　冰　刘志红　刘丽宏　刘丽萍　刘述文　刘皋林　刘爱民
汤　力　汤致强　孙忠实　孙春华　孙雪峰　孙路路　贡联兵　杜　光
杜广清　李　静　李大魁　李玉珍　李丽静　李国辉　李学旺　李雪宁
李雪梅　杨　爽　杨会霞　杨莉萍　吴　杰　吴建龙　何娅妮　余金波
余学清　邹建洲　汪年松　沈　素　张　冬　张　宏　张　渊　张伟光
张相林　张艳华　陆奇志　陆瑶华　陈　仆　陈　楠　陈孟华　陈香美
陈瑞玲　陈意志　林　阳　林　珊　林洪丽　金有豫　周　颖　周文彦
郑　可　郑　颖　郑法雷　屈　建　赵　琳　赵志刚　赵明辉　胡　欣
侯　宁　侯连兵　秦安京　倪兆慧　徐小薇　郭　萍　郭代红　郭志勇
郭海飞　陶　玲　黄梦杰　梅　丹　梅长林　曹雪莹　崔　昭　崔一民
章友康　章晓燕　董哲毅　谢　华　蔡　芸　蔡广研　翟所迪　滕　杰
霍本刚

序　言

目前世界上超过5亿人患有不同的肾脏疾病，每年超过百万人口死于与慢性肾脏病相关的心脑血管疾病。特别是慢性肾脏病已成为继心脑血管病、肿瘤、糖尿病之后又一种威胁人类健康的重要疾病，成为全球性公共卫生问题。在我国，每10个成人中就有一人患有肾病，其中1%将最终发展为尿毒症。对于庞大的肾病患者群来说，规范医疗行为、提高医疗质量、保障病人安全和降低医疗费用是至关重要的。对于全国各级医院来说，开展临床路径工作也是实现医疗保健最优化、系统化、标准化和质量管理的重要工具之一。临床路径在医疗机构中的实施为医院管理提供标准和依据，是医院管理的抓手，是实实在在的医院内建设的基础，是一场重要的医院管理革命。

自2009年3月，《中共中央国务院关于深化医药卫生体制改革的意见》和国务院《医药卫生体制改革近期重点实施方案（2009—2011年）》发布以来，临床路径工作取得明显进展。原卫生部于2011年1月公布的《2011年卫生工作要点》中特别把“继续制定常见病、多发病临床路径，增加实施病种数量，扩大临床路径实施覆盖面”作为一项公立医院的改革任务来布置。到目前为止，临床路径试点工作已进行一段时间。对绝大多数医院而言，这是一项全新的、有挑战性的工作，不可避免地会遇到若干回题，既有临床方面的问题，也有管理方面的问题，尤其对临床路径的理解需要统一思想，在实践中探索解决问题的最佳方案。

为更好地贯彻国务院办公厅医药卫生体制改革的有关精神，帮助各级医疗机构开展临床路径管理，保证临床路径试点工作顺利进行，受卫生部委托，中国医学科学院承担了组织编写《临床路径释义》的工作。中国协和医科大学出版社在组织专家编写《临床路径释义》过程中，根据《临床路径》及《临床路径释义》内容，又组织国内临床药学、药理专家共同编写了《临床路径治疗药物释义》，就临床路径及释义的“治疗方案选择”“选择用药方案”中所涉及药物相关信息做了补充说明。这本《临床路径治疗药物释义·肾脏病分册》就是该丛书中的重要一本。

当然，临床路径如同其他指南性文献一样，随着科学技术的进步将会动态变化。同时，在不同的医院、不同的临床科室，对临床路径的遵循状况也存在一定差别。我们希望这本书既能成为医师的参考工具，也能在未来不断更新，与临床医师共同进步。

中国工程院　院士

前言

临床路径是由医院管理人员、医师、护师、药师、医技师等多学科专家共同参与，针对特定病种或病例组合的诊疗流程，整合检查、检验、诊断、治疗和护理等多种诊疗措施而制定的标准化、表格化的诊疗规范。开展临床路径工作是实现医疗保健优化、系统化、标准化和全程质量管理的重要途径。

为更好地贯彻国务院办公厅医药卫生体制改革的有关精神，帮助各级医疗机构开展临床路径管理，保证临床路径工作顺利开展，受国家卫生和计划生育委员会委托，中国医学科学院承担了组织编写《临床路径释义》的工作。在此基础上，中国协和医科大学出版社组织国内临床药学、药理学等领域的专家共同编写了《临床路径治疗药物释义》，就临床路径及相关释义中涉及药物的部分进行了补充释义和拓展阅读。

参加本书编写的专家大多数亲身经历了医院临床路径试点工作。他们根据临床路径各病种的具体特点，设计了便于临床医师在诊疗过程中查阅的药品表单，对药物信息进行了系统、简明阐述。全书涵盖了药品的政策和学术来源，并在临床路径及相关释义中，对“治疗方案选择”“选择用药方案”“术前、术中、术后用药”“医师表单医嘱用药”等项下涉及的相关药物信息进行了归纳整理。根据最新公布的《医疗机构抗菌药物管理办法》，编者在每个学科分册中附加编写了“手术预防用抗菌药物”和“治疗用抗菌药物”表单在适应证的基础上增加了抗菌药物的抗菌谱，这将便于临床医生合理选择抗菌药物。

随着医药科技的不断进步，临床路径将根据循证医学的原则动态修正；与此同时，不同地域的不同医疗机构也应根据自身情况，合理制定适合本地区、本院实际情况的临床路径。因时间和条件限制，书中的不足之处在所难免，欢迎同行诸君批评指正。

编　者

2022 年 7 月

目 录

第一篇 肾脏病临床路径及相关释义

第二篇 肾脏病临床路径释义药物信息表

第一篇

肾脏病

临床路径及相关释义

Interpretation
of Clinical Pathway

第一章

肾动脉狭窄临床路径释义

一、肾动脉狭窄编码

1. 原编码

疾病名称及编码：肾动脉狭窄伴肾血管性高血压（ICD-10：I70.101）

手术操作名称及编码：肾动脉成形或支架置入术（ICD-9-CM-3：39.9005/88.45001）

2. 修改编码

疾病名称及编码：肾动脉狭窄伴肾血管性高血压（ICD-10：I15.0）

手术操作名称及编码：肾动脉球囊血管成形术（ICD-9-CM-3：39.5002）

肾动脉支架置入术（ICD-9-CM-3：39.9016）

其他周围血管药物洗脱支架置入（ICD-9-CM-3：00.55）

二、临床路径检索方法

I15.0 伴（39.5002/39.9016/00.55）

三、国家医疗保障疾病诊断相关分组（CHS-DRG）

MDCF　循环系统疾病及功能障碍

FW1　动脉疾患

MDCL　肾脏就泌尿系统疾病及功能障碍

LZ1　肾及泌尿系统其他疾患

四、肾动脉狭窄标准住院流程

（一）适用对象

第一诊断为肾动脉狭窄伴肾血管性高血压（ICD-10：I70.101）。

行肾动脉成形或支架置入术（ICD-9-CM-3：39.9005/88.45001）。

释义

■ 适用对象编码参见第一部分。

■ 本路径适用对象为临床诊断为肾动脉狭窄伴肾血管性高血压，行肾动脉成形或支架置入术患者。

（二）诊断依据

根据 2002 年 AHA《肾动脉血运重建临床试验报告指南》、2005 年《中国高血压防治指南》、2005 年 ACC/AHA 与 2007 年 TASC 的外周动脉病诊疗指南。

1. 肾动脉病变：影像检查显示肾动脉主干和/或一级分支狭窄（≥50%），狭窄两端收缩压差> 20mmHg 或平均压差> 10mmHg。

2. 高血压：对 ACE 抑制剂或血管紧张素受体阻断剂的反应敏感，降压幅度大；肾动脉狭窄解除后血压明显下降或治愈。
3. 病变侧肾发生明显血流量下降，GFR 下降，甚至肾萎缩。
4. 病变侧肾因缺血诱发肾素分泌明显增加，可导致继发性高醛固酮血症。
5. 病因：主要是动脉粥样硬化，其次是大动脉炎和肌纤维发育不良等。

释义

■ 本路径的制订主要参考国内权威参考书籍和诊疗指南。

■ 动脉粥样硬化性肾动脉狭窄（ARAS）是指由于动脉粥样硬化引起的肾动脉管腔狭窄。目前学者们普遍认为，当局限性管腔狭窄程度≥50%时，才是有临床意义的肾动脉狭窄。ARAS 与引起肾动脉狭窄的另外 2 种常见病变——大动脉炎和纤维肌性发育不良（fibromuscular dysplasia，FMD）不同，ARAS 的血管狭窄病变多累及肾动脉开口和近段 1/3 部位，病变进展可致肾动脉完全闭塞和肾内动脉弥漫性硬化，可出现缺血性肾病。ARAS 可进展至严重的肾动脉狭窄乃至肾动脉闭塞，是缺血性肾病、顽固性心绞痛和心力衰竭的主要病因之一。ARAS 患者预后与狭窄的严重程度和肾功能的恶化程度具有相关性。危险因素为年龄、体重指数、血肌酐、高血压史、糖尿病病史、缺血性脑血管病病史与顽固性高血压，其中年龄、高血压和冠状动脉多支血管病变为 ARAS 的独立危险因素。

■ 出现下列临床线索时高度提示有 ARAS 可能：①年龄 55 岁以后开始出现高血压，且无高血压家族史者；②发生急进性高血压、顽固性高血压和恶性高血压者，或既往得以控制良好的高血压突然加重并持续恶化者；③经血管紧张素转换酶抑制剂（ACEI）或血管紧张素受体阻断剂（ARB）治疗后，发生肾功能恶化（特别是血肌酐升高幅度大于 30%者）；④出现无法解释的肾脏萎缩或双肾长径差异超过 1.5 cm 者；⑤出现无法解释的突然加重和/或难治性肺水肿者；⑥伴有冠状动脉多支血管病变、脑血管病变或周围动脉粥样硬化性疾病者。

■ 肾动脉造影是肾动脉狭窄的“金标准”，适用于非侵入性检查不能明确诊断而临床又高度怀疑肾动脉狭窄的患者。影像学检查显示肾动脉主干和/或一级分支狭窄（≥50%），狭窄两端收缩压差＞20mmHg 或平均压差＞10mmHg，可进入路径。

（三）选择介入治疗方案的依据

根据 2002 年 AHA《肾动脉血运重建临床试验报告指南》、2005 年《中国高血压防治指南》、2005 年 ACC/AHA 与 2007 年 TASC 的外周动脉病诊疗指南。
肾动脉介入治疗适应证
（1）临床标准
1）高血压：高血压Ⅱ~Ⅲ级、急进型高血压、顽固性高血压、恶性高血压、高血压伴一侧肾萎缩、不能耐受抗高血压药物。
2）挽救肾功能：肾功能不全/恶化无法用其他原因解释；使用降压药，尤其是血管紧张素转换酶抑制剂或血管紧张素Ⅱ受体阻断剂后肾功能恶化。
3）伴随的心脏问题：不稳定型心绞痛；反复发作的急性肺水肿与左室收缩功能不匹配。
（2）血管解剖标准：目前狭窄肾动脉狭窄到何种程度必须进行血运重建尚无统一意见，推荐肾动脉狭窄最小域值的直径狭窄为 50%。对于肾动脉直径狭窄 50%~70%的患者，要有明确的血流动力学显著狭窄的依据，一般以跨病变收缩压差＞20mmHg 或平均压差＞10mmHg 为准。如能获得进一步证据表明狭窄与高血压和肾功能损害有因果关系，则适应证更明确。临床上一般对大动脉炎或纤维肌性发育不良导致的狭窄标准从宽（直径狭窄≥50%），而对动脉粥样硬化导致的狭窄标准从严（直径狭窄≥70%）。

（3）介入标准：临床标准和血管解剖标准均符合肾动脉介入治疗禁忌证。

1）由于伴随的严重疾病，预期寿命有限的患者。

2）造影剂过敏或无法耐受抗血小板药物。

3）严重的慢性缺血性肾病，接近需要长期透析的，需要肾内科专家会诊，（如必要时有即刻透析条件者）方可考虑行介入手术。

4）病变肾动脉的解剖不适合介入治疗，如源自腹主动脉瘤、弥漫钙化性病变等。

5）临床病情不稳定，不能耐受介入手术。

6）如病因系大动脉炎所致，炎症活动期一般不宜手术，要用免疫抑制剂治疗使血沉/C 反应蛋白降至正常范围 2 个月以上方可考虑。

释义

■ 行肾动脉介入治疗需符合临床标准和血管解剖标准。首先要确定是否存在显著的解剖狭窄，但仅有显著的狭窄还不够，需要明确血运重建的临床标准，特别是有证据表明狭窄与高血压和肾功能损害存在因果关系。临床上需要解决的包括控制顽固性高血压、挽救肾脏以及解决心脏问题。肾动脉狭窄到何种程度需强制进行血运重建，目前尚无统一意见，一般认为动脉粥样硬化导致的狭窄标准为狭窄≥70%，大动脉炎或纤维肌性发育不良导致的狭窄标准从宽≥50%。

■ 介入治疗的禁忌证包括病情严重、无法耐受手术以及预期寿命不长的患者，对造影剂过敏，肾脏已明显萎缩，GFR＜10ml/(min·1.73m^2)。

■ 对比剂肾病是介入治疗后肾功能损害加重的常见原因，已有肾功能不全的高危患者中，对比剂肾病的发生率可高达 12%~27%，部分患者可能发生永久性肾功能损害，因此，预防对比剂肾病的发生至关重要。造影前应认真评估患者的肾功能，充分了解患者有无相关危险因素，严格掌握使用对比剂的适应证，并在造影前积极纠正各种相关危险因素。

■ 介入治疗对于 ARAS 患者高血压的治疗效果并不如 FMD 那样令人满意，同时要承担操作本身的风险，短期风险包括穿刺部位出血、肾动脉撕裂、肾动脉血栓形成、造影剂肾病、血容量不足导致肾灌注不足以及胆固醇结晶栓塞等；远期并发症则主要是指再狭窄，再狭窄一般发生在介入手术后 1 年，可引起肾脏血流动力学再次紊乱，导致血压升高及肾功能下降。

（四）术前准备 2~3 天

1. 必需检查的项目

（1）血常规、尿常规、大便常规。

（2）肝肾功能、电解质、血糖、血脂、凝血功能、纤维蛋白原水平、感染性疾病筛查（乙型肝炎、梅毒、艾滋病等）、肾素-血管紧张素。

（3）X 线胸片、心电图。

（4）肾动脉血管超声、肾图、肾动脉 CTA。

2. 根据患者病情可选择的检查项目

（1）化验检查：同型半胱氨酸、抗凝血酶Ⅲ、蛋白 C、蛋白 S、抗“O”、抗核抗体、ENA、类风湿因子、CRP、ESR 等。

（2）超声心动图检查、肺功能。

释义

■ 血常规、尿常规、大便常规是最基本的三大常规检查，进入路径的患者均需完成。肝肾功能、电解质、血糖、凝血功能、心电图、X 线胸片可评估有无基础疾病，是否影响住院时间、费用及其治疗预后；感染性疾病筛查用于介入治疗前准备。

■ 高同型半胱氨酸血症是动脉粥样硬化疾病的独立危险因素，蛋白 C、蛋白 S、抗“O”、抗核抗体、ENA、类风湿因子、CRP、ESR 主要用于自身免疫性疾病的鉴别和考虑大动脉炎的患者，有助于疾病活动度的判断。

■ 老年、心肺功能不佳患者需行超声心动图及肺功能检查。

（五）选择用药

1. 抗血小板聚集治疗：阿司匹林、氯吡格雷等。
2. 降脂治疗：他汀类药物。
3. 抗凝治疗。
4. 病因和危险因素治疗。

释义

■ 血小板的黏附与聚集在动脉粥样硬化中起到重要作用，因此抗血小板聚集是治疗动脉粥样硬化的主要措施，药物主要包括环氧化酶抑制剂、腺苷二磷酸受体阻断剂以及 GP II_b/III_a受体拮抗剂三大类。阿司匹林属于环氧化酶抑制剂，应用广泛，一般推荐剂量为 75~150mg/d。氯吡格雷属于第二代腺苷二磷酸受体阻断剂，较阿司匹林更有效降低心血管事件。

■ 大多数的 ARAS 患者合并有高胆固醇血症，降低胆固醇可使动脉粥样硬化斑块进展缓慢甚至逆转，他汀类药物可有效降低血浆总胆固醇和 LDL 胆固醇。

■ 一般术后给予抗凝治疗，抗凝药物主要为低分子肝素。

■ 病因及危险因素治疗包括血压的控制，合并糖尿病患者需控制血糖，病因为大动脉炎者需控制疾病的活动。当合并有严重的心衰、肺水肿、急性肾衰竭，需药物控制，必要时透析治疗。

（六）手术日为入院第 3~5 天

1. 麻醉方式：局部麻醉。
2. 术中用药：普通肝素。

释义

■ 完善术前检查以及术前评估，入院第 3~5 天行介入手术，介入治疗采用局部麻醉方式，术中用药为普通肝素。

（七）术后住院恢复 5~10 天

1. 必需复查的检查项目

（1）血常规、肝肾功能、电解质。

（2）肾动脉彩超。

（3）出院 3 个月门诊复查。

2. 术后用药

（1）抗血小板聚集治疗：阿司匹林、氯吡格雷等。

（2）降脂治疗：他汀类药物。

（3）低分子肝素抗凝治疗。

释义

■ 介入手术术后住院恢复一般为 5~10 天，恢复期间必须复查血常规、肝肾功能、电解质，判断有无合并感染、贫血以及肝肾功能异常。肾动脉彩超为无创检查，可初步判断肾动脉血运恢复程度。建议出院 3 个月门诊复查。

■ 术后用药同“（五）选择用药”。

（八）出院标准

穿刺点愈合良好，无皮下积液、假性动脉瘤。

释义

■ 患者出院前应完成所有必需检查的项目，观察介入治疗的穿刺点愈合良好，无皮下积液，无假性动脉瘤即可出院。

（九）变异及原因分析

1. 术前合并其他基础疾病影响手术的患者，需要进行相关的诊断和治疗。

2. 双侧肾动脉狭窄。

3. 肾动脉分支血管狭窄。

释义

■ 患者入选路径后，在检查及治疗过程中发现患者合并其他基础疾病，包括糖尿病、冠心病、肾功能不全、心功能不全等，需要进行相关的诊断和治疗。

■ 双侧肾动脉狭窄时，由于长期水钠潴留而使心脏负荷加重，更容易发生急性肺水肿，一旦出现急性肺水肿，需转入相应路径。

■ 对于存在事前未预知的、对本路径治疗可能产生影响的情况，需要中止执行路径或延长治疗时间、增加治疗费用。医师需在表单中明确说明。

■ 因患者方面的主观原因导致执行路径出现变异，需医师在表单中予以说明。

五、肾动脉狭窄给药方案

（一）用药选择

肾动脉狭窄的药物治疗主要针对疾病的各种危险因素，通过适当的药物治疗，达到控制血压，稳定斑块，防止肾功能恶化，降低心、脑血管终点事件发生的目的。

1. 降压药：药物降压是基本步骤，ACEI 或 ARB 控制肾血管性高血压十分有效，但可能导致患者肾功能损害，对于双侧或孤立肾的肾动脉狭窄患者，可能诱发急性肾功能不全。对于禁用 ACEI 或 ARB 的患者，钙拮抗剂和 β 受体阻断剂为较安全有效的降压药物，其他药物如 α 受体阻断剂、非特异性血管扩张剂及中枢性降压药也可考虑适当合用。

2. 抗血小板聚集药：血小板的黏附与聚集在动脉粥样硬化中起到重要作用，因此抗血小板聚集是治疗动脉粥样硬化的主要措施，药物主要包括环氧化酶抑制剂、腺苷二磷酸受体阻断剂以及 GP $Ⅱ_b$/$Ⅲ_a$受体阻断剂三大类。阿司匹林属于环氧化酶抑制剂，应用广泛，一般推荐剂量为 75~150mg/d。氯吡格雷属于第二代腺苷二磷酸受体阻断剂，较阿司匹林更有效降低心血管事件。

3. 降脂药：大多数的 ARAS 患者合并有高胆固醇血症，降低胆固醇可使动脉粥样硬化斑块进展缓慢甚至逆转，他汀类药物可有效降低血浆总胆固醇和 LDL。

4. 降糖药：糖尿病与动脉粥样硬化关系密切，在合并糖尿病患者中，积极控制血糖非常重要。血糖控制的目标为：空腹血糖 4.4~7.0mmol/L，糖化血红蛋白≤7.0%。

（二）药学提示

1. ACEI 及 ARB 药物可有效控制高肾素性高血压，然而在降压的同时，可能会诱发急性肾损伤，特别在双侧肾动脉狭窄以及孤立肾肾动脉狭窄患者中并不少见。及时停药肾功能逐渐恢复，部分患者转为慢性肾功能不全。

2. 伴有肾功能不全的老年患者中使用阿司匹林有可能会加重肾脏损伤。

3. 老年患者在应用他汀类药物纠正脂质代谢紊乱时，要注意药物的相互作用而引发的肌溶解综合征。

（三）注意事项

1. 当患者的 GFR＜60ml/(min·1.73m^2) 或伴高钾血症时应慎用 ACEI 或 ARB 药物。

2. 双侧肾动脉狭窄需禁用 ACEI 和 ARB。

六、肾动脉狭窄护理规范

1. 术前护理：严密监测患者血压 、尿量 、血肌酐的变化。清洁双侧腹股沟皮肤，确保穿刺区域的清洁，减轻术后感染的发生。测量双侧大腿围径，方便与术后进行对比。加强饮食指导，保持大便通畅。做好心理护理。

2. 术后护理：严密监测生命体征尤其是血压变化。严密监测患者出入水量的变化，准确记录尿量，注意观察患者介入术后 24 小时的尿量、颜色及性状。术后患者平卧 24 小时，术侧肢体伸直制动 24 小时。穿刺点 1kg 盐袋加压 8 小时，观察穿刺点有无渗血、渗液、肿胀，术侧肢体足背动脉搏动、皮肤颜色及皮肤温度等情况。测量双侧大腿围径 2 次，与术前对比。询问患者自主感受如腰痛、腰胀、头晕、眼花等情况。

3. 心理护理：根据患者的尿量、各项指标恢复情况进行一对一阶段性健康宣教。针对介入治疗失败、依从性较差的患者，加强与患者及其家属的沟通。让主管医生共同参与患者心理变化的管理，请医院心理咨询师会诊，在根源上找出患者 的心理变化原因，克服心理障碍。

4. 延续护理：为出院患者提供医疗护理、康复促进、健康指导等服务，是住院护理的延伸。在出院之前责任护士对患者及其家属进行健康知识、居家护理相关注意事项掌握情况的评估，针对患者不足之处予以加强指导。指导患者出院后自我观察的内容有血压、尿量、尿色等指标。

七、肾动脉狭窄营养治疗规范

肾动脉粥样硬化性狭窄患者常合并高血压、高血脂、高血糖等，营养治疗时要充分考虑合并疾病的影响，在控压、降脂及控糖等治疗的基础上进行。

大动脉炎和纤维肌性发育不良患者则容易出现营养不良，应适当加强营养支持治疗，改善患者机体的营养状况。

对肾功能不全患者，低蛋白饮食配合 α-酮酸制剂治疗可有效降低肾小球跨膜压，减轻肾间质纤维化以及肾小球硬化程度，保护患者肾脏功能，同时也能减少体内尿蛋白以及蛋白质代谢产物，进而减轻患者尿毒症症状且不会出现营养不良。

八、肾动脉狭窄患者健康宣教

1. 保持良好生活方式及饮食习惯。
2. 坚持自我监测血压。
3. 控压、控脂及控糖。
4. 出现血压明显波动或难以控制及时就诊。
5. 经常观察尿量、尿色。
6. 使用抗血小板药物或抗凝剂者注意观察有无出血表现。
7. 遵医嘱定期门诊检查肾功能、电解质、尿常规，动态血压，肾脏及肾血管超声等。

九、推荐表单

（一）医师表单

肾动脉狭窄临床路径医师表单

适用对象：第一诊断为肾动脉狭窄（ICD-10：I70.1 伴 I15.0）

行肾动脉支架置入术（ICD-9-CM-3：39.9003/00.5501，伴 39.5002）

患者姓名：	性别： 年龄： 门诊号：	住院号：
住院日期： 年 月 日	出院日期： 年 月 日	标准住院日：7~10 天

时间	住院第 1 天	住院第 2~5 天
主要诊疗工作	□ 询问病史、体格检查 □ 病历书写 □ 开具化验和检查单 □ 上级医师查房及术前评估 □ 初步确定手术日期	□ 上级医师查房 □ 完成术前准备及评估 □ 完成术前小结、上级医师查房记录等书写 □ 根据体检以及辅助检查结果讨论制订手术方案 □ 必要的相关科室会诊 □ 签署手术同意书、自费用品同意书、输血同意书等文件 □ 向患者及家属交代围手术期注意事项
重点医嘱	**长期医嘱：** □ 外科疾病护理常规 □ 二级护理 □ 饮食 □ 糖尿病患者行血糖监测（必要时） **临时医嘱：** □ 血常规、尿常规、大便常规 □ 肝肾功能、电解质、血糖、血脂、凝血功能、感染性疾病筛查、肾素-血管紧张素测定、红细胞沉降率、C 反应蛋白 □ 胸片、心电图、肾动脉彩超、肾动脉 CTA、肾图 □ 必要时检查：腹部彩超、肺功能、心脏彩超、颈动脉彩超等 □ 双抗血小板药物 □ 降脂药物（必要时） □ 降压药物	**长期医嘱：** □ 患者既往基础用药 **临时医嘱：** □ 必要的会诊意见及处理 □ 明日准备于局部麻醉下行“肾动脉造影并支架置入术” □ 术前禁食、禁水 □ 备皮
主要护理工作	□ 介绍病房环境及设施 □ 告知医院规章制度 □ 入院护理评估 □ 测血压	□ 宣传教育及心理护理 □ 告知手术相关注意事项 □ 执行术前医嘱
病情变异记录	□ 无 □ 有，原因： 1. 2.	□ 无 □ 有，原因： 1. 2.
医师签名		

时间	住院第 3~4 天 （手术日）	住院第 4~5 天 （术后第 1 天）
主要诊疗工作	□ 手术 □ 完成手术记录书写 □ 术后病程记录书写 □ 上级医师查房 □ 向患者及家属交代术后注意事项	□ 上级医师查房 □ 术后病程记录书写 □ 查看穿刺侧肢体活动情况及伤口 □ 观察生命体征变化
重点医嘱	**长期医嘱：** □ 今日在局麻下行“肾动脉造影并支架置入术” □ 术后护理常规 □ 一级护理 □ 饮食 □ 观察血压 □ 观察穿刺点、穿刺侧肢体制动 12~24 小时 □ 低分子肝素抗凝治疗×（3~5）天 □ 降压药物应用 **临时医嘱：** □ 补液（视情况而定） □ 抗菌药物（视情况而定）	**长期医嘱：** □ 低盐、低脂饮食 □ 一级护理 □ 心电监护 **临时医嘱：** □ 止呕、镇痛药物 □ 根据情况决定是否补液 □ 抗血小板治疗
主要护理工作	□ 观察血压变化 □ 穿刺侧肢体制动 12~24 小时，穿刺点渗出情况 □ 心理和生活护理	□ 指导患者术后功能锻炼 □ 观察血压变化 □ 穿刺点渗出情况，必要时换药 □ 心理和生活护理
病情变异记录	□ 无　□ 有，原因： 1. 2.	□ 无　□ 有，原因： 1. 2.
医师签名		

时间	住院第 5~6 天 （术后第 2 天）	住院第 6~7 天 （术后第 3 天）	住院第 7~10 天 （出院日）
主要诊疗工作	□ 上级医师查房 □ 术后病程记录书写 □ 观察生命体征变化	□ 上级医师查房 □ 术后病程记录书写 □ 观察生命体征变化	□ 上级医师查房，进行病情评估，决定是否可以出院 □ 完成出院记录、病案首页、出院证明等文件 □ 交代出院后注意事项如复查时间、出现手术相关意外情况时的处理等
重点医嘱	**长期医嘱：** □ 二级护理 □ 饮食 **临时医嘱：** □ 伤口换药	**长期医嘱：** □ 二级护理 □ 无特殊 **临时医嘱：** □ 复查肾动脉彩超	**临时医嘱：** □ 出院带药
主要护理工作	□ 指导患者术后功能锻炼 □ 指导药物应用 □ 伤口渗出情况 □ 心理和生活护理	□ 术后功能锻炼 □ 心理和生活护理 □ 出院宣教	□ 指导办理出院手续
病情变异记录	□ 无 □ 有，原因： 1. 2.	□ 无 □ 有，原因： 1. 2.	□ 无 □ 有，原因： 1. 2.
医师签名			

（二）护士表单

肾动脉狭窄临床路径护士表单

适用对象：第一诊断为肾动脉狭窄（ICD-10：I70.1 伴 I15.0）

行肾动脉支架置入术（ICD-9-CM-3：39.9003/00.5501，伴 39.5002）

患者姓名：	性别：　　年龄：　　门诊号：	住院号：
住院日期：　　年　月　日	**出院日期：**　　年　月　日	**标准住院日：7~10 天**

时间	住院第 1 天	住院第 2~5 天
健康宣教	**入院宣教：** □ 介绍主管医师、护士 □ 介绍环境、设施 □ 介绍住院注意事项 □ 介绍探视和陪伴制度 □ 介绍贵重物品制度	**药物宣教：** □ 介入手术前宣教 □ 介入手术前准备及术后注意事项 □ 告知介入手术后饮食 □ 告知患者在手术中配合医师 □ 主管护士与患者沟通，消除患者紧张情绪 □ 告知术后可能出现的情况及应对方式
护理处置	□ 核对患者，佩戴腕带 □ 建立入院护理病历 □ 协助患者留取各种标本 □ 测量体重	□ 协助医师完成术前检查前的相关化验 □ 介入治疗前准备
基础护理	□ 三级护理 □ 晨晚间护理 □ 排泄管理 □ 患者安全管理	□ 宣传教育及心理护理 □ 告知手术相关注意事项 □ 执行术前医嘱
专科护理	□ 护理查体 □ 病情观察 □ 确定饮食种类 □ 测量血压 □ 心理护理	□ 病情观察 □ 遵医嘱完成相关检查 □ 测量血压 □ 心理护理
病情变异记录	□ 无　□ 有，原因： 1. 2.	□ 无　□ 有，原因： 1. 2.
护士签名		

时间	住院第 3~4 天 （手术日）	住院第 4~5 天 （术后第 1 天）
健康宣教	**介入手术当日宣教：** □ 告知饮食、体位要求 □ 给予患者及家属心理支持 □ 再次明确探视陪伴须知	**介入手术后宣教：** □ 药物作用及频率 □ 饮食、活动指导
护理处置	□ 术前准备，手术区皮肤准备 □ 护送患者至手术室 □ 核对患者资料及带药 □ 接患者核对患者及资料	□ 遵医嘱完成相关检查
基础护理	**一级护理：** □ 晨晚间护理 □ 患者安全管理	**一级护理：** □ 晨晚间护理 □ 患者安全管理
专科护理	□ 遵医嘱予使用补液治疗 □ 遵医嘱予抗生素治疗 □ 心电血压监护，观察生命体征变化 □ 穿刺侧肢体制动 12~24 小时，穿刺点渗出情况 □ 心理和生活护理	□ 指导患者术后功能锻炼 □ 观察血压变化 □ 穿刺点渗出情况，必要时换药 □ 心理和生活护理
病情变异记录	□ 无　□ 有，原因： 1. 2.	□ 无　□ 有，原因： 1. 2.
护士签名		

时间	住院第 5~6 天 （术后第 2 天）	住院第 6~7 天 （术后第 3 天）	住院第 7~10 天 （出院日）
健康宣教	介入手术后宣教： □ 药物作用及频率 □ 饮食、活动指导	介入手术后宣教： □ 药物作用及频率 □ 饮食、活动指导	出院宣教： □ 复查时间 □ 服药方法 □ 活动休息 □ 指导饮食 □ 指导办理出院手续
护理处置	□ 遵医嘱完成相关检查	□ 遵医嘱完成相关检查	□ 办理出院手续 □ 书写出院小结
基础护理	□ 二级护理 □ 晨晚间护理 □ 排泄管理 □ 患者安全管理	□ 二级护理 □ 晨晚间护理 □ 排泄管理 □ 患者安全管理	□ 三级护理 □ 晨晚间护理 □ 协助或指导进食、进水 □ 协助或指导活动 □ 患者安全管理
专科护理	□ 指导患者术后功能锻炼 □ 指导药物应用 □ 伤口渗出情况 □ 心理和生活护理	□ 术后功能锻炼 □ 心理和生活护理 □ 安排复查肾动脉彩超 □ 出院宣教	□ 指导办理出院手续
病情变异记录	□ 无　□ 有，原因： 1. 2.	□ 无　□ 有，原因： 1. 2.	□ 无　□ 有，原因： 1. 2.
护士签名			

（三）患者表单

肾动脉狭窄临床路径患者表单

适用对象：第一诊断为肾动脉狭窄（ICD-10：I70.1 伴 I15.0）
行肾动脉支架置入术（ICD-9-CM-3：39.9003/00.5501，伴 39.5002）

患者姓名：	性别： 年龄： 门诊号：	住院号：
住院日期： 年 月 日	**出院日期：** 年 月 日	**标准住院日：7~10 天**

时间	入院	介入术前	介入手术当天
医患配合	□ 配合询问病史、收集资料，请务必详细告知既往史、用药史、过敏史 □ 配合进行体格检查 □ 有任何不适请告知医师	□ 配合完善介入手术前相关检查、化验，如采血、留尿、心电图、血管超声、X 线胸片 □ 医师与患者及家属介绍病情及介入治疗谈话、介入手术前签字	□ 配合完善相关检查、化验，如采血、留尿 □ 配合医师摆好检查体位
护患配合	□ 配合测量体温、脉搏、呼吸 3 次、血压、体重 1 次 □ 配合完成入院护理评估（简单询问病史、过敏史、用药史） □ 接受入院宣教（环境介绍、病室规定、订餐制度、贵重物品保管等） □ 配合执行探视和陪伴制度 □ 有任何不适请告知护士	□ 配合测量体温、脉搏、呼吸 3 次、询问大、小便 1 次 □ 接受介入手术前宣教 □ 接受饮食宣教 □ 接受用药宣教	□ 配合测量体温、脉搏、呼吸 3 次，询问大、小便 1 次 □ 手术前资料准备及用药 □ 返回病房后，配合接受生命体征的测量 □ 配合检查意识（全麻者） □ 配合缓解疼痛 □ 接受介入手术后宣教 □ 接受饮食宣教 □ 接受用药宣教 □ 有任何不适请告知护士
饮食	□ 遵医嘱饮食	□ 遵医嘱饮食	□ 介入手术前 □ 介入检查后，多饮水
排泄	□ 正常排尿便	□ 正常排尿便	□ 正常排尿便
活动	□ 正常活动	□ 正常活动	□ 正常活动

时间	介入手术后	出院
医患配合	□ 配合伤口检查 □ 配合完善术后检查：如采血、留尿、便等	□ 接受出院前指导 □ 知道复查程序 □ 获取出院诊断书
护患配合	□ 配合定时测量生命体征、每日询问尿量 □ 配合检查手术伤口 □ 接受输液、服药等治疗 □ 接受进食、进水、排便等生活护理 □ 配合活动，预防皮肤压力伤 □ 注意活动安全，避免坠床或跌倒 □ 配合执行探视及陪伴	□ 接受出院宣教 □ 办理出院手续 □ 获取出院带药 □ 知道服药方法、作用、注意事项 □ 知道复印病历程序
饮食	□ 遵医嘱饮食	□ 遵医嘱饮食
排泄	□ 正常排尿便	□ 正常排尿便
活动	□ 正常适度活动，避免疲劳	□ 正常适度活动，避免疲劳

附：原表单（2016年版）

肾动脉狭窄临床路径表单

适用对象：第一诊断为肾动脉狭窄（ICD-10：I70.1 伴 I15.0）
行肾动脉支架置入术（ICD-9-CM-3：39.9003/00.5501，伴 39.5002）

患者姓名：	性别： 年龄： 门诊号：	住院号：
住院日期： 年 月 日	出院日期： 年 月 日	标准住院日：7~10天

时间	住院第1天	住院第2~5天
主要诊疗工作	□ 询问病史、体格检查 □ 病历书写 □ 开具化验和检查单 □ 上级医师查房及术前评估 □ 初步确定手术日期	□ 上级医师查房 □ 完成术前准备及评估 □ 完成术前小结、上级医师查房记录等书写 □ 根据体检以及辅助检查结果讨论制订手术方案 □ 必要的相关科室会诊 □ 签署手术同意书、自费用品同意书、输血同意书等文件 □ 向患者及家属交代围术期注意事项
重点医嘱	**长期医嘱：** □ 外科疾病护理常规 □ 二级护理 □ 饮食 □ 糖尿病患者行血糖监测（必要时） **临时医嘱：** □ 血常规、尿常规、大便常规 □ 肝肾功能、电解质、血糖、血脂、凝血功能、感染性疾病筛查、肾素-血管紧张素测定、血沉、C反应蛋白 □ 胸片、心电图、肾动脉彩超、肾动脉CTA、肾图 □ 必要时检查：腹部彩超、肺功能、心脏彩超、颈动脉彩超等 □ 双抗血小板药物 □ 降脂药物（必要时） □ 降压药物	**长期医嘱：** □ 患者既往基础用药 **临时医嘱：** □ 必要的会诊意见及处理 □ 明日准备于局部麻醉下行“肾动脉造影并支架置入术” □ 术前禁食、禁水 □ 备皮
主要护理工作	□ 介绍病房环境及设施 □ 告知医院规章制度 □ 入院护理评估 □ 测血压	□ 宣传教育及心理护理 □ 告知手术相关注意事项 □ 执行术前医嘱
病情变异记录	□ 无 □ 有，原因： 1. 2.	□ 无 □ 有，原因： 1. 2.
护士签名		
医师签名		

时间	住院第 3~4 天 （手术日）	住院第 4~5 天 （术后第 1 天）
主要诊疗工作	□ 手术 □ 完成手术记录书写 □ 术后病程记录书写 □ 上级医师查房 □ 向患者及家属交代术后注意事项	□ 上级医师查房 □ 术后病程记录书写 □ 查看穿刺侧肢体活动情况及伤口 □ 观察生命体征变化
重点医嘱	**长期医嘱：** □ 今日在局麻下行“肾动脉造影并支架置入术” □ 术后护理常规 □ 一级护理 □ 饮食 □ 观察血压 □ 观察穿刺点、穿刺侧肢体制动 12~24 小时 □ 低分子肝素抗凝治疗×（3~5）天 □ 降压药物应用 **临时医嘱：** □ 补液（视情况而定） □ 抗菌药物（视情况而定）	**长期医嘱：** □ 低盐低脂饮食 □ 一级护理 □ 心电监护 **临时医嘱：** □ 止呕、镇痛药物 □ 根据情况决定是否补液 □ 抗血小板治疗
主要护理工作	□ 观察血压变化 □ 穿刺侧肢体制动 12~24 小时，穿刺点渗出情况 □ 心理和生活护理	□ 指导患者术后功能锻炼 □ 观察血压变化 □ 穿刺点渗出情况，必要时换药 □ 心理和生活护理
病情变异记录	□ 无　□ 有，原因： 1. 2.	□ 无　□ 有，原因： 1. 2.
护士签名		
医师签名		

时间	住院第 5~6 天 （术后第 2 天）	住院第 6~7 天 （术后第 3 天）	住院第 7~10 天 （出院日）
主要诊疗工作	□ 上级医师查房 □ 术后病程记录书写 □ 观察生命体征变化	□ 上级医师查房 □ 术后病程记录书写 □ 观察生命体征变化	□ 上级医师查房，进行病情评估，决定是否可以出院 □ 完成出院记录、病案首页、出院证明等文件 □ 交代出院后注意事项如复查时间、出现手术相关意外情况时的处理等
重点医嘱	**长期医嘱：** □ 二级护理 □ 饮食 **临时医嘱：** □ 伤口换药	**长期医嘱：** □ 二级护理 □ 无特殊 **临时医嘱：** □ 复查肾动脉彩超	**临时医嘱：** □ 出院带药
主要护理工作	□ 指导患者术后功能锻炼 □ 指导药物应用 □ 伤口渗出情况 □ 心理和生活护理	□ 术后功能锻炼 □ 心理和生活护理 □ 出院宣教	□ 指导办理出院手续
病情变异记录	□ 无 □ 有，原因： 1. 2.	□ 无 □ 有，原因： 1. 2.	□ 无 □ 有，原因： 1. 2.
护士签名			
医师签名			

第二章

原发性肾病综合征临床路径释义

一、原发性肾病综合征编码

疾病名称及编码：肾病综合征（ICD-10：N04）

二、临床路径检索方法

N04

三、国家医疗保障疾病诊断相关分组（CHS-DRG）

MDCL　肾脏及泌尿系统疾病及功能障碍

LS1　肾炎及肾病

四、原发性肾病综合征临床路径标准住院流程

（一）适用对象

第一诊断为肾病综合征（Nephrotic Syndrome，缩写为 NS，ICD-10：N04）。

释义

■ 适用对象编码参见第一部分。

■ 本路径适用对象为临床诊断为原发性肾病综合征的患者，如合并急性肾损伤、感染、血栓栓塞性疾病等并发症，需进入其他相应路径。

（二）诊断依据

根据《临床诊疗指南·肾脏病学分册》《临床技术操作规范·肾脏病学分册》和《原发性肾小球疾病的诊断及其分类标准》进行诊断。

1. 24 小时蛋白尿定量> 3.5g。
2. 低白蛋白血症 < 30g/L。
3. 高脂血症。
4. 高度水肿。
5. 如仅有大量蛋白尿，但其他指标未达到诊断标准时称为肾病综合征范围的蛋白尿。

释义

■ 本路径的制订主要参考国内权威参考书籍和诊疗指南。

■ 病史和临床症状是诊断原发性肾病综合征的初步依据，多数患者表现为进行性颜面、双下肢水肿、泡沫尿等。尿常规检查见蛋白尿，如 24 小时尿蛋白定量> 3.5g，血清白蛋白< 30g/L 支持原发性肾病综合征，亦可进入路径。

（三）诊治方案

1. 筛查导致肾病综合征的继发原因，明确临床诊断。
2. 评估病情：肾功能、感染、血栓、蛋白质及脂质代谢紊乱、心功能以及伴发病等。
3. 评估肾活检的适应证和禁忌证后，行肾活检，获得病理诊断。
4. 肾病综合征的支持治疗。
5. 制订治疗方案。如病情需要，在获得病理诊断前，经评估病情后，使用糖皮质激素等。

释义

■ 本路径的制订主要参考国内权威参考书籍和诊疗指南。

■ 病史和临床症状是诊断原发性肾病综合征的初步依据，如实验室检查 24 小时尿蛋白定量> 3.5g，血清白蛋白< 30g/L，同时合并有水肿和血脂升高即可诊断为肾病综合征。肾病综合征分为原发性和继发性两大类，可由不同病理类型的肾小球疾病所引起，因此诊断原发性肾病综合征前，需排除继发性因素，如过敏性紫癜肾炎、乙型肝炎病毒相关性肾炎、系统性红斑狼疮肾炎、糖尿病肾病、肾淀粉样变性、骨髓瘤性肾病、淋巴瘤或实体肿瘤性肾病等。

■ 肾病综合征患者的常见并发症包括感染、血栓栓塞并发症、急性肾损伤、蛋白质及脂肪代谢紊乱等并发症。需进行并发症的评估。

感染：常见的感染部位包括呼吸道、泌尿道及皮肤等。

血栓栓塞并发症：以肾静脉血栓最为常见，此外，肺血管血栓、栓塞，下肢静脉、下腔静脉、冠状血管血栓和脑血管血栓也不少见。

急性肾损伤：以微小病变型肾病者居多，发生多无明显诱因，表现为少尿甚或无尿，扩容利尿无效。

蛋白质及脂肪代谢紊乱：低蛋白血症、免疫球蛋白减少、金属结合蛋白丢失、内分泌激素结合蛋白不足、药物结合蛋白减少；高脂血症等。

■ 原发性肾病综合征，需行肾活检检查，以明确病理诊断及进一步治疗。

■ 肾病综合征的支持治疗包括一般治疗和对症治疗。

一般治疗：凡有严重水肿、低蛋白血症者需注意活动与卧床休息交替。给予优质蛋白饮食，保证足够的热量，一般不主张高蛋白饮食；水肿时应低盐饮食；为减轻高脂血症，应少进富含饱和脂肪酸的饮食，而多吃富含多聚不饱和脂肪酸及富含可溶性纤维的饮食。

对症治疗：利尿消肿、减少蛋白尿和降脂治疗等。

■ 治疗方案，根据病情，选择抑制免疫与炎症反应治疗以及并发症的治疗。

（四）标准住院日为 7~21 天

释义

■ 怀疑原发性肾病综合征的患者入院后，肾活检前准备 1~2 天，第 2~3 天行肾活检检查，主要观察临床症状的变化情况（如血尿、血压、血红蛋白等），检查后待肾脏病理结果后开始药物治疗，主要观察临床症状的变化情况和有无药物副作用，总住院时间不超过 21 天符合本路径要求。

（五）进入路径标准

1. 第一诊断为肾病综合征（Nephrotic Syndrome，缩写为 NS，ICD-10：N04）。
2. 肾病综合征范围内的蛋白尿。
3. 当患者同时具有其他疾病诊断，但在住院期间不需要特殊处理也不影响第一诊断路径流程实施时，可以进入路径。

释义

■ 进入本路径的患者为第一诊断为原发性肾病综合征，需除外感染、血栓栓塞并发症、急性肾损伤等病并发症。

■ 入院后常规检查发现有基础疾病，如高血压、冠状动脉粥样硬化性心脏病、糖尿病、肝功能不全等，经系统评估后对肾病综合征诊断治疗无特殊影响者，可进入路径。但可能增加医疗费用，延长住院时间。

（六）住院期间的检查项目

1. 必需的检查项目
（1）血常规、尿常规、大便常规+隐血。
（2）24 小时尿蛋白定量，尿白蛋白/尿肌酐比值。
（3）肝肾功能、血电解质、血糖、HbA1c、血脂、血浆蛋白、ESR、CRP、BNP、凝血功能等。
（4）免疫学指标：ANA、C3、C4、dsDNA、SSA、SSB、ENA 谱、ANCA、GBM 或免疫球蛋白。
（5）感染筛查：乙型肝炎、丙型肝炎、梅毒、HIV、结核筛查。
（6）副蛋白病筛查：血、尿免疫电泳，血尿免疫固定电泳，轻链。
（7）肿瘤标志物。
（8）肾脏 B 超；腹部 B 超；肺 CT；心电图。
2. 根据患者病情可选择的检查项目：B 超全身浅表淋巴结检查，肾静脉下肢深静脉 B 超检查，心功能评估等。

释义

■ 血常规、尿常规、便常规+隐血是最基本的三大常规检查，进入路径的患者均需完成。

■ 肝肾功能、电解质、血糖、HbA1c、血脂、心电图、X 线胸片或 CT 可评估有无基础疾病。

■ 肾功能、24 小时尿蛋白、尿微量白蛋白/肌酐、肾脏 B 超可初步评估肾损伤的严重程度。

■ 血小板计数、凝血功能、感染指标筛查（HBV、HCV、HIV、RPR）为肾穿刺活检所需。

■ ESR、CRP、免疫球蛋白 ANA、C3、C4、dsDNA、SSA、SSB 或 ENA 谱、冷球蛋白、ANCA、抗 GBM 明确有无免疫性因素，必要时可完善补体系统的检查。

■ 结核筛查排除结核感染。血/尿免疫电泳、血/尿免疫固定电泳、轻链明确有无 γ 球蛋白增加，有无 M 蛋白存在。肿瘤指标明确有无肿瘤性因素。BNP、肺部 CT、心电图评估心脏、肺部基础疾病。

■ 怀疑遗传学因素可进行遗传学筛查。

■ 特异性指标：对于高度怀疑膜性肾病患者或无条件行肾穿刺患者，可行PLA2R抗体和THSD7a检测。

■ 可选择的项目中，肾病综合征患者发生血栓或栓塞风险较高，必要时可行肾静脉、下肢深静脉B超。全身浅表淋巴结B超检查明确有无血液系统疾病（白血病、淋巴瘤等）、感染等继发因素。

（七）评估肾活检适应证、禁忌证后进行肾活检（见肾活检路径）

释义

■ 对于肾病综合征，需行肾活检以明确病理类型，同时也有辅助鉴别诊断的作用。

（八）治疗方案与药物选择

1. 对症支持治疗

（1）低盐饮食。

（2）利尿：可选用袢利尿剂：呋塞米或托拉塞米；噻嗪类利尿剂。顽固性水肿者可给予静脉白蛋白联合袢利尿剂。

（3）降压。

（4）ACEI或ARB降压，降蛋白。需评估有效血容量。怀疑微小病变时，暂缓使用。

（5）治疗感染。

（6）评估血栓和出血风险，有高危因素的进行抗凝预防血栓。

（7）降脂：他汀类。

2. 对且暂时不能获得病理学检查的，根据病情可开始糖皮质激素治疗。

（1）泼尼松片1mg/(kg·d)，最大剂量60mg/d，尿蛋白转阴后再持续2周，8~12周后逐渐减量。

（2）保护胃黏膜，预防类固醇骨病。

3. 根据肾活检结果，针对相应疾病进行治疗（相应疾病路径）。

释义

■ 水肿时应适当限制钠盐摄入。重度水肿患者每日盐入量1.7~2.3g，轻、中度水肿者每日2.3~2.8g。

■ 限钠、限水后不能消肿者可适度选用利尿剂。①噻嗪类利尿剂：主要作用于远曲小管，通过抑制氯和钠在髓袢升支粗段及远端小管前段的重吸收而发挥利尿作用。剂量一般为50~100mg/d，分次口服，使用时需注意低钠和低钾发生；②袢利尿剂：主要作用于髓袢升支粗段，抑制钠、钾和氯的重吸收，利尿作用快速而强大。常用的有呋塞米，20~100mg/d，分次口服。其他袢利尿剂如托拉塞米，利尿作用较强而持久，尿钾、钙的排出作用较呋塞米弱。使用时注意低钠、低钾和低氯的发生；

③潴钾利尿剂：主要作用于远端小管后段，抑制钠和氯的重吸收，同时有潴钾作用。单独使用利尿效果欠佳，与噻嗪类利尿剂合用能增强利尿效果，并减少低钾血症的发生。常用螺内酯，20~40mg/d，每天2~3次口服。使用时注意监测，避免高血钾；④顽固性水肿合并低蛋白血症者需输注人体白蛋白提高血浆胶体渗透压，联合利尿治疗。

■ 肾病综合征患者需要控制血压，ACEI、ARB为首选降压药，建议单独使用。如上述药物仍不能控制至目标需要，可加用钙离子通道阻滞剂、β受体阻断剂、利尿剂等联合降压。同时适当限制钠盐摄入。

■ ACEI和ARB能有效控制血压、降低蛋白尿、延缓肾衰进展、降低心血管并发症。但是在肾病综合征严重水肿时，存在肾血流量相对不足，应避免使用，以免引起肾前性急性肾损伤。

■ 存在感染的患者需尽快明确病情，给予抗感染治疗。

■ 肾病综合征患者多存在低蛋白血症、高脂血症，引起血液浓缩、血液黏稠度增加，同时凝血、抗凝及纤溶系统功能异常，导致高凝状态。利尿剂、激素应用也可加重高凝倾向，导致血栓、栓塞发生率较高，特别是膜性肾病患者。建议在血浆白蛋白＜20g/L的患者中常规使用个体化剂量的抗凝药、抗血小板黏附药等。对于明确有血栓形成患者，进行积极抗凝、抗栓等治疗。需监测凝血指标（APTT、PT、INR、抗Xa活性等），避免出血、血小板减少等并发症。

■ 根据血脂异常情况选择降脂药，如以胆固醇升高为主，选择HMG-CoA还原酶抑制剂（辛伐他汀、氟伐他汀、阿托伐他汀等）；如以三酰甘油升高为主，选择纤维酸类药物（非诺贝特、吉非贝齐）。使用过程中需注意监测肝功能和肌酶，避免肝功能损伤和横纹肌溶解等。

■ 原发性肾病综合征的最基本药物仍为糖皮质激素，激素使用的基本原则：①起始剂量要足。成人泼尼松1mg/（kg·d），最大剂量不超过60mg/（kg·d），视病理类型而定；②肾病综合征缓解后逐渐递减药物；③激素治疗的总疗程一般在6~12个月，对于常复发的肾病综合征患者，在激素减量至0.5mg/（kg·d）或接近复发剂量时，需维持足够长的时间，然后再逐渐减量；④常用的激素是泼尼松，在有肝功能损伤的患者选用泼尼松龙或甲泼尼龙口服；⑤糖皮质激素治疗时注意个体化，尽可能采用每天一次顿服；⑥长期糖皮质激素治疗时应注意药物副作用，如股骨头无菌性坏死、消化道溃疡等，联合使用胃黏膜保护剂、调节钙磷代谢药物（钙剂、骨化三醇），定期进行相关检查。

（九）出院标准

1. 明确诊断。
2. 症状改善或稳定：水肿减轻或消退、血压稳定。
3. 没有需要住院处理的并发症和/或合并症。

释义

■ 患者出院前应完成所有必需检查项目，且开始药物治疗，观察临床症状是否减轻或消失，有无明显药物相关不良反应。

■ 临床表现中尿量、水肿情况、血压、肾功能、血清蛋白、24 小时尿蛋白保持稳定或好转。

■ 无感染、血栓或栓塞、急性肾衰竭、心力衰竭、肾穿刺并发症和/或合并症。

（十）变异及原因分析

1. 治疗过程中出现感染、电解质紊乱及其他合并症或并发症者，需进行相关的诊断和治疗，可适当延长住院时间。

2. 若肾脏病理活组织检查显示为继发性肾病综合征时，退出此路径，进入相关路径。

释义

■ 按标准治疗方案如患者出现感染、血栓或栓塞、急性肾衰竭、心力衰竭、肾穿刺并发症和/或合并症，需进行积极治疗，延长住院时间，必要时中止本路径转入相应的临床路径。

■ 认可的变异原因主要是指患者入选路径后，在检查及治疗过程中发现患者合并存在事前未预知的、对本路径治疗可能产生影响的情况，需要中止执行路径或延长治疗时间、增加治疗费用。医师需在表单中明确说明。

■ 因患者方面的主观原因导致执行路径出现变异，需医师在表单中予以说明。

五、原发性肾病综合征给药方案

（一）用药选择

1. 原发病治疗：抑制免疫及抗炎症治疗。糖皮质激素和细胞毒药物是主要药物。根据肾活检病理诊断，确定病理类型后实施治疗方案。膜性肾病、重度 MsPGN 及 FSGS 多需激素及细胞毒药物联合治疗。

（1）糖皮质激素：①起始剂量要足，常用 1.0~1.5mg/(kg · d)；②疗程要足够长，连用 8 周，部分患者可根据具体情况延长至 12 周；③减量要慢，每 1~2 周左右减 10%；④小剂量维持治疗，常复发的肾病综合征患者在完成 8 周大剂量疗程后，逐渐减量，当减至 0.4~0.5mg/(kg · d) 时。将两日剂量的激素隔日晨顿服，维持 6~12 个月，然后逐渐减量。常用激素是泼尼松。肝功能损害选用泼尼松龙。

（2）免疫抑制剂：主要用于激素依赖型或激素抵抗型肾病综合征，协调激素治疗。①细胞毒烷化剂：通过杀伤免疫细胞，阻止其繁殖而抑制免疫反应。临床多使用环磷酰胺，静脉应用或口服，累积剂量 6~8g；②钙调磷酸酶抑制剂：通过选择性抑制 T 辅助细胞及细胞毒效应发挥作用。可用于激素抵抗和细胞毒药物治疗无效的肾病综合征患者。常用环孢素和他克莫司。环孢素起始量 3~5mg/(kg · d)，分两次服用，间隔 12 小时，一般疗程 6 个月。他克莫司（FK506）剂量为 0.05~0.075mg/(kg · d)，分两次服用，间隔 12 小时，一般疗程 6~12 个月。上述两种药物均需根据药物浓度调整服药剂量，并同时联合泼尼松 0.15mg/(kg · d)；③霉酚酸酯：抑制 T、B 淋巴细胞增殖。可用于激素抵抗和细胞毒药物治疗无效的肾病综合征患者。

推起始剂量为1.5~2.0g/d，3~6个月逐渐减量，需维持服药1~1.5年及以上。副作用包括腹泻、胃肠道反应等，偶有骨髓抑制。
（3）单抗：利妥昔单抗在对部分激素抵抗的肾病综合征患者有效果。利妥昔单抗诱导缓解的功效在65%~100%，且减少复发次数和减少免疫抑制药物的使用。但是，利妥昔单抗的经验有限，在患者多种免疫抑制剂无效后可考虑利妥昔单抗。
2. 调脂药物：肾病综合征患者合并高血压、冠心病、高LDL及低HDL血症的患者需积极治疗。常用药物包括：①3-羟基-3-甲基戊二酰单酰辅酶A（HMG-CoA）还原酶抑制剂，辛伐他汀、阿托伐他汀、瑞舒伐他汀等；②贝特类，非诺贝特、吉非贝齐等；③普罗布考，本品除了降脂作用外，还具有抗氧化作用，可防止低密度脂蛋白的氧化修饰，抑制粥样斑块形成，长期使用可预防肾小球硬化。如肾病综合征缓解后高脂血症自行缓解则不必使用调脂药。
3. 抗凝治疗：肾病综合征患者由于凝血因子改变及激素使用，常处于高凝状态，有较高的血栓并发症发生率，尤其在血浆白蛋白低于20g/L时常规使用抗凝剂，可使用肝素（1875~3750U/d，皮下注射）或低分子肝素（0.4ml/d，皮下注射），维持凝血酶原时间在正常的2倍。也可以使用口服抗凝药如双嘧达莫（50~100毫克/次，3次/天）、阿司匹林（50~200mg/d）。如果已发生血栓形成或血管栓塞的患者尽快溶栓治疗，可给予尿激酶或链激酶静脉应用，同时辅以抗凝治疗。治疗期间应密切观察患者的出凝血情况，避免药物过量导致出血并发症。
4. 利尿治疗：适度选用利尿剂。①噻嗪类利尿剂：通过作用于远曲小管，抑制氯和钠在髓袢升支粗段及远端小管前段的重吸收。剂量一般为50~100mg/d，分次口服，使用时需注意低钠和低钾发生；②袢利尿剂：通过作用于髓袢升支粗段，抑制钠、钾和氯的重吸收，利尿效果快速、强大。常用呋塞米、托拉塞米，剂量一般为20~100mg/d，分次口服。使用时注意低钠、低钾和低氯的发生；③潴钾利尿剂：通过抑制远端小管后段钠、氯的重吸收，同时有潴钾作用。单独使用利尿效果欠佳，与噻嗪类利尿剂合用能增强利尿效果，并减少低钾血症的发生。常用螺内酯，20~40mg/d，每天2~3次口服。
5. 降压治疗：ACEI、ARB为首选降压药，能有效控制血压、降低蛋白尿、延缓肾衰竭进展、降低心血管并发症。建议单独使用。如上述药物仍不能控制至目标需要，可加用钙离子通道阻滞剂、β受体阻断剂、利尿剂等联合降压。同时适当限制钠盐摄入，肾功能进行性进展患者慎用。
6. 中药的治疗：根据病情和患者具体情况，可联合黄葵胶囊、肾炎康复片等药物治疗。

（二）药学提示

1. 糖皮质激素：不良反应包括：①感染：激素应用过程中，条件致病菌感染发生率增加，病毒和真菌感染也同样增加。另外，激素可抑制发热等感染症状，可掩盖临床表现；②皮肤及软组织损害，痤疮、紫纹、皮肤变薄、伤口愈合延缓、脱发、多毛、鳞癌、日光性紫癜、Cushing外貌；③眼：白内障、青光眼、突眼（罕见）、中心性浆液性脉络膜视网膜病变（罕见）；④水钠潴留：激素冲击治疗时，尤为明显；⑤心血管系统：激素应用可引起高脂血症、高血压，增加动脉粥样硬化的发生；⑥消化系统：消化道溃疡、上消化道出血等；⑦肌肉：四肢近端肌肉进行性乏力、萎缩，易出现在老年人及负氮平衡的患者；⑧骨质疏松；⑨血糖升高；⑩中枢神经系统：失眠、欣快感、焦躁，极少数患者可以出现抑郁甚至精神症状。少数患者可出现肝酶一过性升高、电解质紊乱（低钾血症、低镁血症等）、白细胞计数暂时性降低、儿童生长发育迟缓等。
2. 环磷酰胺：主要副作用包括骨髓抑制、肝损害、胃肠道反应、出血性膀胱炎、性腺抑制等，并存在致癌风险。
3. 钙调磷酸酶抑制剂：主要副作用包括肝肾毒性、高血压、高尿酸血症、牙龈增生及多毛症。停药后易复发，费用昂贵。

4. 霉酚酸酯：主要副作用包括腹泻、胃肠道反应等，罕见骨髓抑制、出血性胃炎和胰腺炎。

5. 调脂药物：HMG-CoA 还原酶抑制剂主要不良反应包括横纹肌溶解、肌痛、肝酶异常，极少数患者出现腹泻、恶心等消化道症状；贝特类发生横纹肌溶解少见，主要不良反应包括腹部不适、腹泻、便秘、皮疹，以及神经系统症状（乏力、头痛、阳痿、眩晕、失眠等）。

6. 肝素：不良反应包括出血、血小板减少、过敏反应等，对于肾功能不全患者，需注意监测凝血功能。

7. 利尿剂：①噻嗪类利尿剂和袢利尿剂的不良反应包括电解质紊乱，尤其是大剂量或长期应用时，包括低钾血症、低氯血症、低氯性碱中毒、低钠血症、低钙血症及肌肉酸痛、心律失常等。少数患者可出现过敏反应、视物模糊、头晕、头痛、胰腺炎、骨髓抑制等。噻嗪类利尿剂还可引起高血糖、高血脂、高尿酸等代谢异常；②潴钾利尿的主要不良反应为高钾血症及引起的心律失常，少数患者出现胃肠道反应、抗雄激素样作用所致的男性乳房发育、阳痿及女性乳房胀痛、声音变粗、毛发增多、月经失调等。

8. ACEI 和 ARB：通过扩张肾小球入、出球小动脉，且扩张出球小动脉作用强于扩张入球小动脉，因此可改善肾小球内“三高”（高压、高灌注、高滤过）状态，有效延缓肾损害进展。另外，研究表明，ACEI 和 ARB 还可以改善肾小球滤过膜选择通透性、保护足细胞、减少肾小球内细胞外基质蓄积，延缓肾小球硬化进展。不良反应包括咳嗽（多为持续性干咳）、高钾血症、肾功能异常，后两者主要见于肾功能不全患者。另外少数患者可出现血管神经性水肿、皮疹、消化道症状、头晕、疲倦、眩晕、情绪或睡眠紊乱等。

（三）注意事项

1. 在糖皮质激素应用过程中，应注意结合患者具体情况选择合适的药物种类和剂量，在同时使用其他药物时注意药物间的相互影响，严密监测其副作用。如激素治疗效果不佳，需考虑是否存在感染、重度水肿导致的胃肠道功能减退、肝功能异常、血栓及栓塞、是否使用降低糖皮质激素药物浓度的其他药物等。必要时需重复肾穿刺。

2. 当患者处于低充盈状态，尤其是顽固性水肿合并低蛋白血症的患者，需输注人体白蛋白提高血浆胶体渗透压，联合利尿治疗。

3. 在肾病综合征严重水肿时，存在肾血流量相对不足，应避免使用 ACEI 或 ARB 类药物，以免引起肾前性急性肾损伤。

4. ACEI 和 ARB 禁用于儿童、孕妇、哺乳期妇女，不推荐应用于肾动脉狭窄、高血钾患者，不推荐与保钾利尿剂、钾盐、锂盐、雌二醇氮芥合用。

六、原发性肾病综合征护理规范

1. 一般护理：

（1）卧床休息，保持适当的床上或床旁活动，疾病缓解后可增加活动。

（2）鼓励患者说出对患病的担忧，分析原因，帮助患者减轻思想负担。

2. 特殊护理：

（1）水肿的护理：①全身重度水肿应卧床休息至水肿消退，注意保暖和个人卫生，做好皮肤护理；②严格记录出入量，适当限制液体入量；③每日监测体重并记录。

（2）预防感染的护理：①加强皮肤、口腔护理；②病房定时进行空气消毒，减少探视人数；③做各种操作严格执行无菌操作原则；④病情好转后或激素用量减少时，适当锻炼以增强抵抗力。

（3）预防血栓的护理：①急性期卧床休息，给予双下肢按摩，恢复期活动与休息交替进行；

②观察是否有 DVT，下肢 DVT、肾静脉血栓、（如腰疼、肾脏肿大、肾功能恶化等）、肺栓塞（如咯血、喘憋）及心肌梗死、脑梗死等。

3. 病情观察：

（1）观察血压、水肿、尿量变化。

（2）注意有无精神萎靡、无力、腹胀、肠鸣音减弱等。

七、原发性肾病综合征营养治疗规范

1. 蛋白质：

（1）严重肾病综合征（血浆蛋白< 20g/L，蛋白质> 10g/4h），可适当增加饮食中蛋白质的含量，给予 1.2~1.5/（kg·d）。

（2）一般肾病患者推荐饮食蛋白质含量为 0.8~1.0g/（kg·d）；其中动物蛋白 2/3，植物蛋白 1/3。

（3）伴有肾功能不全的肾病综合征患者，可酌情给予低蛋白 0.6~0.8g/（kg·d）饮食或极低蛋白饮食 0.3g/（kg·d），并应供优质蛋白。

2. 脂类：应限制脂肪的摄入，脂肪的摄入量应占总能量的 30%以下，饱和脂肪酸，单、多不饱和脂肪酸的摄入分别应占总能量的 4.3%、10.9%和 12.8%。

3. 能量：为防止能量摄入不足，以致氨基酸氧化增加，应给予肾病综合征患者充分的能量供应，并应用足量的碳水化合物摄入，补充碳水化合物的摄入可防止氨基酸氧化，按 35kcal/（kg·d）给予，肥胖患者可适量减少。

4. 不同程度的水肿患者，应给予少盐或少钠膳食。对应用利尿剂的患者，应注意监测血钠、钾情况，以防止低钠血症、低钾血症和水肿的发生。

5. 严重水肿者应限制水分并严格记录出入液量。

6. 足量维生素和矿物质应选择富含铁及 B 族维生素和维生素 A、维生素 C 的食物。注意钙的补充。

八、原发性肾病综合征患者健康宣教

1. 疾病知识指导：肾病综合征患者病程长，心理负担大，我们可以给予患者讲解疾病的相关知识，帮助患者消除顾虑，勇敢面对现实，战胜疾病的信心。

2. 饮食指导（参见“七、原发性肾病综合征营养治疗规范”）。

3. 休息与活动：注意休息，日常生活中避免过度劳累和精神紧张，保证充足的睡眠。疾病恢复期，适当运动，劳逸结合，避免劳累。

4. 用药指导：

（1）激素应用过程中，严格遵照医嘱用药，勿自行减量或停用激素。观察激素的副作用。

（2）应用利尿剂期间应观察尿量，尿量过多时与医生联系，减量或停用，注意补充电解质，防止发生电解质紊乱。

（3）使用免疫抑制剂治疗时，注意观察白细胞数减少，脱发、胃肠道反应及出血性膀胱炎等副作用。用药期间要适量多饮水和定期查血象，减少药物副作用。

（4）应用抗凝剂过程中若出现口腔、皮肤黏膜、胃肠道等的出血倾向时，应及时遵医嘱减量并予以处理，必要时停药。

（5）可中西医结合治疗，根据病情适当应用玉米须、黄芪等药物治疗；应用玉屏风散等药物防治感染等。

5. 日常生活指导：

（1）皮肤的护理：水肿的患者应保持皮肤清洁、干燥，避免擦伤和受压，定期翻身，被褥应松软，臀部及四肢可垫上橡皮气垫或棉圈，有条件可使用气垫床。水肿的阴囊可用棉垫或吊带托起，皮肤破裂处应盖上消毒敷料，以防感染。观察水肿变化，记 24 小时出入量，每天记录腹围、体重。

（2）定期门诊复查，监测血、尿指标，根据医生的指导停药或减药。

（3）预防感染：保持室内空气清新，不去人群拥挤场所。保持皮肤清洁，防止泌尿系统感染。

九、推荐表单

（一）医师表单

原发性肾病综合征临床路径医师表单

适用对象：第一诊断为原发性肾病综合征（ICD-10：N04）

患者姓名：	性别： 年龄： 门诊号：	住院号：
住院日期： 年 月 日	**出院日期：** 年 月 日	**标准住院日：14~28 天**

时间	住院第 1 天	住院第 2 天	住院第 3~7 天
主要诊疗工作	□ 询问病史及体格检查 □ 完成病历书写 □ 开化验单 □ 上级医师查房，初步确定诊断 □ 对症支持治疗 □ 向患者和家属告知病情，签署病情告知（必要时）	□ 上级医师查房 □ 根据初步的检查结果制订下一步诊疗计划 □ 根据情况调整基础用药 □ 申请必要的相关科室会诊 □ 向患者及家属交代病情 □ 签署必要的知情同意书、自费用品协议书	□ 完成肾病综合征及其合并症（高血压等）的诊断 □ 完成进行肾穿刺活检的术前评估 □ 签署肾活检的知情同意书
重点医嘱	**长期医嘱：** □ 肾病综合征护理常规 □ 一级或二级护理 □ 低盐饮食 □ 记录 24 小时尿量 □ 记录体重 □ 对症支持治疗：利尿，降压，降脂，抗凝（视病情） **临时医嘱：** □ 血常规、尿常规、大便常规+隐血、尿微量蛋白系列、24 小时尿蛋白定量、尿白蛋白/尿肌酐 □ 肝肾功能、电解质、血糖、$HbA1_c$、血浆蛋白、血脂、免疫球蛋白、甲状腺功能 □ 感染筛查：乙型肝炎、丙型肝炎、HIV、RPR、TPPA □ PPD 试验或 T-spot 检测 □ 胸片（建议高危感染人群或高龄患者行肺部 CT）、心电图、腹部 B 超 □ 自身免疫系统疾病筛查（有指征时） □ 肿瘤指标筛查 □ 免疫蛋白电泳等 □ 合并感染者积极控制感染	**长期医嘱：** □ 肾病综合征护理常规 □ 一级或二级护理 □ 低盐饮食 □ 利尿剂：按需供给 □ 抗感染治疗（必要时） □ 使用 ACEI/ARB 类药物（酌情） □ 患者既往基础用药 **临时医嘱：** □ 酌情使用降压、利尿药 □ 必要时检查：ANCA、抗 GBM 抗体、尿 NAG、超声心动图、双肾彩超、双肾血管超声等 □ 其他特殊医嘱	**长期医嘱：** □ 肾病综合征护理常规 □ 一级或二级护理 □ 低盐饮食 □ 患者既往基础用药 □ 抗感染治疗（必要时） □ 根据并发症的诊断给予相应的治疗 **临时医嘱：** □ 必要时复查血常规、凝血功能、电解质、肾功能、肝功能、尿蛋白定量 □ 开具肾穿刺医嘱（完善检查后） □ 肾穿刺前停用抗凝和抗血小板药 □ 其他特殊医嘱
病情变异记录	□ 无 □ 有，原因： 1. 2.	□ 无 □ 有，原因： 1. 2.	□ 无 □ 有，原因： 1. 2.
医师签名			

时间	住院第 8~13 天	住院第 14 天 （出院日）
主要诊疗工作	□ 完成肾穿刺和病理诊断 □ 完成必要的其他专科检查 □ 评估一般情况、肾病综合征并发症或合并症、肾功能、治疗副作用等 □ 上级医师查房，结合病理诊断和临床表现，提出系统的治疗方案 □ 明确出院时间	□ 完成出院记录、出院证明书、出院病历等 □ 向患者及家属交代病情及出院后注意事项
重点医嘱	**长期医嘱：** □ 根据病情调整长期用药 **临时医嘱：** □ 复查入院时阳性的检查项目和血压、肾功能、24 小时尿蛋白定量等专科重要检查项目 □ 肾穿刺术后酌情使用止血药物、抗菌药物 □ 复查穿刺侧肾脏超声（此处复查超声非必须）	**出院医嘱：** □ 出院带药
病情变异记录	□ 无　□ 有，原因： 1. 2.	□ 无　□ 有，原因： 1. 2.
医师签名		

（二）护士表单

原发性肾病综合征临床路径护士表单

适用对象：第一诊断为原发性肾病综合征（ICD-10：N04）

患者姓名：	性别：　　年龄：　　门诊号：	住院号：
住院日期：　　年　月　日	**出院日期：**　　年　月　日	**标准住院日：14~28 天**

时间	住院第 1 天	住院第 2~7 天	住院第 8~10 天
健康宣教	□ 入院宣教 □ 介绍主管医师、护士 □ 介绍环境、设施 □ 介绍住院注意事项 □ 介绍探视和陪伴制度 □ 介绍贵重物品制度	□ 术前宣教 □ 宣教疾病知识、用药、饮食，安全宣教，术前准备，手术过程，如何配合手术 □ 告知准备用物，沐浴 □ 术前术后饮食活动及陪伴注意事项 □ 告知术后可能出现的情况及应对方式 □ 主管护士与患者沟通了解患者病情和心理	□ 术后当日宣教 □ 告知饮食、饮水、体位、时间要求 □ 告知可能出现的情况及应对方式 □ 告知平卧及可以翻身的时间和注意事项 □ 给予患者和家属心理支持 □ 告知患者术前排便及着装准备
护理处置	□ 核对患者，佩戴腕带 □ 建立入院护理病历 □ 卫生处置：沐浴、剪指（趾）甲 □ 更换病号服 □ 协助患者留取各种标本	□ 协助医师完成术前检查化验 □ 术前准备用物 □ 配血、监测血压、备饮用水 □ 教会患者床上排便及保持手术体位屏气	□ 核对患者，送手术 □ 带病历，若有需要带药
基础护理	□ 三级护理 □ 晨晚间护理 □ 排泄管理 □ 患者安全管理	□ 三级护理 □ 晨晚间护理 □ 排泄管理 □ 患者安全管理	□ 一级护理 □ 卧位护理 □ 排泄护理 □ 患者安全管理 □ 协助进食、饮水
专科护理	□ 护理查体，病情观察 □ 确定饮食种类 □ 评估水肿情况 □ 需要时，填写跌倒及压疮防范表 □ 需要时，请家属陪伴 □ 心理护理	□ 护理查体，病情观察 □ 遵医嘱完成相关检查 □ 预防感染、服用激素及免疫抑制剂宣教 □ 心理护理 □ 用药后观察药物副作用 □ 观察疾病及并发症 □ 记录出入量及监测体重的指导	□ 病情观察，填写肾活检护理记录单，记录返回、起床时间 □ 前 2 小时 30 分钟监测 1 次生命体征，观察有无出血体征，后 22 小时 qh 监测生命体征 □ 遵医嘱予止血治疗 □ 观察前 3 次尿液颜色并记录 □ 观察腹部、腰部体征 □ 心理支持

续 表

时间	住院第 1 天	住院第 2~7 天	住院第 8~10 天
重点医嘱	□ 详见医嘱执行单	□ 详见医嘱执行单	□ 详见医嘱执行单
病情变异记录	□ 无 □ 有，原因： 1. 2.	□ 无 □ 有，原因： 1. 2.	□ 无 □ 有，原因： 1. 2.
护士签名			

时间	住院第 11～15 天	住院第 16～21 天
健康宣教	□ 术后宣教 □ 下床前宣教 □ 活动注意事项 □ 穿刺处保护注意事项 □ 饮食及活动指导 □ 药物作用及频率 □ 复查患者对术前宣教的掌握程度	□ 出院宣教 □ 复查时间 □ 服药方法频率 □ 用药自我观察方法 □ 活动注意事项 □ 饮食指导 □ 指导办理出院手续
护理处置	□ 遵医嘱完成相关检查 □ 留置导尿的患者予拔出尿管 □ 协助下床活动	□ 完成出院记录，整理护理病历 □ 办理出院手续
基础护理	□ 二级或三级护理 □ 晨晚间护理 □ 排泄管理 □ 安全护理 □ 协助换单更衣	□ 三级护理 □ 晨晚间护理 □ 排泄管理 □ 患者安全管理
专科护理	□ 卧床满 24 小时后再继续监测生命体征 2 小时，并记录肾活检护理记录 □ 观察伤口情况 □ 观察患者有无术后并发症 □ 遵医嘱给予相关治疗用药 □ 心理护理	□ 病情观察 □ 心理护理
重点医嘱	□ 详见医嘱执行单	□ 详见医嘱执行单
病情变异记录	□ 无　□ 有，原因： 1. 2.	□ 无　□ 有，原因： 1. 2.
护士签名		

（三）患者表单

原发性肾病综合征临床路径患者表单

适用对象：第一诊断为原发性肾病综合征（ICD-10：N04）

患者姓名：	性别：　　年龄：　　门诊号：	住院号：
住院日期：　　年　月　日	出院日期：　　年　月　日	标准住院日：14~28 天

时间	入院	手术前	手术当日
医患配合	□ 配合询问病史、收集资料，请务必详细告知既往史、用药史、过敏史 □ 如服用抗凝剂请明确告知 □ 配合进行体格检查 □ 有任何不适请告知医师	□ 配合完成术前相关检查、化验（抽血、留取尿便等标本，X 线胸片、心电图、B 超） □ 医师与患者、家属介绍病情及术前谈话，签同意书	□ 配合术后医师查体及询问 □ 配合医师进行穿刺活检术（呼气、吸气、屏气、体位） □ 穿刺时配合保持身体静止不动 □ 配合采血化验 □ 有任何不适及时告知医师
护患配合	□ 配合完成入院护理评估（简单询问病史、过敏史、用药史） □ 接受入院宣教（环境介绍、病室规定、订餐制度、贵重物品管理、查房、探视制度、陪伴制度） □ 配合检测生命体征、体重、身高 □ 配合护理简单查体 □ 配合清理护理 □ 有任何不适告知护士	□ 配合接受术前宣教 □ 准备必要的用物（吸水管、便盆、便壶） □ 配合穿着准备，排尿便 □ 准备饮用水 □ 自行沐浴，加强肾区清洁 □ 接受床单位准备	□ 清晨测量血压 1 次 □ 手术前完成核对，带病历患者衣服准备 □ 鼓励或协助患者排便 □ 遵医嘱带药或术前用药 □ 返回病室后，协助搬运患者至床 □ 采取正确体位 □ 配合观察穿刺处情况 □ 配合 30~60 分钟监测生命体征 □ 配合记录出入量 □ 配合观察尿液颜色性质 □ 遵医嘱饮水 □ 配合陪伴执行探视制度
饮食	□ 低盐、低脂饮食	□ 低盐、低脂饮食	□ 进食易消化的食物，根据病情选择奶类、豆浆等饮食，禁饮碳酸类及茶类饮料 □ 低脂、低盐饮食
排泄	□ 术前正常排尿便	□ 正常排尿便	□ 术前正常排尿便 □ 术后床上排便，需要协助 □ 若无法卧床自行排尿，需留置导尿管
活动	□ 正常活动	□ 正常活动	□ 卧床 24 小时 □ 术后前 12 小时平卧制动 □ 术后第 13~24 小时可适度床上翻身

时间	手术后	出院
医患配合	□ 配合检查体征 □ 需要时配合伤口换药 □ 配合拔出尿管 □ 配合采血 □ 根据病理结果用药 □ 配合 B 超检查肾周	□ 接受出院前指导 □ 知道复查程序 □ 获取出院诊断书
护患配合	□ 配合定期监测生命体征，询问活动情况，询问出入液量 □ 接受输液及治疗用药 □ 注意活动安全，防止跌倒或坠床 □ 接受活动注意事项的指导 □ 有任何不适即使告知护士 □ 如发生肾周血肿，配合卧床及其他治疗	□ 接受出院宣教 □ 办理出院手续 □ 获取出院带药 □ 知晓服药方法、作用及注意事项，用药后观察要点 □ 知道复印病历的方法
饮食	□ 根据医嘱饮食	□ 根据医嘱饮食
排泄	□ 避免便秘 □ 正常排便	□ 避免便秘 □ 正常排便
活动	□ 1 个月内避免剧烈运动 □ 避免疲劳 □ 避免咳嗽等增大腹压活动	□ 1 个月内避免剧烈运动 □ 避免疲劳 □ 避免咳嗽等增大腹压活动

附：原表单（2016年版）

原发性肾病综合征临床路径表单

适用对象：第一诊断为原发性肾病综合征（ICD-10：N04）

患者姓名：	性别：　　年龄：　　门诊号：	住院号：
住院日期：　　年　月　日	出院日期：　　年　月　日	标准住院日：14~28天

时间	住院第1天	住院第2~7天	住院第8~21天（出院日）
主要诊疗工作	□ 询问病史及体格检查 □ 完成病历书写 □ 开化验单 □ 上级医师查房，初步确定诊断 □ 对症支持治疗 □ 向患者和家属告知病情，签署病情告知（必要时）	□ 上级医师查房 □ 完成入院检查 □ 完成必要的相关科室会诊 □ 完成上级医师查房记录等病历书写 □ 向患者及家属交代病情，诊疗计划及其注意事项 □ 无出血禁忌证，行肾穿刺检查（如行肾活检）	□ 上级医师查房，同意其出院 □ 完成出院小结 □ 出院宣教：向家属交代出院注意事项，如何服药，如随访项目、间隔时间、观察项目等
重点医嘱	**长期医嘱：** □ 肾病护理常规 □ 一级或二级护理 □ 低盐饮食 □ 记录24小时出入流量 □ 记录体重 □ 对症支持治疗：利尿，降压，降脂，抗凝（视病情） **临时医嘱：** □ 血常规、尿常规、大便常规+隐血、尿微量蛋白系列、24小时尿蛋白定量、尿白蛋白/尿肌酐 □ 肝肾功能、电解质、血糖、$HbA1_c$、血浆蛋白、血脂、免疫球蛋白、 □ 感染筛查：乙型肝炎、丙型肝炎、HIV、RPR、TPPA □ PPD试验或T-spot检测 □ 胸片（建议高危感染人群或高龄患者行肺CT）、心电图、腹部B超 □ 自身免疫系统疾病筛查（有指征时） □ 肿瘤指标筛查 □ 免疫蛋白电泳等 □ 合并感染者积极控制感染	**长期医嘱：** □ 肾病综合征护理常规 □ 低盐饮食 □ 利尿剂：按需供给 □ 抗感染治疗（必要时） □ 根据肾穿刺结果决定是否行激素和/或免疫抑制剂治疗（如有肾脏病理结果）或根据病情，决定是否进行免疫抑制治疗 □ 患者既往基础用药 **临时医嘱：** □ 其他医嘱	**出院医嘱：** □ 出院带药 □ 门诊随诊 □ 密切随访尿常规
主要护理工作	□ 介绍病房环境、设施和设备 □ 入院护理评估 □ 宣教	□ 观察患者病情变化	□ 出院宣教

续　表

时间	住院第 1 天	住院第 2~7 天	住院第 8~21 天 （出院日）
病情变异记录	□无　□有，原因： 1. 2.	□无　□有，原因： 1. 2.	□无　□有，原因： 1. 2.
护士签名			
医师签名			

第三章

急性肾损伤临床路径释义

一、急性肾损伤编码

疾病名称及编码：急性肾衰竭（急性肾损伤，衰竭期）（ICD-10：N17）

二、临床路径检索方法

N17

三、国家医疗保障疾病诊断相关分组（CHS-DRG）

MDCL　肾脏及泌尿系统疾病及功能障碍

LR1　肾功能不全

四、急性肾损伤临床路径标准住院流程

（一）适用对象

第一诊断为急性肾功能不全（急性肾损伤）（ICD-10：N17）、急性肾衰竭（急性肾损伤，衰竭期）（ICD-10：N17）。

释义

■ 急性肾损伤（Acute kidney injury，AKI）是以各种原因引起的肾功能急剧下降为临床表现的综合征，可累及多器官和系统。AKI是旧定义急性肾衰竭（Acute renal failure，ARF）的广义扩展，很大程度上已经取代了前者。ARF是指“短期内肾功能急剧下降并持续一段时间”，但关于“短期是多久”“肾功能下降多少”和“持续多长时间”并没有统一的标准。临床上急性肾小管坏死（Acute tubular necrosis，ATN）是AKI的常见原因之一，二者不应替换使用。越来越多的文献报道轻中度的AKI也会带来不良预后，早期诊断和治疗AKI对保护肾脏、改善肾脏预后有积极作用。因此，迫切需要建立统一的标准。

（二）诊断依据

根据中华医学会肾脏病学分会编著的《临床诊疗指南·肾脏病学分册》和《临床技术操作规范·肾脏病学分册》进行诊断。

1. 符合下列条件之一者可诊断为急性肾损伤：血清肌酐在48小时内升高≥0.3mg/dl（26.4μmol/L），或7天内较基线值升高至少1.5倍，或尿量＜0.5ml/（kg·h），持续＞6小时。

2. 急性肾损伤1期：血清肌酐升高≥0.3mg/dl（26.4μmol/L）或为基线值的1.5~1.9倍；或者尿量＜0.5ml/（kg·h），持续6~12小时。

3. 急性肾损伤2期：血清肌酐升高至基线值的2~2.9倍；或者尿量＜0.5ml/（kg·h），持续≥12小时。

4. 急性肾损伤 3 期：血清肌酐升高至基线值的 3 倍，或超过 4mg/dl（354μmol/L），或开始肾脏替代治疗，或年龄< 18 岁者，eGFR 降至< 35ml/（min·1.73 m^2）；或者尿量< 0.3ml/（kg·h）持续≥24 小时或无尿持续≥12 小时。

释义

■ 2004 年，国际急性透析质量行动组织（The acute dialysis quality initiative，ADQI）提出了诊断 AKI 的 RIFLE 标准，即危险—损伤—衰竭—丧失—终末期肾衰竭标准。该标准按尿量和血肌酐水平将 AKI 分成危险（Risk）、损伤（Injury）和衰竭（Failure）三个层次，按肾功能预后分为丧失（Loss）和终末期肾病（End-stage kidney disease）。

■ 为进一步改进 RIFLE 标准，2007 年提出了 AKIN 标准。AKIN 标准去掉了 RIFLE 标准的最后两个阶段，将接受肾脏替代治疗的患者纳入 AKI 3 期。同时弃去了 GFR 的标准，提高的 AKI 诊断敏感性。

■ 由于 RIFLE 和 AKIN 标准虽基于血肌酐及尿量，但均存在一定缺陷。2012 年改善全球肾脏病预后组织（Kidney disease：improving global outcomes，KDIGO）提出了新的诊断标准。即：①48 小时内血清肌酐上升≥26.5μmol/l（≥0.3mg/dl），或②7 天内血清肌酐升至≥1.5 倍基线值，或③连续 6 小时尿量<0.5ml/（kg·h）。

■ 血肌酐影响因素众多，具有滞后性，敏感性较差，在分析结果时应注意。强调应连续、系列检测，密切注意其动态变化趋势。

■ 单纯以尿量作为 AKI 的诊断和分期标准时，临床上需注意尿量的影响因素，如利尿剂使用、尿路梗阻、尿潴留等。在评估时需排除容量不足、药物影响及肾后梗阻等因素。

■ 住院期间诊断急性肾损伤时，需进一步明确肾损伤的病因。根据病因和发病机制，AKI 可分为三大临床类型。

（1）肾后性 AKI：多为尿路梗阻引起，起病急，如及时解除梗阻，肾功能多可完全恢复；患者表现为腰部疼痛或向腰部、会阴部放射的疼痛，泌尿系超声检查可助鉴别诊断。

（2）肾前性 AKI：主要由肾脏灌流不足引起，在急性肾损伤早期，及时补足血容量，改善肾脏灌注后，急性肾损伤能很快得以改善，可逆性强。

（3）肾性 AKI：为肾实质损伤的直接后果，包括肾小球、肾小管以及肾间质急性损伤所致的肾功能异常。相当部分肾小球及肾间质病变所致的 AKI 及时采用激素和/或免疫抑制剂治疗可获得满意治疗效果，强调应及时行肾穿刺活检明确病因。

（三）治疗方案的选择和依据

根据中华医学会肾脏病学分会编著的《临床诊疗指南·肾脏病学分册》和《临床技术操作规范·肾脏病学分册》进行治疗。

1. 积极寻找急性肾损伤的病因或加重因素，针对原发病因进行治疗。

2. 对症治疗：给予适当营养支持，监测生命体征和出入量，维持水、电解质及酸碱平衡。

3. 肾脏穿刺活组织检查：排除根据病史、临床症状和辅助检验、检查排除肾前性和肾后性因素的急性肾损伤［包括急性肾小球肾炎、急进性肾炎综合征、急性间质性肾炎以及全身系统性病变（血管炎、狼疮、过敏性紫癜等）导致的急性肾损伤等］，其他经临床评估认为肾穿刺活组织检查有助于明确病因及指导下一步治疗方案的情况，并征得患者或其代理人的同意。

4. 肾脏替代治疗：内科保守治疗无效或经评估预计无效的严重水负荷、电解质、酸碱紊乱、氮质血症（具体替代治疗方案根据病情决定）。

释义

■ 一般认为，当存在以下情况时应考虑进行肾脏替代治疗：无尿或少尿48小时以上；有明显心力衰竭、脑水肿及尿毒症症状，如恶心、呕吐、意识障碍等；严重高钾血症，血 $K^+ \geqslant 6.5$mmol/L 伴心电图异常；严重代谢性酸中毒，$CO_2CP \leqslant 13$mmol/L或 pH＜7.15，药物治疗纠正无效。

■ 当决定是否开始RRT时，不应该只是考虑单一的血BUN、肌酐数值是否超过某一阈值，而是要从临床整体情况出发，或者实验室检查的变化趋势。早期开始肾脏替代治疗是否可以改善AKI患者的预后尚无统一结论。

■ 一般AKI患者，总热卡摄入应达到20~30 kcal/(kg·d)，对于脓毒症等高分解代谢患者宜适当增加热卡摄入（35~40kcal /kg·d以上）。无需透析治疗的非分解代谢的AKI患者蛋白质摄入为0.8~1.0g/（kg·d），使用肾脏替代治疗的AKI患者补充1.0~1.5g/（kg·d）；对于使用CRRT或高分解代谢的患者应不超过1.7g/（kg·d）。营养支持治疗优先选择肠道路径。

■ 急性肾损伤时肾活检的指征包括：①临床怀疑重症肾小球疾病导致急性肾损伤；②临床表现符合急性肾小管坏死，但少尿期长于2周；③怀疑药物等导致的急性间质性肾炎；④其他原因不明的急性肾损伤，已排除肾前性和肾后性病因。

（四）标准住院日7~21天

释义

■ 急性肾损伤病因多种多样，病情轻重差异较大，轻则没有任何临床症状，只是在实验室检查肾功能时发现，重则合并多脏器衰竭，危及生命。

■ 多数急性肾损伤病因去除后肾功能稳定或短期内恢复，可在标准住院期限出院。肾功能下降需要肾脏替代治疗者，如短期内脱离透析，无需等待肾功能完全恢复可出院门诊随诊，但对部分透析3周以上肾功能仍无明显恢复征象的患者，根据病因及病情进展情况判断肾脏的可能预后，拟定下一步的治疗计划，住院日需适当延长。

（五）进入路径标准

1. 第一诊断必须符合ICD-10：N17疾病编码。

2. 当患者同时具有其他疾病诊断，但在住院期间不需要特殊处理，也不影响第一诊断的临床路径流程实施时，可以进入路径。

释义

■ 第一诊断符合 ICD-10：N17 疾病编码，导致急性肾损伤的病因明确，发生急性肾损伤后病因已去除，且未发生严重影响患者预后的合并症时，进入路径。

■ 以急性肾损伤为第一诊断，经过入院后常规检查、肾穿刺活检等检查后，导致急性肾损伤的病因需要相关的特殊治疗或处理，进入相关疾病的临床路径。

■ 存在急性肾损伤并发的其他脏器严重病变，影响急性肾损伤，甚至患者的预后，需行相应的特殊处置，进入相关脏器疾病的临床路径。

（六）住院后 2~7 天（工作日）

1. 必需的检查项目：

（1）血常规（嗜酸性粒细胞+网织红细胞计数）、尿常规、大便常规。

（2）肝肾功能、电解质（包括钾、钠、钙、磷、镁、HCO_3^-或 CO_2CP）、血糖、血型、感染性疾病筛查（乙型肝炎、丙型肝炎、HIV、梅毒等）、凝血功能、血气分析。

（3）24 小时尿蛋白定量、尿电解质、尿肌酐、尿红细胞位相。

（4）腹部超声（包括肝胆胰脾+腹腔、双肾+输尿管+膀胱）、肾脏血管（肾脏动脉和静脉）超声、X 线胸片或肺部 CT、心电图。

2. 根据患者病情必要时检查的项目：

（1）TIMP2/IGFBP7、NGAL、KIM-1、尿 NAG 酶、抗流行性出血热病毒抗体。

（2）NT-proBNP、血气分析、iPTH、血和尿游离轻链定量、血降钙素原、血培养、肿瘤标志物、凝血功能及纤溶指标、血和尿免疫固定电泳。免疫指标（ANA 谱、ANCA、抗 GBM 抗体、免疫球蛋白、补体、CRP、ASO、RF、ESR）。

（3）超声心动图、双肾动静脉彩超、同位素骨扫描、逆行性或下行性肾盂造影、肾血管造影、CT、MRI。

（4）骨髓穿刺、肾脏穿刺活检等。

释义

■ 住院后尚需完善肾脏、输尿管、膀胱的超声检查，肾脏大小、实质回声的改变有助于临床判断肾脏的基础情况以及是否存在肾后性梗阻等因素。

■ ANA、抗 dsDNA 抗体、ANCA、抗 GBM 抗体、免疫球蛋白、补体、ASO、RF 等免疫相关的检查视病因而定，如急性肾损伤的病因明确为肾前性因素导致的肾脏灌注不足，去除病因后多数患者肾功能可短期内恢复，免疫相关检查为非必需检查项目；如急性肾损伤病因明确为肾后性因素，检查重点在于明确肾后性因素的性质和严重程度。对于病因不明者，应完善上述各项检查。

■ 尿渗透压或自由水清除率，视实验室检查条件以及病情而定。

■ AKI 诊断新型生物学标志物不断出现，如 TIMP-2 和 IGFBP-7、NGAL、KIM-1 和 IL-18 等，有助于 AKI 的早期诊断、预后判断，但确切的临床价值有待于进一步研究。

（七）选择用药

1. 积极治疗原发病因、纠正可逆因素。

2. 根据病情，积极纠正水负荷、电解质、酸碱紊乱。
3. 如果需要肾穿刺，则通常入院7天之内完成评估。
4. 肾穿刺术前48小时停用一切抗凝药物（阿司匹林和氯吡格雷需要停用5~7天以上），术后酌情使用止血药。
5. 必要时肾脏替代治疗。
6. 必要时抗感染治疗。
7. 酌情使用抗凝药、溶栓药、肾上腺糖皮质激素、免疫抑制剂、抗氧化剂、碱剂及其他药物。

释义

■ 血液净化治疗：血液净化在AKI的救治中起到关键作用，肾脏替代方式包括连续性肾脏替代治疗（CRRT）、延长的间歇性肾脏替代治疗（PIRRT）、常规间歇性肾脏替代治疗（IRRT）和腹膜透析。

■ 具体肾脏替代方式的选择视病情危重程度、AKI病因、所在医疗机构的医疗条件以及患者的经济条件综合判断。没有证据表明CRRT在改善AKI患者预后方面优于间歇性肾脏替代治疗。对于血流动力学不稳定，或合并急性脑损伤，或其他原因引起的颅内压增高或广泛脑水肿的AKI患者，建议采用CRRT，而不是间歇性RRT。

■ AKI患者接受间歇性或延长RRT时，推荐每周Kt/V应达到3.9；如接受CRRT时，流出液量应达到20~25 ml/（kg·h），处方时一般需要设定更高的流出液量，以避免透析剂量不足。

■ 应避免使用肾毒性药物，对于肾脏排泄为主的药物，需要根据肾小球滤过率调整药物剂量或频率。

■ 酌情使用利尿剂。

（八）如果需要肾活检手术，则手术日为入院14天之内

1. 麻醉方式：局部麻醉。
2. 术前准备：肾穿刺术前48小时停用一切抗凝药物（包括具有活血化瘀作用的中药，阿司匹林和氯吡格雷需要停用5~7天以上），复查凝血功能正常，术后酌情使用止血药。
3. 术中用药：麻醉常规用药。
4. 输血：视术中情况而定。
5. 病理：组织切片行光镜检查、免疫荧光检查、电镜检查。

释义

■ 急性肾损伤病因不明拟作肾穿刺活检者，于肾穿刺前1周停用抗血小板药物和华法林，术前1~3天停用低分子肝素和普通肝素，并于肾穿刺当天检查凝血功能。对接受血液净化治疗的患者，肾活检穿刺前一日体外循环抗凝以无抗凝剂或局部枸橼酸抗凝为宜，穿刺后继续上述抗凝方案直至已明确无出血风险。

■ 术前配血，术后严密观察心率、血压、腹部症状等生命体征变化，必要时检测血常规、床旁肾脏超声等。酌情予以处理，包括补液和输血等，可选用混合糖电解质注射液补充水分、能量及电解质，胰岛素抵抗患者可选用果糖注射液，严重出血内科治疗无效者可采用选择性肾动脉栓塞治疗。

■ 肾活检的并发症及其处理：

（1）出血：几乎所有患者在肾活检后都有镜下血尿，偶可有肉眼血尿，多为一过性轻度或中度的出血，不需特殊处理，卧床休息，一般1~2天内会自行停止。

（2）疼痛：肾穿刺后的疼痛程度因人而异，通常在活检部位有轻微钝痛，一般3~5天内消失，如果疼痛的时间持续长，应予以关注并行穿刺侧肾脏B超患者，评估是否肾周围血肿在增大，或肾周血肿机化牵拉邻近组织所致。

（3）动静脉瘘：发生率可达15%~18%，通常无症状，偶然可以发生持续性血尿，确诊有赖于肾动脉造影。对于大的瘘或者为了控制出血，可能需要在动脉造影时，行动静脉瘤栓塞术，多数动静脉瘘可自行愈合。

（4）其他严重并发症：包括肾盏瘘及肾破裂，偶尔穿刺针可误入其他器官，如胰、肝、脾等，若肾定位不当，可误穿主动脉或肾动脉，引起严重后果，需要请相关科室协助处理。

（九）术后用药

根据临床情况可使用无肾毒性的抗菌药物，按照《抗菌药物临床应用指导原则》（卫医发〔2015〕43号）执行。

释义

■ 根据临床情况可使用对症、支持治疗的相关药物。

■ 术后根据肾穿刺情况可酌情使用增强毛细血管对损伤的抵抗力的药物（卡络磺钠），降低毛细血管通透性，增强血小板的功能及黏合力的药物（酚磺乙胺等）。

■ 术后不建议常规给予抗生素治疗，如必须使用建议可根据临床情况使用无肾毒性的抗菌药物，按照《抗菌药物临床应用指导原则》（卫医发〔2015〕43号）执行。

（十）出院标准

1. 肾功能逐渐恢复（不必等待恢复到正常），或明确进入终末期肾脏病（ESRD），需要长期接受肾脏替代治疗。
2. 不需要住院处理的并发症和/或合并症。
3. 如行肾穿刺活检术，肾穿刺伤口愈合好。

释义

■ 患者肾功能（主要指血肌酐指标）逐渐恢复，尿量逐渐恢复（不使用利尿剂的情况下＞1000ml/24小时）。可不必等血肌酐恢复到基线水平即可出院。但需定期随访。

■ AKI的并发症和/或合并症：电解质紊乱、酸碱代谢失衡、脑水肿、心力衰竭、肺水肿、感染等，住院期间需要进行积极处理和纠正。

■ 肾穿刺后的并发症：出血、疼痛、动静脉瘘等，一般48~72小时后就能恢复，可通过化验及超声检测评估。肾穿刺伤口无红、肿、痛等表现，可认为伤口愈合良好。

（十一）变异及原因分析

1. 有严重肾外合并症或严重急性肾损伤并发症，需要在住院期间处理。
2. 新出现其他系统合并症，需要住院治疗。
3. 出现治疗相关的并发症，需要住院期间处理。

释义

■ 多种因素影响 AKI 的预后和结局，住院期间要治疗或纠正影响 AKI 进展的病因及危险因素，包括纠正患者的脱水状态或容量不足、纠正患者的感染状态、贫血、危重疾病状态、创伤、烧伤、外科术后、避免接触肾毒性药物、动植物毒素等引起 AKI 的病因，这些需要住院期间处理。

■ 住院期间新出现其他系统性合并症，包括肺部感染、泌尿系感染、心肌损伤、心功能不全、肝损伤、出血性疾病、颅脑血管意外、凝血功能障碍等需要住院治疗。

五、急性肾损伤给药方案

（一）用药选择

1. 积极控制病因、治疗引起 AKI 原发疾病：
急性肾损伤首先要明确病因，及时纠正可逆因素。对于各种严重外伤、心力衰竭、急性失血等都应进行相应的治疗，包括扩容，纠正血容量不足、休克和控制感染等。停用影响肾灌注或肾毒性药物。
不明原因的急性肾损伤，及早行肾穿刺活检术，根据病理结果选择针对病因的合适治疗方案，包括激素和/或免疫抑制剂，详见相关临床路径。
在败血症、大面积烧烫伤等情况下，早期给予静脉输液可以减少急性肾损伤的发生。对于输液种类，宜选用等张晶体及血清白蛋白，避免使用代用血浆。如有条件，建议严密监测血容量的情况下补液，如积极补液造成体液过剩，反而会导致患者病死率增加。
AKI 患者常因应激、胰岛素抵抗等原因合并高血糖。适当控制 AKI 患者的血糖可有助于 AKI 的恢复。然而，严格的血糖控制造成低血糖的风险同时上升。因此，目前推荐危重患者的平均血糖应控制在 6. 11~8. 27mmol/L（110~149mg/dl）之间。
2. 维持机体的水、电解质和酸碱平衡：
（1）维持体液平衡：在少尿期，患者容易出现水负荷过多，极易导致肺水肿，补液时遵循“量出为入”的原则。除非出现容量负荷过重，一般不建议使用袢利尿剂预防和治疗 AKI。
（2）纠正高钾血症：当血钾超过 6. 0mmol/L，应密切监测心率和心电图，并予紧急处理，10%葡萄糖酸钙缓慢静注；伴代谢性酸中毒者可给予 5%的碳酸氢钠静脉滴注；25%葡萄糖 200ml 加普通胰岛素静脉滴注；应用口服降钾树脂类药物或呋塞米、托拉塞米等排钾利尿剂促进尿钾排泄。如以上措施无效，尽早进行透析治疗。
（3）纠正代谢性酸中毒：若 HCO_3^- 低于 15mmol/L，可根据情况选用 5%碳酸氢钠静脉点滴，对于严重酸中毒患者，应立即开始透析治疗。
（4）至恢复期，多尿开始时由于肾小球滤过率尚未完全恢复，仍应注意维持水、电解质和酸碱平衡，治疗原发病和防止各种并发症。

（二）药学提示

1. 经过肾脏途径代谢的药物，在肾功能下降时清除减慢，半衰期延长，应根据肾功能的变化及时调整用药剂量，以免药物在体内的蓄积。

2. 尽量避免肾毒性药物的使用。利尿剂、非甾体抗炎药、ACEI、ARB 及其他肾素-血管紧张素-醛固酮系统阻滞剂使用时应注意患者的有效血容量是否充足，尤其针对心力衰竭、肝衰竭及存在肾灌注不足的患者。虽然两性霉素 B 在治疗隐球菌等真菌感染中具有良好疗效，对于 AKI 风险的患者应避免使用两性霉素 B 脂质体，同样疗效下建议优先选择唑类或棘白菌素类。氨基糖苷类同样存在肾毒性、耳毒性等不良反应，AKI 高危和 AKI 患病人群应避免使用。肾功能稳定的患者应单日单次给药，局部用药优于静脉给药，并且 24~48 小时内应监测药物浓度。

（三）注意事项

1. 利尿剂使用过程中，应严密监测血电解质、酸碱平衡及肾功能，注意利尿剂不良反应，如低钾血症、低钠血症、代谢性碱中毒以及急性肾损伤等。

2. 大剂量利尿剂常用于少尿 AKI 患者以降低容量负荷。然而，暂无临床证据表明利尿剂可以改善 AKI 的病程、降低透析风险和死亡率。因此，目前不推荐使用利尿剂预防和治疗 AKI，除非为达到平衡容量的目的。

3. 不使用渗透性利尿剂、小剂量多巴胺、非诺多巴及心房利钠肽等预防和治疗 AKI。

六、急性肾损伤护理规范

1. 急性肾损伤诊断确立后，应绝对卧床，以减轻肾脏负担。

2. 严密观察生命体征，采用 24 小时连续动态监测，尤其注意血压变化，如出现高血压应及时采取措施。

3. 精准记录出入量。监测体重变化。注意观察尿量、色、质、少尿期应每小时测量尿量，严格记录；尿失禁、昏迷者可插尿管、接尿袋，以利标本观察、收集、化验。急性少尿期患者严格控制入水量。

4. 严密监测电解质变化。尤其是血钾，血钾高于正常值时，应禁食含钾高的食物，如橘子、香蕉、西瓜、西红柿、蘑菇、山楂、枣等，并密切注意患者心律、心率的变化。多尿期应防止出现电解质紊乱，注意营养物质的补充。

5. 需透析治疗的患者，按血液透析或腹膜透析的护理常规。

6. 营养支持：加强营养，补充蛋白质，以提高患者的免疫力。应给予患者高热量、高维生素、低盐、低蛋白、易消化饮食。

7. 保持环境安静、温度、湿度、适宜。做好病室的清洁。

8. 遵医嘱给予利尿剂、脱水剂。注意大剂量静脉注射利尿剂（如呋塞米）时可产生耳鸣、面红等副作用，应注意注射速度不宜过快；并注意观察用药效果。

9. 积极预防、控制感染。满足患者基本生活需要，做好晨间护理，积极预防皮肤、口腔黏膜感染。

10. 禁用库存血，需大量输血时应使用新鲜血。

11. 做好心理疏导，给患者以必要的心理支持，疾病相关知识指导，以减轻患者的不安情绪和恐惧感。

七、急性肾损伤营养治疗规范

1. AKI 患者总能量摄入为 20~30kcal/(kg · d)。

2. 不应该为了避免或推迟 RRT 而限制蛋白质摄入量。

3. 对于非高分解代谢、不需透析治疗 AKI 患者的蛋白质摄入量为 0.8~1.0g/（kg · d）；需要 RRT 的患者蛋白摄入量 1.0~1.5g/（kg · d），CRRT 患者和高分解代谢患者的蛋白摄入量可高达 1.7g/（kg · d）。

4. 尽可能通过肠内营养的方式为 AKI 患者提供营养支持治疗。

八、急性肾损伤患者健康宣教

1. 饮食方面：

（1）饮食宜低盐、低脂、优质蛋白饮食。

（2）少食动物内脏，肥肉，油炸食品，酱菜；多食新鲜蔬菜水果，补充维生素，增强抵抗力。

（3）在少尿期，患者容易出现水负荷过多，所以首先需要维持体液平衡。严格计算患者24小时液体出入量。遵循“量出为入”的原则。每日补液量=前1天的尿量+500ml。尽量利用胃肠道补充营养，可进食清淡、低盐、低脂、低磷、高钙、优质低蛋白饮食，如牛奶、鱼。少食动物内脏和易过敏的食物等；同时也要保证足够的碳水化合物，摄取总热量30~40kcal/（kg·d）。

（4）不需要肾脏替代治疗、非高分解代谢的患者，蛋白质摄入量为0.8~1.0g/（kg·d）；肾脏替代治疗患者，蛋白质摄入量为1.0~1.5g/（kg·d）；高分解、行连续性肾脏替代治疗治疗的患者，蛋白质摄入最大量可达1.5~2.0g/（kg·d）。

（5）多尿期可以给予高糖、高维生素、高热卡食物。为防止出现电解质紊乱，在尿量>3000ml/d时，可多食含钾及含钠食物，如橙子、香蕉、橘子、杏、葡萄干、绿叶菜等。

（6）恢复期要进行低盐健康饮食。

2. 日常生活活动：

（1）保证充足睡眠，避免熬夜。

（2）注意劳逸结合，适当的体育锻炼可以增强体质，提高机体抵抗力。但是在急性肾损伤的不同阶段需要选择不同的运动方式。少尿期及多尿期，患者尽量少运动，以卧床休息为主，少尿期可以适当做被动运动或者在室内走走，多尿期可以在家人的陪同下行户外散步。

（3）做好防护，预防感冒。

（4）戒烟戒酒。

3. 积极治疗原发病，寻找病因，避免肾损伤危险因素：

（1）首先找到导致出现肾损伤的原因，避免下次再出现同样的情况。

（2）慎用肾毒性大的药物：需使用抗生素、镇痛药、降压药、中草药等药物时需要遵从医嘱。

（3）避免行引起肾损伤的检查：增强CT、需使用造影剂的各种检查均可造成肾功能受损。

（4）避免引起肾损伤的生活习惯：化妆品内铅、汞超标，将会蓄积在肾脏，损伤肾功能；滥用非正规厂家的“补品”“保健品”等可能损伤肾脏。

九、推荐表单

（一）医师表单

急性肾损伤临床路径医师表单

适用对象：第一诊断为急性肾损伤（ICD-10：N17）

住院完成急性肾损伤的诊断、病因诊断、确定治疗方案及初步治疗

患者姓名：	性别： 年龄： 门诊号：	住院号：
住院日期： 年 月 日	出院日期： 年 月 日	标准住院日：7~21 天

时间	住院第 1 天	住院第 2 天
主要诊疗工作	□ 询问病史及体格检查 □ 完成病历书写 □ 上级医师查房 □ 及时处理各种临床危重情况（如严重水、电解质、酸碱失衡等） □ 初步确定是否需要肾脏替代，并制订诊疗方案 □ 向患方交代病情	□ 上级医师查房 □ 完成必要的相关科室会诊 □ 签署各种必要的知情同意书、自费用品协议书、输血同意书、临时中心静脉置管同意书、肾脏替代同意书等（根据情况） □ 观察病情变化，及时与患方沟通 □ 对症支持治疗
重点医嘱	**长期医嘱：** □ 肾脏病护理常规 □ 一级或二级护理 □ 优质蛋白饮食 □ 记出入液量 □ 患者既往基础用药 **临时医嘱：** □ 急查肾功能和电解质，必要时血气分析 □ 血常规（嗜酸性粒细胞和网织细胞计数）、尿常规、大便常规 □ 肝肾功能、电解质、血糖、血型、凝血功能、血气分析、免疫指标 □ 24 小时尿蛋白定量、尿电解质、尿肌酐、尿红细胞位相、尿白细胞分类、尿渗透压或自由水清除率 □ 超声、胸片、心电图 □ 双肾超声检查	**长期医嘱：** □ 肾脏病护理常规 □ 一级或二级护理 □ 患者既往基础用药 □ 记出入量 □ 药物治疗 **临时医嘱：** □ 开具肾脏替代医嘱（根据情况） □ 监测肾功能、电解质、酸碱 □ 其他特殊医嘱 □ 感染性疾病筛查（乙型和丙型肝炎病毒、HIV、梅毒等）、超声心动、双肾动静脉彩超、必要时查抗流行性出血热病毒抗体、NGAL、KIM-1、IL-18、血和尿免疫固定电泳、血和尿轻链定量、血培养等
病情变异记录	□ 无 □ 有，原因： 1. 2.	□ 无 □ 有，原因： 1. 2.
医师签名		

时间	住院第 3~6 天	住院第 7~21 天 （出院日）
主要诊疗工作	□ 继续对症支持治疗 □ 必要时肾脏穿刺 □ 必要时使用其他药物等 □ 必要时继续肾脏替代治疗，每次治疗前后评估是否可停止 □ 肾外并发症的治疗	□ 继续对症支持治疗 □ 必要时使用其他药物等 □ 必要时继续肾脏替代治疗，每次治疗前后评估是否可停止 □ 肾外并发症的治疗 □ 上级医师查房，评估一般情况、肾功能，明确是否出院 □ 病情稳定后可出院 □ 完成出院记录、病案首页、出院证明书等 □ 向患者交代出院后的注意事项
重点医嘱	**长期医嘱：** □ 肾脏病护理常规 □ 一级或二级护理 □ 患者既往基础用药 □ 记出入液量 □ 药物治疗 **临时医嘱：** □ 监测电解质、肾功能 □ 确定是否需要肾活检 □ 其他特殊医嘱	**出院医嘱：** □ 出院带药 □ 门诊随诊
主要护理工作	□ 观察患者病情变化 □ 心理与生活护理	□ 指导患者办理出院手续
病情变异记录	□ 无 □ 有，原因： 1. 2.	□ 无 □ 有，原因： 1. 2.
医师签名		

（二）护士表单

急性肾损伤临床路径护士表单

适用对象：第一诊断为急性肾损伤（ICD-10：N17）

住院完成急性肾损伤的诊断、病因诊断、确定治疗方案及初步治疗

患者姓名：	性别： 年龄： 门诊号：	住院号：
住院日期： 年 月 日	**出院日期：** 年 月 日	**标准住院日：7~21 天**

时间	住院第 1 天	住院第 2 天
健康宣教	□ 入院宣教 □ 介绍主管医师、护士 □ 介绍环境、设施 □ 介绍住院注意事项	□ 需要肾脏替代治疗者或肾穿刺者 □ 术前宣教 □ 宣教疾病知识，用药，饮食，安全宣教，术前准备，手术过程，如何配合手术 □ 告知准备用物，沐浴 □ 术前术后饮食活动及陪伴注意事项 □ 告知时候可能出现的情况和注意事项 □ 主管护士与患者沟通了解患者病情和心理
护理处置	□ 核对患者，佩戴腕带 □ 建立入院护理病历 □ 卫生处置：沐浴、剪指（趾）甲、更换病号服	□ 协助医师完成术前检查及实验室检查 □ 术前准备用物 □ 配血、监测血压、备饮用水 □ 教会患者床上排便及保持手术体位屏气
基础护理	□ 三级护理 □ 早晚间护理 □ 患者安全管理	□ 三级护理 □ 早晚间护理 □ 患者安全管理
专科护理	□ 护理查体 □ 意识、神经系统体征、定向力、计算力、精神状态 □ 评估患者皮肤 □ 需要时，填写跌倒和压疮防范表 □ 需要时，留家属陪伴 □ 心理护理	□ 监测患者血压，意识情况 □ 遵医嘱完成相关检查 □ 预防感染、服用激素及免疫抑制剂宣教 □ 心理护理 □ 用药后观察药物副作用 □ 观察疾病并发症 □ 记录出入量及监测体重的指导
重点医嘱	□ 详见医嘱执行单	□ 详见医嘱执行单
病情变异记录	□ 无 □ 有，原因： 1. 2.	□ 无 □ 有，原因： 1. 2.
护士签名		

时间	住院第3~6天	住院第6~11天	住院第7~21天 （出院日）
健康教育	□ 术后当日宣教 □ 肾脏替代治疗者行深静脉置管术予患者备皮，教会患者配合体位，行心理护理，解除紧张 □ 行肾穿刺者术前宣教 □ 告知饮食、饮水、体位、时间要求 □ 告知可能出现的情况的应对方式 □ 告知平卧及可以翻身的时间和注意事项 □ 给予患者和家属心理支持 □ 告知患者术前排便及着装准备	□ 术后宣教 □ 肾脏替代治疗者行深静脉置管术者 □ 告知患者减少置管部位活动，防止渗血、回血及脱管，告知患者置管敷料保持干净 □ 行肾穿刺者 □ 下床前宣教 □ 活动注意事项 □ 穿刺处保护注意事项 □ 饮食及活动指导 □ 药物作用及频率 □ 复查患者对术前宣教的掌握程度	□ 出院宣教 □ 复查时间 □ 服药方法频率 □ 用药自我观察方法 □ 活动注意事项 □ 饮食指导 □ 指导办理出院手续
护理处置	□ 核对患者，送手术，带病历，若有需要，带药	□ 遵医嘱完成相关检查 □ 协助下床活动	□ 完成出院记录，整理护理病历 □ 办理出院手续
基础护理	□ 一级护理 □ 卧位护理 □ 排泄护理 □ 患者安全管理 □ 协助进食，饮水	□ 二级或三级护理 □ 晨晚间护理 □ 排泄护理 □ 安全护理 □ 协助更换单衣 □ 患者的安全管理	□ 三级护理 □ 晨晚间护理 □ 患者安全管理
专科护理	□ 置管者：观察置管处有无红肿、渗血，固定是否良好 □ 肾穿刺者：病情观察，填写肾活检护理记录单，记录返回、起床时间 □ 前2小时30分钟监测一次生命体征，观察有无出血体征，后22小时每1小时监测生命体征及体征 □ 遵医嘱予止血治疗，利尿治疗 □ 观察前3次尿液颜色并记录 □ 观察腹部、腰部体征 □ 心理支持	□ 置管者：观察置管处有无红肿、渗血，固定是否良好 □ 肾穿刺者：卧床满24小时后再继续监测生命体征2小时，并记录肾活检护理记录 □ 观察创口情况 □ 遵医嘱给予相关治疗用药 □ 心理护理	□ 病情观察 □ 心理护理
重点医嘱	□ 详见医嘱执行单	□ 详见医嘱执行单	□ 详见医嘱执行单
病情变异记录	□ 无 □ 有，原因： 1. 2.	□ 无 □ 有，原因： 1. 2.	□ 无 □ 有，原因： 1. 2.
护士签名			

（三）患者表单

急性肾损伤临床路径患者表单

适用对象：第一诊断为急性肾损伤（ICD-10：N17）
住院完成急性肾损伤的诊断、病因诊断、确定治疗方案及初步治疗

患者姓名：	性别：　年龄：　门诊号：	住院号：
住院日期：　年　月　日	出院日期：　年　月　日	标准住院日：7~21天

时间	入院	手术前
医患配合	□ 配合询问病史、收集资料，请务必详细告知既往史、用药史、过敏史 □ 如服用抗血小板药物、抗凝剂请明确告知 □ 配合进行体格检查 □ 有任何不适请告知医师	□ 配合完成术前相关检查，实验室检查（如抽血、留取尿便等标本、胸片、心电图、B超） □ 医师向患者及家属介绍病情及术前谈话、签同意书
护患配合	□ 配合完成入院护理评估（简单询问病史、过敏史、用药史） □ 接受入院宣教（环境介绍、病室规定、订餐制度、贵重物品保管、查房、探视制度、陪伴制度） □ 配合测量生命体征、体重、身高 □ 配合护理简单查体 □ 配合清洁护理 □ 有任何不适告知护士	□ 配合接受术前宣教 □ 准备必要的用物
饮食	□ 低盐、低脂饮食	□ 低盐、低脂饮食
排泄	□ 正常排尿便	□ 正常排尿便
活动	□ 正常活动	□ 正常活动

时间	手术当日	手术后	出院
医患配合	□ 配合术后医师查体 □ 配合医师 □ 有任何不适及时告知医师	□ 配合检查体征 □ 需要时配合创口更换敷料 □ 根据病理结果用药 □ 配合 B 超检查	□ 接受出院前指导 □ 知道复查程序 □ 获取出院诊断书
护患配合	□ 手术前完成核对 □ 遵医嘱带药或术前用药 □ 静脉置管者配合减少活动，交接班观察 □ 肾穿刺者配合完成术后护理 □ 患者配合遵循探视陪伴制度	□ 配合定时监测生命体征，询问出入量 □ 接受输液及治疗用药 □ 注意活动安全，防止跌倒或坠床 □ 接受活动注意事项的指导 □ 有任何不适及时告知护士	□ 接受出院宣教 □ 办理出院手续 □ 获取出院带药 □ 知晓服药方法、作用、注意事项、用药后观察要点 □ 知道复印病历的方法
饮食	□ 遵医嘱限量 □ 肾穿刺者：进食易消化的食物，根据情况选择奶类、豆浆等饮食，禁饮碳酸类及茶类饮料，低盐、低脂饮食	□ 根据医嘱饮食	□ 根据医嘱饮食
排泄	□ 肾穿刺者 □ 术前正常排尿便 □ 术后床上排便，需要协助	□ 避免便秘 □ 正常排便	□ 避免便秘 □ 正常排便
活动	□ 静脉置管者减少活动 □ 肾穿刺者卧床 24 小时 □ 术后前 12 小时平卧制动 □ 术后第 13 ~ 24 小时可床上翻身	□ 静脉置管者减少活动 □ 肾穿刺者 1 个月内避免剧烈活动	□ 肾穿刺者：1 个月内避免剧烈运动，避免疲劳，避免咳嗽等增大负压的活动

附：原表单（2019年版）

急性肾损伤临床路径表单

适用对象：第一诊断为急性肾损伤（ICD-10：N17）
住院完成急性肾损伤的诊断、病因诊断、确定治疗方案及初步治疗

患者姓名：	性别： 年龄： 门诊号：	住院号：
住院日期： 年 月 日	**出院日期：** 年 月 日	**标准住院日：7~21天**

时间	住院第1天	住院第2天
主要诊疗工作	□ 询问病史及体格检查 □ 完成病历书写 □ 上级医师查房 □ 及时处理各种临床危重情况（如严重水、电解质、酸碱失衡等） □ 初步确定是否需要肾脏替代，并制订诊疗方案 □ 向患方交代病情 □ 签署各种必要的知情同意书、自费用品协议书、输血同意书、临时中心静脉置管同意书、肾脏替代同意书等（根据情况）	□ 上级医师查房 □ 完成必要的相关科室会诊 □ 确定是否需要肾活检 □ 观察病情变化，及时与患方沟通 □ 对症支持治疗
重点医嘱	**长期医嘱：** □ 肾脏病护理常规 □ 一级护理/二级护理 □ 优质蛋白饮食 □ 记出入液量 □ 患者既往基础用药 **临时医嘱：** □ 急查肾功能和电解质，必要时血气分析 □ 血常规（嗜酸性粒细胞和网织红细胞计数）、尿常规、大便常规 □ 肝肾功能、电解质、血糖、血型、凝血功能、血气分析、免疫指标（血、尿） □ 24小时尿蛋白定量、尿电解质、尿肌酐、尿红细胞位相 □ 感染性疾病筛查（乙型和丙型肝炎病毒、HIV、梅毒等） □ X线胸片或肺部CT、心电图 □ 腹部超声检查（包括肝胆胰脾+腹腔、双肾+输尿管+膀胱）、肾脏血管（肾脏动脉和静脉）超声检查	**长期医嘱：** □ 肾脏病护理常规 □ 一级护理/二级护理 □ 患者既往基础用药 □ 记出入量 □ 药物治疗 **临时医嘱：** □ 开具肾穿刺医嘱（根据情况） □ 开具肾脏替代医嘱（根据情况） □ 监测肾功能、电解质、酸碱平衡 □ 其他特殊医嘱 □ 超声心动、双肾动静脉彩超、必要时查TIMP2/IGFBP7、NGAL、KIM-1、尿NAG酶、抗流行性出血热病毒抗体、NT-proBNP、血和尿免疫固定电泳、血培养等
主要护理工作	□ 入院宣教 □ 介绍病房环境、设施和设备 □ 入院护理评估	□ 宣教
病情变异记录	□无 □有，原因： 1. 2.	□无 □有，原因： 1. 2.
医师签名		
护士签名		

时间	住院第3~6天	住院第7~21天 （出院日）
主要诊疗工作	□ 继续对症支持治疗 □ 必要时肾脏穿刺 □ 必要时使用其他药物等 □ 必要时继续肾脏替代治疗，每次治疗前后评估是否可停止 □ 肾外并发症的治疗	□ 继续对症支持治疗 □ 必要时肾脏穿刺 □ 必要时使用其他药物等 □ 必要时继续肾脏替代治疗，每次治疗前后评估是否可停止 □ 肾外并发症的治疗 □ 上级医师查房，评估一般情况、肾功能，明确是否出院 □ 病情稳定后可出院 □ 完成出院记录、病案首页、出院证明书等 □ 向患者交代出院后的注意事项
重点医嘱	**长期医嘱：** □ 肾脏病护理常规 □ 一级护理/二级护理 □ 患者既往基础用药 □ 记出入液量 □ 药物治疗 **临时医嘱：** □ 监测电解质、肾功能 □ 其他特殊医嘱	**长期医嘱：** □ 肾脏病护理常规 □ 一级护理/二级护理 □ 患者既往基础用药 □ 记出入液量 □ 药物治疗 **临时医嘱：** □ 监测电解质、肾功能 □ 其他特殊医嘱 **出院医嘱：** □ 出院带药 □ 门诊随诊
主要护理工作	□ 观察患者病情变化 □ 心理与生活护理	□ 观察患者病情变化 □ 心理与生活护理 □ 指导患者办理出院手续
病情变异记录	□无 □有，原因： 1. 2.	□无，□有，原因： 1. 2.
护士签名		
医师签名		

第四章

急性肾炎综合征行肾穿刺活检临床路径释义

一、急性肾炎综合征行肾穿刺活检编码

1. 原编码

疾病名称及编码：急性肾炎综合征、急进性肾炎综合征和慢性肾炎综合征（ICD－10：N00.904+N02.801+N03.902）

2. 修改编码

疾病名称及编码：急性肾炎综合征（ICD－10：N00）

急进性肾炎综合征（ICD－10：N01）

慢性肾炎综合征（ICD－10：N03）

手术操作名称及编码：肾穿刺活组织检查（ICD－9－CM－3：55.23）

二、临床路径检索方法

（N00/N01/N03）伴 55.23

三、国家医疗保障疾病诊断相关分组（CHS－DRG）

MDCL　肾脏及泌尿系统疾病及功能障碍

LS1　肾炎及肾病

四、急性肾炎综合征行肾穿刺活检临床路径标准住院流程

（一）适用对象

临床诊断为肾炎综合征，包括急性肾炎综合征、急进性肾炎综合征和慢性肾炎综合征（ICD－10：N00.904、N02.801、N03.902）。

释义

■ 本路径适用对象为临床诊断为急性肾炎综合征，如表现为隐匿性肾小球疾病、无症状血尿和/或蛋白尿、肾病综合征，需进入其他相应路径。

（二）诊断依据

根据中华医学会肾脏病学分会编著或修订的《临床诊疗指南·肾脏病学分册》《临床技术操作规范·肾脏病学分册》和《继发性肾小球疾病的诊断及其分类标准》进行诊断。

释义

■ 本路径的制订主要参考国内权威参考书籍和诊疗指南。

■ 病史和临床症状是诊断急性肾炎综合征的初步依据，急性起病，表现为血尿、蛋白尿、管型尿，可有水肿、高血压、肾功能减退、贫血及电解质紊乱等，严重时可出现充血性心力衰竭、肺水肿和脑水肿。

（三）治疗方案的选择和依据

1. 病因治疗。
2. 对症支持治疗

（1）一般治疗：休息及饮食。

（2）抗感染治疗：积极治疗和去除可能的皮肤黏膜感染。

（3）利尿消肿。

（4）降压治疗（降压的靶目标应低于 130/80mmHg）。

释义

■ 本病确诊后即应开始治疗，首先强调病因治疗，根据病因及临床表现制订治疗方案，包括激素及免疫抑制剂治疗，必要时选用血浆置换等疗法。还需根据肾功能水平和临床表现决定是否给予肾脏替代治疗。

■ 内科一般治疗包括休息及饮食治疗。根据肾功能情况调整蛋白摄入量，水肿明显及高血压者应限制水和钠的摄入。

■ 抗感染治疗应选用无肾毒性抗菌药物。

■ 降压治疗首选 ACEI/ARB 类药物，合并肾功能不全患者应注意肾功能及血钾变化。其他降压药物如 CCB 类、β 受体阻断剂、α 受体阻断剂及利尿剂等均可应用。

（四）标准住院日为 7~14 天

释义

■ 患者入院后，完善相关辅助检查，及时处理各种临床症状，完成肾穿刺活检，制订治疗方案，必要时复查相关指标，总住院时间不超过 14 天符合本路径要求。

（五）进入路径标准

1. 第一诊断符合肾炎综合征，需行肾穿刺活检术。
2. 当患者同时具有其他疾病诊断，但在住院期间不需要特殊处理也不影响第一诊断的临床路径流程实施时，可以进入本路径。

释义

■ 进入本路径的患者为第一诊断为急性肾炎综合征，并行肾穿刺活检术。

■ 入院后常规检查发现有基础疾病，经系统评估后对肾炎综合征诊断治疗无特殊影响者，可进入路径。但可能增加医疗费用、延长住院时间。

（六）住院后1~5天完善检查

1. 必需的检查项目

（1）血常规+网织红细胞计数、尿常规、尿红细胞形态分析、24小时尿蛋白定量、大便常规+隐血。

（2）肝肾功能、电解质、血糖、血脂分析、凝血功能、感染性疾病筛查（乙型肝炎、丙型肝炎、HIV、梅毒等）。

（3）血清免疫血检查（ANA、dsDNA、ENA谱、ANCA谱、抗GBM、PLA2R）。

（4）腹部、心脏及泌尿系彩超、肺部CT、心电图。

2. 根据患者病情，必要时的检查项目

（1）血淋巴细胞亚群、巨细胞病毒、尿本周电泳、血免疫电泳、甲状腺功能、血型、血和尿轻链定量、肿瘤标志物检测等。

（2）双肾血管彩超、骨髓穿刺、骨盆平片、眼底检查等。

3. 如患者无禁忌，应行肾活检病理检查，明确病理类型，以指导治疗，估计预后。

释义

■ 血常规、尿常规、便常规+隐血是最基本的三大常规检查，进入路径的患者均需完成。肝肾功能、电解质、泌尿系彩超评估肾功能水平及并发症，腹部、心脏彩超、肺部CT、血糖、心电图可评估有无基础疾病，是否影响住院时间、住院费用及其治疗预后；凝血功能、感染性疾病、血清免疫检查用于病因检查和穿刺前准备。

■ 本病需与其他可引起肾炎表现的疾病相鉴别，如风湿免疫病、多发性骨髓瘤、高血压肾病、糖尿病肾病、肿瘤相关肾损害等，应完善相关检查。

（七）肾穿刺术前用药和处理原则

1. 根据病情，积极控制血压、纠正水、电解质、酸碱紊乱（可使用利尿剂、碱剂或扩容治疗），必要时可应用糖皮质激素、钙剂及他汀类降脂药。

2. 术前准备：术前5~7天停用一切抗凝药物（包括具有活血化瘀作用的中药）后，复查凝血功能正常。

3. 血红蛋白80g/L以上，血小板80×10^3/L；血压控制在140/90mmHg以下。术前如血红蛋白持续不达标，根据病情可给予输血治疗。

4. 必要时给予肾脏替代治疗或抗感染治疗，保证患者安全。

释义

■ 应严格控制高血压，建议至少要求控制在160/90mmHg之下，最好控制在140/90mmHg以下。

■ 穿刺前停用抗凝药物及其他影响凝血功能的药物，必要时复查凝血功能；根据肾功能水平和临床表现决定是否给予肾脏替代治疗，对于已经透析的患者，至少要在行穿刺前24小时停止透析，鱼精蛋白中和透析过程所用肝素，复查凝血指标。如有条件，建议行无肝素血液透析。对于血小板减少患者，应首先纠正，必要时可于术前输注血小板或新鲜全血。

（八）肾穿刺病理检查

如果患者入院前已完成穿刺前的检查和准备，住院后即可进行肾活检。如果患者住院后开始安排肾活检前的检查和准备，则在完成评估后行肾活检。

1. 麻醉方式：局部麻醉。
2. 术中用药：麻醉常规用药。
3. 取材方式：经皮肾活检。
4. 病理：行免疫荧光、光镜及电镜检查。

释义

■ 肾穿刺术后注意卧床休息，一般要求绝对卧床6~8小时，24小时内以卧床休息为主，病情允许情况下多饮水，观察尿液颜色及变化。

（九）肾穿刺术后用药

1. 肾穿刺术后根据情况选择性使用止血药。
2. 根据临床情况可选择性使用无肾毒性抗菌药物，按《抗菌药物临床应用指导原则（2015年版）》（国卫办医发〔2015〕43号）执行。
3. 根据肾活检病理诊断，确定病理类型后实施治疗方案：

（1）根据病情，可给予糖皮质激素，必要时可联合免疫抑制剂的使用，如环磷酰胺、吗替麦考酚酯、他克莫司、环孢素等治疗；如伴免疫功能缺陷可以考虑大剂量丙种球蛋白冲击治疗；急进性肾炎综合征必要时可给予血浆置换。

（2）病情相对稳定者，可考虑ARB或ACEI等治疗。

（3）在肾穿刺7天后，无活动性出血，可酌情给予抗凝药、抗血小板药治疗。

（4）保护肾功能、对症支持治疗。

释义

■ 预防性抗感染非必需治疗，可根据患者病情及并发症情况选择。

■ 根据病理结果，及时制订治疗方案。

（十）出院标准

1. 没有需要住院处理的并发症和/或合并症。
2. 肾穿刺伤口愈合好。

3. 临床症状（蛋白尿、血尿、血压和肾功能）稳定或者好转。

释义

■ 患者出院前应完成所有必需检查项目，且开始药物治疗，观察有无并发症及合并症，有无明显药物相关不良反应。

（十一）变异及原因分析

1. 出现肾功能急剧恶化、恶性高血压、心力衰竭等严重并发症，需要住院期间处理。
2. 新出现其他系统合并症，如血液系统、神经系统症状需要住院治疗。
3. 出现治疗相关的并发症如感染、血糖升高或肾穿刺并发症，需要住院期间处理。

释义

■ 变异是指入选临床路径的患者未能按路径流程完成医疗行为或未达到预期的医疗质量控制目标。包含以下情况：①按路径流程完成治疗，但超出了路径规定的时限或限定的费用。②不能按路径流程完成治疗，患者需要中途退出路径。

■ 因患者方面的主观原因导致执行路径出现变异，需医师在表单中予以说明。

五、急性肾炎综合征行肾穿刺活检给药方案

（一）用药选择

应根据患者病理类型和临床特点，权衡治疗的风险与获益，制订个体化的治疗方案。常用的药物有血管紧张素转换酶抑制剂（ACEI）和血管紧张素Ⅱ受体阻断剂（ARB），糖皮质激素和免疫抑制剂等。

血管紧张素转换酶抑制剂（ACEI）和血管紧张素Ⅱ受体拮断剂（ARB）：ACE/ARBI 作为慢性肾炎患者控制高血压的首选药物，因为 ACE/ARBI 除具有降压作用外，还有减少蛋白尿和延缓肾功能恶化的肾保护作用。后两种作用主要是通过两方面机制发挥作用，其一是对肾小球血流动力学的特殊调节作用，同时扩张出入球小动脉，但对出球小动脉的扩张作用强于入球小动脉，从而降低肾小球内高压力、高灌注和高滤过；其二是通过非血流动力学作用，抑制细胞因子、减少尿蛋白和细胞外基质的蓄积，起到减缓肾小球硬化的发展和肾保护作用。

糖皮质激素和免疫抑制剂治疗过程中切忌随意性，各个疾病的用药剂量和疗程多是随机、对照研究，或者病例数较多的前瞻性队列研究的结果，治疗过程中既要遵循比较成熟的规范变化方案和指南，也要结合患者病情，个体化治疗。

（二）药学提示

少数患者应用 ACEI 有持续性干咳的不良反应，妊娠及双侧肾动脉狭窄患者禁用 ACEI/ARB。肾功能不全患者应用 ACEI/ARB 要防止高血钾。

对于糖皮质激素和免疫抑制剂，均应清楚地了解其适应证和不良反应，权衡利弊，小心决策。糖皮质激素和免疫抑制剂均需长时间用药，药物不良反应较多且较严重，用药之前需判断患者能否耐受用药，用药时机是否合适。

（三）注意事项

ACEI/ARB 血肌酐高于 265μmol/L 的非透析患者应谨慎使用，注意监测血肌酐水平。初次应

用 ACEI/ARB 患者应注意复查肾功能，血肌酐在用药后短期时间内较基线水平升高 30%以上的患者，若排除其他原因导致的肾功能恶化，应谨慎使用，必要时停用 ACEI/ARB。

六、急性肾炎综合征行肾穿刺活检护理规范

1. 肾穿刺术前对患者进行宣教，消除患者疑虑和恐惧心理，协助患者进行俯卧位下呼吸屏气的训练和术后床上排尿的训练。
2. 术前测量血压，观察患者有无咳嗽、发热等症状。
3. 术后协助转运患者至病房，嘱患者卧床。
4. 术后监测血压、生命体征，观察患者尿色。
5. 饮食指导。

七、急性肾炎综合征行肾穿刺活检营养治疗规范

1. 给予低盐、低脂、优质蛋白饮食，建议食用富含纤维素、维生素及多种微量元素的食物，避免油腻及过高蛋白摄入，严重水肿或高血压患者应严格限制钠盐和水的摄入。
2. 肾穿刺手术当日建议以易消化饮食为主，保证饮食清洁，避免腹泻，避免食用油腻或易导致腹胀的食物。

八、急性肾炎综合征行肾穿刺活检患者健康宣教

1. 注意休息，预防感染。
2. 肾穿刺术前向患者讲明肾穿刺活检的必要性、安全性及可能的并发症，解释肾穿刺操作基本过程，解除患者畏惧心理，告知术后卧床时间，避免剧烈活动，术后注意尿色。
3. 戒烟、限制饮酒、保持健康的心理。
4. 按时服药，遵医嘱复诊。
5. 饮食指导。

九、推荐表单

（一）医师表单

急性肾炎综合征行肾穿刺活检临床路径医师表单

适用对象：第一诊断为急性肾炎综合征（ICD-10：N00）

患者姓名：	性别： 年龄： 门诊号：	住院号：
住院日期： 年 月 日	出院日期： 年 月 日	标准住院日：7~14 天

时间	住院第 1 天	住院第 2~5 天
主要诊疗工作	□ 询问病史及体格检查 □ 完成病历书写 □ 开化验单 □ 及时处理各种临床危重情况（如严重水、电解质、酸碱失衡，高血压等）	□ 上级医师查房，根据初步的检查结果制订下一步诊疗方案 □ 观察病情变化，及时与患方沟通 □ 根据情况调整基础用药 □ 完成进行肾穿刺活检的术前评估 □ 签署各种必要的知情同意书、自费用品协议书
重点医嘱	**长期医嘱：** □ 肾内科护理常规 □ 二级护理 □ 低盐、低脂饮食 □ 记 24 小时出入水量 □ 监测血压 □ 既往基础用药 **临时医嘱：** □ 血常规+网织红细胞计数、尿常规、大便常规 □ 肝肾功能、电解质、肌酶、血糖、血脂、凝血功能、感染性疾病筛查（乙型肝炎、丙型肝炎、HIV、梅毒等） □ 抗核抗体、抗 dsDNA 抗体、ENA 多肽抗体谱，补体 C3、C4，C 反应蛋白、红细胞沉降率 □ 24 小时尿蛋白定量、尿沉渣检查 □ 彩超、胸部 CT、心电图、超声心动图	**长期医嘱：** □ 患者既往基础用药 □ 酌情使用抗菌药物 □ 对症支持治疗（维持内环境稳定、控制血压、保护肾功能、改善贫血、降低血脂等） **临时医嘱：** □ 肾穿刺前 1 周停用抗凝和抗血小板药 □ 监测肾功能、电解质 □ 必要时查外周血 $CD4^+$、$CD8^+$ 细胞、ANCA、抗 GBM 抗体、血清蛋白电泳、血免疫电泳、尿本周蛋白电泳、甲状腺功能、双肾血管彩超、头颅 MRI、骨髓穿刺、骨盆平片、肌电图、脑电图、眼底检查等 □ 其他特殊医嘱
主要护理工作	□ 入院宣教 □ 介绍病房环境、设施和设备 □ 入院护理评估	□ 肾穿刺宣教 □ 急性肾炎综合征相关健康知识宣教
病情变异记录	□ 无 □ 有，原因： 1. 2.	□ 无 □ 有，原因： 1. 2.
医师签名		

时间	住院第 3~11 天	住院第 4~13 天	住院第 7~14 天 （出院日）
主要诊疗工作	□ 完成急性肾炎综合征及其合并症（糖尿病、病毒性肝炎等）的诊断 □ 完成肾穿刺和病理诊断 □ 肾外合并症、并发症的治疗 □ 观察病情变化，及时与患者沟通	□ 上级医师查房，结合病理诊断和临床表现，提出具体的治疗方案 □ 完成必要的其他专科会诊 □ 评估一般情况、肾功能，并发症或合并症、治疗副作用等 □ 明确出院时间	□ 完成出院记录、出院证明书、出院病历等 □ 向患者交代出院后的注意事项
重点医嘱	**长期医嘱：** □ 根据并发症的诊断给予相应的治疗 □ 继续对症支持治疗 □ 处理肾活检相应并发症 **临时医嘱：** □ 开具肾穿刺医嘱（完善检查后） □ 必要时复查血常规、凝血功能、电解质、肾功能、肝功能、血糖 □ 其他特殊医嘱	**长期医嘱：** □ 根据病情给予相应的药物治疗 □ 继续对症支持治疗 **临时医嘱：** □ 复查入院时结果明显异常的检查项目 □ 24 小时尿蛋白定量及尿沉渣检查 □ 重要的专科检查项目	**出院医嘱：** □ 预约门诊 □ 出院医嘱 □ 出院带药 □ 随访化验单
主要护理工作	□ 观察患者病情变化 □ 肾穿刺手术后护理 □ 心理与生活护理	□ 特殊治疗宣教 □ 避免感染	□ 指导患者办理出院手续
病情变异记录	□ 无　□ 有，原因： 1. 2.	□ 无　□ 有，原因： 1. 2.	□ 无　□ 有，原因： 1. 2.
医师签名			

（二）护士表单

急性肾炎综合征行肾穿刺活检临床路径护士表单

适用对象：第一诊断为急性肾炎综合征（ICD-10：N00）

患者姓名：	性别：　　年龄：　　门诊号：	住院号：
住院日期：　　年　月　日	出院日期：　　年　月　日	标准住院日：10~14天

时间	住院第1天	住院第2~5天	住院第3~11天
健康宣教	□ 入院宣教 □ 介绍主管医师、护士 □ 介绍环境、设施 □ 介绍住院注意事项 □ 介绍探视和陪伴制度 □ 介绍贵重物品制度	□ 药物宣教 □ 肾穿刺检查前宣教 □ 肾穿刺前准备及穿刺后注意事项 □ 告知患者在检查中配合医师 □ 主管护士与患者沟通，消除患者紧张情绪 □ 告知检查后可能出现的情况及应对方式	□ 肾穿刺当日宣教 □ 告知饮食、体位要求 □ 告知肾穿刺后需严格卧床6~8小时，24小时内以卧床休息为主 □ 给予患者及家属心理支持
护理处置	□ 核对患者，佩戴腕带 □ 建立入院护理病历 □ 协助患者留取各种标本 □ 测量体重	□ 协助医师完成肾穿刺前的相关化验 □ 肾穿刺前准备	□ 完成肾穿刺相关医嘱
基础护理	□ 三级护理 □ 晨晚间护理 □ 患者安全管理	□ 三级护理 □ 晨晚间护理 □ 患者安全管理	□ 二级或一级护理 □ 晨晚间护理 □ 患者安全管理
专科护理	□ 护理查体 □ 病情观察 □ 出入量管理 □ 需要时，填写跌倒及压疮防范表 □ 需要时，请家属陪伴 □ 肾病饮食管理 □ 心理护理	□ 病情观察 □ 出入量管理 □ 遵医嘱完成相关检查 □ 心理护理 □ 协助患者完成24小时尿蛋白定量标本留取	□ 遵医嘱处置 □ 病情观察 □ 出入量管理 □ 心理护理
重点医嘱	□ 详见医嘱执行单	□ 详见医嘱执行单	□ 详见医嘱执行单
病情变异记录	□ 无　□ 有，原因： 1. 2.	□ 无　□ 有，原因： 1. 2.	□ 无　□ 有，原因： 1. 2.
护士签名			

时间	住院第 4~13 天	住院第 7~14 天
健康宣教	□ 肾穿刺后宣教 □ 饮食指导	□ 出院宣教 □ 复查时间 □ 服药方法 □ 活动休息 □ 指导饮食 □ 指导办理出院手续
护理处置	□ 遵医嘱完成相关检查	□ 办理出院手续
基础护理	□ 二级护理 □ 晨晚间护理 □ 患者安全管理	□ 三级护理 □ 晨晚间护理 □ 协助或指导进食、水 □ 协助或指导活动 □ 患者安全管理
专科护理	□ 病情观察 □ 监测生命体征 □ 出入量管理 □ 心理护理	□ 病情观察 □ 监测生命体征 □ 出院指导 □ 心理护理
重点医嘱	□ 详见医嘱执行单	□ 详见医嘱执行单
病情变异记录	□ 无 □ 有，原因： 1. 2.	□ 无 □ 有，原因： 1. 2.
护士签名		

（三）患者表单

急性肾炎综合征行肾穿刺活检临床路径患者表单

适用对象：第一诊断为急性肾炎综合征（ICD-10：N00）

患者姓名：	性别： 年龄： 门诊号：	住院号：
住院日期： 年 月 日	**出院日期：** 年 月 日	**标准住院日：7~14 天**

时间	入院	肾穿刺术前	肾穿刺当天
医患配合	□ 配合询问病史、收集资料，请务必详细告知既往史、用药史、过敏史 □ 配合进行体格检查 □ 有任何不适请告知医师	□ 配合完善肾穿刺前相关检查、化验，如采血、留尿、心电图等 □ 医师与患者及家属介绍病情及肾穿刺术前谈话、签字	□ 配合完善相关检查、化验，如采血、留尿 □ 配合医师摆好检查体位
护患配合	□ 配合测量体温、脉搏、呼吸、血压、体重 □ 配合完成入院护理评估（简单 □ 询问病史、过敏史、用药史） □ 接受入院宣教（环境介绍、病室规定、订餐制度、贵重物品保管等） □ 配合执行探视和陪伴制度 □ 有任何不适请告知护士	□ 配合测量体温、脉搏、呼吸 □ 接受肾穿刺前宣教 □ 接受饮食宣教 □ 接受药物宣教	□ 配合测量血压、脉搏、肾穿刺完成后，配合接受生命体征的测量 □ 接受肾穿刺后宣教 □ 接受药物宣教 □ 有任何不适请告知护士
饮食	□ 遵医嘱饮食，记录液体摄入量	□ 遵医嘱饮食	□ 遵医嘱饮食
排泄	□ 按医嘱记录尿量	□ 按医嘱记录尿量	□ 按医嘱记录尿量 □ 肾穿刺后留取尿液送交医护人员观察
活动	□ 正常活动	□ 正常活动	□ 术后严格卧床 6~8 小时，24 小时内卧床休息为主

时间	肾穿刺后	出院
医患配合	□ 配合完善术后检查，如采血、留尿等	□ 接受出院前指导 □ 知道复查程序 □ 获取出院诊断书
护患配合	□ 配合定时测量生命体征 □ 接受输液、服药等治疗 □ 配合记录尿量 □ 配合执行探视及陪伴	□ 接受出院宣教 □ 办理出院手续 □ 获取出院带药 □ 知道服药方法、作用、注意事项 □ 知道复印病历程序
饮食	□ 遵医嘱饮食	□ 遵医嘱饮食
排泄	□ 按医嘱记录尿量	□ 按医嘱记录尿量
活动	□ 避免剧烈活动	□ 避免剧烈活动

附：原表单（2016年版）

肾炎综合征行肾穿刺活检临床路径表单

适用对象：第一诊断为肾炎综合征，包括急性肾炎综合征、急进性肾炎综合征和慢性肾炎综合征（ICD-10：N00.904+N02.801+N03.902）

患者姓名：	性别： 年龄： 门诊号：	住院号：
住院日期： 年 月 日	出院日期： 年 月 日	标准住院日：7~14天

时间	住院第1天	住院第2~5天
主要诊疗工作	□ 询问病史及体格检查 □ 完成病历书写 □ 开化验单 □ 及时处理各种临床危重情况（如严重水、电解质、酸碱失衡，高血压等）	□ 上级医师查房，根据初步的检查结果制订下一步诊疗方案 □ 观察病情变化，及时与患方沟通 □ 根据情况调整基础用药 □ 完成进行肾穿刺活检的术前评估 □ 签署各种必要的知情同意书、自费用品协议书
重点医嘱	**长期医嘱：** □ 肾内科护理常规 □ 二级护理 □ 低盐低脂饮食 □ 记24小时出入水量 □ 监测血压 □ 既往基础用药 **临时医嘱：** □ 血常规+网织红细胞计数、尿常规、大便常规 □ 肝肾功能、电解质、肌酶、血糖、血脂、凝血功能、感染性疾病筛查（乙型肝炎、丙型肝炎、HIV、梅毒等） □ 抗核抗体、抗dsDNA抗体、ENA多肽抗体谱，补体C3、C4，C反应蛋白、红细胞沉降率 □ 24小时尿蛋白定量、尿沉渣检查 □ 彩超、胸部CT、心电图、超声心动图	**长期医嘱：** □ 患者既往基础用药 □ 酌情使用抗菌药物 □ 对症支持治疗（维持内环境稳定、控制血压、保护肾功能、改善贫血、降低血脂等） **临时医嘱：** □ 肾穿刺前1周停用抗凝和抗血小板药 □ 监测肾功能、电解质 □ 必要时查外周血$CD4^+$、$CD8^+$细胞、ANCA、抗GBM抗体、血清蛋白电泳、血免疫电泳、尿本周蛋白电泳、甲状腺功能、双肾血管彩超、头颅MRI、骨髓穿刺、骨盆平片、肌电图、脑电图、眼底检查等 □ 其他特殊医嘱
主要护理工作	□ 入院宣教 □ 介绍病房环境、设施和设备 □ 入院护理评估	□ 肾穿刺宣教 □ 肾炎综合征相关健康知识宣教
病情变异记录	□ 无 □ 有，原因： 1. 2.	□ 无 □ 有，原因： 1. 2.
护士签名		
医师签名		

时间	住院第 3~11 天	住院第 4~13 天	住院第 7~14 天 （出院日）
主要诊疗工作	□ 完成肾炎综合征及其合并症（糖尿病、病毒性肝炎等）的诊断 □ 完成肾穿刺和病理诊断 □ 肾外合并症、并发症的治疗 □ 观察病情变化，及时与患方沟通	□ 上级医师查房，结合病理诊断和临床表现，提出具体的治疗方案 □ 完成必要的其他专科会诊 □ 评估一般情况、肾功能，并发症或合并症、治疗副作用等 □ 明确出院时间	□ 完成出院记录、出院证明书、出院病历等 □ 向患者交代出院后的注意事项
重点医嘱	**长期医嘱：** □ 根据并发症的诊断给予相应的治疗 □ 继续对症支持治疗 □ 处理肾活检相应并发症 **临时医嘱：** □ 开具肾穿刺医嘱（完善检查后） □ 必要时复查血常规、凝血功能、电解质、肾功能、肝功能、血糖 □ 其他特殊医嘱	**长期医嘱：** □ 根据病情给予相应的药物治疗 □ 继续对症支持治疗 **临时医嘱：** □ 复查入院时结果明显异常的检查项目 □ 24 小时尿蛋白定量及尿沉渣检查 □ 重要的专科检查项目	**出院医嘱：** □ 预约门诊 □ 出院医嘱 □ 出院带药 □ 随访化验单
主要护理工作	□ 观察患者病情变化 □ 肾穿刺手术后护理 □ 心理与生活护理	□ 特殊治疗宣教 □ 避免感染	□ 指导患者办理出院手续
病情变异记录	□ 无 □ 有，原因： 1. 2.	□ 无 □ 有，原因： 1. 2.	□ 无 □ 有，原因： 1. 2.
护士签名			
医师签名			

第五章

慢性肾炎综合征（疑似 IgA 肾病）行肾穿刺活检临床路径释义

一、慢性肾炎综合征（疑似 IgA 肾病）行肾穿刺活检编码

疾病名称及编码：IgA 肾病（ICD-10：N02.801）

二、临床路径检索方法

N02.801

三、国家医疗保障疾病诊断相关分组（CHS-DRG）

MDCL　肾脏及泌尿系统疾病及功能障碍

LS1　肾炎及肾病

四、慢性肾炎综合征（疑似 IgA 肾病）行肾穿刺活检临床路径标准住院流程

（一）适用对象

第一诊断为慢性肾炎综合征、复发性或持续性血尿与蛋白尿，诊断疑似 IgA 肾病（ICD-10：N02.801）。

拟行肾穿刺活组织检查（ICD-9-CM-3：55.23）。

释义

■ 适用对象编码参见第一部分。

■ 该路径适用对象为临床诊断为慢性肾炎综合征、复发性或持续性血尿，最终病理诊断为 IgA 肾病的患者。故进入该路径患者均应接受肾穿刺活检。

■ 患者入院后如符合慢性肾炎综合征、肾病综合征、复发性或持续性血尿，临床判断无肾穿刺禁忌证、能接受肾穿刺活检后即应进入本临床路径，如患者临床诊断符合慢性肾小球肾炎，但病理诊断不符合 IgA 肾病，或虽符合 IgA 肾病病理表现但存在其他可导致该病理表现的继发性因素，如过敏性紫癜、系统性红斑狼疮、乙型肝炎病毒相关性肾炎、HIV、银屑病等，或合并急性肾损伤、IgA 沉积伴微小病变（MCD）、IgA 肾病伴急进性肾小球肾炎、慢性肾衰竭、其他系统性疾病者，需进入其他相应路径。

（二）诊断依据

根据中华医学会肾脏病学分会编著或修订的《临床诊疗指南 · 肾脏病学分册》《临床技术操作规范 · 肾脏病学分册》和《原发性肾小球疾病的诊断及其分类标准》进行诊断。

1. 起病缓慢，病程迁延，患病时间超过 3 个月，部分患者急性起病，病程较短。
2. 血尿，以畸形红细胞尿为主，常有不同程度的蛋白尿，尤其是与上呼吸道感染有关的血尿，可伴有高血压和/或肾功能减退。

3. 排除继发性因素。

释义

■ 该路径的制订主要参考国内权威参考书籍和肾脏疾病临床诊疗指南。

■ 病史和临床症状是诊断慢性肾小球肾炎的初步依据，但部分患者起病较为隐匿，难以确定实际患病时间。

■ 不同程度的蛋白尿、镜下或眼观血尿，以畸形红细胞尿为主，部分患者上呼吸道感染与血尿关系密切，可伴有高血压和/或肾功能减退。

■ IgA 肾病是 IgA 在需通过肾脏活检来诊断。肾脏病理为 IgA 为主的免疫球蛋白在系膜区沉积。

■ 使用修订后的牛津 MEST-C 分类法对肾脏损害严重程度进行评分。

■ 评估所有 IgAN 患者的继发因素。IgA 肾病分为原发性及继发性。某些系统性疾病：过敏性紫癜、乙型肝炎、艾滋病等病毒感染，炎症性肠病，自身免疫性疾病，肝硬化、感染相关性 IgA 肾小球肾炎以及肿瘤等，称之为继发性 IgA 肾病。因此在诊断原发性 IgA 肾病前，需先除外上述继发性因素或系统性疾病。

（三）标准住院日为 10～14 天

释义

■ 疑似 IgA 肾病的患者入院后，第 1～7 天行肾穿刺活检术前准备、评估，第 8～13 天完成肾穿刺并取得病理诊断、制订系统治疗方案，开始药物治疗，观察有无药物副作用，本次住院时间不超过 14 天符合本路径要求。

（四）进入路径标准

1. 第一诊断必须符合慢性肾炎综合征、复发性或持续性血尿与蛋白尿，诊断疑似 IgA 肾病（ICD-10：N02.801）疾病编码。
2. 当患者同时具有其他疾病诊断，但在住院期间不需要特殊处理也不影响第一诊断的临床路径流程实施时，可以进入本路径。

释义

■ 进入该路径患者的第一诊断为 IgA 肾病。

■ 患者入院后如符合慢性肾炎综合征、肾病综合征、复发性或持续性血尿，临床判断无肾穿刺禁忌证，能接受肾穿刺活检后即应进入本临床途径。如患者经检查不能肾穿刺活检，或肾穿刺病理结果存在其他肾病，应填写表单。

■ 入院后常规检查发现以往没有发现的疾病或既往有基础病（如高血压、冠状动脉粥样硬化性心脏病、糖尿病、肝功能异常等），经系统评估后对 IgA 肾病诊断治疗无特殊影响，仅需要药物维持治疗者，可进入路径。但可能会增加医疗费用，延长住院时间。

■ 以下情况转入相应诊断的临床路径：①伴有急性肾损伤以及临床表现为肾病综合征的 IgA 肾病、进展期 IgA 肾病 [eGFR＜30ml/（min·1.73m^2）] 以及慢性肾衰竭（终末期肾病）等患者。如入院诊断符合慢性肾炎综合征，但病理诊断非 IgA 肾病则转入相应诊断的临床路径。

（五）住院后 3~7 天（指工作日）需完成的检查项目

1. 住院后必需的检查项目：
（1）血常规、尿常规、大便常规。
（2）肝肾功能、电解质、血糖、血脂、凝血功能、CRP、ESR、免疫指标（ANA 谱、ENA 全套、dsDNA 定量、IgG、IgA、IgM、C3、C4、RF、ASO）、感染性疾病筛查（乙型肝炎、丙型肝炎、梅毒、HIV 等）。血型测定。
（3）24 小时尿蛋白定量、尿红细胞位相。
（4）超声（双肾形态大小、输尿管和膀胱）、胸部 CT 或 X 线胸片、心电图。
2. 如无禁忌，必须行肾活检病理检查，明确诊断及病理类型，以指导治疗，估计预后。肾活检前必需的检查项目：
（1）血常规、尿常规。
（2）肝肾功能、凝血功能、感染性疾病筛查（乙型肝炎、丙型肝炎、梅毒、HIV 等）。
（3）24 小时尿蛋白定量。
（4）超声（双肾形态大小、输尿管和膀胱）。
3. 根据患者病情及初步检查结果，必要时检查：血浆蛋白电泳、ANCA、抗 GBM 抗体、HLA-27、超声心动图、腹部（肝、胆、脾、胰）超声、肾静脉超声、肾动脉超声、甲状腺功能、尿 β_2 微球蛋白、尿 N-乙酰-β 氨基葡萄糖苷酶（NAG）、血和尿免疫固定电泳、血和尿轻链定量、肿瘤标志物、电测听、检眼镜和裂隙灯检查等。

释义

■ 必查项目血常规、尿常规、便常规+隐血是最基本的三大常规检查，每个进入路径的患者均需完成。尿红细胞位相可确定是否为肾小球源性血尿。肝肾功能、电解质、血糖、血脂、心电图、X 线胸片主要是评估有无基础病，可能会影响到住院时间、费用以及治疗用药选择和预后。

■ 肾活检前必查项目是确保肾穿刺活检安全、有效开展的基础，在术前必须完成。通过血常规及凝血功能检查、B 超明确患者是否存在肾活检禁忌证。血型、感染性疾病筛查主要是用于肾穿刺活检术前和输血前准备；对于无禁忌证的患者均应行肾穿刺活检，并完成病理检查。

■ 由于本病的临床表现主要为血尿、蛋白尿，需要与其他引起慢性肾炎综合征的疾病相鉴别，如怀疑免疫相关疾病继发的肾小球肾炎，应完成免疫指标、ANCA、HLB-27、类风湿因子；如怀疑感染性疾病导致的肾小球肾炎，则应完成病毒指标筛查；如怀疑实体肿瘤和血液肿瘤相关的肾小球肾炎则应完成肿瘤标志物、血和尿轻链定量。如患者肾功能恶化较快或同时存在咯血症状，应行查 GBM 抗体、ANCA、

ANA。如患者存在类似疾病家族史，应完善电测听、检眼镜和裂隙灯以除外奥尔波特综合征。慢性肾小球肾炎是继发性高血压最常见原因，对于血压明显升高者，可完善双肾血管彩超明确是否存在肾动脉狭窄，超声心动图及眼底检查可明确高血压靶器官损害程度。由于中重度 IgA 肾病患者可存在明显的肾小管间质损害，可行尿β2 微球蛋白、NAG 等评价肾小管功能受损情况。

（六）选择用药

1. 控制血压、减少尿蛋白、保护肾功能药：血管紧张素转换酶抑制剂（ACEI）、血管紧张素受体阻断剂（ARB）（必要时）。
2. 如果肾穿刺前使用了抗凝药或抗血小板药，应提前 7 天停用抗血小板药（包括具有活血化瘀作用的中药）、提前 3 天停用抗凝药，并注意术前复查凝血功能检查。

释义

■ 以 ACEI 或 ARB 为基础的支持治疗：ACEI、ARB 为降压药物，除降压作用外，还具有降低尿蛋白、保护肾功能的作用，可单剂量或双倍剂量使用。如患者血压正常，可采取起始 1/2 剂量，如耐受再尝试滴定式增加剂量。但应监测血压，防止低血压事件。计划妊娠的 IgA 肾病育龄期女性患者，如具有生育愿望和计划，都应该在适当的情况下接受受孕前咨询。孕前停止使用 RAS 阻断剂，并在受孕前使用替代降压药来优化血压控制。

■ 持续蛋白尿（中等量以上）是 IgA 肾病进展的高危因素，给予最大限度的支持治疗后，尿蛋白持续> 1g/d，可考虑接受为期 6 个月的糖皮质激素治疗。

（1）需与患者详细讨论每种药物的风险和益处，并认识到 eGFR30～50ml/（min · $1.73m^2$）的患者更有可能出现不良治疗效果。

（2）避免使用糖皮质激素的情况：eGFR < 30ml/(min · $1.73m^2$)，糖尿病，BMI > $30kg/m^2$，病毒性肝炎或结核等潜伏感染，肝硬化等继发性疾病，活动性消化性溃疡，未控制的精神疾病等。

（3）其他类型免疫抑制剂吗替麦考酚酯（治疗亚裔 IgA 肾病的疗效具有循证医学研究结果），硫唑嘌呤、环磷酰胺、钙调磷酸酶抑制剂、利妥昔单抗等尚无高级别研究证据支持其治疗 IgA 肾病改善肾脏预后有效性和安全性。

■ 其他形式的 IgA 肾病：IgA 沉积伴微小病变（MCD）、IgAN 伴急性肾损伤（AKI）和 IgA 肾病伴急进性肾小球肾炎可能需要特殊的立即治疗。

（1）微小病变合并 IgA 系膜沉积：推荐按照微小病变治疗。

（2）镜下血尿合并 AKI：对于 IgAN 患者出现于镜下血尿相关的 AKI 且肾功能 5 天之内无好转，则应当考虑进行重复肾活检。若血尿期间的活检结果提示 ATN 及肾小管内红细胞管型则仅给予 AKI 的支持治疗。

（3）新月体性的 IgAN：治疗与 ANCA 相关血管炎治疗相似，对急性进展的新月体 IgAN 可考虑激素联合环磷酰胺或血浆置换。

■ 高血压是 IgA 肾病常见临床表现，是引起肾功能损害进展和心血管并发症的主要危险因素。控制血压达标是改善 IgA 肾病总体预后的重要措施。首选 ACEI、ARB（但不建议两者联用），如上述药物仍不能控制血压至靶目标，可加用钙离子拮抗剂、β 受体阻断剂等联合降压。降压药物同时，指导改变生活方式，包括适当限制钠盐摄入、戒烟及控制体重等。

■ 治疗 IgA 肾病的植物药及中成药：黄葵胶囊、肾炎康复片及雷公藤等。

■ 为确保肾穿刺活检安全，术前应停用所有影响凝血药物包括抗血小板药物及抗凝或促纤溶药物。肾活检为有创检查，存在穿刺后出血的风险。抗血小板药应提前 7 天停用，抗凝药至少提前 3 天停用并应在肾活检术前复查凝血指标。肾穿刺术后可能出现血尿、动静脉瘘、肾周围血肿等并发症，可酌情选择止血药物。

（七）肾穿刺病理检查

如果患者入院前已完成穿刺前的检查和准备，住院后即可进行肾活检。如果患者住院后开始安排肾活检前的检查和准备，则在完成评估后行肾活检。

1. 麻醉方式：局部麻醉。
2. 术中用药：麻醉常规用药。
3. 取材方式：超声引导下经皮肾活检。
4. 组织病理：石蜡切片行光镜检查，冷冻切片行免疫荧光检查，同时留取组织行电镜检查。

释义

■ 该路径规定的肾穿刺活检术是在局部麻醉下实施，在超声引导下经皮完成。

■ 完整的肾脏病理结果应包含光镜检查、免疫荧光检查及电镜检查。免疫荧光中见到肾小球系膜区 IgA 沉积是 IgA 肾病诊断的基础。而光镜检查则可进一步根据肾小球内皮细胞（E0-E1）系膜细胞病变（M0-M1）、肾小球硬化情况（S0-S1）、肾小管与间质病变（T0-T2）以及新月体（C0-C2）形成情况，采用 IgA 肾病牛津 MEST-C 评分标准确定病情轻重。行电镜检查，证实系膜区存在免疫复合物沉积，支持系膜增生性肾小球肾炎诊断，明确是否合并 MCD 及其他肾小球疾病，排除奥尔波特综合征等病因。

（八）穿刺后用药

1. 肾穿刺术后根据情况选择性使用止血药。
2. 根据肾活检病理诊断（分级或分型）结合临床表现，确定治疗方案，必要时合理使用 ACEI 或 ARB、肾上腺皮质激素和/或免疫抑制剂、降脂药等，如病情需要使用抗凝药、抗血小板药等，需注意交代肾穿后开始用药的具体时间。

释义

■ 术后可根据患者穿刺术中情况酌情使用止血药物，原则上不预防性应用抗生素。

■ IgA肾病临床、病理表现多样，预后异质性强，因此目前缺乏统一的治疗方案。IgA肾病的治疗方案应根据肾活检病理特征、尿蛋白及肾功能情况，参考本病药物选择部分的内容综合制订。需注意告知肾穿后具体的治疗药物、服用方法、注意事项以及疗程等。

（九）出院标准

1. 诊断明确。
2. 临床表现（血压、尿蛋白、血尿、肾功能）稳定或者好转。
3. 无需要住院处理的并发症和/或合并症。

释义

■ 患者出院前应完成所有必需做的检查项目，诊断明确且制订了治疗方案，观察临床症状稳定，无明显药物相关副反应。如果术后出现较严重的肾周血肿、动静脉瘘等并发症需要继续留院观察治疗的情况，超出了路径所规定的时间，应先处理并发症并符合出院条件后再准许患者出院。

（十）变异及原因分析

1. 出现肾功能急剧恶化、恶性高血压等严重并发症，需要在住院期间处理。
2. 新出现其他系统合并症，需要住院治疗。
3. 出现治疗相关的并发症，或肾穿刺并发症，需要住院期间处理。

释义

■ IgA肾病临床表现多样，可表现为慢性肾炎综合征、肾病综合征、慢性肾衰竭，但也可表现为急性肾损伤、急进性肾小球肾炎、肾性高血压导致恶性高血压、慢性肾衰竭需肾脏替代治疗等，出现上述表现者，应中止该路径而转入相应的临床路径。

■ 检查过程中发现其他严重的系统性疾病或合并疾病，急需继续其他基础疾病治疗者，应中止本路径。

■ 肾穿刺活检出现严重并发症需相应处理、延长住院观察者，或出现严重药物不良反应、需调整治疗方案者，亦需要退出该路径。

■ 医师认可的变异原因主要是指患者入选路径后，医师在检查及治疗过程中发现患者合并存在一些事前未预知的对本路径治疗可能产生影响的情况，需要中止执行路径或者是延长治疗时间、增加治疗费用。医师需在表单中明确说明。

■ 因患者方面的主观原因导致执行路径出现变异，也需要医师在表单中予以说明。

五、慢性肾炎综合征（疑似 IgA 肾病）行肾穿刺肾穿刺活检给药方案

（一）用药选择

1. 减少尿蛋白、保护肾功能药物：尿蛋白＞0.5g/d 的患者，无论是否存在高血压，常规给予可以耐受的血管紧张素转换酶抑制剂（ACEI）、血管紧张素受体阻断剂（ARB）作为基础治疗，初始治疗至少 3 个月。

2. 免疫抑制药物：经至少 3 个月最大耐受剂量 ACEI 或 ARB 治疗后，尿蛋白持续＞1g/d 的患者，可考虑选择糖皮质激素等免疫抑制治疗（对 CKD 进展期 IgA 肾病患者，需要充分评估疗效获益与治疗风险后决定）。

3. 植物药及中成药：对不能耐受 ACEI 或 ARB 治疗的患者，可选择黄葵胶囊、肾炎康复片等药物治疗；也可与 ACEI 或 ARB 联合应用。

4. 控制高血压：首选 ACEI 或 ARB，如血压控制不达标，可联用钙离子拮抗剂、利尿剂以及肾上腺素能受体阻断剂等。

5. 如果肾穿刺前使用了抗凝药或抗血小板药，应提前 7 天停用抗血小板药（包括具有活血化瘀作用的中药）、提前 3 天停用抗凝药，并注意术前复查凝血功能检查。

（二）药学提示

1. ACEI/ARB 治疗前应当注意患者是否存在双侧肾动脉狭窄、SCr 已经大于 3mg/dl、高钾血症等禁忌证。开始治疗后应当检查肌酐及血钾变化。若出现 SCr 上升大于 30%或不能纠正的高钾血症则当减量或停药。

2. 使用糖皮质激素时应及时防治副作用，包括严重感染、严重的骨质疏松、股骨头坏死、消化道出血、严重糖尿病、严重高血压、精神病、青光眼、白内障等。

3. 使用细胞毒药物时，应定期监测血常规和肝功能，并据此调整用药疗程，必要时减量或停药。

4. 经 RCT 研究证明，植物药黄葵和中成药肾炎康复片治疗以慢性肾炎综合征为临床表现的 IgA 肾病非劣效于 ARB，尤其适用于不能耐受 RASI 的 IgA 肾病患者。临床观察性研究显示，雷公藤多甙可以有效减少 IgA 肾病尿蛋白排泄。

5. 环磷酰胺及雷公藤多苷的选择应结合患者的生育要求，注意其对于性腺抑制的副作用。

六、慢性肾炎综合征（疑似 IgA 肾病）行肾穿刺活检护理规范

1. 病情评估：

（1）健康状况、既往病史和合并疾病。

（2）生命体征。

（3）血压升高的程度、水肿部位及程度。

（4）对疾病的认知情况。

（5）自理能力。

2. 护理措施：

（1）准确记录血压、尿量等。

（2）能量、蛋白质、钠盐、钾盐及饮水等管理和指导。

（3）执行各项实验室检查医嘱，正确采集标本包括血、尿标本等。

（4）教会患者准确记录出入量。对水肿明显的患者，应用利尿剂后，除注意尿量及水肿消退情况外，还应注意血钾的变化情况，以防出现高血钾或低血钾。

（5）肾活检检查的护理。

（6）指导患者严格遵医嘱服用降压药，准确记录血压变化。

（7）应用肾上腺皮质激素的患者注意监测激素的副作用，如心悸、兴奋、失眠、注意预防

感染。

（8）应用免疫抑制剂的患者，注意有无恶心、呕吐等消化道症状、出血性膀胱炎等副作用。

七、慢性肾炎综合征（疑似 IgA 肾病）行肾穿刺活检营养治疗规范

1. 低蛋白饮食有助于控制蛋白尿、保护肾功能，尤其对进展期 eGFR＜60ml/（min·1.73m^2）的患者。建议临床表现为慢性肾炎综合征的 CKD1~2 期 IgA 肾病患者蛋白质摄入 0.8g/（kg·d）；CKD 3~5 期，建议蛋白摄入 0.6 g/（kg·d），可联合酮酸治疗。

2. 能量摄入：建议保证足够能量，以维持稳定的健康体重。

3. 高血压及明显水肿患者，限制钠盐摄入，建议 2.3g/d 钠或 6g/d 食盐。

4. 如无明显水肿，无需过度限制饮水。

5. 伴有高尿酸血症，低嘌呤饮食。

八、慢性肾炎综合征（疑似 IgA 肾病）行肾穿刺活检患者健康宣教

1. 预防感染，避免劳累，有感染时（尤其是反复的呼吸道感染）应及时医治，防止加重病情。

2. 遵医嘱坚持长期用药，应避免使用对肾脏有损害的药物，也不能擅自用药，以免加重肾功的恶化。

3. 告知规律访视的重要性。初始治疗阶段 1~3 个月访视 1 次；病情稳定后至少 3~6 个月应访视 1 次。

4. 告知患者病情变化应及时就医，如出现水肿或水肿加重、尿液泡沫增多、血压增高时。

5. 指导健康的生活习惯和方式：戒烟、控制体重（保持 BMI 接近 18.5~24.9kg/m^2）、规律作息、适度体能锻炼。

6. 患者自我饮食管理：服用肾素-血管紧张素系统抑制药降压药物的患者，尤其是 CKD3 期以上的 IgA 肾病患者，适度控制富含钾盐食物摄入；服用袢利尿剂的患者，可适当增加钾盐摄入，以避免低钾血症。

7. 病情稳定患者，可从事正常工作，但应避免高强度体力活动和运动。

九、推荐表单

（一）医师表单

慢性肾炎综合征（疑似 IgA 肾病）行肾穿刺活检临床路径医师表单

适用对象：第一诊断为慢性肾炎综合征、复发性或持续性血尿与蛋白尿，病理诊断为 IgA 肾病（ICD-10：N02.801）

行肾穿刺活组织检查（ICD-9-CM-3：55.23）

患者姓名：	性别：　年龄：　门诊号：	住院号：
住院日期：　年　月　日	**出院日期：**　年　月　日	**标准住院日：10~14 天**

时间	住院第 1 天	住院第 2 天	住院第 3~7 天
主要诊疗工作	□ 询问病史及体格检查 □ 完成病历书写 □ 开实验室检查单	□ 上级医师查房 □ 根据初步的检查结果制订下一步诊疗计划 □ 根据情况调整基础用药 □ 申请必要的相关科室会诊 □ 向患者及家属交代病情 □ 签署各种必要的知情同意书、自费用品协议书	□ 完成慢性肾炎综合征及其合并症（高血压等）的诊断 □ 完成进行肾穿刺活检的术前评估 □ 签署肾活检的知情同意书
重点医嘱	**长期医嘱：** □ 肾脏病护理常规 □ 一级护理/二级护理 □ 低盐饮食 **临时医嘱：** □ 血常规、尿常规、大便常规 □ 肝肾功能、电解质、血糖、血脂、凝血功能、CRP、ESR、免疫指标、感染性疾病筛查 □ 24 小时尿蛋白定量、尿红细胞位相 □ 肾脏超声、心电图、X 线胸片 □ 拟肾穿刺停用抗凝和抗血小板药	**长期医嘱：** □ 肾脏病护理常规 □ 一级护理/二级护理 □ 低盐饮食 □ 使用 ACEI/ARB 类药物（酌情） □ 使用抗菌药物（酌情） **临时医嘱：** □ 酌情使用降压、利尿药 □ 必要时检查：蛋白电泳、ANCA、HLA-27、抗 GBM 抗体、尿 NAG、超声心动图、肾静脉超声、肾动脉超声、腹部（肝、胆、脾、胰）超声、甲状腺功能、血和尿免疫固定电泳、血和尿轻链定量、肿瘤标志物等 □ 其他特殊医嘱	**长期医嘱：** □ 肾脏病护理常规 □ 一级护理/二级护理 □ 低盐饮食 □ 患者既往基础用药 □ 根据并发症的诊断给予相应的治疗 **临时医嘱：** □ 必要时复查血常规、凝血四项、电解质、肾功能、肝功能、尿蛋白定量 □ 开具肾穿刺医嘱（完善检查后） □ 其他特殊医嘱
病情变异记录	□ 无　□ 有，原因： 1. 2.	□ 无　□ 有，原因： 1. 2.	□ 无　□ 有，原因： 1. 2.
医师签名			

时间	住院第 8~13 天	住院第 14 天 （出院日）
主要诊疗工作	□ 完成肾穿刺和病理诊断 □ 完成必要的其他专科会诊 □ 评估一般情况、慢性肾炎综合征并发症或合并症、肾功能、治疗不良反应等 □ 上级医师查房，结合病理诊断和临床表现，提出系统的治疗方案 □ 明确出院时间	□ 完成出院记录、出院证明书、出院病历等 □ 向患者交代出院后的注意事项
重点医嘱	**长期医嘱：** □ 根据病情调整长期用药 **临时医嘱：** □ 复查入院时阳性检查项目和血压、肾功能、24 小时尿蛋白定量等专科重要检查项目	**出院医嘱：** □ 出院带药
病情变异记录	□ 无 □ 有，原因： 1. 2.	□ 无 □ 有，原因： 1. 2.
医师签名		

（二）护士表单

慢性肾炎综合征（疑似 IgA 肾病）行肾穿刺活检临床路径护士表单

适用对象：第一诊断为慢性肾炎综合征、复发性或持续性血尿与蛋白尿，病理诊断为 IgA 肾病（ICD-10：N02.801）

行肾穿刺活组织检查（ICD-9-CM-3：55.23）

患者姓名：	性别：　　年龄：　　门诊号：	住院号：
住院日期：　　年　月　日	出院日期：　　年　月　日	标准住院日：10~14 天

时间	住院第 1 天	住院第 2 天
健康宣教	□ 入院宣教 □ 介绍主管医师、护士 □ 介绍环境、设施 □ 介绍住院注意事项	□ 需要肾穿刺者 □ 术前宣教 □ 宣教疾病知识，用药，饮食，安全宣教，术前准备，手术过程，如何配合手术 □ 告知准备用物，沐浴 □ 术前术后饮食活动及陪伴注意事项 □ 告知术后可能出现的情况及应对方式 □ 主管护士与患者沟通了解患者病情和心理
护理处理	□ 核对患者，佩戴腕带 □ 建立入院护理病历 □ 卫生处置：沐浴、剪指（趾）甲、更换病号服	□ 协助医师完成术前检查及实验室检查 □ 术前准备用物 □ 配血、监测血压、备饮用水 □ 教会患者床上排便及保持手术体位屏气
基础护理	□ 三级护理 □ 早晚间护理 □ 患者安全管理	□ 三级护理 □ 早晚间护理 □ 患者安全管理
专科护理	□ 护理查体 □ 意识、神经系统体征、定向力、计算力、精神状态 □ 评估患者皮肤 □ 需要时，填写跌倒和压疮防范表 □ 需要时，留家属陪伴 □ 心理护理	□ 监测患者血压、意识情况 □ 遵医嘱完成相关检查 □ 预防感染、服用激素及免疫抑制剂宣教 □ 心理护理 □ 用药后观察药物不良反应 □ 观察疾病并发症 □ 记录尿量及监测体重的指导
重点医嘱	□ 详见医嘱执行单	□ 详见医嘱执行单
病情变异记录	□ 无　□ 有，原因： 1. 2.	□ 无　□ 有，原因： 1. 2.
护士签名		

时间	住院第 3~7 天	住院第 8~13 天	住院第 14 天 （出院日）
健康教育	□ 行肾穿刺者术前宣教，教会患者配合体位，行心理护理，解除紧张 □ 告知饮食、饮水、体位、时间要求 □ 告知可能出现的情况及应对方式 □ 告知平卧可以翻身的时间和注意事项 □ 给予患者和家属心理支持 □ 再次确认探视须知 □ 告知患者术前排便及着装准备	□ 术后宣教 □ 行肾穿刺者 □ 下床前宣教 □ 活动注意事项 □ 穿刺处保护注意事项 □ 饮食及活动指导 □ 药物作用及频率 □ 复查患者对术前宣教的掌握程度	□ 出院宣教 □ 复查时间 □ 服药方法频率 □ 用药自我观察方法 □ 活动注意事项 □ 饮食指导 □ 指导办理出院手续
护理处置	□ 核对患者，送手术 □ 带病历，如有需要，带药 □ 心理与生活护理	□ 肾穿刺术后护理 □ 遵医嘱完成相关检查 □ 协助下床活动	□ 完成出院记录，整理护理病历 □ 指导患者办理出院手续
基础护理	□ 一级护理 □ 卧位护理 □ 排泄护理 □ 患者安全管理 □ 协助进食，饮水	□ 二级~三级护理 □ 晨晚间护理 □ 排泄护理 □ 安全护理 □ 协助换单更衣 □ 患者安全管理	□ 三级护理 □ 晨晚间护理 □ 患者安全管理
专科护理	□ 肾穿刺者 □ 病情观察，填写肾活检护理记录单，记录返回、起床时间 □ 前 2 小时每 30 分钟监测 1 次生命体征，观察有无出血体征，后 22 小时每 1 小时监测生命体征及体征 □ 遵医嘱给予止血治疗，利尿治疗，观察前 3 次尿液颜色并记录 □ 观察腹部、腰部体征 □ 心理支持	□ 肾穿刺者：卧床满 24 小时后再继续监测生命体征 2 小时，并记录肾活检护理记录 □ 观察创口情况 □ 遵医嘱给予相关治疗用药 □ 心理护理	□ 病情观察 □ 心理护理
重点医嘱	□ 详见医嘱执行单	□ 详见医嘱执行单	□ 详见医嘱执行单
病情变异记录	□ 无 □ 有，原因： 1. 2.	□无，□有，原因： 1. 2.	□无，□有，原因： 1. 2.
护士签名			

（三）患者表单

慢性肾炎综合征（疑似 IgA 肾病）行肾穿刺活检临床路径患者表单

适用对象：第一诊断为慢性肾炎综合征、复发性或持续性血尿与蛋白尿，病理诊断为 IgA 肾病（ICD-10：N02.801）
行肾穿刺活组织检查（ICD-9-CM-3：55.23）

患者姓名：	性别：　　年龄：　　门诊号：	住院号：
住院日期：　　年　月　日	出院日期：　　年　月　日	标准住院日：10~14 天

时间	入院	手术前
医患配合	□ 配合询问病史、收集资料，务必详细告知既往史、用药史、过敏史 □ 如服用抗血小板、活血化瘀作用的中药或抗凝药物明确告知 □ 配合进行体格检查 □ 有任何不适告知医师	□ 配合完成术前相关检查，实验室检查（如：抽血，留取尿便标本、X 线胸片、心电图、超声） □ 医师向家属介绍病情及术前谈话，签同意书
护患配合	□ 配合完成入院护理评估（简单询问病史、过敏史、用药史） □ 接受入院宣教（环境介绍，病室规定、订餐制度、贵重物品保管、查房、探视制度、陪伴制度） □ 配合测量生命体征、体重、身高 □ 配合护理简单查体 □ 配合清洁护理 □ 有任何不适告知护士	□ 配合接受术前宣教 □ 准备必要的用物
饮食	□ 低盐、低脂饮食	□ 低盐、低脂饮食
排泄	□ 正常排尿便	□ 正常排尿便
活动	□ 正常活动	□ 正常活动

时间	手术当日	手术后	出院
医患配合	□ 配合术后医师查体及询问 □ 配合医师 □ 有任何不适即使告知医师	□ 配合检查体征 □ 需要时配合窗口更换辅料 □ 根据病理结果用药 □ 配合超声检查	□ 接受出院前指导 □ 知道复查程序 □ 获取出院诊断书
护患配合	□ 手术前完成核对 □ 遵医嘱带药或术前用药 □ 肾穿刺者配合完成术后护理，交接班观察 □ 患者配合遵循探视陪伴制度	□ 配合定时监测生命体征，询问出入量 □ 接受输液及治疗用药 □ 减少活动，注意活动安全，防止跌倒或坠床 □ 接受活动注意事项的指导 □ 有任何不适及时告知护士	□ 接受出院宣教 □ 办理出院手续 □ 获取出院带药 □ 知晓服药方法、作用、注意事项、用药后观察要点 □ 知道复印病历的方法
饮食	□ 遵医嘱限量 □ 肾穿刺者 □ 进食易消化的食物，根据情况选择奶类、豆浆等饮食，禁饮碳酸类及茶类饮料，低脂低盐饮食	□ 根据医嘱饮食	□ 根据医嘱饮食
排泄	□ 肾穿刺者 □ 术前正常排尿便 □ 术后床上排便，需要协助	□ 避免便秘 □ 正常排便	□ 避免便秘 □ 正常排便
活动	□ 肾穿刺者卧床 24 小时 □ 术后前 12 小时平卧制动 □ 术后 12~24 小时可床上翻身	□ 静脉置管者减少活动 □ 肾穿刺者 1 个月内避免剧烈运动	□ 肾穿刺者 □ 1 个月内避免剧烈运动 □ 避免疲劳 □ 避免咳嗽等增大腹压的活动

附：原表单（2019 年版）

慢性肾炎综合征（疑似 IgA 肾病）行肾穿刺活检临床路径表单

适用对象：第一诊断为慢性肾炎综合征、复发性或持续性血尿与蛋白尿，诊断疑似 IgA 肾病（ICD-10：N02.801）

行肾穿刺活组织检查（ICD-9-CM-3：55.23）

患者姓名：	性别：　　年龄：　　门诊号：	住院号：
住院日期：　　年　月　日	出院日期：　　年　月　日	标准住院日：10~14 天

时间	住院第 1 天	住院第 2 天	住院第 3~7 天
主要诊疗工作	□ 询问病史及体格检查 □ 完成病历书写 □ 开实验室检查单	□ 上级医师查房 □ 根据初步的检查结果完善进一步排除继发性病因的检查，制订下一步诊疗计划 □ 根据情况调整基础用药 □ 申请必要的相关科室会诊 □ 向患者及家属交代病情 □ 签署各种必要的知情同意书、自费用品协议书	□ 完成慢性肾炎综合征及其合并症（高血压等）的诊断 □ 完成慢性（隐匿性）肾炎综合征及其合并症（高血压等）的诊断 □ 签署肾活检的知情同意书
重点医嘱	**长期医嘱：** □ 肾脏病护理常规 □ 一级护理/二级护理 □ 低盐饮食 **临时医嘱：** □ 血常规、尿常规、大便常规 □ 肝肾功能、电解质、血糖、血脂、凝血功能、CRP、ESR、免疫指标、感染性疾病筛查 □ 血型测定 □ 24 小时尿蛋白定量、尿红细胞位相 □ 肾脏超声、心电图、胸部 CT 或 X 线胸片 □ 拟肾穿刺停用抗凝和抗血小板药	**长期医嘱：** □ 肾脏病护理常规 □ 一级护理/二级护理 □ 低盐饮食 □ 使用 ACEI/ARB 类药物（酌情） **临时医嘱：** □ 酌情使用降压、利尿药 □ 必要时检查：蛋白电泳、ANCA、HLA-27、抗 GBM 抗体、尿 NAG、超声心动图、肾静脉超声、肾动脉超声、腹部（肝、胆、脾、胰）超声、甲状腺功能、血和尿免疫固定电泳、血和尿轻链定量、肿瘤标志物等 □ 其他特殊医嘱	**长期医嘱：** □ 肾脏病护理常规 □ 一级护理/二级护理 □ 低盐饮食 □ 患者既往基础用药 □ 根据并发症的诊断给予相应的治疗 **临时医嘱：** □ 必要时复查血常规、凝血四项、电解质、肾功能、肝功能、尿蛋白定量 □ 开具肾穿刺医嘱（完善检查后） □ 其他特殊医嘱
主要护理工作	□ 介绍病房环境、设施和设备 □ 入院护理评估	□ 宣教	□ 观察患者病情变化 □ 肾穿刺术前宣教 □ 心理与生活护理
病情变异记录	□ 无　□ 有，原因： 1. 2.	□ 无　□ 有，原因： 1. 2.	□ 无　□ 有，原因： 1. 2.
护士签名			
医师签名			

时间	住院第 8~13 天	住院第 14 天 （出院日）
主要诊疗工作	□ 完成肾穿刺和病理诊断 □ 完成必要的其他专科会诊 □ 评估一般情况、并发症或合并症、肾功能、治疗不良反应等 □ 上级医师查房，结合病理诊断和临床表现，提出系统的治疗方案 □ 明确出院时间	□ 完成出院记录、出院证明书、出院病历等 □ 向患者交代出院后的注意事项
重点医嘱	**长期医嘱：** □ 根据病情调整长期用药 □ 使用止血药物（酌情） **临时医嘱：** □ 复查入院时阳性检查项目和血压、肾功能、24 小时尿蛋白定量等专科重要检查项目	**出院医嘱：** □ 出院带药
主要护理工作	□ 肾穿后宣教	□ 出院前宣教
病情变异记录	□ 无　□ 有，原因： 1. 2.	□ 无　□ 有，原因： 1. 2.
护士签名		
医师签名		

注：依据患者情况，肾穿刺活检术前评估可以适当加快完成，可以在入院第 2 天完成肾穿刺活检。

第六章

狼疮性肾炎行肾穿刺活检临床路径释义

一、狼疮性肾炎疾病编码

1. 原编码

疾病名称及编码：狼疮性肾炎（ICD-10：M32.1+N08.5*）

2. 修改编码

疾病名称及编码：狼疮性肾炎（ICD-10：M32.101†N08.5*）

狼疮性肾小管间质肾炎（ICD-10：M32.101†N16.4*）

手术操作名称及编码：肾穿刺活组织检查（ICD-9-CM-3：55.23）

二、临床路径检索方法

（M32.101†N08.5*/M32.101†N16.4*）伴55.23

三、国家医疗保障疾病诊断相关分组（CHS-DRG）

MDCL　肾脏及泌尿系统疾病及功能障碍

LS1　肾炎及肾病

LC1　肾、输尿管、膀胱其他手术

四、狼疮性肾炎行肾穿刺活检临床路径标准流程

（一）适用对象

第一诊断为系统性红斑狼疮伴肾病综合征、慢性肾炎综合征或急进性肾炎综合征。病理诊断为狼疮性肾炎（ICD-10：M32.1+N08.5*）。

释义

■ 适用对象编码参见第一部分。

■ 本路径适用对象是第一诊断为系统性红斑狼疮伴肾病综合征、慢性肾炎综合征或急性肾炎综合征的患者，同时病理诊断符合狼疮性肾炎的患者。

■ 对于未进入终末期肾脏病、病理诊断为狼疮性肾炎的患者可以进入本路径。

■ 本临床路径适用对象中不包括已行肾脏替代治疗、伴严重感染、急性左心衰竭、精神神经症状、血栓栓塞或恶性高血压（口服药物难于控制）、严重肝功能异常（谷草转氨酶、谷丙转氨酶或胆红素高于正常水平上限2.5倍）、出凝血时间明显异常或骨髓抑制等情况患者。

（二）诊断依据

根据中华医学会肾脏病学分会编著或修订的《临床诊疗指南·肾脏病学分册》《临床技术操作规范·肾脏病学分册》和《继发性肾小球疾病的诊断及其分类标准》进行诊断。

1. 临床表现为多系统损害，符合1997年美国风湿病学会制订的SLE诊断标准。

2. 不同程度的蛋白尿或镜下血尿，蛋白尿可达肾病综合征程度，亦可见肉眼血尿或白细胞尿和管型尿，可伴有高血压和不同程度肾功能减退。
3. 肾活检病理诊断为狼疮性肾炎。

释义

■ 系统性红斑狼疮肾损害可表现为不同程度蛋白尿、血尿或白细胞和管型尿，可伴高血压和不同程度的肾功能衰退。肾病综合征、慢性肾炎综合征或急性肾炎综合征的诊断依据为《临床诊疗指南·肾脏病学分册》。

■ 狼疮性肾炎的分类标准依据 ISN/RPS2003 年狼疮肾炎分类标准。

（三）标准住院日为 12~16 天

1. 根据系统性红斑狼疮及狼疮性肾炎的活动情况，给予糖皮质激素等免疫抑制剂，纠正水、电解质、酸碱平衡紊乱，控制血压，纠正贫血，降脂以及一般性支持对症治疗。
2. 完善检查，如患者无禁忌，行肾穿刺活检。
3. 确定狼疮性肾炎的病理类型。
4. 根据患者的临床表现、狼疮性肾炎的病理类型及并发症和合并症，确定狼疮性肾炎的治疗方案，评估治疗并发症。
评估患者的临床表现，符合出院标准即可出院。

释义

■ 进入本临床路径的患者总住院天数为 12~16 天，根据症状和肾活检病理表现及治疗后的变化情况决定治疗护理方案实施。如在住院天数有所偏差，并不影响纳入本路径。

■ 住院 1~7 天，完善检查，如无禁忌，行肾穿刺活检。根据系统性红斑狼疮及狼疮肾炎的活动情况，给予糖皮质激素等免疫抑制治疗，纠正水、电解质、酸碱平衡紊乱，纠正贫血，降脂以及支持对症治疗。肾穿刺根据情况给予止血药物和抗菌治疗。

■ 住院 8~10 天，确定狼疮性肾炎的病理类型。明确是否存在合并症如糖尿病、股骨头坏死等的诊断，并给予相应治疗。

■ 住院 11~15 天，根据患者的临床表现、狼疮肾炎的病理类型及合并症，确定狼疮性肾炎的治疗方案，评估治疗并发症。

■ 住院 12~16 天，评估患者的临床表现，符合出院标准即可出院。

（四）进入路径标准

1. 第一诊断必须符合系统性红斑狼疮伴肾病综合征、慢性肾炎综合征或急进性肾炎综合征，病理诊断为狼疮性肾炎（ICD-10：M32. 1+N08. 5*）。
2. 当患者同时具有其他疾病诊断，但在住院期间不需要特殊处理也不影响第一诊断的临床路径流程实施时，可以进入本路径。

释义

■ 进入本临床路径的患者需符合系统性红斑狼疮伴伴肾病综合征、慢性肾炎综合征或急性肾炎综合征。由于肾穿刺活检需要在入院后 1~7 日进行，患者入院后如符合系统性红斑狼疮伴伴肾病综合征、慢性肾炎综合征或急性肾炎综合征诊断，在临床判断无肾穿刺禁忌证，能接受肾穿刺活检后即应进入本临床路径。如肾穿刺病理结果不符合狼疮肾炎，应退出临床路径，并在病程中记录。

■ 当患者同时具有其他疾病诊断，如糖尿病、结核病、慢性乙型肝炎等，但如果这些其他疾病病情稳定，在住院期间不需要特殊处理也不影响第一诊断的临床路径流程实施时，则可以进入路径。

■ 由于系统性红斑狼疮为系统性疾病，常并存其他系统如血液、神经、消化、呼吸、心血管等多系统病变，或狼疮肾炎患者入院前已经接受不同程度的糖皮质激素等免疫抑制治疗，入院时常存在如血管栓塞并发症、严重感染、消化道出血、血糖升高、股骨头坏死、精神疾病、骨髓抑制、严重肝功能损害等并发症，需要进行持续且有针对性的特殊处理，并影响第一诊断的临床路径实施时，不应进入路径。

（五）住院后 1~7 天（工作日）完善检查

1. 必需的检查项目

（1）血常规+网织红细胞计数、尿常规、大便常规、外周血涂片。

（2）肝肾功能、电解质、肌酶、血糖、血脂、凝血功能、感染性疾病筛查（乙型肝炎、丙型肝炎、HIV、梅毒等）。

（3）抗核抗体、抗 dsDNA 抗体、抗心肌磷脂抗体、抗 Sm 抗体、ENA 多肽抗体谱，补体 C3、C4，免疫球蛋白（包括 IgG、IgA、IgM），RF、CRP、ESR、直接和间接抗人球蛋白试验。

（4）24 小时尿蛋白定量、尿沉渣检查。

（5）B 超（双肾、肝胆脾胰）、X 线胸片、心电图、超声心动图。

2. 根据患者病情，必要时检查的项目

（1）外周血 $CD4^+$和 $CD8^+$细胞、ANCA、抗 GBM 抗体、血清蛋白电泳、甲状腺功能。

（2）双肾血管彩超、头颅 MRI、骨髓穿刺、骨盆平片、肌电图、脑电图、眼底检查等。

3. 对系统性红斑狼疮疾病活动性指数（SLE-DAI）进行评分。

4. 如患者无禁忌，应行肾活检病理检查，明确病理类型，以指导治疗，估计预后。

释义

■ 必要项目检查是为了保证根据患者具体病情做相应治疗选择，其中三大常规可以了解血、尿、便的基本情况。系统性红斑狼疮可伴溶血性贫血，应用免疫抑制剂可引起骨髓抑制，检查血网织红细胞和外周血涂片有助于了解骨髓造血情况，有无破碎红细胞。肝功能、血糖、血脂、电解质可以判断有无基础疾病。肾功能、24 小时尿蛋白、尿沉渣检查、双肾超声（包括双肾长径、肾皮质厚度）可评价肾损害的严重程度。凝血功能、感染性疾病筛查（乙型肝炎、丙型肝炎、HIV、梅毒等）、血型为行肾穿刺活检准备所需。抗核抗体、抗 dsDNA 抗体、抗磷脂抗体、抗 Sm 抗体、ENA 多肽抗体谱，补体 C3、C4，免疫球蛋白（包括 IgG、IgA、IgM），RF、CRP、ESR、ASO，直接和间接抗人球蛋白试验有助于诊断系统性红斑狼疮以及活动程度。

抗磷脂抗体（包括心磷脂抗体、狼疮抗凝物、抗 β_2GPI 抗体）还有助于有无抗磷脂综合征可能。肌酶有助于了解有无合并肌病。肝胆胰脾超声、心电图、X 线胸片、超声心动图等为了评价心脏、肺部基础疾病。相关人员应认真分析检查结果，以便及时发现异常情况并采取对应处置。

■ 可选择的项目中，有些系统性红斑狼疮患者外周血 $CD4^+$ 明显下降，容易发生机会感染如肺孢子菌肺炎，外周血 $CD4^+$ 和 $CD8^+$ 细胞检测有助于评估感染危险。急进性肾炎患者，可行 ANCA、抗 GBM 抗体以进一步除外Ⅰ型和Ⅲ型。血清免疫球蛋白电泳可了解有无 γ 球蛋白升高，有无 M 蛋白存在。肾病综合征患者甲状腺功能常下降，检查有助于了解甲状腺功能。系统性红斑狼疮、狼疮肾炎特别是Ⅴ型狼疮性肾炎、肾病综合征患者可引起肾血管血栓形成，可行肾血管和双下肢深静脉彩超。系统性红斑狼疮可合并股骨头坏死，应用糖皮质激素可导致骨质疏松，可行骨盆平片了解。系统性红斑狼疮如出现肌肉、外周神经病变症状，可行肌电图。对血白细胞、血小板减少，贫血的患者，可行骨髓穿刺了解骨髓增生情况。怀疑狼疮脑病的患者可行腰穿和头颅 MRI 检查。眼底检查可了解有无高血压视网膜动脉硬化，有无视网膜血管血栓形成。

■ 所有患者都行 SLE-DAI 评分。

■ 进入本路径的患者，如无禁忌证，应行肾穿刺活检。如不能肾穿刺，应分析原因并记录在病情记录中。

（六）肾穿前用药

1. 控制系统性红斑狼疮活动，可使用糖皮质激素等免疫抑制剂。
2. 根据病情，积极纠正水、电解质、酸碱紊乱（可使用利尿剂、碱剂或扩容治疗）。
3. 控制血压，保护肾功能。
4. 加强对症支持治疗：必要时酌情使用促红细胞生成素、粒细胞落刺激因子或他汀类降脂药。
5. 肾穿刺术前停用抗凝药物。
6. 必要时予以抗感染和/或肾替代治疗。

释义

■ 根据系统性红斑狼疮及狼疮肾炎的活动情况，给予糖皮质激素等免疫抑制剂，纠正水、电解质、酸碱平衡紊乱，控制血压，纠正贫血，降脂以及一般性支持对症治疗。

■ 如有轻度感染，可给予抗感染治疗；如有高钾血症、急性左心衰等紧急透析指征，可立即行肾替代治疗，不应纳入临床路径管理或应中途退出临床路径。若是已经进行肾脏替代治疗的患者，要行肾活检明确病理诊断，必须术前无肝素透析，监测出凝血时间。

■ 肾穿刺术前，应停用抗凝药物 1 周左右，包括抗血小板药物，以及可能影响凝血功能的中草药等，以减少术后出血。

（七）肾穿刺病理检查

如果患者入院前已完成穿刺前的检查和准备，住院后即可进行肾活检。如果患者住院后开始安排肾活检前的检查和准备，则在完成评估后行肾活检。

1. 麻醉方式：局部麻醉。
2. 术前准备：停用一切抗凝药物后，复查凝血功能正常；血色素 8g/dl 以上，血小板 8×10^9/L 以上；血压控制在 140/90mmHg 以下。
3. 术中用药：麻醉常规用药。
4. 取材方式：经皮肾活检。
5. 输血：视术中术后情况而定。
6. 组织病理：冷冻切片行免疫荧光检查、石蜡切片光镜检查及电镜检查，并对肾组织活动性指数（AI）、慢性指数（DI）进行评分。

释义

■ 进入本路径的患者，在相关检查后，采取局麻下经皮肾穿刺活检。开放性肾活检患者不进入此路径。

■ 为避免或减轻出血，术前应确保患者出凝血功能正常，血小板 80×10^9/L 以上。血压控制在 140/90mmHg 以下。若术后出现腹痛或新出现的肉眼血尿或原肉眼血尿加重，应考虑存在肾周血肿，密切监测生命体征，立即复查双肾超声，了解血肿情况；若出血量大，必要时应予输血和介入止血治疗，止血药物可选注射用尖吻蝮蛇血凝酶等药物。

■ 肾组织标本应行免疫荧光、光镜和电镜检查，并按《继发性肾小球疾病的诊断及其分类标准》对肾组织活动性指数（AI）、慢性指数（CI）进行评分。

（八）穿刺后用药

1. 肾穿刺术后根据情况选择性使用止血药。
2. 根据临床情况可选择性使用无肾毒性抗菌药物，按《抗菌药物临床应用指导原则》（卫医发〔2004〕285 号）执行。
3. 根据肾活检病理诊断，确定病理类型后实施治疗方案。
4. 保护肾功能，对症支持治疗。

释义

■ 肾穿刺后根据情况给予止血药物和抗感染药物治疗。肾穿刺前后不常规应用抗生素。如术后发生穿刺部位感染并发症，或合并其他部位感染，可选择应用抗感染药物。在按《抗菌药物临床应用指导原则》选择敏感抗感染药物的前提下，应尽量选择无肾毒性的药物。

■ 应根据临床表现和狼疮肾炎的病理类型决定狼疮肾炎的治疗方案。所有患者应给予对症支持治疗。Ⅲ型、Ⅳ型活动性狼疮性肾炎及Ⅴ型狼疮性肾炎的诱导期给予糖皮质激素及免疫抑制剂。可选择大剂量糖皮质激素口服、静脉应用，或激素冲击治疗。重型狼疮性肾炎，如无禁忌证，可考虑大剂量糖皮质激素冲击治疗。免疫抑制剂首选环磷酰胺，根据病情也可选择吗替麦考酚酯、环孢素 A 或他克莫司。环磷酰胺可静脉注射，也可选择口服，用药剂量和间隔可根据病情决定。大剂量丙种球蛋白冲击治疗或血浆置换可酌情用于重型狼疮性肾炎治疗。Ⅰ型和Ⅱ型狼疮性肾炎，如病情相对稳定，可考虑糖皮质激素，加用血管紧张素转化酶抑制剂或血管紧张素受体阻滞剂治疗。硫唑嘌呤、吗替麦考酚酯、雷公藤多苷可用于活动性狼疮肾炎的维持期治疗。

■ 狼疮性肾炎伴肾炎综合征，特别是血白蛋白小于 20g/L、Ⅴ型狼疮性肾炎或合并抗磷脂综合征患者，易发生血栓形成，应在肾穿刺 7 天后，如无活动性出血根据病情给予抗凝或抗血小板治疗。

（九）出院标准

1. 没有需要住院处理的并发症和/或合并症。
2. 肾穿刺伤口愈合好。
3. 临床症状（血压、蛋白尿、血尿和肾功能）稳定或者好转。

释义

■ 出院标准以患者临床症状、体征和实验室检查为评判标准。患者应无需要住院处理的相关并发症和/或合并症，肾穿刺伤口愈合良好。

■ 临床表现中尿量、血压、肾功能、血白蛋白、24 小时尿蛋白保持稳定或好转。尿中血尿变化无关出院标准。

（十）变异及原因分析

1. 出现肾功能急剧恶化、恶性高血压等严重并发症，需要在住院期间处理。
2. 新出现其他系统合并症，如血液系统、神经系统症状需要住院治疗。
3. 出现治疗相关的并发症如感染、血糖升高或肾穿刺并发症，需要住院期间处理。

释义

■ 变异是指入选临床路径的患者未能按路径流程完成医疗行为或未达到预期的医疗质量控制目标。这包括有以下情况：①出现绝对或相对禁忌证，或肾皮质过薄，不能行肾穿刺活检；②按路径流程完成治疗，但超出了路径规定的时限或限定的费用。如患者血白蛋白持续低水平，需要大剂量静脉利尿剂才能维持一定尿量，或抗凝药物调整 INR 长时间不能稳定在目标值等，导致住院时间延迟；③不能按路径流程完成诊断治疗，患者需要中途退出路径。如治疗过程中出现病情恶化者，出现肾功能急剧恶化、恶性高血压等严重并发症；新出现其他系统合并症，如血液系统、神经系统、消化系统、呼吸系统、心血管系统病变等；出现治疗相关的并发症如感染、消化道出血、血糖升高、股骨头坏死、精神疾病、骨髓抑制、严重肝肾功能损害或肾穿刺并发症，需要住院期间处理，应退出路径。

■ 医师认可的变异原因主要指患者入选路径后，医师在检查及治疗过程中发现患者合并存在一些事前未预知的对本路径治疗可能产生影响的情况，需要中止执行路径或者延迟治疗时间、增加治疗费用。医师需要在病情记录中明确说明。

■ 因患者方面的主观原因导致执行路径出现变异，也需要医师在表单中予以说明。

五、狼疮性肾炎行肾穿刺活检给药方案

1. 止血药：肾穿前常规静脉使用止血药 1 次［如血凝酶（注射用尖吻蝮蛇血凝酶）1kU，静脉注射］，术后视穿刺后是否并发出血等情况选择是否使用止血药。若术后出现肾周血肿等并发症应延长止血药物的使用时间或联合使用 2 种及以上的止血药物。

2. 抗生素：术后若出现穿刺部位感染或其他部位感染，根据症状、体征等先经验使用抗生素，待药敏结果回报后调整抗生素使用。

3. 激素及免疫抑制（表 6-1）。

表 6-1　激素及免疫抑制治疗方案

LN 病理分型	治疗方案
Ⅰ	根据狼疮的肾外表现决定治疗方案
Ⅱ	如尿蛋白< 1g/d，根据狼疮的肾外表现决定治疗方案
	如尿蛋白> 1g/d，给予低-中等剂量糖皮质激素 0.25~0.5mg/（kg·d）或联合硫唑嘌呤 1~2mg/（kg·d）
Ⅲ、Ⅳ 诱导期治疗	足量糖皮质激素 0.5~1.0mg/（kg·d）联合环磷酰胺或吗替麦考酚酯 环磷酰胺应用方案： 大剂量方案，静脉输注 0.5~1.0g/m^{2}体表面积，每月 1 次，共 6 个月 小剂量方案，0.5g g/m^{2}体表面积，每 2 周 1 次，共 6 个月 口服：1~1.5mg/（kg·d）（最高 150ng/d），共 2~4 个月 吗替麦考酚酯应用方案：2~3g/d，共 6 个月
维持期治疗	小剂量糖皮质激素< 10mg/d 联合硫唑嘌呤 2mg/（kg·d）或吗替麦考酚酯 1~2g/d
Ⅴ	如尿蛋白< 1g/d，根据狼疮的肾外表现决定治疗方案
	如尿蛋白> 1g/d，给予糖皮质激素 0.5mg/（kg·d）联合吗替麦考酚酯 3g/d 或大剂量环磷酰胺或 CIN
Ⅵ	仅给予免疫抑制剂治疗以控制狼疮的肾外表现

（一）用药选择

1. 应根据临床表现和狼疮性肾炎的病理类型决定狼疮肾炎的治疗方案。

2. 对于Ⅰ型、Ⅵ型狼疮性肾炎患者，除非有肾外狼疮活动，一般不需要应用免疫抑制剂；Ⅲ型、Ⅳ型活动性狼疮性肾炎及应用 RAS 阻断剂后尿蛋白仍大于 1g/24h 的单纯Ⅴ型狼疮性肾炎患者的治疗应给予糖皮质激素和免疫抑制剂治疗。

3. 重症狼疮性肾炎，应考虑大剂量糖皮质激素冲击治疗。

4. 免疫抑制剂可选择环磷酰胺、吗替麦考酚酯、环孢素 A 或他克莫司，根据病情用药。

5. 如无禁忌证，尿蛋白大于 0.5g/24h 的患者均应使用血管紧张素转换酶抑制剂或血管紧张素受体阻断剂。

（二）药学提示

1. 使用糖皮质激素时应及时防治副作用，包括严重感染、严重的骨质疏松、股骨头坏死、消化道症状、严重高血压、精神病、青光眼、白内障等。
2. 使用免疫抑制剂（包括环磷酰胺、吗替麦考酚酯、硫唑嘌呤、雷公藤）时，应定期监测血常规，尤其在开始使用后 10~14 天，检测 2 次血常规。应根据白细胞和淋巴细胞水平，决定用药疗程，必要时减量或停药。

（三）注意事项

1. 狼疮性肾炎治疗方案的选择应高度个体化，充分评估肾损害以及肾外表现，权衡利弊。
2. 出现感染等严重并发症时，可能危及生命，应尽早发现，积极有效地给予治疗。

六、狼疮性肾炎行肾穿刺活检护理规范

1. 狼疮性肾炎急性活动期应卧床休息 2~3 周，若活动后尿蛋白增加，应酌情减少活动，缓解期可适当参加工作，注意劳逸结合，生活规律。
2. 准确记录体重变化和 24 小时出入量，观察有无水肿等症状发生。
3. 服用糖皮质激素治疗的患者，需向患者强调严格按照医嘱服药的重要性。用药期间，密切关注患者情绪和精神变化，观察有无感染、药物性糖尿病、消化性溃疡、电解质紊乱、骨质疏松等副作用发生，并及时针对性处理。
4. 对于使用环磷酰胺（CTX）治疗的患者，如需外周静脉输注治疗，输液前应确保针尖斜面完全在血管内，预防药物外渗引起局部组织坏死。输注治疗过程中应密切观察患者有无恶心、呕吐等消化道症状及膀胱刺激症状；观察患者尿色变化，病情允许的情况下鼓励患者适量多饮水，以降低出血性膀胱炎的发生风险。
5. 对于需行经皮肾穿刺活检术的患者，应做好术前健康宣，使其掌握术中配合要点及术后注意事项，如遵医嘱进行腰部制动、预防出血及感染等。术前术后加强围手术期血压、出入量管理。
6. 因疾病导致的自我形象改变使患者常存在焦虑、抑郁、恐惧、自卑等不良情绪，医护应在鼓励患者积极治疗疾病的同时，了解患者心理变化情况，按个体化原则加强护理教育，及时进行心理干预。

七、狼疮性肾炎行肾穿刺活检营养治疗规范

1. 根据肾功能水平，决定是否需要限制蛋白质摄入量。如 eGFR < 60ml/（min · 1.73m^2），可考虑还是 LDP 饮食；如有营养不良风险者，可适当配合 α -酮酸治疗。
2. 应用糖皮质激素患者，应考虑低盐、低脂、低糖饮食，并监测血压、血糖及血脂水平。
3. 营养均衡，液体保持出入量平衡。

八、狼疮性肾炎行肾穿刺活检患者健康宣教

1. 肾穿刺术后 1 个月内，避免剧烈运动、过度负重。肾活检术后 3 个月，可逐渐增加户外体育锻炼，提高抗病能力。
2. 使用免疫抑制治疗的患者，应当注意个人卫生；避免与患有呼吸道传染或接触性传染的患者接触。前往公共场所或就医过程中需戴口罩。
3. 避免紫外线照射；避免使用刺激性物质，如碱性肥皂、化妆品、染发剂等；避免服用引起或加重病情的药物，如青霉素类、避孕药等；避免食用可加重狼疮性肾炎的食物，如芹菜、无花果、香菇等
4. 饮食注意营养均衡及卫生。
5. 定期门诊复诊，调整免疫抑制治疗。

6. 青年女性在医生指导下有计划地进行妊娠生育，但应减少妊娠次数，妊娠患者应加强随访，加强围生期母亲和胎儿的观察。
7. 正确看待疾病过程及药物治疗期间的各种变化，包括容貌外形改变、实验室指标变化，注意心理疏导。

九、推荐表单

（一）医师表单

狼疮性肾炎行肾穿刺活检临床路径医师表单

适用对象：第一诊断为系统性红斑狼疮伴肾病综合征、慢性肾炎综合征或急进性肾炎综合征
病理诊断为狼疮性肾炎（ICD-10：M32.1+N08.5*）

患者姓名：	性别： 年龄： 门诊号：	住院号：
住院日期： 年 月 日	**出院日期：** 年 月 日	**标准住院日：12~16 天**

时间	住院第 1 天	住院第 2~7 天
主要诊疗工作	□ 询问病史及体格检查 □ 完成病历书写 □ 开化验单 □ 及时处理各种临床危重情况（如严重水、电解质、酸碱失衡，高血压，脑病等）	□ 上级医师查房，根据初步的检查结果制订下一步诊疗方案 □ 观察病情变化，及时与患方沟通 □ 进行 SLE-DAI 进行评分 □ 根据情况调整基础用药 □ 完成进行肾穿刺活检的术前评估 □ 签署各种必要的知情同意书、自费用品协议书
重点医嘱	**长期医嘱：** □ 肾脏病护理常规 □ 一级护理 □ 低盐饮食 □ 记出入量 □ 监测血压 □ 既往基础用药 **临时医嘱：** □ 血常规+网织红细胞计数、尿常规、便常规、外周血涂片 □ 肝肾功能、电解质、血糖、血脂、凝血功能、感染性疾病筛查、抗核抗体、抗 dsDNA 抗体、抗心肌磷脂抗体、抗 Sm 抗体、ENA 抗体谱，补体 C3、C4，免疫球蛋白 CRP、ESR □ 24 小时尿蛋白定量、尿沉渣检查 □ B 超、X 线胸片、心电图、超声心动图	**长期医嘱：** □ 患者既往基础用药 □ 酌情使用降压、利尿药 □ 酌情使用抗菌药物 □ 对症支持治疗（维持内环境稳定、控制血压、保护肾功能、改善贫血、降低血脂等） **临时医嘱：** □ 肾穿刺前停用抗凝和抗血小板药 □ 监测血常规+网织红细胞计数、24 小时尿蛋白定量、肾功能、电解质 □ 血 $CD4^+$ 和 $CD8^+$ 细胞、ANCA、蛋白电泳、甲状腺功能，双肾血管彩超、头颅 MRI、骨髓穿刺、骨盆平片、眼底检查等（必要时） □ 其他特殊医嘱
病情变异记录	□ 无 □ 有，原因： 1. 2.	□ 无 □ 有，原因： 1. 2.
医师签名		

时间	住院第 8～10 天	住院第 11～15 天	住院第 12～16 天 （出院日）
主要诊疗工作	□ 完成狼疮性肾炎及其合并症（糖尿病、股骨头坏死等）的诊断 □ 完成肾穿刺和病理诊断 □ 肾外合并症、并发症的治疗 □ 观察病情变化，及时与患方沟通	□ 上级医师查房，结合病理诊断和临床表现，提出具体的治疗方案 □ 完成必要的其他专科会诊 □ 评估一般情况、肾功能，并发症或合并症、治疗副作用等 □ 明确出院时间	□ 完成出院记录、出院证明书、出院病历等 □ 向患者交代出院后的注意事项
重点医嘱	**长期医嘱：** □ 根据并发症的诊断给予相应的治疗 □ 继续对症支持治疗 □ 处理肾活检相应并发症 **临时医嘱：** □ 开具肾穿刺医嘱（完善检查后） □ 必要时复查血常规、凝血功能、电解质、肾功能，肝功能 □ 尿蛋白定量，尿沉渣镜检 □ 其他特殊医嘱	**长期医嘱：** □ 根据病情给予相应的免疫抑制治疗 □ 继续对症支持治疗 **临时医嘱：** □ 复查入院时结果明显异常的检查项目和血压、肾功能 □ 24 小时尿蛋白定量及尿沉渣检查 □ 重要的专科检查项目	**出院医嘱：** □ 预约门诊 □ 出院医嘱 □ 出院带药 □ 随访化验单
病情变异记录	□ 无　□ 有，原因： 1. 2.	□ 无　□ 有，原因： 1. 2.	□ 无　□ 有，原因： 1. 2.
医师签名			

（二）护士表单

狼疮性肾炎行肾穿刺活检临床路径护士表单

适用对象：第一诊断为系统性红斑狼疮伴肾病综合征、慢性肾炎综合征或急进性肾炎综合征；病理诊断为狼疮性肾炎（ICD-10：M32.1+N08.5*）

患者姓名：	性别：　　年龄：　　门诊号：	住院号：
住院日期：　　年　月　日	出院日期：　　年　月　日	标准住院日：12~16 天

时间	住院第 1 天	住院第 2~7 天
健康宣教	□ 入院宣教 □ 介绍主管医师、护士 □ 介绍环境、设施 □ 介绍住院注意事项 □ 介绍探视和陪伴制度 □ 介绍贵重物品制度	□ 术前宣教 □ 宣教疾病知识，用药，饮食，安全宣教，术前准备，手术过程，如何配合手术 □ 告知准备物品，沐浴 □ 术前术后饮食活动及陪伴注意事项 □ 告知术后可能出现的情况及应对方式 □ 主管护士与患者沟通了解患者病情和心理
护理处置	□ 核对患者，佩戴腕带 □ 建立入院护理病历 □ 卫生处置：沐浴、剪指（趾）甲 □ 协助患者留取各种标本 □ 更换病号服	□ 协助医师完成术前检查、检验 □ 准备手术物品 □ 备饮用水 □ 监测生命体征 □ 教会患者床上排便及保持手术体位屏气
基础护理	□ 二级护理 □ 患者安全管理	□ 二级护理 □ 患者安全管理
专科护理	□ 护理查体 □ 意识、神经系统体征、定向力、计算力、精神状态 □ 评估水肿情况，皮肤、皮疹、皮损情况 □ 需要时，填写防跌倒和压疮防范表 □ 需要时，留家属陪伴 □ 心理护理	□ 监测患者生命体征，意识情况 □ 遵医嘱完成相关检查 □ 预防感染、服用激素及免疫抑制剂宣教 □ 用药后观察药物副作用 □ 观察疾病并发症 □ 记录出入量及监测体重的指导 □ 心理护理
重点医嘱	□ 详见医嘱执行单	□ 详见医嘱执行单
病情变异记录	□ 无　□ 有，原因： 1. 2.	□ 无　□ 有，原因： 1. 2.
护士签名		

时间	住院第 8~10 天	住院第 11~15 天	住院第 12~16 天 （出院日）
健康宣教	□ 术后当日宣教 □ 告知饮食、饮水、体位、时间要求 □ 告知术中术后可能出现的情况及应对方式 □ 告知平卧及可以翻身的时间及注意事项 □ 再次明确探视须知 □ 告知患者术前排便及着装准备 □ 给予换和家属心理支持	□ 术后宣教 □ 术后活动前注意事项 □ 饮食和活动指导 □ 药物作用及频率	□ 出院宣教 □ 复查时间 □ 服药方法及频率 □ 活动注意事项 □ 指导饮食 □ 指导办理出院手续
护理处置	□ 核对患者，按手术预定日期送手术 □ 带病历 □ 术前留置输液针	□ 遵医嘱完成相关检查 □ 协助术后下床活动	□ 指导办理出院手续 □ 整理护理病历
基础护理	□ 一级护理 □ 手术当天卧床护理 □ 手术当天排泄护理 □ 手术当天协助进食、饮水 □ 患者安全护理	□ 二级护理 □ 患者的安全管理	□ 二级护理 □ 晨晚间护理 □ 患者的安全管理
专科护理	□ 病情观察，填写肾活检护理记录单，记录返回、起床时间 □ 肾活检术后当天前 3 小时每小时监测一次生命体征，观察腹部、腰部症状 □ 遵医嘱予相关药物治疗 □ 术后观察前 3 次尿液颜色并记录 □ 心理护理	□ 记录肾活检护理记录 □ 观察伤口情况 □ 观察患者有无狼疮及肾活检术后并发症 □ 遵医嘱给予相关治疗用药 □ 心理护理	□ 病情观察 □ 心理支持
重点医嘱	□ 详见医嘱执行单	□ 详见医嘱执行单	□ 详见医嘱执行单
病情变异记录	□ 无　□ 有，原因： 1. 2.	□ 无　□ 有，原因： 1. 2.	□ 无　□ 有，原因： 1. 2.
护士签名			

（三）患者表单

狼疮性肾炎行肾穿刺活检临床路径患者表单

适用对象：第一诊断为系统性红斑狼疮伴肾病综合征、慢性肾炎综合征或急进性肾炎综合征；病理诊断为狼疮性肾炎（ICD-10：M32.1+N08.5*）

患者姓名：	性别：　年龄：　门诊号：	住院号：
住院日期：　年　月　日	**出院日期：**　年　月　日	**标准住院日：12~16天**

时间	入院	手术前
医患配合	□ 配合询问病史、收集资料，请务必详细告知既往史、用药史、过敏史 □ 配合进行体格检查 □ 有任何不适请告知医师	□ 配合完成术前相关检查、检验，如抽血、留取尿标本、心电图、X线胸片、肾脏B超等 □ 医师与患者及家属介绍病情及术前谈话，签署肾穿刺活检术知情同意书
护患配合	□ 配合完成入院护理评估（简单询问病史、过敏史、用药史） □ 接受入院宣教（环境介绍、病室规定、订餐制度、贵重物品保管、查房、探视制度、陪伴制度等） □ 配合测量生命体征、体重、身高 □ 配合清洁护理 □ 有任何不适告知护士	□ 接受术前宣教 □ 准备必要的用物，如吸水管、便盆、便壶等 □ 配合穿着准备，排大小便 □ 准备饮用水 □ 自行沐浴 □ 接受床单准备 □ 配合进行床上排便训练及呼气、吸气、屏气训练）
饮食	□ 低盐、低脂饮食	□ 低盐、低脂饮食
排泄	□ 正常排尿便	□ 正常排尿便
活动	□ 正常活动	□ 正常活动

时间	手术当日	手术后	出院
医患配合	□ 配合医师查体及询问 □ 配合医师进行肾穿刺活检术（呼气、吸气、屏气、体位） □ 配合采血 □ 有任何不适及时告知医师	□ 配合医师查体及询问 □ 需要时配合创口换药 □ 配合药物治疗方案 □ 必要时配合抽血及肾脏 B 超等检查	□ 接受出院前知道 □ 了解出院后用药及复查安排 □ 配合药物治疗方案 □ 获取出院诊断书
护患配合	□ 清晨测量血压 1 次 □ 手术前完成核对，带病历、患者衣物等 □ 返回病房后，配合搬运至病床 □ 采取正确体位 □ 配合监测生命体征 □ 配合留取 3 杯尿液观察 □ 配合陪伴及探视制度	□ 配合定时检测生命体征，询问活动情况，询问出入量 □ 接受治疗用药 □ 注意活动安全，防止跌倒或坠床 □ 接受活动注意事项的指导 □ 有任何不适及时告知护士 □ 如发生肾周血肿等手术相关并发症，配合治疗	□ 接受出院宣教 □ 办理出院手续 □ 获取出院带药 □ 知晓服药方法及药物作用 □ 注意事项，用药后观察要点
饮食	□ 根据医嘱饮食，避免不洁饮食	□ 根据医嘱饮食	□ 根据医嘱饮食
排泄	□ 正常排尿便 □ 术后床上排便， □ 若无法自行排尿，可请医护帮助	□ 避免便秘 □ 正常小便	□ 避免便秘 □ 正常小便
活动	□ 卧床 24 小时 □ 术后前 6 小时平卧制动	□ 3 个月内避免剧烈活动 □ 避免劳累	□ 3 个月内避免剧烈活动 □ 避免劳累

附：原表单（2016年版）

狼疮性肾炎行肾穿刺活检临床路径表单

适用对象：第一诊断为系统性红斑狼疮伴肾病综合征、慢性肾炎综合征或急进性肾炎综合征；病理诊断为狼疮性肾炎（ICD-10：M32.1+N08.5*）

患者姓名：	性别：　　年龄：　　门诊号：	住院号：
住院日期：　　年　月　日	出院日期：　　年　月　日	标准住院日：12~16天

时间	住院第1天	住院第2~7天
主要诊疗工作	□ 询问病史及体格检查 □ 完成病历书写 □ 开化验单 □ 及时处理各种临床危重情况（如严重水、电解质、酸碱失衡，高血压，脑病等）	□ 上级医师查房，根据初步的检查结果制订下一步诊疗方案 □ 观察病情变化，及时与患方沟通 □ 进行SLE-DAI进行评分 □ 根据情况调整基础用药 □ 完成进行肾穿刺活检的术前评估 □ 签署各种必要的知情同意书、自费用品协议书
重点医嘱	**长期医嘱：** □ 肾脏病护理常规 □ 一级护理 □ 低盐饮食 □ 记24小时出入量 □ 监测血压 □ 既往基础用药 **临时医嘱：** □ 血常规+网织红细胞计数、尿常规、便常规、外周血涂片 □ 肝肾功能、电解质、血糖、血脂、凝血功能、感染性疾病筛查、抗核抗体、抗dsDNA抗体、抗心肌磷脂抗体、抗Sm抗体、ENA抗体谱，补体C3、C4，免疫球蛋白CRP、ESR □ 24小时尿蛋白定量、尿沉渣检查 □ B超、X线胸片、心电图、超声心动图	**长期医嘱：** □ 患者既往基础用药 □ 酌情使用降压、利尿药 □ 酌情使用抗菌药物 □ 对症支持治疗（维持内环境稳定、控制血压、保护肾功能、改善贫血、降低血脂等） **临时医嘱：** □ 肾穿刺前停用抗凝和抗血小板药 □ 监测血常规+网织红细胞计数、24小时尿蛋白定量、肾功能、电解质 □ 血$CD4^+$和$CD8^+$细胞、ANCA、蛋白电泳、甲状腺功能，双肾血管彩超、头颅MRI、骨髓穿刺、骨盆平片、眼底检查等（必要时） □ 其他特殊医嘱
主要护理工作	□ 入院宣教 □ 介绍病房环境、设施和设备 □ 入院护理评估	□ 肾穿刺宣教 □ 狼疮性肾炎健康知识宣教
病情变异记录	□ 无　□ 有，原因： 1. 2.	□ 无　□ 有，原因： 1. 2.
医师签名		

时间	住院第 8~10 天	住院第 11~15 天	住院第 12~16 天 (出院日)
主要诊疗工作	□ 完成狼疮性肾炎及其合并症(糖尿病、股骨头坏死等)的诊断 □ 完成肾穿刺和病理诊断 □ 肾外合并症、并发症的治疗 □ 观察病情变化，及时与患方沟通	□ 上级医师查房，结合病理诊断和临床表现，提出具体的治疗方案 □ 完成必要的其他专科会诊 □ 评估一般情况、肾功能，并发症或合并症、治疗副作用等 □ 明确出院时间	□ 完成出院记录、出院证明书、出院病历等 □ 向患者交代出院后的注意事项
重点医嘱	**长期医嘱：** □ 根据并发症的诊断给予相应的治疗 □ 继续对症支持治疗 □ 处理肾活检相应并发症 **临时医嘱：** □ 开具肾穿刺医嘱（完善检查后） □ 必要时复查血常规、凝血功能、电解质、肾功能，肝功能 □ 尿蛋白定量，尿沉渣镜检 □ 其他特殊医嘱	**长期医嘱：** □ 根据病情给予相应的免疫抑制治疗 □ 继续对症支持治疗 **临时医嘱：** □ 复查入院时结果明显异常的检查项目和血压、肾功能 □ 24 小时尿蛋白定量及尿沉渣检查 □ 重要的专科检查项目	**出院医嘱：** □ 预约门诊 □ 出院医嘱 □ 出院带药 □ 随访化验单
病情变异记录	□ 无 □ 有，原因： 1. 2.	□ 无 □ 有，原因： 1. 2.	□ 无 □ 有，原因： 1. 2.
医师签名			

第七章

蛋白尿、血尿待查行肾穿刺活检临床路径释义

一、蛋白尿、血尿待查行肾穿刺活检编码

1. 原编码

疾病名称及编码：蛋白尿（ICD-10：R80）和/或血尿（ICD-10：R31），肾功能不全（ICD-10：N18），恶性高血压（ICD-10:），肾病综合征（ICD-10：N04），慢性肾小球肾炎（ICD-10：N03），隐匿性肾小球肾炎（ICD-10：N03），急性肾小球肾炎（ICD-10：N00），IgA 肾病（ICD-10：N02）；狼疮性肾炎（ICD-10：N08/M32），乙肝病毒相关性肾小球肾炎（ICD-10：NB18），过敏性紫癜性肾炎（ICD-10：D69），糖尿病肾病（ICD-10：N08/E1），骨髓瘤肾病（ICD-10：N08/C90），肾淀粉样变性（ICD-10：N08/E85），肥胖相关性肾小球肾炎（ICD-10：N05），妊娠相关性肾病（ICD-10：O12）；薄基底膜肾病，Alport 综合征（ICD-10：Q87.8）；慢性间质性肾炎（ICD-10：N12），急性药物过敏性间质肾炎（ICD-10：N12），恶性高血压，高血压肾损害（ICD-10：I12）；微小病变病（ICD-10：N05），系膜增生性肾小球肾炎（ICD-10：N05.301），系膜毛细血管性肾小球肾炎（ICD-10：N05.501），膜增生性肾小球肾炎（ICD-10：N05.501），膜性肾病（ICD-10：N04.2），局灶节段性肾小球硬化（ICD-10：N05）

2. 修改编码

疾病名称及编码：孤立性蛋白尿（ICD-10：N06.9）
持续性蛋白尿（ICD-10：N39.1）
直立性蛋白尿（ICD-10：N39.2）
蛋白尿（ICD-10：R80）
复发性和持续性血尿（ICD-10：N02.9）
血尿（ICD-10：R31）

二、临床路径检索方法

N06.9/N39.1/N39.2/R80/N02.9/R31

三、国家医疗保障疾病诊断相关分组（CHS-DRG）

MDCL　肾脏及泌尿系统疾病及功能障碍

LS1　肾炎及肾病

四、蛋白尿、血尿待查行肾穿刺活检临床路径标准住院流程

（一）适用对象

入院第一诊断为蛋白尿（ICD-10：R80）和/或血尿（ICD-10：R31），肾功能不全（ICD-10：N18），恶性高血压（ICD-10:），肾病综合征（ICD-10：N04），慢性肾小球肾炎（ICD-10：N03），隐匿性肾小球肾炎（ICD-10：N03），急性肾小球肾炎（ICD-10：N00），IgA 肾病（ICD-10：N02）；狼疮性肾炎（ICD-10：N08/M32），乙型肝炎病毒相关性肾小球肾

炎（ICD-10：NB18），过敏性紫癜性肾炎（ICD-10：D69），糖尿病肾病（ICD-10：N08/E1），骨髓瘤肾病（ICD-10：N08/C90），肾淀粉样变性（ICD-10：N08/E85），肥胖相关性肾小球肾炎（ICD-10：N05），妊娠相关性肾病（ICD-10：O12）；薄基底膜肾病，Alport 综合征（ICD-10：Q87.8）；慢性间质性肾炎（ICD-10：N12），急性药物过敏性间质肾炎（ICD-10：N12），恶性高血压，高血压肾损害（ICD-10：I12）；微小病变病（ICD-10：N05），系膜增生性肾小球肾炎（ICD-10：N05.301），系膜毛细血管性肾小球肾炎（ICD-10：N05.501），膜增生性肾小球肾炎（ICD-10：N05.501），膜性肾病（ICD-10：N04.2），局灶节段性肾小球硬化（ICD-10：N05）。

释义

■ 本路径适用对象为入院第一诊断为孤立性蛋白尿（ICD-10：N06.9），持续性蛋白尿（ICD-10：N39.1），直立性蛋白尿（ICD-10：N39.2），蛋白尿（ICD-10：R80），复发性和持续性血尿（ICD-10：N02.9），血尿（ICD-10：R31）。

（二）诊断依据

根据中华医学会肾脏病学分会编著或修订的《临床诊疗指南·肾脏病学分册》《临床技术操作规范·肾脏病学分册》和《原发性肾小球疾病的诊断及其分类标准》进行诊断。

1. 蛋白尿：24 小时尿蛋白> 0.15g。
2. 血尿：尿红细胞> 3 个（高倍视野）。
3. 肾功能不全：血肌酐超过正常值范围高限。
4. 恶性高血压：舒张压≥130mmHg，高血压眼底Ⅲ~Ⅳ级。

释义

■ 本路径的制订主要参考国内权威参考书籍和诊疗指南。

■ 满足上述任一或多个条件的均可进入路径。

（三）标准住院日为 7~14 天

释义

■ 患者入院后，完善相关辅助检查，及时处理各种临床症状，完成肾穿刺活检，制订治疗方案，必要时复查相关指标，总住院时间不超过 14 天符合本路径要求。

（四）进入路径标准

1. 第一诊断必须符合蛋白尿、血尿、肾功能不全诊断标准。急进性肾小球肾炎见相关路径。
2. 当患者同时具有其他疾病诊断，但在住院期间不需要特殊处理也不影响第一诊断的临床路径流程实施时，可以进入本路径。

释义

■ 进入本路径的患者为第一诊断符合蛋白尿、血尿诊断标准，并行肾穿刺活检术。

■ 入院后常规检查发现有基础疾病，经系统评估后对蛋白尿、血尿诊断治疗无特殊影响者，可进入路径。但可能增加医疗费用，延长住院时间。

（五）住院后3~7天（工作日）需完成的检查项目

1. 住院后必需的检查项目

（1）血常规、尿常规、大便常规+隐血。

（2）肝肾功能、电解质、血糖、血脂、凝血功能、蛋白电泳、CRP、ESR、免疫指标、感染性疾病筛查（乙型肝炎、丙型肝炎、梅毒、HIV 等）。

（3）24 小时尿蛋白定量、尿红细胞位相。

（4）B 超（肝、胆、胰、脾、双肾形态大小，输尿管和膀胱）、胸片、心电图。

2. 根据患者病情，除上述检查，必要时检查：结核菌素试验、ANCA、抗 GBM 抗体、HLA-27、超声心动图、双肾血管彩超、甲状腺功能、血和尿 β_2 微球蛋白、尿 N-乙酰-β 氨基葡萄糖苷酶（NAG）、血和尿免疫固定电泳、血和尿轻链定量、血和尿重金属、肿瘤标志物、RAAS、皮质醇、儿茶酚胺、VMA、电测听、检眼镜和裂隙灯检查、肺部 CT 等。

3. 如无禁忌，行肾活检病理检查，明确诊断及病理类型，以指导治疗，评估预后。

释义

■ 血常规、尿常规、便常规+隐血是最基本的三大常规检查，进入路径的患者均需完成。肝肾功能、电解质、泌尿系彩超评估肾功能水平及并发症，腹部、心脏彩超、肺部 CT、血糖、心电图可评估有无基础疾病，是否影响住院时间、费用及其治疗预后；凝血功能、感染性疾病、血清免疫检查等用于病因检查和穿刺前准备。

（六）选择用药

1. 控制血压、减少尿蛋白：血管紧张素转换酶抑制剂（ACEI）、血管紧张素受体阻断剂（ARB）（必要时）。

2. 利尿消肿药：如果肾穿刺前使用了抗凝药或抗血小板药，宜提前 5~7 天停用抗血小板药（包括具有活血化瘀作用的中药），提前 3 天停用抗凝药。

释义

■ 应严格控制高血压，建议至少要求控制在 160/90mmHg 之下，最好控制在 140/90mmHg 以下。

■ 穿刺前停用抗凝药物及其他影响凝血的药物，必要时复查凝血功能。对于行血液透析患者，至少肾穿刺前 24 小时停止透析，必要时鱼精蛋白中和透析过程所用肝素，复查凝血时间，如有条件，建议行无肝素透析。对于血小板减少患者，应首先纠正，必要时可于术前输注血小板或新鲜全血。

（七）肾穿刺病理检查

如果患者入院前已完成穿刺前的检查和准备，住院后即可进行肾活检。如果患者住院后开始安排肾活检前的检查和准备，则在完成评估后行肾活检。

1. 麻醉方式：局部麻醉。
2. 术中用药：麻醉常规用药。
3. 取材方式：经皮肾活检。
4. 组织病理：石蜡切片行光镜检查，冷冻切片行免疫荧光检查，戊二醛固定的标本行电镜检查。根据病情必要时特殊染色。

释义

■ 肾穿刺术后注意卧床休息，一般要求绝对卧床6~8小时，24小时内以卧床休息为主，病情允许情况下多饮水，观察尿液颜色及变化，术后连续3天复查尿常规。

（八）穿刺后用药

1. 肾穿刺术后根据情况选择性使用止血药。
2. 根据肾活检病理诊断（分期、分级或分型）结合临床表现，确定治疗方案，必要时合理使用ACEI、ARB、肾上腺皮质激素和/或免疫抑制剂、抗凝药、抗血小板药、降脂药、利尿药、胃黏膜保护剂、钙片等。

释义

■ 预防性抗感染非必需治疗，可根据患者病情及并发症情况选择。

■ 根据病理结果，及时制订治疗方案。

（九）出院标准

1. 临床诊断和病理诊断明确。
2. 临床表现（血压、尿蛋白、血尿、肾功能）稳定或者好转。
3. 没有需要住院处理的并发症和/或合并症。

释义

■ 患者出院前应完成所有必需的检查项目，且开始药物治疗，观察有无并发症及合并症，有无明显药物相关不良反应。

（十）变异及原因分析

1. 出现肾功能急剧恶化、恶性高血压、血栓栓塞、较重感染等严重并发症，需要在住院期间处理。
2. 新出现其他系统合并症，需要住院治疗。
3. 出现治疗相关的并发症，或肾穿刺并发症，需要住院期间处理。
4. 根据临床或病理结果需激素强化治疗及血浆置换等治疗。

5. 患者持续严重低白蛋白血症，严重水肿伴胸腹水，利尿剂不敏感，需延长住院观察，必要时需血液净化治疗辅助者。
6. 由于患者自身的原因，如不合作等不能继续临床路径者。
7. 经讨论决定不行肾穿刺者。

释义

■ 变异是指入选临床路径的患者未能按路径流程完成医疗行为或未达到预期的医疗质量控制目标。包含以下情况：①按路径流程完成治疗，但超出了路径规定的时限或限定的费用。②不能按路径流程完成治疗，患者需要中途退出路径。

■ 因患者方面的主观原因导致执行路径出现变异，需医师在表单中予以说明。

五、蛋白尿、血尿待查行肾穿刺活检给药方案

（一）用药选择

由于蛋白尿、血尿是由多种不同原因的原发性肾脏病或继发性肾脏病组成，各种疾病的治疗用药和病程均不相同，故应依据病理类型及临床表现制订治疗方案。常用的药物有血管紧张素转换酶抑制剂（ACEI）和血管紧张素Ⅱ受体阻断剂（ARB），糖皮质激素和免疫抑制剂等。

（二）药学提示

少数患者应用 ACEI 有持续性干咳的不良反应，妊娠及双侧肾动脉狭窄患者禁用 ACEI/ARB。肾功能不全患者应用 ACEI/ARB 要防治高血钾。

对于糖皮质激素和免疫抑制剂，均应清楚地了解其适应证和不良反应，权衡利弊，小心决策。糖皮质激素和免疫抑制剂均需长时间用药，药物不良反应较多且较严重，用药之前需判断患者能否耐受用药，用药时机是否合适。

（三）注意事项

ACEI/ARB 血肌酐高于 265μmol/L 的非透析患者应谨慎使用，注意监测血肌酐水平。初次应用 ACEI/ARB 患者应注意复查肾功能，血肌酐在用药后短期时间内较基线水平升高 30%以上的患者，若排除其他原因导致的肾功能恶化，应谨慎使用，必要时停用 ACEI/ARB。糖皮质激素和免疫抑制剂治疗过程中切忌随意性，各个疾病的用药剂量和疗程多是随机、对照研究，或者病例数较多的前瞻性队列研究的结果，治疗过程中既要遵循比较成熟的规范变化方案和指南，也要结合患者病情，个体化治疗。

六、蛋白尿、血尿待查行肾穿刺活检护理规范

1. 肾穿刺术前对患者进行宣教，消除患者疑虑和恐惧心理，协助患者进行俯卧位下呼吸屏气的训练和术后床上排尿的训练。
2. 术前测量血压，观察患者有无咳嗽、发热等症状。
3. 术后协助转运患者至病房，嘱患者卧床。
4. 术后监测血压、生命体征，观察患者尿色。
5. 饮食指导。

七、蛋白尿、血尿待查行肾穿刺活检营养治疗规范

1. 给予低盐、低脂、优质蛋白饮食，建议食用富含纤维素、维生素及多种微量元素的食物，

避免油腻及过高蛋白摄入，严重水肿或高血压患者应严格限制钠盐和水的摄入。

2. 肾穿刺手术当日建议以易消化饮食为主，保证饮食清洁，避免腹泻，避免食用油腻或易导致腹胀的食物。

八、蛋白尿、血尿待查行肾穿刺活检患者健康宣教

1. 注意休息，预防感染。
2. 肾穿刺术前向患者讲明肾穿刺活检的必要性、安全性及可能的并发症，解释肾穿刺操作基本过程，解除患者畏惧心理，告知术后卧床时间，避免剧烈活动，术后注意尿色。
3. 戒烟、限制饮酒、保持健康的心理。
4. 按时服药，遵医嘱复诊。
5. 合理饮食。

九、推荐表单

（一）医师表单

蛋白尿、血尿行肾穿刺活检的临床路径医师表单

适用对象：第一诊断为蛋白尿（ICD-10：R80）/血尿（ICD-10：R31）

患者姓名：	性别： 年龄： 门诊号：	住院号：
住院日期： 年 月 日	出院日期： 年 月 日	标准住院日：10~14天

时间	住院第1天	住院第2~7天 （肾穿刺前）	住院第3~7天 （肾穿刺日）
主要诊疗工作	□ 询问病史及体格检查 □ 完成病历书写 □ 开化验单 □ 请上级医师查房	□ 和上级医师共同评估肾穿刺活检术的必要性和风险，确定肾穿安排 □ 向患者及家属交代病情，签署肾穿刺知情同意书 □ 肾穿刺前停用抗凝和抗血小板药，包括活血化瘀中药 □ 注意患者血常规、凝血功能结果是否正常 □ 注意血压控制是否良好，以利肾穿刺 □ 申请必要的相关科室会诊 □ 根据情况调整基础用药 □ 根据初步的检查结果制订下一步诊疗计划	□ 再次确认肾穿刺前准备完成，如知情同意、凝血检查、双肾超声等 □ 开肾穿刺相关医嘱 □ 准备3个病理标本小瓶，详细填写肾穿病理申请单，并请主治医师过目 □ 教会并训练患者俯卧憋气 □ 完成肾穿刺 □ 观察病情变化及有无肾穿刺相关并发症，及时处理并与患方沟通
重点医嘱	**长期医嘱：** □ 肾脏病护理常规 □ 一级或二级护理 □ 低盐、低脂、优质蛋白饮食 □ 患者既往基础用药 □ 酌情使用降压药 □ 酌情用利尿药 □ 监测体重、出入量医嘱 □ 降压减少尿蛋白药物:ACEI、ARB **临时医嘱：** □ 血常规、尿常规、大便常规+隐血 □ 肝肾功能、电解质、血糖、血脂、凝血功能、蛋白电泳、CRP、ESR、免疫指标、感染性疾病筛查 □ 24小时尿蛋白定量、尿红细胞位相 □ 肾脏超声、心电图、胸片 □ 结核菌素试验 □ 必要时检查：ANCA、HLA-27、抗GBM抗体、尿NAG、超声心动图、双肾血管彩超、甲状腺功能、血和尿免疫固定电泳、血和尿轻链定量、血和尿 β_2 微球蛋白、肿瘤标志物、血和尿重金属、RAAS、皮质醇、儿茶酚胺、VMA、眼底检查、糖耐量试验等	**长期医嘱：** □ 使用ACEI/ARB类药物（酌情） □ 酌情调整基础用药 □ 使用抗菌药物（酌情） □ 对症支持治疗（维持内环境稳定、控制血压、保护肾功能、改善贫血、降低血脂等） □ 酌情使用利尿药（注意判断循环血容量状况） **临时医嘱：** □ 其他特殊医嘱：备血等 □ 复查24小时尿蛋白定量	**长期医嘱：** □ 对症支持治疗 □ 止血药物常规3天 □ 护理医嘱 **临时医嘱：** □ 必要时复查血常规、凝血四项、电解质、肾功能、肝功能、血乙型肝炎病毒DNA定量、尿蛋白定量、腹部超声 □ 开具超声引导下肾穿刺医嘱 □ 术后连续3天复查尿常规，观察尿液颜色及变化 □ 术后监测血压及脉搏 □ 其他特殊医嘱：备血、输血等

续 表

时间	住院第 1 天	住院第 2~7 天 （肾穿刺前）	住院第 3~7 天 （肾穿刺日）
病情变异记录	□ 无 □ 有，原因： 1. 2.	□ 无 □ 有，原因： 1. 2.	□ 无 □ 有，原因： 1. 2.
医师签名			

时间	住院第 4~9 天 （病理回报日）	住院第 14 天 （出院日）
主要诊疗工作	□ 追查病理报告，请上级医师查房，结合病理诊断和临床表现，提出系统的治疗方案 □ 向家属及患者交代病情，签署各种必要的知情同意书、自费用品协议书 □ 开治疗医嘱 □ 明确出院时间 □ 评估一般情况、肾脏疾病并发症或合并症、肾功能、治疗副作用等 □ 添加必要的检查和化验，完成必要的其他专科会诊 □ 肾穿刺后 3 天停用止血药，加用必要的抗血小板及抗凝药物 □ 完成上级医师就出院诊断及治疗方案的详细查房意见	□ 完成出院记录、出院证明书、出院病历等 □ 向患者交代出院后的注意事项，约门诊复诊时间 □ 开出院带药医嘱 □ 如需下月住院治疗患者，请开具下月住院通知单 □ 协助患者联系复印病历事宜
重点医嘱	**长期医嘱：** □ 激素治疗 □ 免疫抑制剂治疗 □ 减少尿蛋白药物：ACEI/ARB 等 □ 补钙药物 □ 胃黏膜保护剂 □ 抗凝药物 □ 抗血小板药物 □ 降脂药物 **临时医嘱：** □ 复查入院时阳性检查项目和血压、肾功能、24 小时尿蛋白定量等专科重要检查项目	**出院医嘱：** □ 出院医嘱 □ 出院带药
病情变异记录	□ 无 □ 有，原因： 1. 2.	□ 无 □ 有，原因： 1. 2.
医师签名		

（二）护士表单

蛋白尿、血尿行肾穿刺活检的临床路径护士表单

适用对象：第一诊断为 蛋白尿（ICD-10：R80）/血尿（ICD-10：R31）

患者姓名：	性别：　　年龄：　　门诊号：	住院号：
住院日期：　　年　月　日	出院日期：　　年　月　日	标准住院日：10~14 天

时间	住院第 1 天	住院第 2~7 天 （肾穿刺前）	住院第 3~7 天 （肾穿刺日）
健康宣教	□ 入院宣教 □ 介绍主管医师、护士 □ 介绍环境、设施 □ 介绍住院注意事项 □ 介绍探视和陪伴制度 □ 介绍贵重物品制度	□ 药物宣教 □ 肾穿刺检查前宣教 □ 肾穿刺前准备及穿刺后注意事项 □ 告知患者在检查中配合医师 □ 主管护士与患者沟通，消除患者紧张情绪 □ 告知检查后可能出现的情况及应对方式	□ 肾穿刺当日宣教 □ 告知饮食、体位要求 □ 告知肾穿刺后需严格卧床 6~8 小时，24 小时内以卧床休息为主 □ 给予患者及家属心理支持
护理处置	□ 核对患者，佩戴腕带 □ 建立入院护理病历 □ 协助患者留取各种标本 □ 测量体重	□ 协助医师完成肾穿刺前的相关化验 □ 肾穿刺前准备	□ 完成肾穿刺前相关医嘱
基础护理	□ 三级护理 □ 晨晚间护理 □ 患者安全管理	□ 三级护理 □ 晨晚间护理 □ 患者安全管理	□ 二级或一级护理 □ 晨晚间护理 □ 患者安全管理
专科护理	□ 护理查体 □ 病情观察 □ 出入量管理 □ 需要时，填写跌倒及压疮防范表 □ 需要时，请家属陪伴 □ 肾病饮食管理 □ 心理护理	□ 病情观察 □ 出入量管理 □ 遵医嘱完成相关检查 □ 心理护理 □ 协助患者完成 24 小时尿蛋白定量标本留取	□ 遵医嘱处置 □ 病情观察 □ 出入量管理 □ 心理护理
重点医嘱	□ 详见医嘱执行单	□ 详见医嘱执行单	□ 详见医嘱执行单
病情变异记录	□ 无　□ 有，原因： 1. 2.	□ 无　□ 有，原因： 1. 2.	□ 无　□ 有，原因： 1. 2.
护士签名			

时间	住院第4~9天 （病理回报日）	住院第14天 （出院日）
健康宣教	□ 肾穿刺后宣教 □ 饮食指导	□ 出院宣教 □ 复查时间 □ 服药方法 □ 活动休息 □ 指导饮食 □ 指导办理出院手续
护理处置	□ 遵医嘱完成相关检查	□ 办理出院手续
基础护理	□ 二级护理 □ 晨晚间护理 □ 患者安全管理	□ 三级护理 □ 晨晚间护理 □ 协助或指进食、水 □ 协助或指导活动 □ 患者安全管理
专科护理	□ 病情观察 □ 监测生命体征 □ 出入量管理 □ 心理护理	□ 病情观察 □ 监测生命体征 □ 出院指导 □ 心理护理
重点医嘱	□ 详见医嘱执行单	□ 详见医嘱执行单
病情变异记录	□ 无 □ 有，原因： 1. 2.	□ 无 □ 有，原因： 1. 2.
护士签名		

（三）患者表单

蛋白尿、血尿行肾穿刺活检的临床路径患者表单

适用对象：第一诊断为 蛋白尿（ICD-10：R80）/血尿（ICD-10：R31）

患者姓名：	性别：　　年龄：　　门诊号：	住院号：
住院日期：　　年　月　日	**出院日期：**　　年　月　日	**标准住院日：10~14 天**

时间	入院	肾穿刺术前	肾穿刺当天
医患配合	□ 配合询问病史、收集资料，请务必详细告知既往史、用药史、过敏史 □ 配合进行体格检查 □ 有任何不适请告知医师	□ 配合完善肾穿刺前相关检查、化验，如采血、留尿、心电图等 □ 医师与患者及家属介绍病情及肾穿刺术前谈话、签字	□ 配合完善相关检查、化验，如采血、留尿 □ 配合医师摆好检查体位
护患配合	□ 配合测量体温、脉搏、呼吸、血压、体重 □ 配合完成入院护理评估（简单询问病史、过敏史、用药史） □ 接受入院宣教（环境介绍、病室规定、订餐制度、贵重物品保管等） □ 配合执行探视和陪伴制度 □ 有任何不适请告知护士	□ 配合测量体温、脉搏、呼吸 □ 接受肾穿刺前宣教 □ 接受饮食宣教 □ 接受药物宣教	□ 配合测量血压、脉搏、 □ 肾穿刺完成后，配合接受生命体征的测量 □ 接受肾穿刺后宣教 □ 接受药物宣教 □ 有任何不适请告知护士
饮食	□ 遵医嘱饮食，记录液体摄入量	□ 遵医嘱饮食	□ 遵医嘱饮食
排泄	□ 按医嘱记录尿量	□ 按医嘱记录尿量	□ 按医嘱记录尿量 □ 肾穿刺后留取尿液送交医护人员观察
活动	□ 正常活动	□ 正常活动	□ 术后严格卧床 6~8 小时，24 小时内卧床休息为主

时间	肾穿刺后	出院
医患配合	□ 配合完善术后检查，如采血、留尿等	□ 接受出院前指导 □ 知道复查程序 □ 获取出院诊断书
护患配合	□ 配合定时测量生命体征 □ 接受输液、服药等治疗 □ 配合记录尿量 □ 配合执行探视及陪伴	□ 接受出院宣教 □ 办理出院手续 □ 获取出院带药 □ 知道服药方法、作用、注意事项 □ 知道复印病历程序
饮食	□ 遵医嘱饮食	□ 遵医嘱饮食
排泄	□ 按医嘱记录尿量	□ 按医嘱记录尿量
活动	□ 避免剧烈活动	□ 避免剧烈活动

附：原表单（2016年版）

蛋白尿、血尿行肾穿刺活检的临床路径表单

适用对象：第一诊断为 蛋白尿（ICD-10：R80）/血尿（ICD-10：R31）

患者姓名：	性别：　　年龄：　　门诊号：	住院号：
住院日期：　　年　月　日	出院日期：　　年　月　日	标准住院日：10~14天

时间	住院第1天	住院第2~7天 （肾穿刺前）	住院第3~7天 （肾穿刺日）
主要诊疗工作	□ 询问病史及体格检查 □ 完成病历书写 □ 开化验单 □ 请上级医师查房	□ 和上级医师共同评估肾穿刺活检术的必要性和风险，确定肾穿刺安排 □ 向患者及家属交代病情，签署肾穿刺知情同意书 □ 肾穿刺前停用抗凝和抗血小板药，包括活血化瘀中药 □ 注意患者血常规、凝血功能结果是否正常 □ 注意血压控制是否良好，以利肾穿刺 □ 申请必要的相关科室会诊 □ 根据情况调整基础用药 □ 根据初步的检查结果制订下一步诊疗计划	□ 再次确认肾穿刺前准备完成，如知情同意、凝血检查、双肾超声等 □ 开肾穿刺相关医嘱 □ 准备3个病理标本小瓶，详细填写肾穿病理申请单，并请主治医师过目 □ 教会并训练患者俯卧憋气 □ 完成肾穿刺 □ 观察病情变化及有无肾穿刺相关并发症，及时处理并与患方沟通
重点医嘱	**长期医嘱：** □ 肾脏病护理常规 □ 一级或二级护理 □ 低盐、低脂、优质蛋白饮食 □ 患者既往基础用药 □ 酌情使用降压药 □ 酌情用利尿药 □ 监测体重、出入量医嘱 □ 降压减少尿蛋白药物：ACEI、ARB **临时医嘱：** □ 血常规、尿常规、大便常规+隐血 □ 肝肾功能、电解质、血糖、血脂、凝血功能、蛋白电泳、CRP、ESR、免疫指标、感染性疾病筛查 □ 24小时尿蛋白定量、尿红细胞位相 □ 肾脏超声、心电图、胸片 □ 结核菌素试验 □ 糖耐量试验 □ 必要时检查：ANCA、HLA-27、抗GBM抗体、尿NAG、超声心动图、双肾血管彩超、甲状腺功能、血和尿免疫固定电泳、血和尿轻链定量、血和尿 β_2 微球蛋白、肿瘤标志物、血和尿重金属、RAAS、皮质醇、儿茶酚胺、VMA、眼底检查等	**长期医嘱：** □ 使用ACEI/ARB类药物（酌情） □ 酌情调整基础用药 □ 使用抗菌药物（酌情） □ 对症支持治疗（维持内环境稳定、控制血压、保护肾功能、改善贫血、降低血脂等） □ 酌情使用利尿药 **临时医嘱：** □ 其他特殊医嘱：备血等 □ 复查24小时尿蛋白定量	**长期医嘱：** □ 对症支持治疗 □ 止血药物常规3天 □ 护理医嘱 **临时医嘱：** □ 必要时复查血常规、凝血四项、电解质、肾功能，肝功能，血乙型肝炎病毒DNA定量，尿蛋白定量，腹部超声 □ 开具超声引导下肾穿刺医嘱 □ 术后连续复查3次尿常规 □ 肾穿刺次日及3日晨复查尿常规 □ 其他特殊医嘱，如备血、输血等

续 表

时间	住院第1天	住院第2~7天 （肾穿刺前）	住院第3~7天 （肾穿刺日）
病情变异记录	□无 □有，原因： 1. 2.	□无 □有，原因： 1. 2.	□无 □有，原因： 1. 2.
医师签名			

时间	住院第 4~9 天 （病理回报日）	住院第 14 天 （出院日）
主要诊疗工作	□ 追查病理报告，请上级医师查房，结合病理诊断和临床表现，提出系统的治疗方案 □ 向家属及患者交代病情，签署各种必要的知情同意书、自费用品协议书 □ 开治疗医嘱 □ 明确出院时间 □ 评估一般情况、肾脏疾病并发症或合并症、肾功能、治疗副作用等 □ 添加必要的检查和化验，完成必要的其他专科会诊 □ 肾穿后 3 天停用止血药，加用必要的抗血小板及抗凝药物 □ 完成上级医师就出院诊断及治疗方案的详细查房意见	□ 完成出院记录、出院证明书、出院病历等 □ 向患者交代出院后的注意事项，约门诊复诊时间 □ 开出院带药医嘱 □ 如需下月住院治疗患者，请开具下月住院通知单 □ 协助患者联系复印病历事宜
重点医嘱	**长期医嘱：** □ 激素治疗 □ 免疫抑制剂治疗 □ 减少尿蛋白药物：ACEI/ARB 等 □ 补钙药物 □ 胃黏膜保护剂 □ 抗凝药物 □ 抗血小板药物 □ 降脂药物 **临时医嘱：** □ 复查入院时阳性检查项目和血压、肾功能、24 小时尿蛋白定量等专科重要检查项目	**出院医嘱：** □ 出院其他带药 □ 激素 □ 补钙药物 □ 抗血小板药 □ 抗凝药
病情变异记录	□ 无 □ 有，原因： 1. 2.	□ 无 □ 有，原因： 1. 2.
医师签名		

第八章

急性肾盂肾炎临床路径释义

一、急性肾盂肾炎编码

1. 原编码

疾病名称及编码：急性肾盂肾炎（ICD-10：N10XX01）

2. 修改编码

疾病名称及编码：急性肾盂肾炎（ICD-10：N10. x02）

二、临床路径检索方法

N10. x02

三、国家医疗保障疾病诊断相关分组（CHS-DRG）

MDCL　肾脏及泌尿系统疾病及功能障碍

LU1　肾及尿路感染

四、急性肾盂肾炎临床路径标准住院流程

（一）适用对象

第一诊断为急性肾盂肾炎（ICD-10：N10XX01）。

释义

■ 急性肾盂肾炎指由病原微生物（主要是细菌）引起的肾盂肾盏和实质部位的感染，伴有发热及腰痛等全身症状，包括非复杂性和复杂性肾盂肾炎。

■ 复杂性肾盂肾炎是指伴有尿路引流不畅、结石、畸形、膀胱-输尿管反流等结构或功能的异常或在慢性肾实质性疾病基础上发生的肾盂肾炎。

■ 尿脓毒血症是由尿路感染引起的脓毒血症。当尿路感染出现临床感染症状并且伴有全身炎症反应征象（发热、白细胞计数升高或降低、心动过速、呼吸急促）即可诊断，临床表现包括尿路感染、伴随的其他潜在疾病和感染性休克。

■ 本路径适应对象为临床诊断为急性肾盂肾炎，不包括复杂性肾盂肾炎及脓毒症。

（二）诊断依据

根据《实用内科学（第 12 版）》（复旦大学医学院编著，人民卫生出版社）。

1. 全身症状：发热、寒战、头痛、全身酸痛、恶心呕吐等，体温多在 38℃ 以上，部分患者出现革兰阴性杆菌败血症。

2. 泌尿系统症状：尿频、尿急、尿痛、排尿困难、下腹部疼痛、腰痛等。部分患者膀胱刺激症状不典型或缺失。

3. 体格检查：除发热，心动过速和全身肌肉压痛外，还可发现一侧或两侧肋脊角或输尿管点压痛和或肾区叩击痛。

4. 实验室检查：尿常规尿沉渣镜检白细胞≥5/HP；部分患者有镜下血尿；尿沉渣镜检红细胞数多为 3~10 个 HP，为混合型红细胞尿；部分肾盂肾炎患者尿中可见白细胞颗粒管型。
5. 细菌学检查：清洁中段尿沉渣涂片可见细菌。尿细菌培养：清洁中段尿细菌定量培养≥10^5CFU/ml。
6. 血液检查：血常规、CRP、PCT。

释义

■ 本路径的制订主要参考国内权威专业书籍和诊疗指南。

■ 病史和临床症状是诊断急性肾盂肾炎的初步依据，结合体格检查和实验室检查，如尿白细胞增多、血白细胞增多，清洁中段尿细菌培养为阳性，可进入路径。

（三）进入路径标准

第一诊断必须符合 ICD-10：N10XX01 急性肾盂肾炎疾病编码。

释义

■ 患者同时具有其他疾病影响第一诊断的临床路径流程实施时均不适合进入临床路径。

■ 合并复杂性尿路感染易感因素或尿脓毒血症的患者不适合进入临床路径。

■ 本病确诊后立即给予综合性治疗，包括一般性治疗和药物抗感染治疗，积极抗感染，避免并发症的发生。

1. 一般治疗：多饮水，勤排尿，避免辛辣食物。

2. 治疗急性肾盂肾炎的药物主要是抗感染，根据经验选用革兰阴性杆菌敏感的抗生素；同时，抗生素在尿液与肾组织内浓度高，且肾毒性小。严重感染时联合用药，疗程为 14 天。

3. 对于重症患者，留取尿标本后立即给予经验性抗菌药物治疗，首选对革兰阴性杆菌有效的药物，48~72 小时后评价临床症状改善情况，无效则需要根据药敏结果调整治疗方案。

（四）标准住院日为 7~15 天

释义

■ 如果患者条件允许，住院时间可以低于标准住院天数。

（五）住院期间检查项目

1. 必需检查的项目
（1）血常规，尿常规，大便常规。
（2）肝功能、肾功能、电解质，C 反应蛋白（CRP），降钙素原（PCT），尿细菌培养+药敏，血培养+药敏。

（3）胸片，心电图，腹部彩超，泌尿系彩超。

2. 根据患者病情进行的检查项目

（1）残余尿超声、泌尿系增强 CT、静脉肾盂造影（IVP）、尿抗酸杆菌。

（2）女性必要时需进行妇科检查。

释义

■ 血常规，尿常规以及尿培养进入路径者均需要完成。

1. 尽量在留取标本进行病原学检查后开始经验性抗菌药物治疗。

2. 根据病情，部分检查可以不进行，急性肾盂肾炎期不宜做静脉肾盂造影。

3. 根据病情，如果进行了肾脏 CT 检查，有的患者可以不进行肾脏超声检查。

（六）治疗方案的选择

抗菌药物：选用致病菌敏感的抗生素。一般首选对革兰阴性杆菌有效的抗生素。

释义

■ 针对性治疗

革兰阴性杆菌感染宜选用喹诺酮类抗菌药物，可选择复方磺胺甲噁唑，疗程为 14 天；革兰阳性球菌感染者宜选用阿莫西林或阿莫西林克拉维酸钾，可选择第二代头孢，疗程为 14 天；真菌感染宜选用口服或静脉氟康唑，可选择两性霉素 B 或 5-氟胞嘧啶，疗程为 14 天。支原体感染宜选多西环素或阿奇霉素，可选喹诺酮类抗菌药物，疗程为 7~14 天。

■ 经验性治疗

轻型急性肾盂肾炎者宜选口服喹诺酮类抗菌药物，可选复方磺胺甲噁唑或阿莫西林或阿莫西林克拉维酸钾，疗程为 14 天。

需要住院治疗的肾盂肾炎分为重症急性肾盂肾炎、复杂性急性肾盂肾炎、妊娠期急性肾盂肾炎；重症急性肾盂肾炎宜选静脉喹诺酮类或广谱的头孢菌素类，可选氨曲南或氨苄西林/舒巴坦，疗程为 14 天；复杂性急性肾盂肾炎宜选静脉哌拉西林/他唑巴坦，可选头孢吡肟、美罗培南或亚胺培南，疗程为 10~14 天；妊娠期急性肾盂肾炎宜选用静脉头孢曲松，可选氨曲南，疗程为 10~14 天。

（七）出院标准

患者无发热，血常规及炎症指标恢复正常或明显好转。

释义

■ 如果出现并发症，是否需要继续住院处理，由主管医师具体决定。

■ 由于尿培养常需要 5~7 天，且检查前应停用抗生素 3~5 天，所以可以不必等待尿培养的结果，临床主管医师判断可以门诊治疗者则可以出院。

（八）变异及原因分析

1. 患者有尿路结石需要外科处理。
2. 合并有并发症。

释义

■ 合并尿路结石的急性肾盂肾炎患者，可请泌尿外科会诊处理，包括必要时做取石手术。

■ 伴有糖尿病、机体免疫力低下及复杂因素致尿路感染可能出现肾乳头坏死、肾周围脓肿及脓毒血症等并发症，需要根据病情调整治疗方案，甚至延长住院时间。

五、急性肾盂肾炎临床路径给药方案

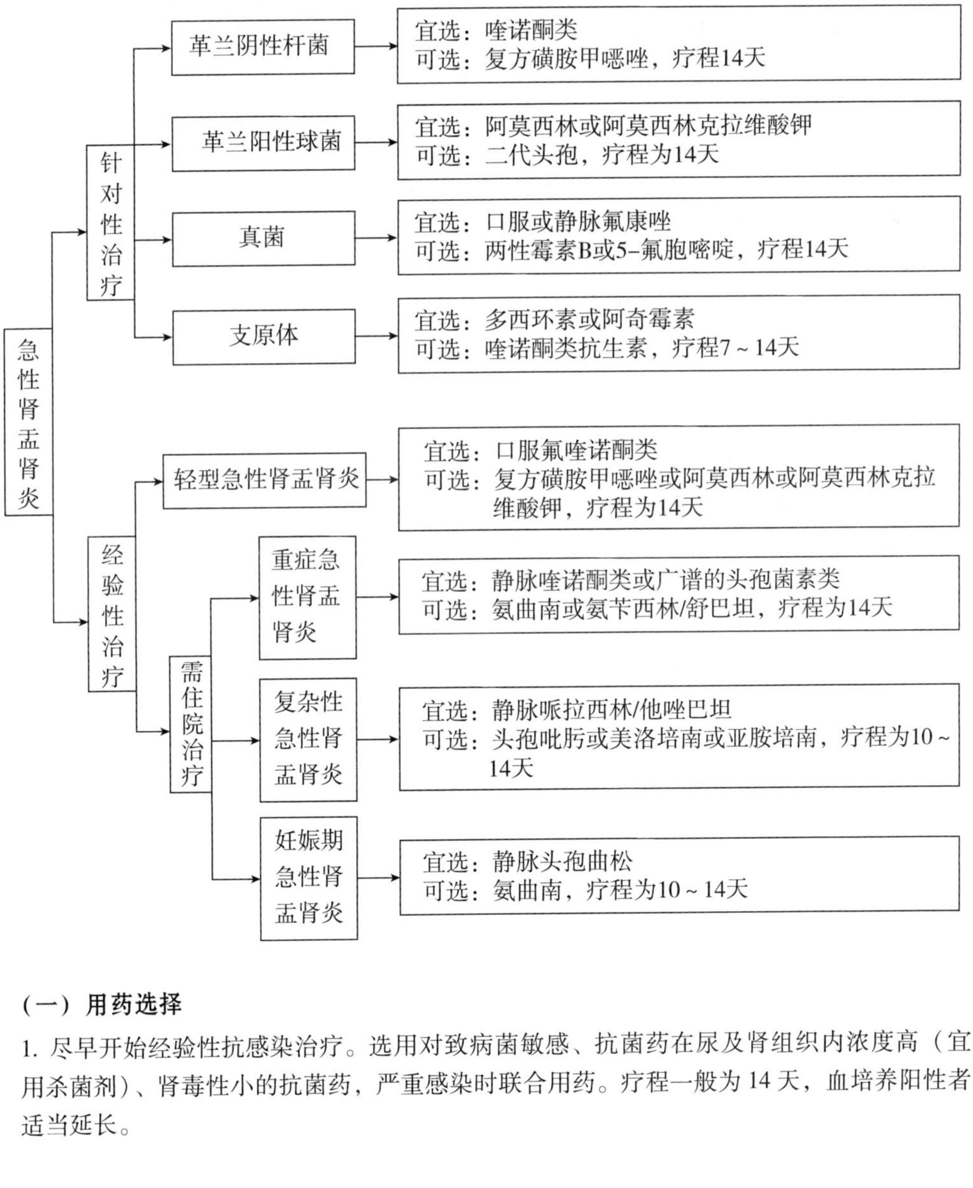

（一）用药选择

1. 尽早开始经验性抗感染治疗。选用对致病菌敏感、抗菌药在尿及肾组织内浓度高（宜选用杀菌剂）、肾毒性小的抗菌药，严重感染时联合用药。疗程一般为14天，血培养阳性者可适当延长。

2. 轻症患者可口服用药：重症患者选用静脉给药，待临床表现显著改善并能口服时改用口服序贯治疗。

3. 根据经验选用针对革兰阴性杆菌敏感的抗生素，待药敏结果回报后及时调整抗生素。

（二）药学提示

1. 喹诺酮类大部分以原形经肾脏排泄，在体内代谢甚少，故肾功能不全者应根据肌酐清除率适当减量或延长给药时间。

2. 应用抗菌药物时应注意避免肾毒性药物。

（三）注意事项

1. 喹诺酮类抗生素耐药相当常见，应尽量在留取尿培养后开始抗感染治疗。

2. 对于反复发生的急性肾盂肾炎，应除外泌尿系统有无解剖畸形、基础疾病（如结石、多囊肾、髓质海绵肾等）。

六、急性肾盂肾炎护理规范

急性肾盂肾炎患者在接受规范化治疗的同时，还应结合优质护理措施来促进患者康复，提高患者的生活质量。护理措施如下：

1. 心理干预：护理人员应对急性肾盂肾炎患者进行健康教育，告知患者疾病病因、治疗效果等相关知识，在与患者进行沟通的时候要给予患者充分的尊重，表达出对患者的关心，鼓励患者积极治疗，调节患者的心理状态，增强患者的治疗依从性。

2. 用药护理：急性肾盂肾炎患者一般应采用抗生素治疗，在用药前，应对患者进行药物过敏试验。护理人员应观察患者是否出现用药过敏反应、药物毒副作用等情况，从而在出现异常时，及时对患者采取相应的处理措施。

3. 生活指导：急性肾盂肾炎患者宜给予清淡、易消化和富含维生素的饮食。鼓励患者多饮水，勤排尿，注意保持清洁，及时更换衣物和被褥，穿着吸汗透气的棉质内裤，保持宽松、干燥。

七、急性肾盂肾炎营养治疗规范

急性肾盂肾炎患者应卧床休息，大量饮水，每日摄水量应在2500ml以上，以增加尿量，促进细菌、毒素及炎性分泌物的迅速排出。饮食应清淡，易消化，每日补充丰富的营养，包括充分的热量、数量充足的优质蛋白质和维生素A、维生素B_1、维生素B_2、维生素C等的供给。

八、急性肾盂肾炎患者健康宣教

1. 必须按时、按量、按疗程服药，勿随意停药，并按医嘱定期随访。

2. 注意休息，避免劳累，坚持体育运动，增加机体免疫力。

3. 每天应摄入足够水分，保证每天尿量不少于1500ml。

4. 注意个人卫生，特别是月经期、妊娠期、产褥期的女性。

5. 教会患者识别急性肾盂肾炎的临床表现，一旦发生应尽快诊治。

九、推荐表单

（一）医师表单

急性肾盂肾炎临床路径医师表单

适用对象：第一诊断为急性肾盂肾炎（ICD-10：N10. XX01）

患者姓名：	性别：　　年龄：　　门诊号：	住院号：
住院日期：　　年　月　日	出院日期：　　年　月　日	标准住院日：7~15 天

时间	住院第 1 天	住院第 2 天	住院第 3~7 天
主要诊疗工作	□ 询问病史及体格检查 □ 完成病历书写 □ 开化验单	□ 上级医师查房 □ 根据初步的检查结果制订下一步诊疗计划 □ 根据情况调整基础用药 □ 申请必要的相关科室会诊 □ 向患者及家属交代病情 □ 签署各种必要的知情同书、自费用品协议书	□ 完成急性肾盂肾炎及其合并症的诊断并制订治疗方案开始治疗
重点医嘱	**长期医嘱：** □ 肾脏病护理常规 □ 一/二级护理 □ 静脉使用抗菌药物 □ 既往基础用药 **临时医嘱：** □ 血常规、尿常规、大便常规 □ 肝肾功能、电解质、血糖、血脂、凝血功能、CRP、ESR、血培养+药敏 □ 清洁中段尿培养+药敏、尿红细胞位相和白细胞分类、尿抗酸杆菌 □ 泌尿系 B 超	**长期医嘱：** □ 肾脏病护理常规 □ 一/二级护理 □ 继续使用抗菌药物 □ 既往基础用药 **临时医嘱：** □ 必要时检查：尿 NAG、尿 β_2 微球蛋白、尿渗透压、尿支原体，衣原体、尿结核杆菌培养 □ 膀胱残余尿量、静脉肾盂造影泌尿系 CT 等其他特殊医嘱	**长期医嘱：** □ 肾脏病护理常规 □ 一/二级护理 □ 调整既往基础用药 □ 根据尿培养结果调整抗菌药物 □ 根据并发症的诊断给予相应治疗 **临时医嘱：** □ 必要时复查血常规、肾功能、肝功能、血培养 □ 复查清洁中段尿培养
病情变异记录	□ 无　□ 有，原因： 1. 2.	□ 无　□ 有，原因： 1. 2.	□ 无　□ 有，原因： 1. 2.
医师签名			

时间	住院第 8~14 天	住院第 15 天 （出院日）
主要诊疗工作	□ 完成必要的其他专科会诊 □ 评估一般情况、急性肾盂肾炎并发症或合并症、治疗副作用等 □ 上级医师查房，判断疗效 □ 明确出院时间	□ 完成出院记录、出院证明书、出院病历等 □ 向患者交代出院后的注意事项
重点医嘱	**长期医嘱：** □ 根据病情调整长期用药 **临时医嘱：** □ 复查入院时阳性检查项目和清洁中段尿培养、血培养（第二次仍阳性者复查）、24 小时尿蛋白定量等专科重要检查项目	**出院医嘱：** □ 出院带药 □ 出院后第 2、6 周复查尿培养
病情变异记录	□ 无 □ 有，原因： 1. 2.	□ 无 □ 有，原因： 1. 2.
医师签名		

（二）护士表单

急性肾盂肾炎临床路径护士表单

适用对象：第一诊断为急性肾盂肾炎（ICD-10：N10. XX01）

患者姓名：	性别：　　年龄：　　门诊号：	住院号：
住院日期：　　年　月　日	**出院日期：**　　年　月　日	**标准住院日：7~15 天**

时间	住院第 1~3 天	住院第 4~6 天	住院第 7~15 天
健康宣教	□ 介绍主管医师及护士 □ 介绍病房环境 □ 介绍住院注意事项 □ 入院护理评估	□ 指导患者留取尿培养标本的注意事项 □ 主管护士与患者沟通，了解并指导心理应对 □ 宣教疾病知识、用药知识及特殊检查操作过程 □ 告知检查及操作前后饮食、活动及探视注意事项及应对方式 □ 指导患者养成良好的卫生习惯 □ 饮食指导	□ 活动指导 □ 饮食指导 □ 定期复查 □ 出院带药服用时间及方法 □ 个人卫生习惯指导 □ 养成多饮食、勤排尿的习惯
护理处置	□ 核对患者 □ 建立入院护理病历 □ 卫生处置：剪指甲、更换病号服	□ 随时观察患者病情变化 □ 遵医嘱正确使用抗生素 □ 协助医师完成各项检查化验	□ 办理出院手续 □ 书写出院小结
基础护理	□ 二级护理 □ 晨晚间护理 □ 患者安全管理	□ 二级护理 □ 晨晚间护理 □ 患者安全护理	□ 二级护理 □ 晨晚间护理 □ 患者安全护理
专科护理	□ 护理查体 □ 生命体征的记录 □ 需要时填写跌倒及压疮防范表 □ 需要时请家属陪伴 □ 心理护理	□ 观察患者体温的变化 □ 遵医嘱完成相关检查 □ 心理护理 □ 遵医嘱给药 □ 准确采集尿标本	□ 病情评估 □ 心理护理
重点医嘱	□ 详见医嘱执行单	□ 详见医嘱执行单	□ 详见医嘱执行单
病情变异记录	□ 无　□ 有，原因： 1. 2.	□ 无　□ 有，原因： 1. 2.	□ 无　□ 有，原因： 1. 2.
护士签名			

（三）患者表单

急性肾盂肾炎临床路径患者表单

适用对象：第一诊断为急性肾盂肾炎（ICD-10：N10. XX01）

患者姓名：	性别：　　年龄：　　门诊号：	住院号：
住院日期：　　年　月　日	出院日期：　　年　月　日	标准住院日：7～15 天

时间	入院当日	住院第 2-6 天	住院第 7～15 天 （出院日）
医患配合	□ 配合询问病史，请务必详细告知既往史、用药史、过敏史 □ 配合体格检查 □ 如有任何不适告知医师	□ 配合完善相关检查、化验，如采血、留尿、心电图等 □ 医师向患者及家属介绍病情，如有异常检查结果需进一步检查 □ 配合用药及治疗 □ 配合医师调整用药 □ 有任何不适告知医师	□ 接受出院前指导 □ 知道复查程序 □ 获取出院诊断书
医护配合	□ 配合测量体温、脉搏、呼吸、血压、体重 □ 配合完成入院护理评估单（简单询问病史、过敏史、用药史） □ 接受入院宣教（环境介绍、病房规定、订餐制度、贵重物品保管等） □ 有任何不适告知护士	□ 配合测量体温、脉搏、呼吸，询问每日排尿情况 □ 接受相关化验检查宣教，正确留取尿标本，配合检查 □ 有任何不适告知护士 □ 接受输液、服药治疗 □ 注意活动安全，避免坠床或者跌倒 □ 配合执行探视及陪伴 □ 接受疾病及用药等相关知识指导	□ 接受出院宣教 □ 办理出院手续 □ 获取出院带药 □ 知道服用方法，作用及注意事项 □ 知道复印病历方法
饮食	□ 清淡饮食 □ 多饮水	□ 清淡饮食 □ 多饮水	□ 清淡饮食 □ 多饮水
排泄	□ 勤排尿	□ 勤排尿	□ 勤排尿
活动	□ 适当活动	□ 适当活动	□ 适当活动

附：原表单（2016 年版）

急性肾盂肾炎临床路径表单

适用对象：第一诊断为急性肾盂肾炎（ICD-10：N10. XX01）

患者姓名：	性别：　　年龄：　　门诊号：	住院号：
住院日期：　　年　月　日	出院日期：　　年　月　日	标准住院日：7~15 天

时间	住院第 1 天	住院第 2~7 天	住院第 7~15 天
主要诊疗工作	□ 询问病史及体格检查 □ 书写病历 □ 上级医师查房 □ 向患者及其家属或委托人交代病情 □ 经验性抗感染治疗 □ 支持对症治疗	□ 上级医师查房 □ 完成必要的相关科室会诊 □ 完善病历书写 □ 注意患者生命体征及化验检查结果回报 □ 根据细菌培养结果调整抗生素	□ 上级医师查房 □ 完成必要的相关科室会诊 □ 完成病历书写 □ 注意患者生命体征及化验检查结果回报 □ 复查血常规、尿常规等指标
重点医嘱	**长期医嘱：** □ 内科入院常规 □ 一级/二级护理 □ 清淡饮食 □ 患者既往基础用药 □ 静脉输注抗生素 **临时医嘱：** □ 血常规，尿常规，便常规，大生化，CRP，PCT，尿细菌培养+药敏，血培养 □ 胸片，心电图，腹部彩超，泌尿系彩超 □ 必要时检查：泌尿系 CT、残余尿超声、静脉肾盂造影（IVP）、尿抗酸杆菌等	**长期医嘱：** □ 内科入院常规 □ 一级/二级护理 □ 清淡饮食 □ 患者既往基础用药 □ 静脉输注抗生素 **临时医嘱：** □ 其他特殊医嘱	**长期医嘱：** □ 内科入院常规 □ 二级护理 □ 清淡饮食 □ 患者既往基础用药 □ 静脉输注或口服抗生素 **出院医嘱：** □ 出院带药 □ 门诊随诊
护理工作	□ 介绍病房环境，设施和设备 □ 入院护理评估	□ 监测患者生命体征 □ 观察患者病情变化	□ 指导患者办理出院手续
病情变异记录	□ 无　□ 有，原因： 1. 2.	□ 无　□ 有，原因： 1. 2.	□ 无　□ 有，原因： 1. 2.
护士签名			
医师签名			

第九章

尿路感染临床路径释义

一、尿路感染编码

1. 原编码

疾病名称及编码：尿路感染（ICD-10：N39.001）

2. 修改编码

疾病名称及编码：肾盂肾炎（ICD-10：N12）

膀胱炎（ICD-10：N30）

尿道炎和尿道综合征（ICD-10：N34）

尿路感染（ICD-10：N39.0）

二、临床路径检索方法

N12/N30/N34/N39.0

三、国家医疗保障疾病诊断相关分组（CHS-DRG）

MDCL　肾脏及泌尿系统疾病及功能障碍

LU1　肾及尿路感染

四、尿路感染临床路径标准流程

（一）适用对象

第一诊断为尿路感染（ICD-10：N39.001）。

释义

■ 尿路感染是肾脏、输尿管、膀胱和尿道等泌尿系统各个部位感染的总称，指病原微生物在尿路异常繁殖所致的急性或慢性炎症，按照不同的标准有以下分类：

1. 按照临床表现分为：单纯性尿路感染、复杂性尿路感染、反复发作的尿路感染、无症状性菌尿和尿道综合征。

2. 按照解剖部位分为：上尿路感染（肾盂肾炎）和下尿路感染（膀胱炎和尿道炎）。

（二）诊断依据

根据中华医学会肾脏病学分会编著或修订的《临床诊疗指南·肾脏病学分册》。

1. 症状与体征：急性膀胱炎可有膀胱刺激症状，急性肾盂肾炎时常同时伴有寒战、发热、腰痛、肋脊角及输尿管点压痛，肾区压痛和叩痛。

2. 辅助检查

（1）尿培养。

（2）尿常规检查。

释义

■ 急性膀胱炎通常表现为尿频、尿急、尿痛及下腹部疼痛。尿液常混浊并有异味，30%患者可见肉眼血尿。一般无全身感染症状，体温正常或仅有低热。

■ 复杂性尿路感染临床表现复杂多样，可表现为尿频、尿急、尿痛、排尿困难、发热、腰痛和肾区叩击痛等，严重者可出现肾乳头坏死、肾周脓肿、脓毒症和肾功能损伤。部分患者仅表现为无症状菌尿。

■ 反复发作尿路感染的诊断依据包括临床表现（排尿困难、尿频、尿急、尿痛，伴或不伴有血尿，多无全身症状或比较轻微，尿液混浊可有异味），既往尿路感染病史，有症状患者近12个月内连续3次清洁中段尿培养病原菌菌数≥10^5CFU/ml。

■ 尿常规检查：新鲜清洁中段尿沉渣镜检白细胞大于5个/高倍视野，提示尿路感染。尿培养诊断标准：清洁中段尿或导尿留取尿液（非留置导尿）培养革兰阳性球菌菌数≥10^4CFU/ml、革兰阴性杆菌菌数≥10^5CFU/ml。

■ 复杂性尿路感染常规行影像学检查首选超声检查以排除尿路梗阻、畸形、泌尿系结石及肿瘤等。

（三）治疗方案的选择

1. 根据中华医学会肾脏病学分会编著或修订的《临床诊疗指南·肾脏病学分册》进行治疗。
2. 选用对致病菌敏感的药物，必要时联合用药，足够疗程，预防或治疗败血症。
3. 对症及支持治疗。
4. 纠正易患因素。

释义

■ 尿路感染的病原菌以革兰阴性杆菌为主，大肠埃希菌是首位的病原菌，其次是革兰阳性球菌、克雷伯菌及假单胞菌属。病原菌以单一菌种多见，但在复杂性尿路感染可见两种以上细菌混合感染，可合并厌氧菌及真菌感染等。由于抗菌药物的广泛应用，尿路感染的菌种和耐药性正在发生变化，产超广谱β-内酰胺酶（ESBLs）大肠埃希菌、肺炎克雷伯菌和耐万古霉素肠球菌成为主要病原菌。在医院获得性尿路感染中，大肠埃希菌所占比例略有降低，但仍为首位病原菌，其次为真菌和肠球菌。

■ 首次发作单纯性尿路感染可经验治疗，急性肾盂肾炎、复杂性尿路感染、反复发作性尿路感染应首先留取尿液标本进行细菌学检查后再开始经验治疗，首选对革兰阴性杆菌有效的药物，72小时显效者无需换药，否则应根据药敏结果更改抗生素。对于抗生素耐药菌株，中医药的抗生素类药物正在积极探索中，研究提示部分中成药在尿路感染治疗中单用或联合抗生素使用疗效显著，如癃清片，中医药的使用对于缓解细菌耐药形势将有很大的帮助。

■ 对症支持治疗包括：多饮水，增加尿量，促进细菌及炎性分泌物的排出。对于有潜在疾病诱发因素的尿路感染，除进行抗感染治疗外，需治疗合并的其他潜在性疾病，必要时给予营养支持治疗。对反复发作性尿路感染患者行健康教育，使患者了解重新感染和复发的症状，性交后排尿，避免穿着使皮肤过敏衣物、紧身衣及坐浴，注意个人卫生，选择其他有效的避孕方式来替代杀精剂。绝经后女性反复发作可予阴道内雌激素软膏。

■ 尿路感染的易感因素包括尿路梗阻、膀胱输尿管反流、机体免疫力低下、神经源性膀胱、女性（尿道短而宽、妊娠、绝经后雌激素缺乏、避孕用品使用）、性生活、医源性操作、尿路结构异常及遗传因素。

（四）标准住院日为3~15天

释义

■ 单纯性尿路感染、轻中度肾盂肾炎可门诊口服药物治疗。住院患者入院第一天留取标本行细菌学检查后开始经验治疗，72小时无效根据药敏更换抗生素，急性单纯性膀胱炎短程疗法疗程3~5天，急性肾盂肾炎抗生素总疗程14天。根据患者状况可酌情减少住院天数，总住院天数不超过15天。

（五）进入路径标准

1. 第一诊断必须符合ICD-10：N39.001疾病编码。
2. 患者同时具有其他疾病，但在治疗期间不需特殊处理，也不影响第一诊断的临床路径流程实施时，可以进入本路径。

释义

■ 患者因有创性操作、糖尿病、尿失禁等因素致无症状性尿路感染，临床无需药物干预的不适合进入临床路径。

■ 入院后常规检查发现有基础疾病，如高血压、冠状动脉粥样硬化性心脏病、肝肾功能不全等，经系统评估后对尿路感染诊断治疗无特殊影响者，可进入路径。但可能增加医疗费用，延长住院时间。

（六）住院后完善检查

1. 必需的检查项目
（1）血常规、尿常规、大便常规、尿培养。
（2）肝肾功能、电解质、血糖、血脂、凝血功能。
（3）泌尿系B超、胸片、心电图、女性妇科B超。

释义

■ 血常规、尿常规、尿培养在住院期间根据病情及治疗状况需要多次复查。

■ 尽量在留取标本进行细菌学检查后进行经验性治疗。

2. 根据患者情况，必要时的检查项目

（1）残余尿超声、腹部 CT、静脉肾盂造影（IVP）、血培养、降钙素原、血沉、尿查抗酸杆菌等（对反复发作的尿路感染，应注意除外尿路复杂因素和系统性疾病）。

（2）女性必要时需进行妇科检查。

释义

■ 急性肾盂肾炎急性发作期不宜行静脉肾盂造影。

■ 复杂性尿路感染、反复发作性尿路感染常规进行影像学检查，尤其是怀疑有肾脏先天畸形、尿路梗阻或者老年患者。首选超声检查，以明确是否存在尿路梗阻、结石、肿瘤等病变，可选尿路平片（KUB）和静脉肾盂造影（IVP）。超声和 KUB+IVP 有阳性发现时可选择 CT 或 MRI 进一步明确诊断。对于反复发作的血尿及尿路刺激征的高危患者建议膀胱镜检查，膀胱镜检查宜选择非感染期。

■ 反复发作尿路感染女性患者需行盆腔检查，以明确是否存在阴道脱垂并评估阴道上皮情况。有糖尿病家族史、肥胖或明确反复发作尿路感染的患者需筛查糖尿病。可疑尿潴留患者需行膀胱残余尿测定。

■ 不推荐将尿道造影、膀胱造影及膀胱镜作为反复发作尿路感染的常规检测方法。

（七）选择用药

抗生素治疗：选用对致病菌敏感、抗菌药在尿及肾内浓度高（宜选用杀菌剂）、肾毒性小的抗菌药物，严重感染时联合用药。疗程一般为 3~15 天（根据感染部位不同疗程不同）。血培养阳性者疗程可适当延长。

释义

■ 用药原则：选用致病菌敏感的抗生素，病原学结果回报前行经验治疗首选对革兰阴性杆菌有效的抗生素。治疗 72 小时症状无改善则按药敏结果调整用药。抗生素在肾脏及尿液中浓度高。选择肾毒性小的抗生素。单一药物治疗无效、严重感染、耐药菌感染及多重致病菌感染时应联合用药。不同类型的尿路感染疗程不同。

（八）出院标准

1. 临床症状消失。
2. 尿常规正常。
3. 尿培养阴性。

释义

■ 尿培养需停用抗生素 5~7 天后复查，且需 5~7 天出结果，故尿培养阴性非出院必要条件，可出院后门诊随诊尿培养结果。

（九）变异及原因分析

1. 新出现其他系统合并症，需要住院治疗。

2. 肾周围脓肿等感染。

释义

■ 伴有糖尿病、机体免疫力低下及复杂因素致尿路感染可能出现肾乳头坏死、肾周围脓肿及脓毒血症等并发症，需要根据病情调整治疗方案，甚至延长住院时间。

五、尿路感染给药方案

（一）用药选择

1. 单纯下尿路感染

药物治疗：推荐采用3日口服疗法治疗，甲氧苄啶-磺胺甲基异噁唑（TMP-SMZ）100mg，一日2次；或环丙沙星0.25g，一日2次；或左氧氟沙星0.5g，一日1次，连用3天。如上述药物不能耐受，可选用半合成青霉素或头孢菌素类抗生素，任选一种连用3天。应用上述抗生素可同时口服碳酸氢钠片1g，一日3次，碱化尿液、抑制细菌生长。

2. 急性单纯性肾盂肾炎

（1）轻、中度肾盂肾炎的治疗：推荐以口服药物治疗为主，疗程10~14天。推荐首选喹诺酮类、第三代头孢菌素类药物治疗。不推荐克拉维酸（β-内酰胺酶抑制剂）及复方磺胺甲噁唑作为经验用药的首选药物，但当药敏试验结果显示敏感时，可考虑应用。

（2）重症肾盂肾炎的治疗：推荐以静脉用药治疗为主。推荐首选喹诺酮类、第三代头孢菌素类药物治疗；当药敏结果为革兰阳性病原菌时，选择应用氨基青霉素+β-内酰胺酶抑制剂，拉氧头孢具广谱抗菌活性且对β-内酰胺酶稳定，耐药率较低，可选择应用；必要时联合用药。氨基糖苷类抗生素肾毒性大，应慎用。患者体温恢复正常后3天改为口服抗生素，完成14天疗程，当药敏结果为MRSA阳性时，选择应用替考拉宁、利奈唑胺或万古霉素，总疗程2~3周。

3. 反复发作尿路感染：初次治疗反复发作尿路感染的方案同单纯性尿路感染一致，根据尿培养病原学结果选择敏感抗生素。

（二）药学提示

1. 建议选择由肾脏排泄，肾组织和尿液中浓度较高的抗生素。对于病情危重的患者，留取尿标本后立即给予经验性抗生素治疗，药物需覆盖革兰阳性及阴性菌，结合病情考虑覆盖真菌，并根据临床治疗效果和尿培养结果及时进行调整。

2. 使用抗生素时应注意避免肾毒性药物。

（三）注意事项

1. 用药前首先进行尿培养及药敏试验，根据尿培养及药敏结果制订治疗方案。

2. 对于存在尿路结构畸形、狭窄、肿瘤或神经源性膀胱等，如有可能考虑手术治疗。

六、尿路感染护理规范

尿路感染患者在接受规范化治疗的同时，还应结合优质护理措施来促进患者康复，提高患者的生活质量。护理措施如下：

1. 心理干预：护理人员应对尿路感染患者进行健康教育，告知患者疾病病因、治疗效果等相关知识，在与患者进行沟通的时候要给予患者充分的尊重，表达出对患者的关心，鼓励患者积极治疗，调节患者的心理状态，增强患者的治疗依从性。

2. 用药护理：尿路感染患者一般应采用抗生素治疗，在用药前，应对患者进行药物过敏试验。护理人员应观察患者是否出现用药过敏反应、药物毒副作用等情况，从而在出现异常时，及时对患者采取相应的处理措施。

3. 生活指导：尿路感染患者应保持充分的休息，避免熬夜，需要多喝水、勤排尿，注意保持清洁，及时更换衣物和被褥，穿着吸汗透气的棉质内裤，保持宽松、干燥。对于出现高热、尿路刺激的患者应进行卧床休息，并对患者进行定时体温测量，在温度超过 38.5℃时，遵照医嘱对患者进行降温治疗，同时结合物理降温加快患者体温恢复。

4. 留置导管护理：合理选择导尿管，遵循无菌操作原则，对导尿管的固定情况予以确认，保证导尿管通畅，对患者插管皮肤、导管接头进行消毒，加强对患者的观察，尽可能缩短导管留置时间。

七、尿路感染营养治疗规范

尿路感染患者应予清淡饮食，多饮水，避免吃辛辣、刺激食物，以免加重炎症反应，导致患者排尿异常症状更为严重，推荐患者采用少食多餐的方式进食，可以有效降低饮食对尿路的刺激作用，促进患者的病症消退。患者应适量补充维生素，吃一些新鲜的蔬菜、水果，选择一些易于消化的食物，同时增加日常饮水，促进患者排尿。

八、尿路感染患者健康宣教

叮嘱患者应按时用药，不可自行减少药量或终止用药，要定期复查，注意日常卫生，勤更换衣服，采用淋浴方式洗澡，衣物应以宽松、舒适为宜。

九、推荐表单

（一）医师表单

尿路感染临床路径医师表单

适用对象：第一诊断为尿路感染（TCD 编码：BNS070，ICD-10 编码：N39.001）

患者姓名：	性别：　　年龄：　　门诊号：	住院号：
住院日期：　　年　月　日	出院日期：　　年　月　日	标准住院日：3~15 天

时间	住院第 1 天 （急诊室或门诊到病房）	住院第 2 天	住院第 3~7 天
主要诊疗工作	□ 询问病史与体格检查（临床表现、体格检查） □ 完善病历 □ 医患沟通，交代病情 □ 监测并管理体温（必要时降温） □ 完善相关辅助检查	□ 上级医师查房记录 □ 评价全身功能状态 □ 评估辅助检查结果 □ 防治并发症 □ 根据初步的检查结果制订下一步诊疗计划 □ 申请必要的相关科室会诊	□ 主任医师查房，书写上级医师查房记录 □ 测体温，评价全身功能状态 □ 根据尿培养结果继续给予抗感染及对症支持治疗
重点医嘱	**长期医嘱：** □ 肾内科护理常规 □ 一级或二级护理 □ 普食 □ 经验性推荐喹诺酮类或头孢类药物，如有病原学依据则根据病原学酌情选择 **临时医嘱：** □ 血常规、尿常规、大便常规、血沉 □ 肝肾功能、电解质、血糖、血脂、凝血功能、 □ 泌尿系 B 超、胸 CT 或胸片、心电图 □ 尿培养（应用抗菌药物之前留取标本）、血培养、降钙素原 □ 必要时检查：残余尿超声、静脉肾盂造影（IVP）、腹部 CT、尿查抗酸杆菌	**长期医嘱：** □ 肾内科护理常规 □ 一级或二级护理 □ 普食 □ 基础疾病用药 **临时医嘱：** □ 复查异常化验结果 □ 根据病情变化下医嘱	**长期医嘱：** □ 肾内科护理常规 □ 一级或二级护理 □ 基础疾病用药 **临时医嘱：** □ 复查异常化验结果 □ 根据病情变化下医嘱 □ 复查尿常规、尿培养、血培养（酌情）
病情变异记录	□ 无　□ 有，原因： 1. 2.	□ 无　□ 有，原因： 1. 2.	□ 无　□ 有，原因： 1. 2.
医师签名			

时间	第 8~13 天	第 14 天	出院日
主要诊疗工作	□ 各级医师查房 □ 评估辅助检查结果 □ 评价全身功能状态 □ 继续抗感染及对症支持治疗 □ 继续防治并发症 □ 必要时相关科室会诊	□ 各级医师查房 □ 评估辅助检查结果 □ 评价全身功能状态 □ 继续抗感染及对症支持治疗 □ 继续防治并发症 □ 必要时相关科室会诊	□ 向患者及家属介绍出院后注意事项，出院后治疗及家庭保健 □ 患者办理出院手续，出院
重点医嘱	**长期医嘱：** □ 感染内科疾病护理常规 □ 一级或二级护理 □ 普食 □ 基础疾病用药 □ 依据病情下达 **临时医嘱：** □ 异常检查复查 □ 复查血常规、肾功能、血糖、电解质 □ 复查尿常规、尿培养，根据情况复查血培养 □ 依据病情需要下达	**长期医嘱：** □ 感染内科疾病护理常规 □ 根据情况调整护理级别 □ 普食 □ 基础疾病用药 □ 依据病情下达 **临时医嘱：** □ 异常检查复查	**出院医嘱：** □ 通知出院 □ 依据病情给予出院带药及建议 □ 出院带药 □ 其他危险因素处理 □ 随诊建议 □ 出院后 2 周
病情变异记录	□ 无　□ 有，原因： 1. 2.	□ 无　□ 有，原因： 1. 2.	□ 无　□ 有，原因： 1. 2.
医师签名			

（二）护士表单

尿路感染临床路径护士表单

适用对象：第一诊断为尿路感染（TCD 编码：BNS070，ICD-10 编码：N39.001）

患者姓名：	性别：　　年龄：　　门诊号：	住院号：
住院日期：　　年　月　日	**出院日期：**　　年　月　日	**标准住院日：3~15 天**

时间	住院第 1 天	住院第 4~6 天	第 7~14 天 （出院日）
健康宣教	□ 介绍主管医师及护士 □ 介绍病房环境 □ 介绍住院注意事项 □ 入院护理评估	□ 指导患者留取尿培养标本的注意事项 □ 主管护士与患者沟通，了解并指导心理应对 □ 宣教疾病知识、用药知识及特殊检查操作过程 □ 告知检查及操作前后饮食、活动及探视注意事项及应对方式 □ 养成良好的卫生习惯 □ 饮食指导	□ 活动指导 □ 饮食指导 □ 定期复查 □ 出院带药服用时间及方法 □ 个人卫生习惯指导，养成多饮食、勤排尿的习惯
护理处置	□ 核对患者 □ 建立入院护理病历 □ 卫生处置：剪指甲，更换病号服	□ 随时观察患者病情变化 □ 遵医嘱正确使用抗生素 □ 协助医师完成各项检查化验	□ 办理出院手续 □ 书写出院小结
基础护理	□ 二级护理 □ 晨晚间护理 □ 患者安全管理	□ 二级护理 □ 晨晚间护理 □ 患者安全护理	□ 二级护理 □ 晨晚间护理 □ 患者安全护理
专科护里	□ 护理查体 □ 生命体征的记录 □ 需要时填写跌倒及压疮防范表 □ 需要时请家属陪伴 □ 心理护理	□ 观察患者体温的变化 □ 遵医嘱完成相关检查 □ 心理护理 □ 遵医嘱给药 □ 准确采集尿标本	□ 病情评估 □ 心理护理
重点医嘱	□ 详见医嘱执行单	□ 详见医嘱执行单	□ 详见医嘱执行单
病情变异记录	口无　口有，原因： 1. 2.	口无　口有，原因： 1. 2.	口无 口有，原因： 1. 2.
护士签名			

（三）患者表单

尿路感染临床路径患者表单

适用对象：第一诊断为尿路感染（TCD 编码：BNS070，ICD-10 编码：N39.001）

患者姓名：	性别： 年龄： 门诊号：	住院号：
住院日期： 年 月 日	**出院日期：** 年 月 日	**标准住院日：3~15 天**

时间	入院	住院	出院日
医患配合	□ 配合询问病史，请务必 详细告知既往史，用药史，过敏史 □ 配合体格检查 □ 如有任何不适告知医师	□ 配合完善相关检查、化验如采血，留尿，心电图等 □ 医师向患者及家属介绍病情，如有异常检查结果，需进一步检查 □ 配合用药及治疗 □ 配合医师调整用药 □ 有任何不适告知医师	□ 接受出院前指导 □ 知道复查程序 □ 获取出院诊断书
医护配合	□ 配合测量体温、脉搏、呼吸、血压、体重 □ 配合完成入院护理评估 单（简单询问病史、过敏史、用药史） □ 接受入院宣教（环境介绍、病房规定、订餐制 度、贵重物品保管等） □ 有任何不适告知护士	□ 配合测量体温、脉搏、呼吸， □ 询问每日排尿情况 □ 接受相关化验检查宣教，正确 留取尿标本，配合检查 □ 有任何不适告知护士 □ 接受输液、服药治疗 □ 注意活动安全，避免坠床或者 □ 跌倒 □ 配合执行探视及陪伴 □ 接受疾病及用药等相关知识指导	□ 接受出院宣教 □ 办理出院手续 □ 获取出院药 □ 知道服用方法、作用及注意事项 □ 知道复印病历方法
饮食	□ 清淡饮食 □ 多饮水	□ 清淡饮食 □ 多饮水	□ 清淡饮食 □ 多饮水
排泄	□ 勤排尿	□ 勤排尿	□ 勤排尿
活动	□ 适当活动	□ 适当活动	□ 适当活动

附：原表单（2016版）

尿路感染临床路径表单

适用对象：第一诊断为尿路感染（TCD编码：BNS070，ICD-10编码：N39.001）

患者姓名：	性别：　　年龄：	
住院日期：　　年　月　日	出院日期：　　年　月　日	标准住院日：3~15天

时间	住院第1天 （急诊室或门诊到病房）	住院第2天	住院第3~7天
主要诊疗工作	□ 询问病史与体格检查（临床表现、体格检查） □ 完善病历 □ 医患沟通，交代病情 □ 监测并管理体温（必要时降温） □ 完善相关辅助检查 □ 根据情况给予抗感染及对症支持治疗	□ 主治医师查房，书写上级医师查房记录 □ 评价全身功能状态 □ 评估辅助检查结果 □ 防治并发症 □ 根据初步的检查结果制订下一步诊疗计划 □ 申请必要的相关科室会诊	□ 主任医师查房，书写上级医师查房记录 □ 测体温，评价全身功能状态 □ 根据尿培养结果继续给予抗感染及对症支持治疗
重点医嘱	**长期医嘱：** □ 感染内科疾病护理常规 □ 一级或二级护理 □ 普食 □ 监测生命体征 □ 经验性推荐喹诺酮类或头孢类药物，如有病原学依据则根据病原学酌情选择 □ 依据病情下达 **临时医嘱：** □ 血常规、尿常规、大便常规、血沉 □ 肝肾功能、电解质、血糖、血脂、凝血功能、感染性疾病筛查（酌情） □ 泌尿系B超、胸CT或胸片、心电图 □ 根据病情下达病危通知 □ 尿培养（应用抗菌药物之前留取标本）、血培养（酌情）、降钙素原 □ 必要时检查：残余尿超声、静脉肾盂造影（IVP）、腹部CT、尿查抗酸杆菌	**长期医嘱：** □ 感染内科疾病护理常规 □ 一级或二级护理 □ 普食 □ 监测生命体征 □ 基础疾病用药 □ 依据病情下达 **临时医嘱：** □ 复查异常化验结果 □ 根据病情变化下医嘱	**长期医嘱：** □ 感染内科疾病护理常规 □ 一级或二级护理 □ 普食 □ 监测生命体征 □ 基础疾病用药 □ 依据病情下达 **临时医嘱：** □ 复查异常化验结果 □ 根据病情变化下医嘱 □ 复查尿常规、尿培养、血培养（酌情）

续 表

时间	住院第 1 天 （急诊室或门诊到病房）	住院第 2 天	住院第 3~7 天
主要护理工作	□ 入院宣教及护理评估 □ 正确执行医嘱 □ 观察患者病情变化 □ 监测与管理体温 □ 做好各项护理记录	□ 正确执行医嘱 □ 观察患者病情变化 □ 监测与管理体温 □ 做好各项护理记录	□ 正确执行医嘱 □ 观察患者病情变化 □ 监测与管理体温 □ 做好各项护理记录
病情变异记录	□ 无 □ 有，原因： 1. 2.	□ 无 □ 有，原因： 1. 2.	□ 无 □ 有，原因： 1. 2.
护士签名			
医师签名			

时间	第 8~13 天	第 14 天	出院日
主要诊疗工作	□ 各级医师查房 □ 评估辅助检查结果 □ 评价全身功能状态 □ 继续抗感染及对症支持治疗 □ 继续防治并发症 □ 必要时相关科室会诊	□ 各级医师查房 □ 评估辅助检查结果 □ 评价全身功能状态 □ 继续抗感染及对症支持治疗 □ 继续防治并发症 □ 必要时相关科室会诊	□ 向患者及家属介绍出院后注意事项，出院后治疗及家庭保健 □ 患者办理出院手续，出院
重点医嘱	**长期医嘱：** □ 感染内科疾病护理常规 □ 一级或二级护理 □ 普食 □ 基础疾病用药 □ 依据病情下达 **临时医嘱：** □ 异常检查复查 □ 复查血常规、肾功能、血糖、电解质 □ 复查尿常规、尿培养，根据情况复查血培养 □ 依据病情需要下达	**长期医嘱：** □ 感染内科疾病护理常规 □ 根据情况调整护理级别 □ 普食 □ 基础疾病用药 □ 依据病情下达 **临时医嘱：** □ 异常检查复查	**出院医嘱：** □ 通知出院 □ 依据病情给予出院带药及建议 □ 出院带药 □ 其他危险因素处理 □ 随诊建议 □ 出院后 2 周
主要护理工作	□ 正确执行医嘱 □ 观察患者病情变化	□ 正确执行医嘱 □ 观察患者病情变化	□ 出院带药服用指导 □ 特殊护理指导 □ 告知复诊时间和地点 □ 交代常见的药物不良反应 □ 嘱其定期门诊复诊
病情变异记录	□ 无 □ 有，原因： 1. 2.	□ 无 □ 有，原因： 1. 2.	□ 无 □ 有，原因： 1. 2.
护士签名			
医师签名			

第十章

新月体肾炎临床路径释义

一、新月体肾炎编码

疾病名称及编码：新月体肾炎（ICD-10：N01.7）

二、临床路径检索方法

N01.7

三、国家医疗保障疾病诊断相关分组（CHS-DRG）

MDCL　肾脏及泌尿系统疾病及功能障碍

LS1　肾炎及肾病

LR1　肾功能不全

LL1　肾透析

四、新月体肾炎临床路径标准住院流程

（一）适用对象

第一诊断为急进性肾炎、新月体肾炎（ICD-10：N01.7）。

释义

■ 本路径适用于临床表现为急进性肾炎综合征、肾活检病理类型为新月体肾炎的患者。前者为临床诊断，其典型的肾脏病理改变为肾小球内广泛的新月体形成，即新月体肾炎。

■ 由非新月体肾炎引起的急进性肾炎综合征，如血栓性微血管病和动脉栓塞性肾脏病，需进入其他相应的临床路径。

（二）诊断依据

根据《临床诊疗指南·肾脏病学分册》（中华医学会编著，人民卫生出版社，2011年）、《临床技术操作规范·肾脏病学分册》（中华医学会编著，人民军医出版社，2009年）。

1. 临床上表现为急进性肾炎综合征，即在肾炎综合征（血尿、蛋白尿、水肿、高血压）基础上，短期内出现少尿、无尿，肾功能急剧下降。

2. 病理：光镜表现为50%以上的肾小球有大新月体形成。

3. 分型

（1）Ⅰ型为抗肾小球基底膜（GBM）抗体型：血清抗GBM抗体阳性，免疫荧光表现为IgG及C3沿肾小球毛细血管袢呈线样沉积。可以合并肺出血（Goodpasture综合征）。部分合并血清抗中性粒细胞胞质抗体（ANCA）阳性。

（2）Ⅱ型称免疫复合物型：免疫荧光表现为IgG（或IgA、IgM）、C3、C1q等呈颗粒状或团块状沉积于肾小球系膜区及毛细血管壁。

（3）Ⅲ型为寡免疫复合物型：免疫荧光表现为无或很少量免疫复合物沉积，多数 ANCA 阳性。

释义

■ 本路径的制订主要参考国内权威书籍和诊疗指南。

■ 急进性肾炎（临床诊断）是一组临床综合征，其特征性改变是在肾炎综合征（肾小球源性血尿和蛋白尿）的基础上，短期内肾功能急骤恶化，常伴有少尿、无尿。其肾脏病理的特征性表现为肾小球广泛的新月体形成，即新月体肾炎（病理诊断）。因此，两种诊断有时也可通用。

■ 新月体肾炎的诊断标准为肾穿刺标本中50%以上的肾小球有大新月体（新月体占肾小囊面积50%以上）形成。它是肾小球炎症反应中最严重的形态学改变，由肾小球毛细血管袢断裂后，炎症介质和白细胞进入包曼囊，引起上皮细胞增殖和炎症细胞的浸润，后两者一起形成了细胞新月体，后期出现胶原纤维的沉积时又称为细胞纤维性新月体或纤维性新月体。新月体肾炎分为Ⅲ型，如上所述。其中Ⅰ型新月体肾炎合并 ANCA 阳性者又称为Ⅳ型，而Ⅲ型中 ANCA 阴性者又称为Ⅴ型。但由于Ⅰ型和Ⅳ型、Ⅲ型和Ⅴ型之间在临床表现和治疗原则上均相似，目前多数学者仍主张以三型分类为主。

■ 急进性肾炎综合征也可由非新月体肾炎的肾脏疾病引起，如血栓性微血管病和动脉栓塞性肾脏病等。但急性肾小管坏死及急性小管间质性肾炎导致的肾功能恶化和少尿，通常不伴有变形红细胞尿、红细胞管型尿以及大量的蛋白尿。当肾小球肾炎合并急性肾小管坏死时，鉴别时需动态观察病情变化、寻找诱因，必要时根据肾穿刺活检来确诊。

（三）治疗方案的选择和依据

根据《临床诊疗指南·肾脏病学分册》（中华医学会编著，人民卫生出版社，2011 年）、《临床技术操作规范·肾脏病学分册》（中华医学会编著，人民军医出版社，2009 年）。

1. 血浆置换（ICD-9-CM-3：99.07）：可采用单膜或双重滤过血浆置换，如采用单膜血浆置换，通常每日或隔日置换 1~2 个血浆容量，一般连续治疗 3~6 次，或至血清抗 GBM 抗体转阴或威胁生命的肺出血停止。
2. 糖皮质激素冲击治疗：甲泼尼龙 7~15mg/kg（0.5~1.0 克/次），每日或隔日一次静脉滴注（30~60 分钟内完成），每 3 次为一疗程；根据病情治疗 1~2 个疗程。
3. 维持性免疫抑制治疗：泼尼松 1mg/（kg·d），4~6 周逐渐减量。同时口服或静脉应用环磷酰胺等免疫抑制剂治疗。
4. 肾脏替代治疗：严重肾功能受损者可给予肾脏替代治疗。
5. 大剂量免疫球蛋白冲击治疗：在细胞毒药物及糖皮质激素使用存在禁忌证或严重药物不良反应、存在感染者可给予丙种球蛋白 0.4g/（kg·d）静脉滴注，疗程 3~5 天。
6. 对症治疗：给予营养支持，维持水、电解质及酸碱平衡等。

释义

■ 多数新月体肾炎的病情凶险，进展迅速，一旦确诊后应尽快开始治疗。具体的治疗方案由患者的病因和病理类型决定。

■ 血浆置换可有效地清除循环中的抗 GBM 抗体，因此是Ⅰ型新月体肾炎的首选治疗。对于合并弥漫性肺泡出血的各型新月体肾炎患者，以及Ⅲ型新月体肾炎出现急性肾衰竭进展至透析时，建议给予血浆置换治疗。血浆置换的方案一般为：每次置换量 50ml/kg，每日置换一次直至抗 GBM 抗体转阴且患者没有危及生命的大咯血，或者连续置换 14 次；采用 5%的白蛋白作为置换液时应适当补充新鲜冷冻血浆，对于有肺出血、近期有肾穿刺活检或手术安排或凝血功能障碍的患者，建议选择新鲜冷冻血浆作为置换液。

■ 糖皮质激素是该病的基础治疗，也是最常用的药物。肾脏炎症病变较严重的患者，诱导缓解阶段可选择糖皮质激素冲击治疗，甲泼尼龙 7~15mg/kg（0.5~1.0 克/次），每日或隔日一次静脉滴注（30~60 分钟内完成），每 3 次为一疗程；根据病情治疗 1~3 个疗程。冲击治疗会增加糖皮质激素副作用的发生风险，使用期间需警惕严重感染，密切监测患者血压、血糖、水钠潴留等情况，必要时对症处理。冲击治疗后，继续给予足量激素 1mg/（kg·d）的治疗，根据患者对激素的反应情况，选择合适的激素种类和剂型。

■ 除糖皮质激素外，多数新月体肾炎还需联合应用免疫抑制剂，其中最常用的药物为环磷酰胺。口服环磷酰胺的起始剂量为 2mg/（kg·d），静脉点滴为 0.6~3.0 克/月。

■ 除上述治疗外，还应对患者积极进行对症处理，给予营养支持、维持水电解质的平衡。对应用免疫抑制治疗后出现感染的患者，根据经验或病原学证据给予相应的抗感染治疗，必要时可给予丙种球蛋白 0.4g/（kg·d）静脉滴注，疗程 3~5 天。肾功能严重受损的患者，需给予肾脏替代治疗。

（四）标准住院日

标准住院日 15~21 天。

释义

■ 标准住院日 21~28 天。新月体肾炎患者入院后，完成相关的检查及肾穿刺活检需 1~7 日。血浆置换治疗一般需 14~21 日，同时联合激素及免疫抑制剂的治疗。总住院时间不超过 28 日符合本路径的要求。

（五）进入路径标准

1. 第一诊断必须符合急进性肾炎综合征，病理诊断为新月体肾炎疾病编码（ICD-10：N01.7）。

2. 当患者同时具有其他疾病诊断，但在住院期间不需要特殊处理也不影响第一诊断的临床路径流程实施时，可以进入路径。

释义

■ 进入本路径的患者第一临床诊断为急进性肾炎，同时肾脏病理诊断应符合新月体肾炎，并除外导致急进性肾炎的其他肾脏疾病。

■ 入院后常规检查发现有基础疾病，如高血压、冠状动脉粥样硬化性心脏病、糖尿病、肝功能不全等，经系统评估后对该病的诊断治疗无特殊影响者，可进入路径。但可能增加医疗费用，延长住院时间。

（六）住院期间的检查项目

住院后 1~7 天。

1. 必需的检查项目

（1）血常规（嗜酸性粒细胞+网织红细胞计数+血型）、尿常规、便常规。

（2）肾功能和电解质。

（3）肝功能、血糖、血脂、凝血功能（PT、APTT、FIB）。

（4）24 小时尿蛋白定量、尿红细胞位相。

（5）抗 GBM 抗体、ANCA、抗核抗体（ANA）谱、免疫球蛋白、补体、C 反应蛋白（CRP）、血红蛋白沉降率（ESR）、抗链球菌溶血素 O（ASO）、类风湿因子（RF）等。

（6）感染性疾病筛查（乙型肝炎、丙型肝炎、HIV、梅毒等）。

（7）胸部 X 线片、心电图、腹部超声（双肾、肝、胆、脾、胰）。

（8）如无禁忌，必须行肾脏穿刺活检。

2. 根据患者病情进行的检查项目

（1）肺部 CT。

（2）超声心动图。

（3）冷球蛋白、血和尿免疫固定电泳、血和尿轻链定量、肿瘤标志物。

（4）病原学检查及药敏试验。

释义

■ 血常规、尿常规、便常规是最基本的三大常规检查，进入路径的患者均需完成。其中，血常规中的嗜酸性粒细胞计数对于部分 ANCA 阳性的Ⅲ型新月体肾炎的患者有诊断意义，而网织红细胞计数可反映患者骨髓的造血情况。尿常规可初步提示患者有无蛋白尿和血尿。

■ 除完成尿常规外，患者还应行 24 小时尿蛋白定量以判断蛋白尿的严重程度，必要时可行血和尿免疫固定电泳、血和尿轻链定量、肿瘤标志物等检查鉴别引起蛋白尿的继发因素。同时患者应完成尿红细胞位相以鉴别血尿的来源。

■ 肾功能是反映患者肾脏损伤程度的重要指标，肾功能受损的患者多伴有电解质的紊乱，因此也应同时完成电解质的检查。

■ 免疫方面的检查是明确新月体肾炎的病因的重要检查，包括抗 GBM 抗体、ANCA、抗核抗体（ANA）谱、抗链球菌溶血素 O（ASO）、类风湿因子（RF）等。而补体、C 反应蛋白（CRP）、血红蛋白沉降率（ESR）等可协助判断炎症状态及疾病的活动情况。

■ 血型、感染性疾病筛查用于肾穿刺和血浆置换治疗前的准备，同时有输血指征的患者也必须完成血型检查。

■ 肝功能、血糖、血脂、凝血功能、心电图、X 线胸片、超声心动图、腹部超声可评估有无基础疾病，是否影响住院时间、费用、治疗方案及预后；腹部超声还可以提示肾脏的结构和大小，协助判断急慢性病程。有肺出血或者肺部感染的患者，必要时可选择肺 CT 进一步明确病情。

■ 新月体肾炎的患者多伴有免疫功能的紊乱，使用免疫抑制治疗也会增加感染的风险，对有感染的患者应完成血、尿、便、痰等病原学的检查，有阳性结果者可进一步完成药敏检查，以协助抗感染方案的制订。

■ 急进性肾炎的患者如无禁忌应尽早完成肾穿刺活检，以明确肾脏病理。

（七）治疗方案与药物选择

1. 根据病情，积极纠正水、电解质、酸碱紊乱，必要时肾脏替代治疗。
2. 肾穿刺术前停用抗凝药物，术后酌情使用止血药。
3. 血浆置换：Ⅰ型新月体肾炎、Goodpasture 综合征和Ⅲ型急进性肾炎伴肺出血可作为首选治疗。

（1）可以选用单膜血浆置换（PE）或双重滤过血浆置换（DFPP）。

（2）单膜血浆置换量：根据计算的患者血浆量，每次置换 1~2 倍体积的血浆容量。血浆量计算公式：血浆量（L）= 体重×（1-血细胞比容）×0. 065。

（3）置换液：新鲜冷冻血浆首选；不能获得时可以选择 5%白蛋白溶液、生理盐水等。

（4）抗凝剂：普通肝素或低分子肝素。

（5）疗程：每日或隔日 1 次，通常 3~6 次，或至血中抗 GBM 抗体转阴。

（6）监测指标：治疗期间监测抗 GBM 抗体滴度、血小板计数、凝血指标。如果置换液使用非血浆制品，或使用双重滤过血浆置换方法，需监测临床出血表现及血纤维蛋白原、白蛋白水平。

（7）血浆置换必须同时配合糖皮质激素与免疫抑制剂治疗。

4. 糖皮质激素冲击治疗及维持性免疫抑制治疗。
5. 必要时抗感染治疗。
6. 大剂量免疫球蛋白冲击治疗。
7. 加强支持治疗。

释义

■ 新月体肾炎的一般治疗同其他肾脏疾病，包括对症支持治疗，纠正水、电解质及酸碱平衡的紊乱。肾功能严重受损的患者，需进行肾脏替代治疗。

■ 新月体肾炎的治疗方案由患者的病因及病理类型决定。

■ Ⅰ型新月体肾炎病情凶险、预后极差，一旦确诊应尽快开始治疗。标准治疗的方案为血浆置换，联合糖皮质激素和环磷酰胺。①血浆置换可以有效清除循环中的抗 GBM 抗体，改善患者预后。每日或隔日 1 次，通常 7~14 次，或至血中抗 GBM 抗体转阴。具体方案为：每次置换量 50ml/kg，每日 1 次直至抗体转阴且患者没有危及生命的大咯血，或者连续置换 14 次；置换液采用 5%的白蛋白时需适当补充新鲜冷冻血浆，对于有肺出血、近期有肾穿刺活检或手术安排或凝血功能障碍的患者，可应用新鲜冷冻血浆作为置换液以改善凝血功能。在血浆置换治疗时需监测抗GBM抗体的水平以评价疗效，并且监测患者的凝血指标；②糖皮质激素：疾病初期可根据病情选择冲击治疗，甲泼尼龙7~15mg/（kg·d）（0.5~1克/次）静脉点滴，连续3天。在冲击治疗的同时，密切监测激素相关的副作用。冲击治疗后继续予足量激素治疗，泼尼松1mg/（kg·d）（最多60mg/d），至少4周，之后逐渐减量，至6个月左右停药；③环磷酰胺应早期应用，尽快达到累积剂量，以阻止抗体的持续产生。给药方式可以采用口服2mg/（kg·d），或静脉点滴，持续应用2~3个月，累积剂量6~8g。对于老年、肾功能不全或白细胞减少的患者，可酌情调整用量。I型新月体肾炎的患者较少出现复发，不推荐给予长期地维持性免疫抑制治疗。对于该型患者，开始治疗时如已经出现透析依赖、血肌酐＞600μmol/L及肾活检中100%的肾小球有大新月体形成，则提示肾脏恢复的可能性较小，应酌情衡量血浆置换和免疫抑制治疗的效果与相应的副作用。

■ Ⅱ型新月体肾炎相对预后较好，其具体治疗方案取决于基础肾小球疾病的种类。但是由于目前尚缺乏大规模的对照研究，该型新月体肾炎的治疗多来自于临床经验。推荐的治疗方案为甲泼尼龙冲击治疗，续以足量口服激素，持续数周后逐渐减量直至停用，同时联合应用环磷酰胺（口服或静脉给药）。如发生于狼疮性肾炎等系统性疾病的患者，还应该按照原发病的治疗方案进行相应的维持缓解治疗。

■ Ⅲ型新月体肾炎的基本治疗方案为糖皮质激素联合环磷酰胺，分为诱导缓解和维持缓解两个阶段。诱导缓解一般先应用甲泼尼龙冲击治疗，用量7~15 mg/（kg·d），根据病情使用1~3个疗程，以迅速控制炎症反应。进而应用口服糖皮质激素联合环磷酰胺。糖皮质激素足量应用1mg/（kg·d），4~6周后逐渐减量，在随后的6个月内逐渐减量至10mg/d或更小剂量维持治疗。口服环磷酰胺的起始剂量为2mg/（kg·d），静脉点滴为0.6~1.2克/月，连续应用6个月或直至病情缓解。应当注意的是，不应片面强调环磷酰胺的总量而过早停药，致使不能达到病情完全缓解。采用静脉疗法使用环磷酰胺的患者与每日口服治疗的患者相比，在疾病复发率和预后方面没有差异，但静脉注射环磷酰胺可以显著降低白细胞减少和感染的风险。对于伴有肾衰竭或肺出血的Ⅲ型新月体肾炎患者，血浆置换治疗的作用较为肯定。

（八）肾活检

在入院第2~7个工作日之内。

1. 麻醉方式：局部麻醉。
2. 术前准备：术前停用一切抗凝药物（包括具有活血化瘀作用的中药），复查凝血功能正常。
3. 术中用药：麻醉常规用药。
4. 输血：视病情而定。
5. 病理：行免疫荧光、光镜及电镜检查。

释义

■ 肾活检可以确诊患者的肾脏病理类型，还可以提示预后、指导治疗。急进性肾炎的病情危重、预后差，除外禁忌证后均应尽快完成肾活检，以做到早期诊断、早期治疗，改善预后。

■ 行肾活检前需做好相应准备，停用一切影响患者凝血功能的药物（包括活血化瘀的中药），并且确定患者的凝血功能正常、没有明显的出血倾向。穿刺部位采用局部麻醉。穿刺组织需做相应的标本处理，分别送检免疫荧光、光镜及电镜检查。

■ 出现肾穿刺严重并发症者，如肾脏大出血，需退出本路径。

（九）出院标准

1. 肺出血停止，胸部X线片显示肺出血基本吸收；无低氧血症。
2. 肾功能稳定。
3. 没有需要住院处理的并发症和/或合并症。

释义

■ 新月体肾炎患者出院前应完成所有必需的检查项目，并进行相应的治疗。

■ 出院前应对受累的重要脏器进行病情的评估，如肾脏、肺脏（较常见的肾外受累器官）。合并有肺出血的患者，经治疗后肺出血应停止，表现为没有明显的咯血，肺部影像学检查显示肺出血基本吸收，且无低氧血症。肾脏方面表现为肾功能稳定，没有明显的进展。同时，没有需住院处理的并发症及合并症，如严重感染等。

（十）变异及原因分析

1. 有严重肾外合并症或严重急性肾损伤并发症，需要在住院期间处理。
2. 新出现其他系统合并症，需要住院治疗。
3. 出现治疗相关的并发症，需要住院期间处理。

释义

■ 患者住院期间出现严重肾外合并症，如合并严重的全身感染（肺部感染或其他部位的感染），严重的出血或栓塞情况（肾穿刺后大出血、肺出血导致呼吸衰竭、肺栓塞、脑出血、脑梗死、消化道大出血、弥散性血管内溶血等），急性心血管事件，精神障碍等，需调整药物治疗、延长住院时间时，应中止本路径；患者出现严重急性肾损伤并发症时，如心力衰竭、尿毒症脑病等，需延长住院时间、增加治疗费用时，应退出本路径。

■ 患者住院期间出现新发的其他系统合并症需住院治疗时，包括心脑血管疾病、内分泌系统疾病以及外科系统疾病等，应退出本路径。

■ 患者住院期间出现治疗相关的并发症，如严重药物过敏、免疫抑制治疗后出现严重全身感染等，需调整药物治疗、延长住院时间时，应退出本路径。

■ 患者住院期间出现不影响治疗方案、住院时间及住院花费的轻微变异时，如因患者月经期需推迟肾穿刺时间等，可不退出本路径。

■ 认可的变异原因主要是指患者入选路径后，在检查及治疗过程中发现患者合并存在事前未知的、对本路径治疗可能产生影响的情况，需要中止执行路径或延长治疗时间、增加治疗费用。医师需在表单中明确说明。

■ 因患者方面的主观原因导致执行路径出现变异，医师需在表单中予以说明。

五、新月体肾炎临床路径给药方案

（一）用药选择

1. 糖皮质激素：糖皮质激素是治疗新月体肾炎的基础药物，也是免疫抑制治疗最重要的药物，它通过作用于细胞发挥抗炎及免疫抑制作用。疾病初期可采用冲击治疗迅速控制炎症反应、诱导疾病缓解，通常采用甲泼尼龙静脉点滴，用量为7~15mg/（kg · d）或0.5~1.0克/次，连续或间隔使用3天为1个疗程，根据病情使用1~3个疗程。进而使用足量的口服或静脉点滴激素1mg/（kg · d），使用4~6周，之后逐渐减量并停用。具体的使用疗程由患者的肾脏病理类型及病因决定。

2. 环磷酰胺：是新月体肾炎最常用的免疫抑制剂，它进入体内转化为活性代谢产物后与DNA交联，发挥抑制细胞免疫和体液免疫的作用。环磷酰胺可以口服应用，也可静脉使用。初始剂量为口服2mg/（kg · d），或每月静脉点滴1~2次、每次0.5~1.0g/m^2体表面积。使用过程中根据血常规及肾功能进行调整。具体的使用疗程由患者肾脏病理类型及病因决定。

（二）药学提示

1. 糖皮质激素：适用于需进行免疫抑制治疗的原发性或继发性肾小球肾炎。已知对该类药物过敏者禁用，合并严重高血压、血栓栓塞、消化性溃疡、精神病史、电解质代谢异常、心肌梗死、内脏手术以及真菌和病毒感染者不宜使用该药物。对于儿童、老年人、肥胖个体以及有糖尿病家族史的患者，由于出现激素副作用的风险更大，需综合权衡药物使用的获益风险比，必要时选择替代方案或进行治疗方案的调整。

2. 环磷酰胺：适用于需进行免疫抑制治疗的原发性或继发性肾小球肾炎。已知对该类药物过敏者禁用，有骨髓抑制、感染、肝损害者需禁用或慎用。肾功能不全者应减少用量，GFR在10~50ml/（min · 1.73m^2）时调整为正常剂量的75%；GFR小于10 ml/（min · 1.73m^2）时则剂量减半。

（三）注意事项

1. 糖皮质激素：常见的不良反应包括感染、糖耐量下降或糖尿病、骨质疏松、心血管副作用、消化性溃疡、肌病、肾上腺皮质功能不全以及多毛、痤疮、精神症状等。因此，在使用激素时应积极制订策略，尽可能减少患者使用激素治疗的风险。首先，尽可能减少激素的总用量，同时密切监测血压、血糖、水电解质及酸碱平衡，给予相应的对症处理。成人每日应用糖皮质激素0.5~1mg/kg，预计持续8~12周以上者，应在使用激素期间，予维生素D 1000U /d联合元素钙1000mg/d防治骨质疏松。对出现感染者，完善相应的病原学检查并给予抗感染治疗。

2. 环磷酰胺：环磷酰胺的毒副作用与其剂量相关，常见的较轻的副作用有脱发、恶心和呕吐，可根据情况对症处理。较重的副作用包括骨髓抑制、膀胱毒性、性腺毒性和致癌危险等；①骨髓抑制较常见且呈剂量依赖性。患者应每2周检测血常规，在白细胞计数小于3.0×10^9/L时就应调整剂量。骨髓抑制使患者易于发生感染，必要时可给予磺胺类药物预防肺孢子菌的感染；②出血性膀胱炎和移行上皮癌是环磷酰胺治疗的严重并发症，应用静脉冲击的患者应在用药前后静脉水化，口服患者则应每日多饮水；③致癌的危险也呈剂量依赖性，使用期间及停药后需定期监测尿常规和血常规，警惕膀胱肿瘤和血液系统恶性肿瘤的发生；④男性患者还可在精子库保存精子以防止不可逆的性腺损害。女性患者用药期间严禁妊娠和授乳。

3. 多数新月体肾炎的患者需糖皮质激素联合环磷酰胺进行免疫抑制治疗。两者联用时会增加感染的风险，此时应密切监测患者的临床症状。对已发生感染的患者，完善病原学检查，并积极进行抗感染治疗，必要时可给予丙种球蛋白支持治疗。

六、新月体肾炎护理规范

1. 患者住院期间应进行容量监测，注意体重、尿量；对于少尿、无尿患者，还应记录出入量，必要时利尿治疗。

2. 对于肺部受累的患者，注意有无咯血、憋气等症状，密切监测血压、心率、氧饱和度，必要时给予吸氧、雾化排痰、清理呼吸道等护理。

3. 对于合并感染、发热的患者，应密切监测体温，必要时予以物理降温、抗生素治疗。

4. 行血液透析或血浆置换的患者，应监测患者中心静脉导管情况、警惕感染，同时给予定时换药、封管，评估导管功能。

5. 使用激素及免疫抑制剂期间，进行患者教育，包括房间通风、佩戴口罩，避免接触感染人群，手卫生等。

七、新月体肾炎营养规范

1. 对于合并蛋白尿的患者，限盐（氯化钠< 3g/d），提倡优质低蛋白饮食，保证足够热量。

2. 对于合并少尿、无尿的患者，应限制液体摄入、控制容量。

3. 对于肾功能不全的患者，应注意血钾、钙磷代谢、尿酸等指标，根据情况相应调整饮食。

八、新月体肾炎患者健康宣教

1. 使用激素及免疫抑制剂期间，保持良好的个人卫生习惯，避免接触感染人群。

2. 关注尿色，以及尿量、体重的变化。

3. 注意有无咳嗽、咯血及发热等呼吸道症状。

4. 适度体力活动。

5. 遵医嘱服用激素及免疫抑制剂，服用激素期间避免自行突然停药。

九、推荐表单

（一）医师表单

新月体肾炎临床路径医师表单

适用对象：第一诊断为急进性肾炎、新月体肾炎（ICD-10：N01.7）

患者姓名：	性别：　　年龄：　　门诊号：	住院号：
住院日期：　　年　月　日	**出院日期：**　　年　月　日	**标准住院日：21~28 天**

时间	住院第 1 天	住院第 2 天
主要诊疗工作	□ 询问病史及体格检查 □ 完成病历书写 □ 上级医师查房 □ 及时处理各种临床危重情况（如严重水、电解质、酸碱失衡等） □ 初步确定是否需要肾脏替代，并制订诊疗方案 □ 向患者交代病情 □ 中心静脉置管	□ 上级医师查房 □ 完成必要的相关科室会诊 □ 确定是否需要肾活检 □ 签署各种必要的知情同意书、自费用品协议书、输血同意书、临时中心静脉置管同意书、肾脏替代同意书等（根据情况） □ 观察病情变化，及时与患者沟通 □ 对症支持治疗
重点医嘱	**长期医嘱：** □ 肾脏病护理常规 □ 一级或二级护理 □ 优质蛋白饮食 □ 记出入液量 **临时医嘱：** □ 开具中心静脉置管术医嘱 □ 急查肾功能和电解质，胸部 X 线片 □ 血常规（嗜酸性粒细胞和网织细胞计数+血型）、尿常规、便常规等检查 □ 肝功能、血糖、血脂、血型、凝血功能（PT、APTT、FIB）、感染性疾病筛查（乙型肝炎、丙型肝炎、HIV、梅毒等） □ 抗 GBM 抗体、ANCA、ANA 谱、免疫球蛋白、补体、CRP、ASO、RF、ESR □ 心电图、腹部超声检查（双肾、肝、胆、脾、胰）	**长期医嘱：** □ 肾脏病护理常规 □ 一级或二级护理 □ 患者既往基础用药 □ 记出入液量 □ 药物治疗 **临时医嘱：** □ 甲泼尼龙 0.5~1.0g 静脉滴注 □ 开具血浆置换医嘱（根据情况） □ 开具肾脏替代医嘱（根据情况） □ 监测肾功能、电解质 □ 监测抗 GBM 抗体滴度、血小板计数、凝血指标 □ 其他特殊医嘱 □ 必要时查肺部 CT、超声心动图、冷球蛋白、血和尿免疫固定电泳、血和尿轻链定量、肿瘤标志物 □ 病原学检查及药敏
病情变异记录	□ 无　□ 有，原因： 1. 2.	□ 无　□ 有，原因： 1. 2.
医师签名		

时间	住院第 3~7 天	住院第 8~21 天	住院第 22~28 天 （出院日）
主要诊疗工作	□ 继续强化血浆置换治疗 □ 继续激素冲击治疗 □ 肺出血、肺部感染治疗 □ 必要时肾脏穿刺 □ 必要时使用其他药物等 □ 必要时继续肾脏替代治疗，每次治疗前后评估是否可停止 □ 肾外合并症、并发症的治疗	□ 继续强化血浆置换治疗，监测抗 GBM 抗体浓度 □ 监测肾功能、电解质、血气、凝血指标 □ 上级医师查房，评估一般情况、肺出血、肾功能变化，以及对治疗的反应 □ 评估血浆置换与免疫抑制剂治疗的不良反应并处理 □ 必要时继续肾脏替代治疗	□ 肺出血停止、胸部 X 线片显示肺出血基本吸收；无低氧血症 □ 血浆置换连续治疗 3～14 次，或至血清抗 GBM 抗体转阴或肺出血停止 □ 继续维持性激素及环磷酰胺治疗 □ 评估肾功能，决定继续或停止肾脏替代治疗 □ 如果肾功能不能恢复，与患者共同制订长期肾脏替代治疗方式 □ 没有需要住院处理的并发症和/或合并症 □ 病情平稳后出院
重点医嘱	**长期医嘱：** □ 肾脏病护理常规 □ 三级或二级护理 □ 患者既往基础用药 □ 记出入液量 □ 药物治疗 **临时医嘱：** □ 甲泼尼龙 0.5～1.0g 静脉滴注 □ 监测电解质、肾功能 □ 监测抗 GBM 抗体滴度、血小板计数、凝血指标、补体、尿常规 □ 其他特殊医嘱	**长期医嘱：** □ 肾脏病护理常规 □ 三级护理 □ 患者既往基础用药 □ 记出入液量 □ 泼尼松 1mg/kg 口服 □ 环磷酰胺口服或静脉使用 **临时医嘱：** □ 监测电解质、肾功能 □ 监测抗 GBM 抗体滴度、血小板计数、凝血指标 □ 其他特殊医嘱	**长期医嘱：** □ 肾脏病护理常规 □ 三级护理 □ 患者既往基础用药 □ 记出入液量 □ 药物治疗 **临时医嘱：** □ 监测血常规、电解质、肾功能、抗 GBM 抗体滴度、补体、尿常规 □ 其他特殊医嘱 □ 出院医嘱
病情变异记录	□ 无 □ 有，原因： 1. 2.	□ 无 □ 有，原因： 1. 2.	□ 无 □ 有，原因： 1. 2.
医师签名			

（二）护士表单

新月体肾炎临床路径护士表单

适用对象：第一诊断为急进性肾炎、新月体肾炎（ICD-10：N01.7）

患者姓名：	性别：　年龄：　门诊号：	住院号：
住院日期：　年　月　日	**出院日期：**　年　月　日	**标准住院日：21~28 天**

时间	住院第 1 天	住院第 2 天
健康宣教	□ 入院宣教 □ 介绍病房环境、设施和设备 □ 入院护理评估	□ 宣教 □ 预防感染
护理处置	□ 核对患者，佩戴腕带 □ 建立入院护理病历 □ 协助患者留取各种标本 □ 测量体重	□ 协助医师完成相关化验 □ 记录出入量、体重
基础护理	□ 一级或二级护理 □ 晨晚间护理 □ 排泄管理 □ 患者安全管理	□ 一级或二级护理 □ 晨晚间护理 □ 排泄管理 □ 患者安全管理
专科护理	□ 护理查体 □ 病情观察 □ 尿色、尿量观察 □ 需要时，填写跌倒及压疮防范表 □ 需要时，请家属陪伴 □ 确定饮食种类 □ 心理护理	□ 病情观察 □ 尿色、尿量观察 □ 遵医嘱完成相关检查 □ 心理护理
重点医嘱	□ 详见医嘱执行单	□ 详见医嘱执行单
病情变异记录	□ 无　□ 有，原因： 1. 2.	□ 无　□ 有，原因： 1. 2.
护士签名		

时间	住院第 3~7 天	住院第 8~21 天	住院第 22~28 天 （出院日）
健康宣教	□ 必要时肾穿刺宣教 □ 药物作用及频率 □ 饮食、活动指导	□ 药物作用及频率 □ 饮食、活动指导	□ 出院宣教 □ 复查时间 □ 服药方法 □ 活动休息 □ 指导饮食 □ 指导办理出院手续
护理处置	□ 遵医嘱完成相关检查 □ 记录出入量	□ 遵医嘱完成相关检查 □ 记录出入量	□ 办理出院手续
基础护理	□ 三级或二级护理 □ 晨晚间护理 □ 排泄管理 □ 患者安全管理	□ 三级护理 □ 晨晚间护理 □ 排泄管理 □ 患者安全管理	□ 三级护理 □ 晨晚间护理 □ 排泄管理 □ 患者安全管理
专科护理	□ 病情观察，肾穿刺后检测生命体征 □ 尿色、尿量观察 □ 遵医嘱完成相关检查 □ 心理护理	□ 病情观察 □ 尿色、尿量观察 □ 遵医嘱完成相关检查 □ 心理护理	□ 出院指导
重点医嘱	□ 详见医嘱执行单	□ 详见医嘱执行单	□ 详见医嘱执行单
病情变异记录	□ 无 □ 有，原因： 1. 2.	□ 无 □ 有，原因： 1. 2.	□ 无 □ 有，原因： 1. 2.
护士签名			

（三）患者表单

新月体肾炎临床路径患者表单

适用对象：第一诊断为急进性肾炎、新月体肾炎（ICD-10：N01.7）

患者姓名：	性别： 年龄： 门诊号：	住院号：
住院日期： 年 月 日	出院日期： 年 月 日	标准住院日：21~28 天

时间	入院	住院第 2 天
医患配合	□ 配合询问病史、收集资料，请务必告知既往史、用药史、过敏史 □ 配合医师进行体格检查 □ 有任何不适请告知医师	□ 配合各级医师查房 □ 配合完成入院的各种检查，留取标本 □ 医师将与患者及家属介绍病情，请您签署相应的知情通知书 □ 如需行肾穿刺，医师将与患者及家属谈话，请签署相关知情同意书 □ 有任何不适请告知医师
护患配合	□ 配合测量体温、脉搏、呼吸 3 次，血压、体重 1 次 □ 配合完成入院护理评估（简单询问病史、过敏史、用药史） □ 接受入院宣教（环境介绍、病室规定、订餐制度、贵重物品保管等） □ 配合执行探视和陪伴制度 □ 有任何不适请告知护士	□ 配合测量体温、脉搏、呼吸，询问大便及尿量 □ 接受肾穿刺活检的宣教 □ 接受饮食宣教 □ 接受药物宣教
饮食	□ 遵医嘱饮食	□ 遵医嘱饮食
排泄	□ 正常排尿便	□ 正常排尿便
活动	□ 正常活动或遵医嘱	□ 正常活动或遵医嘱

时间	住院第 3~7 天	住院第 8~21 天	住院第 22~28 天 （出院日）
医患配合	□ 配合医师查房及查体 □ 配合医师完成肾穿刺活检 □ 配合完成必要的检查 □ 有任何不适请告知医师	□ 配合医师查房及查体 □ 配合完成必要的检查 □ 有任何不适请告知医师	□ 接受出院前指导 □ 知道复查程序 □ 获取出院诊断书
护患配合	□ 配合测量体温、脉搏、呼吸，询问大便及尿量 □ 配合肾穿刺后测量血压 3 次 □ 接受肾穿刺后宣教 □ 接受输液及口服药物治疗或血浆置换治疗 □ 有任何不适请告知护士	□ 配合测量体温、脉搏、呼吸，询问大便及尿量 □ 接受输液及口服药物治疗或血浆置换治疗 □ 有任何不适请告知护士	□ 接受出院宣教 □ 办理出院手续 □ 获取出院带药 □ 知道服药方法、作用、注意事项 □ 知道复印病历程序
饮食	□ 肾穿刺当日清晨禁食	□ 遵医嘱饮食	□ 遵医嘱饮食
排泄	□ 正常排尿便	□ 正常排尿便	□ 正常排尿便
活动	□ 肾穿刺后 6 小时内平卧，24 小时后可下床活动	□ 正常适度活动，避免劳累 □ 肾穿刺后 1 个月避免腰部负重	□ 正常适度活动，避免劳累 □ 肾穿刺后 1 个月避免腰部负重

附：原表单（2016 年版）

新月体肾炎临床路径表单

适用对象：第一诊断为急进性肾炎，新月体肾炎（ICD-10：N01.7）

患者姓名：	性别：　年龄：　门诊号：		住院号：
住院日期：　年　月　日	出院日期：　年　月　日		标准住院日：15~21 天

时间	住院第 1 天	住院第 2 天
主要诊疗工作	□ 询问病史及体格检查 □ 完成病历书写 □ 上级医师查房 □ 及时处理各种临床危重情况（如严重水、电解质、酸碱失衡等） □ 初步确定是否需要肾脏替代，并制订诊疗方案 □ 向患方交代病情 □ 中心静脉置管	□ 上级医师查房 □ 完成必要的相关科室会诊 □ 确定是否需要肾活检 □ 签署各种必要的知情同意书、自费用品协议书、输血同意书、临时中心静脉置管同意书、肾脏替代同意书等（根据情况） □ 观察病情变化，及时与患方沟通 □ 对症支持治疗
重点医嘱	**长期医嘱：** □ 肾脏病护理常规 □ 一级护理 □ 优质蛋白饮食 □ 记出入液量 **临时医嘱：** □ 甲泼尼龙 0.5~1.0g 静脉点滴 □ 开具中心静脉置管术医嘱 □ 急查肾功能和电解质，胸部 X 线片 □ 血常规（嗜酸和网织细胞计数+血型）、尿常规、便常规等检查 □ 肝功能、血糖、血脂、血型、凝血功能（PT、APTT、FIB）、感染性疾病筛查（乙型肝炎、丙型肝炎、HIV、梅毒等） □ 抗 GBM 抗体、ANCA、ANA 谱、免疫球蛋白、补体、CRP、ASO、RF、ESR □ 心电图、腹部超声检查（双肾、肝、胆、脾、胰）	**长期医嘱：** □ 肾脏病护理常规 □ 一级护理 □ 患者既往基础用药 □ 记出入液量 □ 药物治疗 **临时医嘱：** □ 甲泼尼龙 0.5~1.0g 静脉滴注 □ 开具血浆置换医嘱（根据情况） □ 开具肾脏替代医嘱（根据情况） □ 监测肾功能、电解质 □ 监测抗 GBM 抗体滴度、血小板计数、凝血指标 □ 其他特殊医嘱 □ 必要时查肺部 CT、超声心动图、冷球蛋白、血和尿免疫固定电泳、血和尿轻链定量、肿瘤标志物 □ 病原学检查及药敏
主要护理工作	□ 入院宣教 □ 介绍病房环境、设施和设备 □ 入院护理评估	□ 宣教 □ 预防感染
病情变异记录	□ 无　□ 有，原因： 1. 2.	□ 无　□ 有，原因： 1. 2.
护士签名		
医师签名		

时间	住院第 3~7 天	住院第 8~14 天	住院第 15~21 天 （出院日）
主要诊疗工作	□ 继续强化血浆置换治疗 □ 继续激素冲击治疗 □ 肺出血、肺部感染治疗 □ 必要时肾脏穿刺 □ 必要时使用其他药物等 □ 必要时继续肾脏替代治疗，每次治疗前后评估是否可停止 □ 肾外合并症、并发症的治疗	□ 继续强化血浆置换治疗，监测抗 GBM 抗体浓度 □ 监测肾功能、电解质、血气、凝血指标 □ 上级医师查房，评估一般情况、肺出血、肾功能变化，以及对治疗的反应 □ 评估血浆置换与免疫抑制剂治疗的不良反应并处理 □ 必要时继续肾脏替代治疗	□ 肺出血停止、胸部 X 线片显示肺出血基本吸收；无低氧血症 □ 血浆置换连续治疗 3~6 次，或至血清抗 GBM 抗体转阴或肺出血停止 □ 继续维持性激素及环磷酰胺治疗 □ 评估肾功能，决定继续或停止肾脏替代治疗 □ 如果肾功能不能恢复，与患者共同制订长期肾脏替代治疗方式 □ 没有需要住院处理的并发症和/或合并症 □ 病情平稳后出院
重点医嘱	**长期医嘱：** □ 肾脏病护理常规 □ 一级护理 □ 患者既往基础用药 □ 记出入液量 □ 药物治疗 **临时医嘱：** □ 甲泼尼龙 0.5~1.0g 静脉滴注 □ 监测电解质、肾功能 □ 监测抗 GBM 抗体滴度、血小板计数、凝血指标、补体、尿常规 □ 其他特殊医嘱	**长期医嘱：** □ 肾脏病护理常规 □ 一级或二级护理 □ 患者既往基础用药 □ 记出入液量 □ 泼尼松 1mg/kg 口服 □ 环磷酰胺口服或静脉使用 **临时医嘱：** □ 监测电解质、肾功能 □ 监测抗 GBM 抗体滴度、血小板计数、凝血指标、 □ 其他特殊医嘱	**长期医嘱：** □ 肾脏病护理常规 □ 二级或三级护理 □ 患者既往基础用药 □ 出入液量 □ 药物治疗 **临时医嘱：** □ 监测血常规、电解质、肾功能、抗 GBM 抗体滴度、补体、尿常规 □ 其他特殊医嘱 □ 出院医嘱
主要护理工作	□ 观察患者病情变化 □ 心理与生活护理 □ 预防感染	□ 观察患者病情变化 □ 心理与生活护理 □ 预防感染	□ 观察患者病情变化 □ 心理与生活护理 □ 出院指导
病情变异记录	□ 无　□ 有，原因： 1. 2.	□ 无　□ 有，原因： 1. 2.	□ 无　□ 有，原因： 1. 2.
护士签名			
医师签名			

第十一章

Ⅰ型新月体肾炎血浆置换治疗临床路径释义

一、Ⅰ型新月体肾炎血浆置换治疗编码

疾病名称及编码：Ⅰ型新月体肾炎（ICD-10：N01.7）

Goodpasture 综合征（ICD-10：M31.001）

抗肾小球基底膜病（ICD-10：M31.002† N08.5□）

肺出血肾炎综合征相关肾小球肾炎（ICD-10：M31.003† N08.5□）

手术操作名称及编码：血浆置换治疗（ICD-9-CM-3：99.0702）

二、临床路径检索方法

（N01.7/ M31.001/ M31.002/ M31.003）伴 99.0702

三、国家医疗保障疾病诊断相关分组（CHS-DRG）

MDCL　肾脏及泌尿系统疾病及功能障碍

LS1　肾炎及肾病

四、Ⅰ型新月体肾炎血浆置换治疗临床路径标准住院流程

（一）适用对象

第一诊断为Ⅰ型新月体肾炎（ICD-10：N01.7）/Goodpasture 综合征（ICD-10：M31.001）/抗肾小球基底膜病（ICD-10：M31.002†N08.5*）/肺出血肾炎综合征相关肾小球肾炎（ICD-10：M31.003†N08.5*）。

行血浆置换治疗（ICD-9-CM-3：99.0702）。

释义

■ 抗肾小球基底膜病是由抗基底膜（glomerular basement membrane，GBM）抗体介导的自身免疫性疾病，临床以急进性肾小球肾炎伴或不伴肺出血为特征，主要累及肺和肾脏。病变局限在肾脏时称为抗肾小球基底膜肾炎或Ⅰ型新月体肾炎，同时累及肺和肾脏时表现为肺出血-肾炎综合征（Goodpasture 综合征）。本疾病特点是外周血中可检测到抗 GBM 抗体和/或肾活检肾小球基底膜上可见抗 GBM 抗体呈线样沉积。

■ 血浆置换（plasma exchange，PE）是一种用来清除血液中大分子物质的血液净化疗法。其基本过程是将患者血液经血泵引出，经过血浆分离器，分离血浆和细胞成分，去除致病血浆或选择性的去除血浆中的某些致病因子，然后将细胞成分、净化后血浆及所需补充的置换液输回体内。血浆置换是治疗本病最重要的措施之一，对阻止本病进展，改善预后有重要意义。

■ 本临床路径适用对象是第一诊断为Ⅰ型新月体肾炎/Goodpasture 综合征/抗肾小球基底膜病，需行血浆置换治疗的患者。对于存在血浆置换禁忌证，已进入终末期肾病需要长期肾脏替代治疗或存在严重并发症如合并有重症感染、呼吸衰竭需机械通气、大咯血致失血性休克等影响第一诊断的临床路径流程实施的患者不进入本路径。

（二）诊断依据

根据《临床诊疗指南・肾脏病学分册》（中华医学会编著，人民卫生出版社，2011 年）、《临床技术操作规范・肾脏病学分册》（中华医学会编著，人民军医出版社，2009 年）。

1. 临床上表现：为急进性肾炎综合征，即在肾炎综合征（血尿、蛋白尿、水肿、高血压）基础上，短期内出现少尿、无尿，肾功能急剧下降。可以合并肺出血（Goodpasture 病）。

2. 可以合并肺出血（Goodpasture 病）。

3. 病理：免疫荧光表现为 IgG 及 C3 沿肾小球毛细血管袢呈线样沉积。光镜表现为 50%以上的肾小球有大新月体形成。

4. 血清中抗 GBM 抗体阳性。

释义

■ 大多数患者肾脏损害起病急骤，表现为急进性肾炎综合征，短时间内出现水肿、少尿、肾功能进行性恶化，需肾脏替代治疗。尿液检查有大量多形红细胞尿及红细胞管型，25%患者可有肉眼血尿。蛋白尿为中等量，大量蛋白尿及典型肾病综合征者仅占 25%。多数患者合并轻、中度高血压和中度贫血。

■ 本病最突出的病理改变是大量新月体形成及肾小球纤维素样坏死，肾小球病变可较快进展为硬化性病变，表现为肾小球节段硬化及球性硬化等。由于肾小球病变严重，绝大多数患者有明显急性肾小管损伤，表现为肾小管上皮细胞扁平、刷状缘脱落（特别是近端肾小管）和肾小管上皮细胞坏死，可伴肾小管上皮细胞再生。此外，还见局灶性肾小管炎。间质炎症反应和纤维化病变程度与肾小球病变严重程度和病程平行。急性期表现为明显间质水肿，慢性期则代之以间质纤维化。间质小动脉坏死性病变并不突出，伴有 ANCA 阳性者血管病变可与 ANCA 相关性血管炎相似，表现为坏死性动脉炎、小动脉炎以及白细胞破损性血管炎等，血管壁及周围可见炎细胞浸润、血管壁纤维素变性和血管壁坏死断裂。

■ 免疫荧光特征性表现为 IgG 沿肾小球毛细血管袢呈线样沉积，通常伴有 C3 呈非连续性线条样或颗粒样沉积。当新月体挤压毛细血管袢致其开放不良时，IgG 线样沉积可不典型。

■ 血清抗 GBM 抗体对本病的诊断具有重要价值，抗 GBM 抗体效价与病情严重程度及预后等相关，动态监测血清抗 GBM 抗体效价对于判断病情变化和疗效均有重要意义。检测血清抗 GBM 抗体的方法包括免疫荧光法、酶联免疫吸附法（ELISA）、免疫印迹法（Western blotting）等。其中以新鲜正常人肾组织切片为底物的间接免疫荧光法只能定性，不能定量，且敏感性较差；ELISA 敏感性及特异性较高，其应用最为广泛。

■ 2/3 以上患者伴有肺出血，可发生在肾脏症状出现之前数日至数年，也可出现在肾脏损伤之后，有自发缓解及反复发作的倾向。典型肺出血表现为不同程度的咯血，重者为大咯血，轻者仅表现为痰中带血。发作时表现为咳嗽、气促、胸闷，但不伴有发热、胸痛、胸膜炎，重者伴有呼吸困难和呼吸衰竭，影像学表现为弥漫性肺泡出血。

（三）治疗方案的选择

根据《临床诊疗指南・肾脏病学分册》（中华医学会编著，人民卫生出版社，2011 年）、《临床技术操作规范・肾脏病学分册》（中华医学会编著，人民军医出版社，2009 年）。

1. 血浆置换：可采用单膜或双重滤过双重膜血浆置换，如采用单膜血浆置换，通常每日或隔日置换 1~2 个血浆容量，病情稳定可延至每周 2~3 次，一般连续治疗 5~14 次，或直至血清抗 GBM 抗体转阴或危及生命的肺出血停止。

2. 糖皮质激素冲击治疗：结合肾活检病理改变判断治疗的计量，甲泼尼龙每次 7～15mg/kg（每次 0.3～1.0g），每日或隔日 1 次静脉滴注（30～60 分钟内完成），每 3 次为一疗程；根据病情治疗 1～2 个疗程。

3. 维持性免疫抑制治疗：泼尼松 1mg/（kg・d）（最大计量 60mg/d），4～6 周后逐渐减量。同时口服或静脉应用环磷酰胺等免疫抑制剂治疗。

4. 肾脏替代治疗：严重肾功能受损者可给予肾脏替代治疗。

5. 对症治疗：给予积极支持治疗，维持水、电解质及酸碱平衡等。

释义

■ 本病是一种快速发展，甚至危及生命的疾病，一旦确诊应迅速采取积极措施进行治疗。其主要治疗措施包括：①清除抗 GBM 抗体；②免疫抑制治疗，保护肺、肾功能；③支持治疗。标准治疗方案为：血浆置换+糖皮质激素（可冲击+口服）+细胞毒药物（环磷酰胺等）。

■ 血浆置换是首选治疗。包括单重（单膜）血浆置换、双重血浆置换（double filtration plasmapheresis，DEPP）。单重血浆置换是利用离心或膜分离技术分离并丢弃体内含有高浓度致病因子的血浆，同时补充同等体积的新鲜冷冻血浆或新鲜冷冻血浆加少量清蛋白溶液。双重血浆置换是使血浆分离器分离出来的血浆再通过膜孔径更小的血浆成分分离器，将患者血浆中相对分子质量远远大于清蛋白的致病因子，如免疫球蛋白、免疫复合物、脂蛋白等丢弃，将含有大量清蛋白的血浆成分回输至体内，它可以利用不同孔径的血浆成分分离器来控制血浆蛋白的除去范围。通常每日或隔日置换 1～1.5 个血浆容量，直至血清抗 GBM 抗体转阴，或危及生命的肺出血停止。采用 5% 的白蛋白作为置换液时应适当补充新鲜冷冻血浆，对于有肺出血、近期有肾穿刺活检或手术安排或凝血功能障碍的患者，可应用新鲜冷冻血浆作为置换液以改善凝血功能。

■ 早期给予糖皮质激素治疗可控制急性炎症、调节 T 细胞功能，对改善预后也有重要意义。环磷酰胺是治疗本病最主要的细胞毒药物，在糖皮质激素和血浆置换治疗的同时，应采用免疫抑制剂以减少抗体的产生，抑制活化 T 细胞和巨噬细胞产生炎症因子及细胞因子。

■ 发病后前几天最严重的并发症是因肺出血导致的呼吸衰竭，合并呼吸衰竭可能需要气管插管和机械通气，肺出血严重者可伴有失血性休克。治疗中后期最严重的并发症为感染，应严密监测患者的血常规、胸片及肺部体征。

（四）标准住院日为 14～30 天

释义

■ 根据患者病情及对症治疗的反应，住院时间可低于上述住院天数。

■ 部分患者肾功能下降需要肾脏替代治疗，如短期内脱离透析，肾功能稳定，可出院门诊随访。部分透析治疗 3 周以上肾功能仍无明显恢复患者，可根据病情进展情况判断肾脏的预后，拟定下一步治疗计划，住院日可适当延长。

（五）进入路径标准

1. 第一诊断必须符合 ICD－10：N01.7I 型新月体肾炎疾病编码或 ICD－10：M31.001 Goodpasture 综合征疾病编码或 ICD-10：M31.002†N08.5*抗肾小球基底膜病疾病编码或ICD-10：M31.003†N08.5*肺出血肾炎综合征相关肾小球肾炎疾病编码。

行血浆置换治疗（ICD-9-CM-3：99.0702）。

2. 患者同时合并肺出血（Goodpasture 病）。

3. 抗 GBM 抗体阳性。

释义

■ 血浆置换可快速清除循环中的抗 GBM 抗体，是治疗本病的重要手段，如有血浆置换治疗相对禁忌证（对血浆、人血清蛋白、肝素等有严重过敏史，药物难以纠正的全身循环衰竭，非稳定期的心、脑梗死，颅内出血或严重脑水肿伴有脑疝，存在精神障碍而不能很好配合等），不宜行血浆置换的患者不进入本路径。

■ 抗 GBM 抗体阳性是诊断本病的重要依据，血清学阴性者可不进入本路径。

■ 临床路径适用对象不包括已发展至终末期肾病，需要长期肾脏替代治疗的患者。

■ 合并有重症感染、呼吸衰竭需机械通气、大咯血致失血性休克等影响第一诊断的临床路径流程实施时不进入本路径。

（六）血浆置换治疗

1. 可以选用单膜血浆置换（PE）或双重滤过血浆置换（DFPP）。

2. 单膜血浆置换量：根据计算的患者血浆量，每次置换 1~2 个血浆容量。

血浆量计算公式：血浆量（L）= 体重×（1 － 血细胞比容 HCT）×0.065

3. 置换液：合并肺出血（Goodpasture 病）的患者首先选择新鲜冰冻血浆，无新鲜血浆时，可以选择 5%白蛋白溶液（用生理盐水稀释），或血浆联合白蛋白溶液等。

4. 抗凝剂：普通肝素、低分子肝素、阿加曲班、枸橼酸钠。

5. 疗程：每日或隔日 1 次，直至血中抗 GBM 抗体转阴或危及生命的肺出血停止。

6. 监测指标：治疗期间监测抗 GBM 抗体滴度、血小板计数、凝血指标。如果置换液使用非血浆制品，或使用双重滤过血浆置换方法，需监测临床出血表现及血纤维蛋白原、白蛋白水平。

7. 血浆置换必须同时配合糖皮质激素与免疫抑制剂治疗。

释义

■ 血浆置换前需行中心静脉置管，使用合适长度的双腔导管，优先选择右侧颈内静脉，其次为股静脉，最后为左侧颈内静脉。中心静脉置管后应加强护理，隔天或使用后进行换药、肝素盐水封管，严禁使用透析用中心静脉导管进行输液。

■ 肺出血或近期行肾活检等有创性诊疗患者应在每次治疗结束前补充 300~400ml 新鲜冷冻血浆以补充凝血因子，也可根据凝血指标判断是否补充新鲜冷冻血浆。

■ 一旦确诊本病应尽早给予血浆置换治疗，如高度疑似本病，可在等待确诊的同时优先行血浆置换治疗。

■ 单膜血浆置换量：根据计算的患者血浆量，每次置换 1~1.5 倍体积的血浆容量。血浆量计算公式：血浆量（L）= 体重×（1-HCT）×0.065

■ 置换液：5%白蛋白溶液；如存在弥漫性肺泡出血，以血浆为置换液。首选 5%白蛋白+生理盐水，置换后适当补充新鲜冷冻血浆；近期拟进行有创操作者可以选择新鲜冷冻血浆进行置换。

■ 抗凝剂：普通肝素或低分子肝素。

■ 疗程：每日或隔日 1 次，直至抗 GBM 抗体转阴或致命的肺出血停止。

（七）住院后 1~7 天（工作日）

1. 必需的检查项目：

（1）血常规（嗜酸性粒细胞+网织红细胞计数）、尿常规、大便常规。

（2）肾功能、电解质及酸碱平衡。

（3）动脉血气分析。

（4）X 线胸片或肺部 CT。

（5）抗肾小球基膜抗体（抗 GBM 抗体）、抗中性粒细胞胞浆抗体（ANCA）、抗核抗体（ANA）、ENA 抗体谱、免疫球蛋白、补体、C 反应蛋白（CRP）、红细胞沉降率（ESR）、抗链球菌溶血素 O（ASO）、类风湿因子（RF）。。

（6）肝功能、血糖、血型、感染性疾病筛查（乙型肝炎、丙型肝炎、HIV、梅毒等）、凝血功能（PT、APTT、FIB）。

（7）腹部超声（双肾、肝、胆、脾、胰），心电图。

（8）排除禁忌证，肾脏穿刺活检。

2. 根据患者病情可选择的检查项目：

（1）超声心动图。

（2）痰含铁血黄素。

（3）感染相关指标：降钙素原、真菌 G 试验、GM 试验、IL-6、结核三项、PPD 试验等。

（4）病原学检查及药敏试验。

（5）冷球蛋白、血和尿免疫固定电泳、血和尿轻链定量、肿瘤标志物。

释义

■ 必查项目检测是为了保证根据患者具体病情作相应治疗选择，其中三大常规可以了解血、尿、便的基本情况。肾功能、双肾超声（包括双肾长径、肾皮质厚度）、电解质及酸碱平衡可以评价患者肾脏损害程度以及是否存在酸碱失衡。动脉血气、胸片及肺部 CT 用来评估患者肺部病变的严重程度。肝功能、血糖可以判断有无基础疾病。凝血功能（PT、APTT、FIB、INR、D-二聚体）、感染性疾病筛查（乙型肝炎、丙型肝炎、HIV、梅毒等）、血型为行肾穿刺活检或血浆置换准备所需。抗 GBM 抗体，ANCA，ANA 谱，补体 C3、C4，免疫球蛋白（包括 IgG、IgA、IgM），RF、CRP、ESR、ASO 有助于诊断该疾病以及活动程度。肝胆胰脾超声、心电图等为了评价腹部、心脏等基础疾病。相关人员应认真分析检查结果，以便及时发现异常情况并采取对应处置。

■ 肾活检是诊断本病的重要依据之一，此项检查应根据患者一般状态尽快完成。

■ 如患者无肾活检禁忌证，如明显出血倾向和/或凝血功能障碍、孤立肾、大量腹腔积液，未能控制的高血压或低血压、精神疾病或不能配合等，均应当行肾活检。可选择项目中，超声心动图为了更好地评估患者的心脏结构和功能，痰含铁血黄素用以判断患者有无肺出血。

（八）治疗方案与药物选择

1. 根据病情，积极纠正水、电解质、酸碱平衡紊乱，加强支持治疗。
2. 必要时肾脏替代治疗。
3. 必要时抗感染治疗。
4. 激素或激素联合血浆置换治疗。

释义

■ 肾脏替代治疗可选择血液透析或腹膜透析，但仍应首选血液透析。

■ 肾穿刺术术后可能出现血尿、动静脉瘘、肾周围血肿等并发症，可在术前或术后酌情选择止血药物，如注射用尖吻蝮蛇血凝酶等。

■ 如患者合并感染，应在使用抗生素前留取标本进行病原学检查，并根据《抗菌药物临床应用指导原则》（卫医发〔2015〕43号）合理选择抗生素，应尽量选用肾毒性较小的抗生素，同时根据估算肾小球滤过率（eGFR）调整剂量。

（九）手术日为入院第2~7个工作日之内（如需肾活检）

1. 麻醉方式：局部麻醉。
2. 术前准备：术前停用一切抗凝药物（包括具有活血化瘀作用的中药）天数视药物种类而定，复查凝血功能正常。
3. 术中用药：麻醉常规用药。
4. 输血：视病情而定。
5. 病理：行免疫荧光、光镜及电镜检查。

释义

■ 对于进行血浆置换或肾脏替代治疗患者，肾活检应在无抗凝剂治疗后次日进行为宜，肾穿刺当天检查凝血功能，避免中心静脉置管封管肝素影响凝血功能。穿刺后根据病情决定下次血浆置换或肾脏替代治疗时间。

■ 肾脏活检术后应严密观察患者是否有血尿及肾包膜下血肿，术后3天应复查双肾超声，了解血肿情况。

■ 本病肾组织的电镜表现与光镜相同，如无条件进行电镜检测，可仅进行免疫荧光、光镜检查。

（十）出院标准

1. 肺出血停止，X线胸片或肺部CT显示肺出血基本吸收；无低氧血症。
2. 肾功能稳定。
3. 无需要住院处理的并发症和/或合并症。

释义

■ 出院标准以患者临床症状、体征和实验室检查为评判标准。患者应无需住院处理的相关并发症和/或合并症，肾穿刺伤口愈合良好。

■ 部分患者最终将进展至终末期肾病，需要进行维持性透析治疗。医师可根据病情进展情况判断肾脏的预后，可视情况安排门诊透析治疗。

（十一）变异及原因分析

1. 有严重肾外合并症或严重急性肾损伤并发症，需要在住院期间处理。
2. 新出现其他系统合并症，需要住院治疗。
3. 出现治疗相关的并发症，需要住院期间处理。

释义

■ 如患者终末期肾病，可转入终末期肾脏病临床路径。

■ 微小变异：因为医院检验项目的及时性，不能按照要求完成检查；因为节假日不能按照要求完成检查；患者不愿配合完成相应检查，短期不愿按照要求出院随诊。

■ 重大变异：因基础疾病需要进一步诊断和治疗；因各种原因需要其他治疗措施；医院与患者或家属发生医疗纠纷，患者要求离院或转院；不愿按照要求出院随诊而导致住院时间明显延长。

五、Ⅰ型新月体肾炎血浆置换治疗给药方案

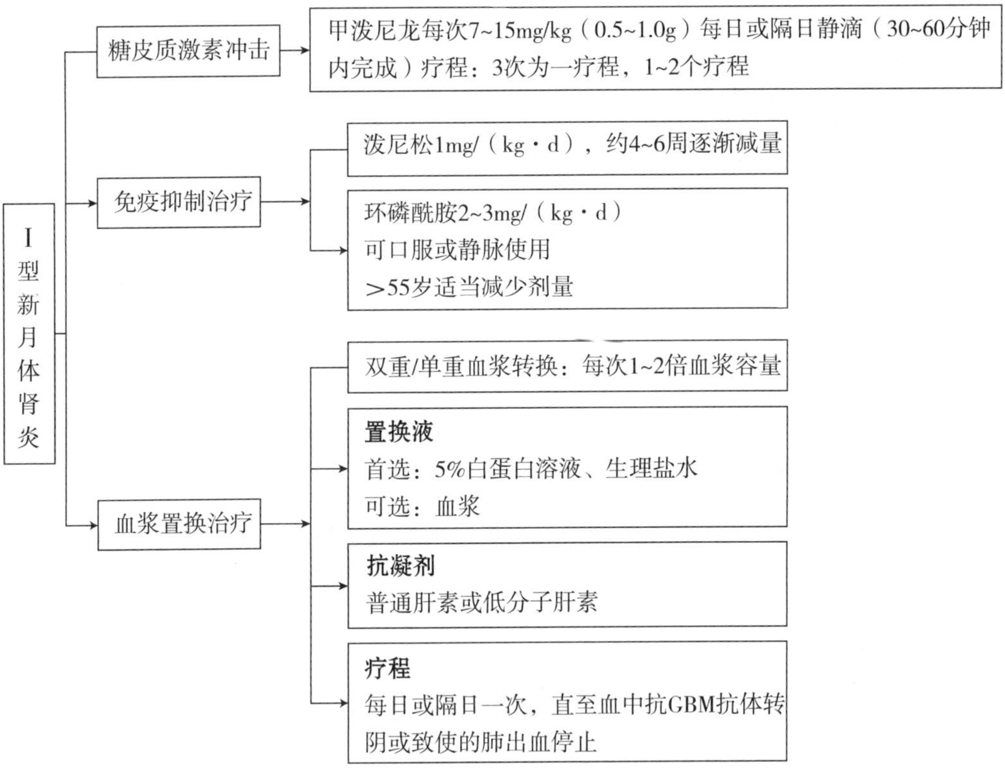

（一）用药选择

1. 除了出现透析依赖或在足够的肾穿刺活检标本中有100%的新月体形成及没有肺出血的患者外，所有的患者起始治疗时均血浆置换联合环磷酰胺及糖皮质激素。
2. 一旦诊断确定，本病的起始治疗便不能延迟。假如高度怀疑此诊断，等待确认诊断的同时优先给予大剂量糖皮质激素联合血浆置换的起始治疗。

（二）药学提示

1. 有以下情况一般不使用糖皮质激素，包括活动性消化性溃疡、肝硬化和门脉高压引起的消化道大出血、新近接受胃肠吻合术。有以下情况时使用糖皮质激素应严格掌握指征，用药过程中密切随访，及时防治不良反应，包括严重感染（病毒、细菌、真菌和活动性结核等）、严重的骨质疏松、严重糖尿病、严重高血压、精神病、青光眼、病毒性肝炎。
2. 使用细胞毒药物（环磷酰胺）时每周至少检测2次血常规，如果白细胞计数< 3.5×10^9/L，停止使用细胞毒药物，白细胞计数恢复正常后可减少剂量使用，必要时可使用粒细胞集落刺激因子。

（三）注意事项

本病是一种进展迅速的疾病，预后差，早期应用血浆置换和激素冲击联合环磷酰胺治疗，85%的患者可存活，40%的患者进入终末期肾脏病。经过免疫抑制治疗后，一旦缓解，几乎不会复发。故早期诊断和及时给予充分的血浆置换和激素冲击联合环磷酰胺治疗是治疗本病的关键。

六、Ⅰ型新月体肾炎血浆置换治疗护理规范

1. 做好一般病情观察，根据护理级别每日记录好体温、脉搏、呼吸、血压、血氧饱和度，

记录每日入出液量，大便次数，鼓励患者每日称体重，记录体重变化，注意有无咳嗽、咯血、恶心、呕吐、呕血、便血等症状，观察有无呼吸道、口腔、泌尿系及皮肤感染的症状体征。

2. 掌握无菌操作原则，做好中心静脉置管的观察与护理。

3. 血浆置换治疗前做好患者评估：

（1）了解患者病史、（原发病、治疗方法）、输血史和过敏史。

（2）评估患者体重、生命体征、神志、治疗依从性。

（3）评估患者血常规、出凝血指标、血清白蛋白、血清球蛋白、血电解质（钠、钾、氯、钙、磷）、肝功能、肾功能及与原发病相关的指标等。

（4）评估患者血管通路及血流量，确认静脉回路通畅，以免静脉压升高而引起血浆分离器破膜或再循环。

（5）危重患者应详细了解病情，进行风险评估并做好相应的风险防范准备，如备齐抢救用品及药物等。

4. 根据医嘱，按照机器及其所用的管路、血浆分离器或血浆成分分离器等耗材的相关说明书，严格遵照血浆置换标准操作规程进行治疗。

5. 血浆置换过程中患者监测及护理：

（1）体外循环监测：体外循环建立后，确认机器已处于治疗状态，核对各项参数设置准确。观察机器运转情况，血流速、血浆流速、动、静脉压、二级膜压及跨膜压等压力监测是否正常；机器有无异常报警，体外循环有无漏血、漏气、凝血、溶血情况等，如有异常及早发现、及时处理。

（2）加强监测与巡视，监护生命体征，根据病情每15~30分钟测量一次血压和脉搏，对于过敏体质、心血管功能不稳定、年老体弱、幼儿、重症患者更应加强生命体征、意识状态的监测。治疗中密切观察血浆分离情况，包括分离速度，量及颜色等，补浆及弃浆出入量是否平衡。对躁动、不配合治疗的患者严加看护，防止坠床、脱管等。询问患者感觉，重视患者主诉，注意有无过敏、出血、低钙、低血压等不良反应，及早发现通知医生，根据医嘱及时采取处理措施。

6. 血浆置换结束后正确处理患者血管通路，妥善固定并交代注意事项。测量血压、脉搏，防跌倒、体位性低血压。注意有无过敏、出血、低钙、低血压等不良反应。

7. 以患者为中心，人文关怀及心理护理贯穿全程，沟通有效，能做到关心患者，确保安全。

七、Ⅰ型新月体肾炎血浆置换治疗营养治疗规范

1. 优先选择肠内营养，鼓励患者经口进食。

2. 限盐限钾限水优质蛋白饮食，保证足够热量，重症或透析患者加强营养支持。

八、Ⅰ型新月体肾炎血浆置换治疗患者健康宣教

1. 保持病室环境整洁，适宜的温度湿度，每日通风，减少探视，注意保暖，避免受寒，避免出入人多密集地点，外出戴口罩，避免交叉感染。

2. 注意个人卫生，重视中心静脉置管护理：

（1）沐浴方式：①颈内静脉置管者采用上擦下冲的沐浴方式，洗头采用干式或平躺式洗头法；②锁骨下或股静脉置管者可使用肛袋保护导管，小心淋浴。

（2）导管卫生：①导管敷料保持清洁干燥，如有潮湿、污染或敷料粘贴不严时及时更换按时换药封管，每周2~3次，换药时戴口罩；②注意及时治疗鼻腔或其他部位致病菌感染。

（3）导管安全：①导管妥善固定，导管夹处于夹闭状态，缝合线脱落及时缝合；②活动时注意保护导管，避免剧烈运动，切勿拉扯导管；③股静脉置管者卧床时床头角度小于40°，可短距离行走，禁止坐轮椅。

（4）注意事项：① 导管不能靠近任何锐器；② 颈静脉置管者不易穿高领或套头衣服；③ 导管不能用于输血、输液、抽血、监测中心静脉压等；④卧位时不能压迫导管；⑤ 导管一旦脱出不能自行重新送回血管内。

3. 限盐限钾限水优质蛋白饮食，每日称重，记录入液及出液量，保持入出平衡。

4. 规律应用药物，特别是激素类药物，不能擅自停药或减量。

九、推荐表单

（一）医师表单

Ⅰ型新月体肾炎血浆置换治疗临床路径医师表单

适用对象：第一诊断为Ⅰ型新月体肾炎（ICD-10：N01.7）/Goodpasture 综合征（ICD-10：M31.001）/抗肾小球基底膜病（ICD-10：M31.002†N08.5*）/肺出血肾炎综合征相关肾小球肾炎（ICD-10：M31.003†N08.5*）
行血浆置换治疗（ICD-9-CM-3：99.0702）

患者姓名：	性别：　　年龄：　　门诊号：	住院号：
住院日期：　　年　月　日	出院日期：　　年　月　日	标准住院日：14~30 天

时间	住院第 1 天	住院第 2 天
主要诊疗工作	□ 询问病史及体格检查 □ 完成病历书写 □ 上级医师查房 □ 及时处理各种临床危重情况（如严重水、电解质、酸碱失衡等） □ 初步确定是否需要肾脏替代，并制订诊疗方案 □ 向患方交代病情 □ 签署各种必要的知情同意书、自费用品协议书、输血同意书、临时中心静脉置管同意书、肾脏替代同意书等（根据情况） □ 中心静脉置管	□ 上级医师查房 □ 完成必要的相关科室会诊 □ 确定是否需要肾活检 □ 观察病情变化，及时与患方沟通 □ 对症支持治疗
重点医嘱	**长期医嘱：** □ 肾脏病护理常规 □ 一级护理 □ 优质蛋白饮食 □ 记出入液量 □ 既往基础用药临时医嘱： □ 甲泼尼龙 0.5~1.0g 静脉点滴 □ 开具中心静脉置管术医嘱 □ 急查肾功能和电解质，动脉血气分析、胸片及肺部 CT □ 急查抗 GBM 抗体 □ 血常规（嗜酸性粒细胞和网织细胞计数）、尿常规、粪常规 □ 肝功能、血糖、血型、凝血功能（PT、APTT、FIB）、感染性疾病筛查（乙型肝炎、丙型肝炎、HIV、梅毒等） □ 免疫指标：ANCA、ANA 谱、免疫球蛋白、补体、CRP、ASO、RF、ESR □ 心电图、腹部超声检查（双肾、肝、胆、脾、胰）	**长期医嘱：** □ 肾脏病护理常规 □ 一级护理 □ 患者既往基础用药 □ 记出入液量 □ 药物治疗临时医嘱： □ 甲泼尼龙 0.5~1.0g 静脉点滴 □ 开具血浆置换医嘱（根据情况） □ 开具肾脏替代医嘱（根据情况） □ 监测肾功能、电解质 □ 监测抗 GBM 抗体滴度、血小板计数、凝血指标 □ 其他特殊医嘱 □ 必要时查超声心动图、痰含铁血黄素
病情变异记录	□ 无　□ 有，原因： 1. 2.	□ 无　□ 有，原因： 1. 2.
医师签名		

时间	住院第 3~7 天	住院第 8~14 天	住院第 15~30 天 （出院日）
主要诊疗工作	□ 继续强化血浆置换治疗 □ 继续激素冲击治疗 □ 肺出血、肺部感染治疗 □ 必要时肾脏穿刺 □ 必要时使用其他药物等 □ 必要时继续肾脏替代治疗，每次治疗前后评估是否可停止 □ 肾外合并症、并发症的治疗	□ 继续强化血浆置换治疗，监测抗 GBM 抗体浓度 □ 监测肾功能、电解质、血气、凝血指标 □ 上级医师查房，评估一般情况、肺出血、肾功能变化，以及对治疗的反应 □ 评估血浆置换与免疫抑制剂治疗的副作用并处理 □ 必要时继续肾脏替代治疗	□ 肺出血停止、胸片显示肺出血基本吸收；无低氧血症 □ 血浆置换，直至血清抗 GBM 抗体转阴或危及生命的肺出血停止 □ 继续维持性激素及环磷酰胺治疗 □ 评估肾功能，决定继续或停止肾脏替代治疗 □ 如果肾功能不能恢复，与患者共同制订长期肾脏替代治疗方式 □ 没有需要住院处理的并发症和/或合并症 □ 病情平稳后出院
重点医嘱	**长期医嘱：** □ 肾脏病护理常规 □ 一级护理 □ 患者既往基础用药 □ 记出入液量 □ 药物治疗 **临时医嘱：** □ 甲泼尼龙 0.5~1.0g 静脉点滴 □ 开具血浆置换医嘱（根据情况） □ 开具肾脏替代医嘱（根据情况） □ 开具肾穿刺医嘱（完善检查后） □ 监测电解质、肾功能 □ 监测抗 GBM 抗体滴度、血小板计数、凝血指标 □ 其他特殊医嘱	**长期医嘱：** □ 肾脏病护理常规 □ 一级或二级护理 □ 患者既往基础用药 □ 记出入液量 □ 泼尼松 1mg/kg 口服 □ 环磷酰胺口服或静脉使用 **临时医嘱：** □ 开具血浆置换医嘱（根据情况） □ 开具肾脏替代医嘱（根据情况） □ 监测电解质、肾功能 □ 监测抗 GBM 抗体滴度、血小板计数、凝血指标 □ 其他特殊医嘱	**长期医嘱：** □ 肾脏病护理常规 □ 二级或三级护理 □ 患者既往基础用药 □ 记出入液量 □ 药物治疗 **临时医嘱：** □ 监测血常规、电解质、肾功能、抗 GBM 抗体滴度 □ 其他特殊医嘱 □ 出院医嘱 □ 拔除中心静脉置管（视情况）
病情变异记录	□ 无 □ 有，原因： 1. 2.	□ 无 □ 有，原因： 1. 2.	□ 无 □ 有，原因： 1. 2.
医师签名			

（二）护士表单

Ⅰ型新月体肾炎血浆置换治疗临床路径护士表单

适用对象：第一诊断为Ⅰ型新月体肾炎（ICD-10：N01.7）/Goodpasture综合征（ICD-10：M31.001）/抗肾小球基底膜病（ICD-10：M31.002†N08.5*）/肺出血肾炎综合征相关肾小球肾炎（ICD-10：M31.003†N08.5*）

行血浆置换治疗（ICD-9-CM-3：99.0702）

患者姓名：	性别：　　年龄：　　门诊号：	住院号：
住院日期：　　年　月　日	出院日期：　　年　月　日	标准住院日：14~30天

时间	入院当日	住院期间（第2~7天）
健康宣教	□ 介绍主管医师、护士 □ 介绍环境、设施 □ 介绍住院注意事项 □ 向患者介绍相应的治疗性饮食 □ 中心静脉置管术前宣教 □ 教会患者配合体位 □ 心理护理，解除紧张情绪 □ 告知患者减少置管部位活动，防止渗血、回血及脱管 □ 告知患者置管辅料保持干净	□ 主管护士与患者沟通，了解并指导心理应对 □ 宣教疾病知识、用药知识及特殊检查操作过程 □ 预防感染，使用激素及免疫抑制剂宣教 □ 肾穿刺者术前宣教 □ 宣教疾病知识、用药、饮食、安全宣教、术前准备、手术过程、如何配合手术 □ 告知准备用物 □ 术前、术后饮食活动及陪伴注意事项 □ 告知术后可能出现的情况及应对方式
护理处置	□ 核对患者、佩戴腕带 □ 建立入院护理病历 □ 卫生处置：剪指甲、洗澡、更换病号服 □ 中心静脉置管处备皮	□ 协助医师完成各项检查化验 □ 教会患者床上排便及保持手术体位屏气 □ 术前准备用物 □ 配血、监测血压、备饮用水
基础护理	□ 一级护理 □ 口腔护理 □ 晨晚间护理 □ 患者安全管理	□ 一级或二级护理 □ 口腔护理 □ 晨晚间护理 □ 患者安全管理
专科护理	□ 护理查体 □ 血压、呼吸频率、血氧饱和度监测 □ 记出入量 □ 中心静脉置管护理 □ 必要时吸氧 □ 需要时填写跌倒及压疮防范表 □ 需要时请家属陪伴 □ 心理护理	□ 血压、呼吸频率、血氧饱和度监测 □ 记出入量 □ 观察病情变化，特别注意观察尿量、尿液性状、痰液性状 □ 心理护理 □ 中心静脉置管护理 □ 必要时吸氧 □ 观察用药后药物副作用
重点医嘱	□ 详见医嘱执行单	□ 详见医嘱执行单
病情变异记录	□ 无　□ 有，原因： 1. 2.	□ 无　□ 有，原因： 1. 2.
护士签名		

时间	住院期间（第 8~14 天）	住院第 15~30 天（出院日）
健康宣教	□ 术后当日宣教 □ 告知可能出现的情况的应对方式 □ 告知平卧及可以翻身的时间和注意事项 □ 给予患者和家属心理支持 □ 再次明确探视须知	□ 出院宣教 □ 复查时间 □ 服药方法频率 □ 用药自我观察方法 □ 活动注意事项 □ 饮食指导 □ 指导办理出院手续
护理处置	□ 协助医师完成各项检查化验	□ 办理出院手续，整理护理病历 □ 书写出院手续
基础护理	□ 一级或二级护理 □ 口腔护理 □ 晨晚间护理 □ 患者安全管理	□ 二级或三级护理 □ 口腔护理 □ 晨晚间护理 □ 患者安全管理
专科护理	□ 血压、呼吸频率、血氧饱和度监测 □ 记出入量 □ 中心静脉置管护理 □ 观察病情变化，特别注意观察尿量、尿液性状、痰液性状 □ 肾穿刺者 □ 病情观察，填写肾活检护理记录单，记录返回、起床时间 □ 观察前 3 次尿液颜色并记录 □ 观察腹部、腰部体征	□ 病情评估：重点评估患者尿量、血压等 □ 如需院外继续短期肾脏替代治疗，交代中心静脉置管注意事项；如无需肾脏替代治疗，协助医师拔除中心静脉置管
重点医嘱	□ 详见医嘱执行单	□ 详见医嘱执行单
病情变异记录	□ 无　□ 有，原因： 1. 2.	□ 无　□ 有，原因： 1. 2.
护士签名		

（三）患者表单

Ⅰ型新月体肾炎血浆置换治疗临床路径患者表单

适用对象：第一诊断为Ⅰ型新月体肾炎（ICD-10：N01.7）/Goodpasture 综合征（ICD-10：M31.001）/抗肾小球基底膜病（ICD-10：M31.002†N08.5*）/肺出血肾炎综合征相关肾小球肾炎（ICD-10：M31.003†N08.5*）

行血浆置换治疗（ICD-9-CM-3：99.0702）

患者姓名：	性别： 年龄： 门诊号：	住院号：
住院日期： 年 月 日	**出院日期：** 年 月 日	**标准住院日：14~30 天**

时间	入院当日	住院期间（第 2~14 天）	住院第 15~30 天（出院日）
医患配合	□配合询问病史、收集资料，请务必详细告知既往史、用药史、过敏史 □配合进行体格检查 □签署各种必要的知情同意书 □配合进行中心静脉置管 □有任何不适告知医师	□配合完善相关检查、化验，如采血、留尿、心电图、X 线胸片等 □医师向患者及家属介绍病情 □配合用药及治疗 □配合医师调整用药 □接受血浆置换和肾脏替代治疗 □必要时配合进行肾穿刺 □有任何不适告知医师	□接受出院前指导 □如果肾功能不能恢复，配合医师共同制订长期肾脏替代治疗方式 □知道复查程序 □获取出院诊断书
护患配合	□配合测量体温、脉搏、呼吸、血压、血氧饱和度、体重 □配合完成入院护理评估单（简单询问病史、过敏史、用药史） □接受入院宣教（环境介绍、病室规定、订餐制度、贵重物品保管等） □有任何不适告知护士	□配合测量体温、脉搏、呼吸，询问每日排便情况 □接受相关化验检查宣教，正确留取标本，配合检查 □有任何不适告知护士 □接受输液、服药治疗 □注意活动安全，避免坠床或跌倒 □配合执行探视及陪伴 □接受疾病及用药等相关知识指导	□接受出院宣教 □办理出院手续 □获取出院带药 □知晓服药方法、作用、注意事项 □知道复印病历方法
饮食	□优质蛋白饮食	□优质蛋白饮食	□优质蛋白饮食
排泄	□正常排尿便 □记录出入液量	□正常排尿便 □记录出入液量	□正常排尿便 □记录出入液量
活动	□卧床休息	□卧床休息	□卧床休息

附：原表单（2019 年版）

Ⅰ型新月体肾炎血浆置换治疗临床路径表单

适用对象：第一诊断为Ⅰ型新月体肾炎（ICD-10：N01.7）/Goodpasture 综合征（ICD-10：M31.001）/抗肾小球基底膜病（ICD-10：M31.002†N08.5*）/肺出血肾炎综合征相关肾小球肾炎（ICD-10：M31.003†N08.5*）
行血浆置换治疗（ICD-9-CM-3：99.0702）

患者姓名：	性别：　年龄：　门诊号：	住院号：
住院日期：　年　月　日	**出院日期：**　年　月　日	**标准住院日：14~30 天**

时间	住院第 1 天	住院第 2 天
主要诊疗工作	□ 询问病史及体格检查 □ 完成病历书写 □ 上级医师查房 □ 及时处理各种临床危重情况（如严重水、电解质、酸碱失衡等） □ 初步确定是否需要肾脏替代，并制订诊疗方案 □ 向患方交代病情 □ 签署各种必要的知情同意书、自费用品协议书、输血同意书、临时中心静脉置管同意书、肾脏替代同意书等（根据情况） □ 中心静脉置管	□ 上级医师查房 □ 完成必要的相关科室会诊 □ 确定是否需要肾活检 □ 完善检查，排除激素冲击禁忌证后，制定冲击治疗方案 □ 观察病情变化，及时与患方沟通 □ 对症支持治疗
重点医嘱	**长期医嘱：** □ 肾脏病护理常规 □ 一级护理 □ 优质蛋白饮食 □ 记出入液量 **临时医嘱：** □ 泼尼松 1mg/kg 口服 □ 开具中心静脉置管术医嘱 □ 急查肾功能和电解质，动脉血气分析、X 线胸片及肺部 CT □ 急查抗 GBM 抗体 □ 血常规（嗜酸性粒细胞和网织细胞计数）、尿常规、大便常规 □ 肝功能、血糖、血型、凝血功能（PT、APTT、FIB）、感染性疾病筛查（乙型肝炎、丙型肝炎、HIV、梅毒等） □ 免疫指标：ANCA、ANA 谱、免疫球蛋白、补体、CRP、ASO、RF、ESR □ 心电图、腹部超声检查（双肾、肝、胆、脾、胰）	**长期医嘱：** □ 肾脏病护理常规 □ 一级护理 □ 患者既往基础用药 □ 记出入液量 □ 药物治疗 **临时医嘱：** □ 泼尼松 1mg/kg 口服 □ 开具血浆置换医嘱（根据情况） □ 开具肾脏替代医嘱（根据情况） □ 监测肾功能、电解质 □ 监测抗 GBM 抗体滴度、血小板计数、凝血指标 □ 其他特殊医嘱 □ 必要时查超声心动图、痰含铁血黄素
主要护理工作	□ 入院宣教 □ 介绍病房环境、设施和设备 □ 入院护理评估	□ 宣教 □ 预防感染

续 表

时间	住院第 1 天	住院第 2 天
病情变异记录	□ 无 □ 有，原因： 1. 2.	□ 无 □ 有，原因： 1. 2.
护士签名		
医师签名		

时间	住院第 3~7 天	住院第 8~14 天	住院第 15~30 天 （出院日）
主要诊疗工作	□ 继续强化血浆置换治疗 □ 激素冲击治疗 □ 肺出血、肺部感染治疗 □ 必要时肾脏穿刺 □ 必要时使用其他药物等 □ 必要时继续肾脏替代治疗，每次治疗前后评估是否可停止 □ 肾外合并症、并发症的治疗	□ 继续强化血浆置换治疗，监测抗 GBM 抗体浓度 □ 监测肾功能、电解质、血气、凝血指标 □ 上级医师查房，评估一般情况、肺出血、肾功能变化，以及对治疗的反应 □ 评估血浆置换与免疫抑制剂治疗的不良反应并处理 □ 必要时继续肾脏替代治疗	□ 肺出血停止、X 线胸片显示肺出血基本吸收；无低氧血症 □ 血浆置换连续治疗 5~14 次，直至血清抗 GBM 抗体转阴或危及生命的肺出血停止 □ 继续维持性激素及环磷酰胺治疗 □ 评估肾功能，决定继续或停止肾脏替代治疗 □ 如果肾功能不能恢复，与患者共同制定长期肾脏替代治疗方式 □ 无需要住院处理的并发症和/或合并症 □ 病情平稳后出院
重点医嘱	**长期医嘱：** □ 肾脏病护理常规 □ 一级护理 □ 患者既往基础用药 □ 记出入液量 □ 药物治疗 **临时医嘱：** □甲泼尼龙 0.3~1.0g 静脉点滴 □ 监测电解质、肾功能 □ 监测抗 GBM 抗体滴度、血小板计数、凝血指标 □ 其他特殊医嘱	**长期医嘱：** □ 肾脏病护理常规 □ 一级护理/二级护理 □ 患者既往基础用药 □ 记出入液量 □ 泼尼松 1mg/kg 口服 □ 环磷酰胺口服或静脉使用 **临时医嘱：** □ 监测电解质、肾功能 □ 监测抗 GBM 抗体滴度、血小板计数、凝血指标 □ 其他特殊医嘱	**长期医嘱：** □ 肾脏病护理常规 □ 二级护理/三级护理 □ 患者既往基础用药 □ 记出入液量 □ 药物治疗 **临时医嘱：** □ 监测血常规、电解质、肾功能、抗 GBM 抗体滴度 □ 其他特殊医嘱 □ 出院医嘱
主要护理工作	□ 观察患者病情变化 □ 心理与生活护理 □ 预防感染	□ 观察患者病情变化 □ 心理与生活护理 □ 预防感染	□ 观察患者病情变化 □ 心理与生活护理 □ 出院指导
病情变异记录	□ 无 □ 有，原因： 1. 2.	□ 无，□ 有，原因： 1. 2.	□ 无 □ 有，原因： 1. 2.
护士签名			
医师签名			

第十二章

急性药物过敏性间质性肾炎临床路径释义

一、急性药物过敏性间质性肾炎编码

1. 原编码

疾病名称及编码：急性药物过敏性间质性肾炎（ICD-10：N14）

2. 修改编码

疾病名称及编码：急性药物过敏性间质性肾炎（ICD-10：N14.0-N14.2）

二、临床路径检索方法

N14.0-N14.2

三、国家医疗保障疾病诊断相关分组（CHS-DRG）

MDCL　肾脏及泌尿系统疾病及功能障碍

LS1　肾炎及肾病

四、急性药物过敏性间质性肾炎临床路径标准住院流程

（一）适用对象

第一诊断为急性间质性肾炎（ICD-10：N14）。

释义

■ 急性间质性肾炎（Acute Interstitial Nephritis，AIN）也称急性肾小管-间质肾炎，可由多种病因引起，临床表现为急性肾损伤，病理改变以肾间质炎症细胞浸润、间质水肿及肾小管不同程度变性为基本特征的一组临床病理综合征。急性药物过敏性间质性肾炎，顾名思义，系由药物过敏引起，在AIN中最常见。

■ 很多药物能引起急性药物过敏性间质性肾炎，抗生素、磺胺类及非甾体抗炎药最常见。药物（半抗原）与机体组织蛋白结合诱发机体超敏反应（包括细胞免疫及体液免疫反应），导致肾小管-间质炎症。由非甾体抗炎药引起者，还可能同时导致肾小球微小病变，表现为大量蛋白尿和肾病综合征，其发病也可能与T细胞功能紊乱相关。

（二）诊断依据

参考《临床诊疗指南・肾脏病学分册》（中华医学会肾脏病学分会编著）、《临床技术操作规范・肾脏病学分册》（中华医学会肾脏病学分会编著）、《肾脏病学》（王海燕著，第三版）诊断。

1. 近期用药史。
2. 可有皮疹或无药物过敏表现。
3. 尿沉渣白细胞增多，尤其是尿嗜酸性粒细胞增多，且排除泌尿系感染所致。

4. 肾小管和/或肾小球功能损害。

一般认为有上述表现中前两条，再加上后两条中任何一条，即可临床诊断本病。但非典型病例（尤其是由非甾体抗炎药致病者）常无第二条，必要时借助肾活检病理检查确诊。

释义

■ 上述为药物相关性急性肾间质肾炎的临床诊断依据。典型的病例可依据上述临床诊断依据予以初步诊断。所谓肾小管功能损害，主要是指低渗透压尿、低分子蛋白尿、肾性糖尿、氨基酸尿、肾小管酸中毒等。所谓肾小球功能损害，主要是指血清肌酐水平升高，肾小球滤过率（GFR）降低。尿沉渣无菌性白细胞及尿嗜酸性粒细胞增多，是尿液检查结果中的突出表现，可同时伴有血尿、轻度或中重度蛋白尿；当非甾体抗炎药同时诱发肾小球微小病变时，可出现中重度蛋白尿和肾病综合征。

■ 对有可疑用药史及肾功能急剧减退，呈少尿（24 小时尿量少于 500ml）或非少尿性（24 小时尿量大于 500ml）急性肾损伤，并常伴有肾小管间质损害的患者，若无药物过敏症状如发热、皮疹、尿嗜酸性粒细胞增多等表现，确诊 AIN 必须依靠肾穿刺病理检查，只有病理表现符合急性药物过敏性间质性肾炎时，诊断才能成立。

■ 急性药物过敏性间质性肾炎的病理特征：光学显微镜检查可见弥漫性肾间质水肿，肾间质内弥漫或多灶状淋巴细胞及单核核细胞浸润，可伴轻重不等的嗜酸性粒细胞、嗜碱性粒细胞及中性粒细胞浸润，并偶见肾间质肉芽肿。肾小管上皮细胞呈空泡或颗粒样变性，灶状刷状缘脱落，管腔扩张。有时可见肾小管炎（间质炎症细胞侵入肾小管壁及管腔），可伴有肾小管上皮细胞的小灶状坏死及再生。通常肾小球及肾血管正常。免疫荧光检查一般呈阴性。当非甾体抗炎药同时诱发肾小球微小病变时，可见到肾小球脏层上皮细胞足突广泛融合或消失。

■ 由于患者用药情况常较复杂，有时难以确定致病药物，因此在诊断时需根据用药与发病的因果关系、时间关系和量效关系的密切程度，与临床药师共同分析，对引起急性药物过敏性间质性肾炎的致病药物做出可能性的综合判断：肯定、很可能、可能、可能有关或可能无关、待评定。

（三）治疗方案的选择

根据《临床诊疗指南·肾脏病学分册》（中华医学会肾脏病学分会编著）、《临床技术操作规范·肾脏病学分册》（中华医学会肾脏病学分会编著）、《肾脏病学》（王海燕著，第三版）。

1. 去除病因：停用一切可疑致病药物。

2. 糖皮质激素及免疫抑制剂的使用：停药后肾功能无恢复者，或肾活检提示肾间质弥漫炎症细胞浸润或有肉芽肿形成时，在无激素使用禁忌时，应使用泼尼松（龙）治疗，剂量 0.5~1mg/（kg·d），4~6 周或待肾功能明显好转后逐渐减量，总疗程一般在 6 个月左右。对大剂量激素冲击疗法，目前无统一意见，可根据患者临床及病理表现进行个体化选择处理。若激素使用 2 周效果不明显，或在激素减量过程中出现肾功能的恶化，可考虑试用免疫抑制剂治疗，如环磷酰胺、吗替麦考酚酯等，注意监测用药后的毒副作用。

3. 对症支持疗法，治疗合并症。对已经出现严重急性肾衰竭者，则应进行血液净化治疗。

释义

■ 去除变应原，应及时停用致敏药物，在无法确诊致敏药物时应尽可能停用所有可疑的药物；在致敏药物未能明确时，应根据治疗需要尽量减少用药种类。

■ 目前尚缺乏糖皮质激素治疗急性药物过敏性间质性肾炎前瞻、对照的临床研究。回顾性研究发现，服用糖皮质激素治疗患者的长期预后优于未服用糖皮质激素患者，并建议本病确诊后立即应用糖皮质激素。

■ 细胞毒药物的应用，如肾活检显示肾间质为急性活动性病变，并无或仅有轻度纤维化，在糖皮质激素应用2周后仍无缓解迹象，或肾功能损伤持续进展，则可考虑加用细胞毒药物。

■ 血液净化的应用，少尿型急性肾损伤或合并严重内环境紊乱，如血钾水平过高（>6.5 mmol/L）、急性心衰、严重酸中毒等，患者应尽早开始透析（血液透析或腹膜透析）。非少尿型急性肾损伤患者如临床情况较稳定，无需紧急透析，可在保守治疗下等待肾功能的恢复；若保守治疗失败，则应及时采用透析治疗。通过透析治疗维持患者生命，以赢得治疗时间争取疾病缓解。

（四）标准住院日

标准住院日为10~14天。

释义

■ 如果患者恢复快、条件允许，住院时间可以低于上述住院天数。

■ 严重肾功能受损需要血液净化治疗者，如短期内脱离透析，无需等待肾功能完全恢复，即可出院随诊。对部分透析2周以上肾功能仍无明显改善的患者，根据病因及肾功损害进展情况判断肾脏的可能预后，拟定下一步治疗计划；若患者肾功能短期内可望恢复，住院日需适当延长；若病变已经进入显著的慢性化阶段，则应退出此路径，按终末期肾脏病处理。

■ 住院期间，在急性肾损伤基础疾病上出现严重合并症，如严重感染、休克、心脑血管并发症等，应退出本路径。

（五）进入路径标准

1. 第一诊断必须符合ICD-10：N14急性药物过敏性间质性肾炎疾病编码。

2. 当患者同时具有其他疾病诊断时，但在住院期间不需要特殊处理也不影响第一诊断的临床路径流程实施时，可以进入路径。

释义

■ 患者同时具有其他疾病，且疾病影响第一诊断临床路径的实施时不适合进入临床路径。

■ 当患者同时具有其他疾病诊断，如高血压、糖尿病、高尿酸血症、类风湿性关节炎等，但这些疾病稳定，在住院期间不需要特殊处理、也不影响第一诊断的临床流程实施时，则可进入此临床路径。

■ 在慢性肾脏病基础上的急性肾损伤系由急性药物过敏性间质性肾炎所致，并符合临床病理诊断标准，应归入此临床路径。

（六）住院期间检查项目

1. 必需的检查项目

（1）血常规、尿常规、便常规，血嗜酸性粒细胞计数。

（2）肝功能、肾功能、电解质、血糖、血脂、血型、凝血功能、感染性疾病筛查（乙型肝炎、丙型肝炎、HIV、梅毒）。

（3）24 小时尿蛋白定量、尿沉渣检查、肾小管损伤指标检测。

（4）腹部 B 超、胸片、心电图。

（5）免疫球蛋白、补体 C3、C4、ANA 谱（包括抗核抗体、抗 dsDNA、抗心磷脂抗体、抗 Sm 抗体、ENA 多肽抗体谱）、RF、CRP、ESR。

2. 根据患者病情可选择的检查项目

（1）血免疫学检查：ANCA、抗 GBM。

（2）眼科检查，了解有无眼色素膜炎。

（3）尿蛋白成分分析（如尿蛋白电泳），尿酸化功能检查、血尿渗透压检查、尿氨基酸检查。

（4）血、尿免疫固定电泳。

（5）眼科、口腔科会诊。

3. 如患者无禁忌，必要时尽可能行肾活检病理检查，明确病理类型，以指导治疗，估计预后。

释义

■ 必需检查项目是为了确保根据患者具体病情做出相应治疗选择，其中三大常规可以了解血、尿、粪的基本情况，血嗜酸性粒细胞计数可以了解患者有无药物等因素诱发的变态反应。肝功能、血糖、血脂、电解质、血液气体分析可以判断有无基础疾病。肾功能、24 小时尿蛋白定量、尿沉渣检查可评价肾损害的严重程度和病变特点。感染性疾病筛查（乙型肝炎、丙型肝炎、HIV、梅毒）了解患者有无感染性疾病并为肾活检作准备。

■ 肾小管损伤指标如尿比重、尿渗透压、尿糖、尿酸化功能和氨基酸尿等有助于判断肾小管-间质损害。尿蛋白成分分析可显示低分子蛋白尿，常提示肾小管间质病变和/或肾小球病变。

■ 腹部超声、胸片、心电图等为了评估心脏、肺部及其他重要脏器的基础疾病，以便及时发现异常情况并采取相应处置。双肾超声（包括双肾长径、肾皮质厚度）可用于鉴别急、慢性肾脏病变，也为肾活检作准备。

■ 血免疫学检查：抗核抗体、抗双链 DNA（抗 dsDNA）、抗心磷脂抗体、抗 Sm 抗体、ENA 多肽抗体谱，ANCA 和 GBM 抗体、补体 C3、C4，免疫球蛋白（包括 IgE）、RF、CRP、ESR、ASO、直接和间接抗人球蛋白试验等，有助于判断有无系统性红斑狼疮、抗磷脂抗体综合征、ANCA 相关性血管炎、抗基底膜肾病和类风湿关节炎等自身免疫性疾病及机体免疫系统是否正常及可能的变异。

■ 特发性急性间质性肾炎常出现眼色素膜炎，故眼科检查有利于特发性急性间质性肾炎与急性药物过敏性间质性肾炎的鉴别。

（七）肾穿刺前准备

1. 根据病情，积极纠正水、电解质、酸碱平衡紊乱。
2. 控制血压。
3. 加强对症支持治疗。

释义

■ 急性肾衰竭患者，肾穿刺术前需要做一些特殊准备：①严格控制好血压，作为肾穿刺的安全血压，应力争降至 140/90mmHg 以下；②严重贫血的患者应用输血的方法将血红蛋白提高到 80g/L 以上；③如伴血小板减少或尿毒症毒素水平很高，可以在肾穿刺前 24 小时内输注单采血小板或新鲜血，使血小板计数> 80×10^9/L。必要时于肾穿刺术前行几次血液透析以降低体液毒素水平，从而减轻对出、凝血时间的不利影响。

■ 肾穿刺术前一周应停用抗血小板聚集药物，术前 1~3 天停用低分子肝素和普通肝素。并于肾穿刺当天检查出、凝血时间正常者，方可进行肾穿刺术。

■ 对接受血液透析治疗患者，肾穿刺术应于无抗凝剂透析后次日进行为宜，肾穿刺当天检测出、凝血时间，以免深静脉置管封管肝素对出凝血时间的影响。

（八）肾穿刺病理检查

1. 麻醉方式：局部麻醉。
2. 术前准备：停用一切抗凝药物后，复查凝血功能正常；血红蛋白 80g/L 以上，血小板> 80×10^9/L；血压控制在 140/90mmHg 以下。
3. 术中用药：麻醉常规用药。
4. 取材方式：经皮肾活检。
5. 输血：视病情而定。
6. 组织病理：光镜、免疫荧光及电镜检查。

释义

■ 进入该路径患者，在完成相关评估合格后，采取局部麻醉下经皮肾穿刺活检。开放性肾活检患者不进入该路径。

■ 对肾穿刺标本宜用解剖（立体）显微镜或放大镜进行观察，区别皮质和髓质，并确保标本中有肾小球。有经验者用肉眼也可判定。

（九）药物选择

1. 肾穿刺术后根据情况选择性使用止血药。
2. 根据肾活检病理诊断，确定治疗方案。
（1）肾间质弥漫炎症细胞浸润时，如无禁忌证使用糖皮质激素治疗。
（2）肾间质有肉芽肿形成时，在糖皮质激素治疗的基础上，宜加免疫抑制剂治疗。
（3）避免使用肾毒性药物、对症支持治疗。

释义

■ 肾穿刺后有出血发生，应酌情给予止血药，如注射用尖吻蝮蛇血凝酶，可预防性减少术后出血量。如出血量较大，有血压下降者应予输血。在充分输血仍不能维持血压稳定时，应行动脉栓塞术，也可行部分或全肾切除术。

■ 及时停用致敏药物，是急性药物性间质性肾炎治疗的关键。结合病理改变，使用糖皮质激素或糖皮质激素加细胞毒药物，有利于病情恢复，避免肾间质纤维化的发生和肾功能恢复的不完全。

■ 对于肾穿刺病理显示重度慢性肾小管间质病变者，则应退出此临床路径，按慢性肾脏病予以处置。

（十）出院标准

1. 临床病情明显改善、肾功能明显好转或稳定。
2. 没有需要住院处理的并发症和/或合并症。

释义

■ 诊断明确，肾功能逐渐恢复，可不必等待到恢复正常。

■ 接受肾穿刺的患者，伤口愈合良好。

（十一）变异及原因分析

1. 肾功能损害严重、恢复延迟，仍需短期进行血液透析等支持治疗，以观察肾功能恢复情况时。
2. 常规剂量激素等治疗反应不佳，需考虑进行大剂量激素冲击治疗时。
3. 激素等治疗效果不佳反而出现肾功能恶化，需要住院观察处理时。
4. 出现严重感染、心力衰竭、肾穿刺后并发症等严重情况时，需要住院处理。出现上述情况，应退出本路径。

释义

■ 经肾穿刺病理诊断或其他实验室检查证实，与原第一诊断急性药物过敏性间质性肾炎不符，如为急进性肾炎、狼疮性肾炎、溶血性尿毒综合征等，或出现持续少尿、肾功能持续恶化，需要替代治疗者，以及伴有严重感染、心力衰竭等严重并发症者，即应转入相应的临床路途。

五、急性药物过敏性间质性肾炎给药方案

（一）用药选择

1. 去除病因，停止一切可疑致病药物。

2. 单独糖皮质激素治疗：停用可疑致病药物后无肾功能恢复，或肾穿刺病理提示肾间质弥漫水肿、肾间质弥漫炎症细胞浸润者，宜选糖皮质激素。方法：泼尼松口服，剂量30～40mg/d，2～4周后逐步减量，总疗程控制在1～3个月，最多不超过6个月。

3. 糖皮质激素与细胞毒药物联合应用：停用可疑致病药物后，且单独应用糖皮质激素治疗疗效欠佳时，或肾穿刺病理提示肾间质除弥漫炎症细胞浸润外可见肾间质肉芽肿形成者，宜选糖皮质激素与细胞毒药物联合应用。方法：泼尼松每日0.5～1.0mg/kg，总疗程一般控制在3个月内，最多不超过6个月。同时，应用环磷酰胺每日1.5～2.0mg/kg，口服，总疗程一般控制在3个月内。

4. 少尿型急性肾衰竭或合并严重内环境紊乱，如血钾水平过高、严重酸中毒等患者应尽早开始透析（血液透析或腹膜透析）。通过透析治疗维持患者生命，赢得治疗时间，争取疾病缓解。

（二）药学提示

1. 糖皮质激素和细胞毒药物使用前要严格评价患者的适应证和禁忌证，应用剂量及疗程方面应该规范化。同时，应密切观察和防止药物的不良反应。

2. 糖皮质激素有较多的严重不良反应，有以下情况患者不宜使用糖皮质激素，包括严重精神病史、严重感染（病毒、细菌、真菌和活动性结核等）、活动性消化性溃疡、肝硬化和门脉高压引起的消化道大出血、新近接受胃肠吻合术，严重的骨质疏松，严重糖尿病和青光眼等。如必须使用，应在严密观察下，并及时处理可能出现的不良反应。

3. 环磷酰胺为烷化剂类细胞毒药物，应积极防治其严重不良反应：①肝脏、血液系统和胃肠道不良反应较常见，需定期检查（开始应用时每2周，其后可延长检查时间）血常规、肝功能，并给予对症治疗；②潜在出血性膀胱炎的危险，治疗时应水化、给予口服美司那（MESNA）：每日1～2mg/kg；如出现非肾小球源性血尿，需进行膀胱镜检查；③性腺毒性及和膀胱肿瘤的危险性依赖于累积剂量，如口服总剂量控制于8～12g，一般是安全的。

（三）注意事项

1. 口服糖皮质激素宜采用中效的泼尼松、泼尼松龙或甲泼尼龙，因其具有较强的抗炎作用，较弱的水钠潴留作用和较轻的对下丘脑-垂体轴抑制作用。

2. 建议糖皮质激素清晨一次顿服，以最大限度地减少对下丘脑-垂体轴（HPA）的抑制作用。逐步减量，减量时也可采取隔日清晨顿服。

六、急性药物过敏性间质性肾炎护理规范

1. 每日仔细记录患者的出入量和血压、体重变化情况。

2. 注意控制患者水钠摄入。如患者无显性失水，每日入液量应限制在前日尿量加500～800ml。

3. 对患者用药的注意事项做好讲解与管理。

4. 做好肾穿刺术的术前准备及术后护理。

七、急性药物过敏性间质性肾炎营养治疗规范

1. 所有患者均应保持出入量平衡和电解质平衡，防止水钠负荷过重、脱水及电解质紊乱。

2. 尿量正常的轻症患者，宜每日进食蛋白质0.6～0.8g/kg，并渐增至1.0g /kg，同时供给充足能量。

3. 尿量减少仍可以进食的中重症患者，每日限蛋白质0.5～0.6g/kg。能量来源以碳水化合物

类为主。

4. 因无尿而进行透析的重症患者，每日进食蛋白质1.0~1.2g/kg。如有需要，也可给予全肠道外营养治疗。

八、急性药物过敏性间质性肾炎患者健康宣教

1. 重视控制水钠的合理摄入。
2. 住院期间要认真记录好每天24小时内的所有各次尿量。
3. 平时要注意遵医嘱正确用药，对药物不良反应保持谨慎，发现明显不良反应要及时就诊。
4. 避免滥用药物。

九、推荐表单

（一）医师表单

急性药物过敏性间质性肾炎临床路径医师表单

适用对象：第一诊断为急性药物过敏性间质性肾炎（ICD-10：N14）

患者姓名：	性别：　　年龄：　　门诊号：		住院号：
住院日期：　　年　月　日	出院日期：　　年　月　日		标准住院日：7~14 天

时间	住院第 1 天	住院第 2~5 天
主要诊疗工作	□ 询问病史及体格检查 □ 完成病历书写 □ 开化验单 □ 及时处理各种临床危重情况（如严重水、电解质、酸碱失衡，严重高血压等）	□ 上级医师查房，根据初步的检查结果制订下一步诊疗方案 □ 观察病情变化，及时与患方沟通 □ 根据情况调整基础用药 □ 完成进行肾穿刺活检的术前评估 □ 签署各种必要的知情同意书、自费用品协议书
重点医嘱	**长期医嘱：** □ 肾脏病护理常规 □ 一级护理 □ 低盐饮食 □ 记出入量 □ 监测血压 □ 既往基础用药 **临时医嘱：** □ 血常规+嗜酸性粒细胞计数、尿常规、粪常规、外周血涂片 □ 肝肾功能、电解质、肌酶、血糖、血脂、凝血功能、感染性疾病筛查、免疫学指标 □ 24 小时尿蛋白定量、尿沉渣检查 □ B 超、胸片、心电图	**长期医嘱：** □ 患者既往基础用药 □ 酌情使用降压、利尿药 □ 抗生素（病情需要时） □ 对症支持治疗（维持内环境稳定、控制血压、保护肾功能、改善贫血等） **临时医嘱：** □ 肾穿刺术前停用抗凝和抗血小板药 □ 尿蛋白成分分析 □ 尿渗透压 □ 尿酸化功能检查 □ 监测肾功能、电解质 □ 其他特殊医嘱：眼色素膜炎检查
病情变异记录	□ 无　□ 有，原因： 1. 2.	□ 无　□ 有，原因： 1. 2.
医师签名		

时间	住院第 6~10 天	住院第 11~13 天	住院第 14 天 （出院日）
主要诊疗工作	□ 完成肾穿刺术和病理诊断 □ 上级医师查房，结合病理诊断和临床表现，提出具体的治疗方案 □ 及时处理肾穿刺术并发症 □ 观察病情变化，及时与患方沟通	□ 完成必要的其他专科会诊 □ 评估一般情况、肾功能，并发症、治疗毒副作用等 □ 明确出院时间	□ 完成出院记录、出院证明书、出院病历等 □ 向患者交代出院后的注意事项
重点医嘱	**长期医嘱：** □ 根据病理诊断及临床表现给予相应的治疗 □ 处理肾穿刺术的并发症 □ 继续对症支持治疗 **临时医嘱：** □ 开具肾穿刺术医嘱（完善检查后） □ 必要时复查血常规、凝血功能、电解质、肾功能，肝功能 □ 其他特殊医嘱	**长期医嘱：** □ 根据病理改变及病情给予相应的治疗 □ 继续对症支持治疗 **临时医嘱：** □ 复查入院时结果明显异常的检查项目和血压、肾功能 □ 重要的专科检查项目	**出院医嘱：** □ 预约门诊 □ 出院医嘱 □ 出院带药 □ 随访化验单
病情变异记录	□ 无　□ 有，原因： 1. 2.	□ 无　□ 有，原因： 1. 2.	□ 无　□ 有，原因： 1. 2.
医师签名			

（二）护士表单

急性药物过敏性间质性肾炎临床路径护士表单

适用对象：第一诊断为急性药物过敏性间质性肾炎（ICD-10：N14）

患者姓名：	性别：　　年龄：　　门诊号：	住院号：
住院日期：　　年　月　日	**出院日期：**　　年　月　日	**标准住院日：7~14 天**

时间	住院第 1~3 天	住院第 4~6 天	住院第 7~14 天（出院日）
健康宣教	□ 介绍主管医师、护士 □ 介绍环境、设施 □ 介绍住院注意事项 □ 相关检查宣教	□ 肾穿刺术宣教 □ 主管护士与患者沟通，了解并指导心理应对 □ 急性药物过敏性间质性肾炎的健康知识宣教 □ 预防感染、服用激素及免疫抑制剂宣教 □ 告知急性肾损伤的饮食和活动注意点	□ 出院宣教 □ 复查时间 □ 出院带药的服用方法 □ 饮食、休息和活动等注意事项指导 □ 避免药物过敏，指导康复和锻炼 □ 指导办理出院手续
护理处置	□ 核对患者、佩戴腕带 □ 建立入院护理病历 □ 卫生处置：剪指甲、沐浴、更换病号服	□ 随时观察患者病情变化 □ 协助医师完成各项检查、化验 □ 肾穿刺术前准备，必要的配血、血小板，监测血压，备饮用水 □ 教会接受肾活检患者床上排尿和保持手术体位屏气	□ 办理出院手续 □ 书写出院小结 □ 出院宣教 □ 复查时间 □ 出院带药的服用方法 □ 饮食、休息和活动等注意事项指导 □ 避免药物过敏，指导康复和锻炼 □ 指导办理出院手续
基础护理	□ 一级或二级护理 □ 晨晚间护理 □ 患者安全管理	□ 二级护理 □ 晨晚间护理 □ 患者安全管理	□ 三级护理 □ 晨晚间护理 □ 患者安全管理
专科护理	□ 护理查体 □ 意识、神经系统体征、定向力、计算力、精神状态 □ 评估患者水肿情况及皮肤状态 □ 记录出入量及监测体重的指导 □ 需要时填写跌倒及压疮防范表 □ 需要时请家属陪伴 □ 心理护理	□ 监测患者血压、意识状态 □ 遵医嘱完成相关检查 □ 心理护理 □ 遵医嘱正确给药 □ 用药后观察药物副作用 □ 观察疾病并发症	□ 肾穿刺术后护理：填写肾活检护理记录单，术后用平车送回病房，平卧 24 小时。术后 2 小时内每 30 分钟监测一次生命体征，观察有无出血体征。病情允许，可鼓励多饮水，减少血块堵塞尿路的发生。连续查术后 3 次尿常规，观察尿的颜色及变化 □ 避免感染 □ 观察患者病情变化 □ 心理与生活护理

续　表

时间	住院第 1~3 天	住院第 4~6 天	住院第 7~14 天 （出院日）
重点医嘱	□ 详见医嘱执行单	□ 详见医嘱执行单	□ 详见医嘱执行单
病情变异记录	□ 无　□ 有，原因： 1. 2.	□ 无　□ 有，原因： 1. 2.	□ 无　□ 有，原因： 1. 2.
护士签名			

（三）患者表单

急性药物过敏性间质性肾炎临床路径患者表单

适用对象：第一诊断为急性药物过敏性间质性肾炎（ICD-10：N14）

患者姓名：	性别：　　年龄：　　门诊号：	住院号：
住院日期：　　年　月　日	出院日期：　　年　月　日	标准住院日：7~14天

时间	入院	住院	出院日
医患配合	□ 配合询问病史、收集资料，请务必详细告知既往史、用药史（如需肾穿刺告知医师有无服用抗血小板聚集或抗凝药等）、过敏史 □ 配合进行体格检查 □ 有任何不适告知医师	□ 配合完善相关检查、化验，如采血、留尿、心电图、X线胸片等 □ 医师向患者及家属介绍病情 □ 肾活检术前谈话，签同意书 □ 配合用药及治疗 □ 配合医师调整用药 □ 有任何不适告知医师	□ 根据病理结果用药 □ 接受出院前指导 □ 知道复查程序 □ 获取出院诊断书
护患配合	□ 配合测量体温、脉搏、呼吸、血压、体重 □ 配合完成入院护理评估单（简单询问病史、过敏史、用药史、跌倒史、生活自理能力） □ 接受入院宣教（环境介绍、病室规定、订餐制度、贵重物品保管、查房、探视制度、陪伴制度等） □ 有任何不适告知护士	□ 配合测量体温、脉搏、呼吸，询问每日排便情况 □ 接受相关化验检查宣教，正确留取标本，配合检查 □ 配合接受肾穿刺术前宣教 □ 有任何不适告知护士 □ 接受输液、服药治疗 □ 注意活动安全，避免坠床或跌倒 □ 配合执行探视及陪伴 □ 接受疾病及用药等 相关知识指导	□ 接受出院宣教 □ 办理出院手续 □ 获取出院带药 □ 知道服药方法、作用、注意事项及用药后观察要点 □ 接受活动注意事项的指导 □ 知道复印病历的方法
饮食	□ 低盐、优质低蛋白饮食或根据医嘱	□ 低盐、优质低蛋白饮食或根据医嘱	□ 根据医嘱或正常普食
排泄	□ 正常排尿便	□ 正常排尿便	□ 肾穿刺者术前正常排尿便，术后24小时床上排便，需要协助
活动	□ 适量活动	□ 适量活动	□ 肾穿刺者术后卧床24小时 □ 一般情况下可适量活动

附：原表单（2016年版）

急性药物过敏性间质性肾炎临床路径表单

适用对象：第一诊断为急性药物过敏性间质性肾炎（ICD-10：N14）

患者姓名：	性别：　年龄：　门诊号：	住院号：
住院日期：　年　月　日	**出院日期：**　年　月　日	**标准住院日：7~14天**

时间	住院第1天	住院第2~5天
主要诊疗工作	□ 询问病史及体格检查 □ 完成病历书写 □ 开化验单 □ 及时处理各种临床危重情况（如严重水、电解质、酸碱失衡，严重高血压等）	□ 上级医师查房，根据初步的检查结果制订下一步诊疗方案 □ 观察病情变化，及时与患方沟通 □ 根据情况调整基础用药 □ 完成进行肾穿刺活检的术前评估 □ 签署各种必要的知情同意书、自费用品协议书
重点医嘱	**长期医嘱：** □ 肾脏病护理常规 □ 一级护理 □ 低盐饮食 □ 记出入量 □ 监测血压 □ 既往基础用药 **临时医嘱：** □ 血常规+嗜酸性粒细胞计数、尿常规、粪常规、外周血涂片 □ 肝肾功能、电解质、肌酶、血糖、血脂、凝血功能、感染性疾病筛查、免疫学指标 □ 24小时尿蛋白定量、尿沉渣检查 □ B超、胸片、心电图、	**长期医嘱：** □ 患者既往基础用药 □ 酌情使用降压、利尿药 □ 抗生素（病情需要时） □ 对症支持治疗（维持内环境稳定、控制血压、保护肾功能、改善贫血等） **临时医嘱：** □ 肾穿刺术前停用抗凝和抗血小板药 □ 尿蛋白成分分析 □ 尿渗透压 □ 尿酸化功能检查 □ 监测肾功能、电解质 □ 其他特殊医嘱：眼色素膜炎检查
主要护理工作	□ 入院宣教 □ 介绍病房环境、设施和设备 □ 入院护理评估	□ 肾穿刺术宣教 □ 急性药物过敏性间质性肾炎健康知识宣教
病情变异记录	□ 无　□ 有，原因： 1. 2.	□ 无　□ 有，原因： 1. 2.
护士签名		
医师签名		

时间	住院第 6～10 天	住院第 11～13 天	住院第 14 天 （出院日）
主要诊疗工作	□ 完成肾穿刺术和病理诊断 □ 上级医师查房，结合病理诊断和临床表现，提出具体的治疗方案 □ 及时处理肾穿刺术并发症 □ 观察病情变化，及时与患方沟通	□ 完成必要的其他专科会诊 □ 评估一般情况、肾功能，并发症、治疗不良反应等 □ 明确出院时间	□ 完成出院记录、出院证明书、出院病历等 □ 向患者交代出院后的注意事项
重点医嘱	**长期医嘱：** □ 根据病理诊断及临床表现给予相应的治疗 □ 处理肾穿刺术的并发症 □ 继续对症支持治疗 **临时医嘱：** □ 开具肾穿刺术医嘱（完善检查后） □ 必要时复查血常规、凝血功能、电解质、肾功能，肝功能 □ 其他特殊医嘱	**长期医嘱：** □ 根据病理改变及病情给予相应的治疗 □ 继续对症支持治疗 **临时医嘱：** □ 复查入院时结果明显异常的检查项目和血压、肾功能 □ 重要的专科检查项目	**出院医嘱：** □ 预约门诊 □ 出院医嘱 □ 出院带药 □ 随访化验单
主要护理工作	□ 观察患者病情变化 □ 肾穿刺术后护理 □ 心理与生活护理	□ 特殊治疗宣教 □ 避免感染	□ 指导患者办理出院手续
病情变异记录	□ 无 □ 有，原因： 1. 2.	□ 无 □ 有，原因： 1. 2.	□ 无 □ 有，原因： 1. 2.
护士签名			
医师签名			

第十三章

静脉使用环磷酰胺临床路径释义

一、静脉使用环磷酰胺疾病编码

1. 原编码

疾病名称及编码：肾病综合征（ICD-10：N04）

急进性肾小球肾炎（ICD-10：N01）

IgA 肾病（ICD-10：N02）

狼疮性肾炎（ICD-10：N08/M32）

过敏性紫癜性肾炎（现称 IgA 血管炎肾炎）（ICD-10：D69）

ANCA 相关小血管炎（ICD-10：M31.802）

微小病变（ICD-10：N05）

系膜增生性肾小球肾炎（ICD-10：N05.301）

膜增生性肾小球肾炎（ICD-10：N05.501）

膜性肾病（ICD-10：N05）

局灶节段性肾小球硬化（ICD-10：N05）

2. 修改编码

疾病名称及编码：肾小球疾病（ICD-10：N00-N08）

手术操作名称及编码：静脉输注环磷酰胺（ICD-9-CM-3：99.2909）

二、临床路径检索方法

（N00-N08）伴 99.2909

三、国家医疗保障疾病诊断相关分组（CHS-DRG）

MDCL　肾脏及泌尿系统疾病及功能障碍

LS1　肾炎及肾病

四、静脉使用环磷酰胺临床路径标准住院流程

（一）适用对象

入院第一诊断为肾病综合征（ICD-10：N04），急进性肾小球肾炎（ICD-10：N01），IgA 肾病（ICD-10：N02）；狼疮性肾炎（ICD-10：N08/M32），过敏性紫癜性肾炎（现称 IgA 血管炎肾炎）（ICD-10：D69），ANCA 相关小血管炎（ICD10：M31.802），微小病变（ICD-10：N05），系膜增生性肾小球肾炎（ICD-10：N05.301），膜增生性肾小球肾炎（ICD-10：N05.501），膜性肾病（ICD-10：N05），局灶节段性肾小球硬化（ICD-10：N05）。且计划静脉使用环磷酰胺者。

释义

■ 适用对象编码参见上述各疾病相应编码。

■ 本路径适用对象为需要使用环磷酰胺的多种原发以及继发性肾脏疾病。如出现原发疾病相关的并发症，需进入其他相应路径。

（二）诊断依据

根据中华医学会肾脏病学分会编著或修订的《临床诊疗指南·肾脏病学分册》《临床技术操作规范·肾脏病学分册》和《原发性肾小球疾病的诊断及其分类标准》进行诊断。

1. 临床诊断标准。
2. 既往肾穿刺病理诊断。

释义

■ 本路径的制订主要参考国内权威参考书籍和诊疗指南。

■ 临床诊断以及肾脏穿刺活检病理诊断是重要的肾脏疾病诊断依据。

（三）标准住院日为 2 天

释义

■ 推荐标准住院日为 1~4 天。

■ 确定使用静脉环磷酰胺后，应用前准备 1~2 天，第 2~3 天进行静脉输注。如在门诊已经完善相关检查，并无其他禁忌证相关临床情况，可直接输注。观察并处理可能出现的急性副作用。

（四）进入路径标准

1. 第一诊断必须符合原发或继发肾小球疾病诊断标准。
2. 当患者同时具有其他疾病诊断，但在住院期间不需要特殊处理也不影响第一诊断的临床路径流程实施时，可以进入本路径。

释义

■ 进入本路径的患者，第一诊断必须符合原发或继发肾小球疾病或其他肾脏疾病诊断标准的患者，且临床需要静脉使用环磷酰胺。需除外肾脏疾病相关并发症以及应用环磷酰胺的禁忌证。

■ 入院后常规检查发现有基础疾病，如高血压、冠状动脉粥样硬化性心脏病、糖尿病等，经系统评估后对应用环磷酰胺治疗无特殊影响者，可进入路径。但可能增加医疗费用，延长住院时间。

（五）住院后1~2天（工作日）需完成的检查项目

1. 住院后必需的检查项目

（1）血常规、尿常规、大便常规+隐血。

（2）肝肾功能、电解质、血糖、血脂。

（3）24小时尿蛋白定量。

2. 根据患者病情，必要时的检查项目：ANCA、抗GBM抗体、CRP、ESR、免疫指标（ANA、ds-DNA、ENA谱、IgG、IgA、IgM、C3、C4、RF、ASO）、感染性疾病筛查（例如乙型肝炎五项、乙型肝炎病毒DNA定量）、T细胞亚群、胸片、心电图、肺部CT等。

释义

■ 如近期已经在门诊完善相关检查，且无新可疑情况出现，可直接进入后续流程。

■ 血常规、尿常规、便常规+隐血是最基本的三大常规检查，进入路径的患者均需完成。便潜血试验和血红蛋白检测可以进一步了解患者有无急性或慢性失血；肝肾功能、电解质、血糖、血脂可评估有基础疾病情况，是否影响住院时间、费用及其治疗预后；测定24小时尿蛋白定量（或尿蛋白/肌酐比值，尿白蛋白肌酐比值）。

■ ANCA、抗GBM抗体、CRP、ESR、免疫指标（ANA、ds-DNA、ENA谱、IgG、IgA、IgM、C3、C4、RF、ASO）等有助于评估并监测基础肾脏疾病状况。必要时做血免疫固定电泳及游离轻链除外轻链病。感染性疾病筛查（乙型肝炎五项、乙型肝炎病毒DNA定量）、胸片、肺部CT等有助于评估患者使用环磷酰胺可能出现的感染性相关疾病。心电图或超声心动有助于评估患者存在的基础心脏疾患。T细胞亚群有助于评估患者细胞免疫状态。

（六）选择用药

1. 既往肾病用药：糖皮质激素、血管紧张素转换酶抑制剂（ACEI）、血管紧张素受体阻断剂（ARB）、抗凝药、抗血小板药、降脂药、利尿药、胃黏膜保护剂、钙片等。

2. 控制血压药物。

3. 环磷酰胺静脉治疗。

释义

■ 肾脏疾病治疗为综合性治疗，包括基础疾病治疗以及针对并发症的防治，目的在于消除病因、缓解临床症状、降低肾功能进展的危险因素、防止药物治疗副作用（如糖皮质激素所致溃疡以及骨质疏松等）和减少并发症（如血栓栓塞事件）的发生。

■ 控制血压是治疗肾脏疾病、延缓肾功能进展的重要措施。

■ 环磷酰胺是治疗多种肾脏疾患的重要药物，依据相关治疗原则合理选用。

（七）出院标准

1. 没有环磷酰胺静脉冲击的严重短期副作用。

2. 临床表现（血压、尿蛋白、血尿、肾功能）稳定或者好转。

3. 没有需要住院处理的并发症和/或合并症。

释义

■ 患者出院前应完成所有必需的检查项目，且开始药物治疗，观察有无明显药物相关不良反应。

（八）变异及原因分析

1. 出现肾功能急剧恶化、恶性高血压、血栓栓塞、较重感染等严重并发症，需要在住院期间处理。
2. 新出现其他系统合并症，需要住院治疗。
3. 出现治疗相关的并发症，需要住院期间处理。
4. 患者持续严重低白蛋白血症，严重水肿伴胸腹水，利尿剂不敏感，需延长住院观察。

释义

■ 按治疗方案进行治疗。但如果存在或出现严重并发症，如肾功能急剧恶化、恶性高血压、血栓栓塞、较重感染中止本路径并转入相应路径。

■ 认可的变异原因主要是指患者入选路径后，在检查及治疗过程中发现患者合并存在事前未预知的、对本路径治疗可能产生影响的情况，需要中止执行路径或延长治疗时间、增加治疗费用。医师需在表单中明确说明。

■ 因患者方面的主观原因导致执行路径出现变异，需医师在表单中予以说明。

五、静脉使用环磷酰胺给药方案

（一）用药选择

环磷酰胺是治疗多种肾脏疾患的重要药物，依据相关治疗原则合理选用。

（二）药学提示

静脉使用环磷酰胺存在一定的副作用，包括：①骨髓抑制，白细胞减少常见，最低值在用药后1~2周，多在2~3周后恢复；②对肝功有影响；③胃肠道反应，包括食欲减退、恶心及呕吐，一般停药1~3天即可消失；④泌尿道反应：可致出血性膀胱炎；⑤中枢神经系统毒性，与剂量有关；⑥其他反应尚包括脱发、恶心和呕吐等；⑦注射部位可产生静脉炎；⑧长期用药可产生免疫抑制、垂体功能低下、不育症和继发性肿瘤。

（三）注意事项

严重骨髓抑制患者、对本品过敏者、妊娠及哺乳期妇女禁用。

六、静脉使用环磷酰胺护理规范

1. 观察并收集药物相关副作用的临床表现：①骨髓抑制；②肝功影响；③胃肠道反应；④泌尿道反应，如出血性膀胱炎；⑤中枢神经系统毒性；⑥其他反应包括脱发、恶心和呕吐等；⑦注射部位静脉炎；⑧长期用药产生的免疫抑制、垂体功能低下、不育症和继发性肿瘤。
2. 如药物外渗，按照化学药物外渗应急预案及程序处理。

七、静脉使用环磷酰胺营养治疗规范

1. 使用期间患者可以正常饮食。
2. 如无禁忌，可以饮用大量非咖啡因液体。

八、静脉使用环磷酰胺患者健康宣教

使用前如果对环磷酰胺过敏、正在母乳喂养，或者存在骨髓抑制性问题，请告知医生。

在使用过程中或者使用后出现下列问题，请及时联系医生：

1. 过敏反应迹象：如皮疹；麻疹；瘙痒；皮肤发红，肿胀，起泡或脱皮；喘息胸部或喉咙发紧；呼吸，吞咽或说话困难；嘶哑或嘴、脸、嘴唇、舌头或喉咙肿胀。
2. 感染迹象：如发热，咽喉痛，咳嗽，痰多或痰液变色，小便不适等，或伤口无法愈合。
3. 出血的迹象：如呕血；血尿；黑色，红色或柏油色的大便；牙龈出血；阴道异常出血；没有原因的淤斑；或出血无法停止。
4. 尿液异常：无法排尿，尿量异常，血尿或体重异常增加。
5. 低钠血症迹象：如头痛，注意力不集中，记忆力减退，虚弱，癫痫发作或身体平衡异常。
6. 肝脏问题的迹象：如尿液深，感到疲倦，食欲缺乏，胃部不适，大便色浅，呕吐；皮肤或眼睛发黄。
7. 此外，脱发、胃肠道反应，肤色改变也可能与药物有关。

九、推荐表单

（一）医师表单

静脉使用环磷酰胺临床路径医师表单

适用对象：第一诊断为肾病综合征（ICD-10：N04），IgA 肾病（ICD-10：N02）；狼疮性肾炎（ICD-10：N32），过敏性紫癜性肾炎（现称 IgA 血管炎肾炎）（ICD-10：D69），微小病变（ICD-10：N05），系膜增生性肾小球肾炎（ICD-10：N05.301），膜增生性肾小球肾炎（ICD-10：N05.501），膜性肾病（ICD-10：N05），局灶节段性肾小球硬化（ICD-10：N05）或其他肾脏病（如间质性肾炎等）拟静脉使用环磷酰胺者（无并发症患者）

患者姓名：	性别：　　年龄：　　门诊号：	住院号：
住院日期：　　年　月　日	**出院日期：**　　年　月　日	**标准住院日：1~4 天**

时间	住院第 1 天 （如近期已在门诊完善相关检查，且无新出现可疑情况，可直接接入后继流程）	住院第 1~3 天 （CTX 输注）	住院第 2~4 天 （出院日）
主要诊疗工作	□ 询问病史及体格检查 □ 完成病历书写 □ 开化验单	□ 上级医师查房 □ 根据情况调整基础用药 □ 根据检查结果开出环磷酰胺静脉冲击医嘱	□ 完成出院记录、出院证明书、出院病历等 □ 向患者交代出院后的注意事项，约门诊复诊时间 □ 开出院带药医嘱
重点医嘱	**长期医嘱：** □ 肾脏病护理常规 □ 二级护理 □ 低盐、低脂、优质蛋白饮食 □ 患者既往基础用药 □ 酌情使用降压药 □ 酌情用利尿药 **临时医嘱：** □ 血常规、尿常规、大便常规+OB □ 肝肾功能、电解质、血糖、血脂 □ 24 小时尿蛋白定量 □ 心电图、胸片 □ 必要时检查：T 细胞亚群、CRP、ESR、免疫指标、感染性疾病筛查、ANCA、抗 GBM 抗体、甲状腺功能	**长期医嘱：** □ 酌情调整基础用药（包括激素） □ 对症支持治疗（维持内环境稳定、控制血压、保护肾功能、改善贫血、降低血脂等） □ 静脉环磷酰胺用药 **临时医嘱：** □ 其他特殊医嘱	**出院医嘱：** □ 出院医嘱 □ 出院其他带药
病情变异记录	□ 无　□ 有，原因： 1. 2.	□ 无　□ 有，原因： 1. 2.	□ 无　□ 有，原因： 1. 2.
医师签名			

（二）护士表单

静脉使用环磷酰胺临床路径护士表单

适用对象：第一诊断为肾病综合征（ICD-10：N04），IgA 肾病（ICD-10：N02）；狼疮性肾炎（ICD-10：N32），过敏性紫癜性肾炎（现称 IgA 血管炎肾炎）（ICD-10：D69），微小病变（ICD-10：N05），系膜增生性肾小球肾炎（ICD-10：N05.301），膜增生性肾小球肾炎（ICD-10：N05.501），膜性肾病（ICD-10：N05），局灶节段性肾小球硬化（ICD-10：N05）或其他肾脏病（如间质性肾炎等）拟静脉使用环磷酰胺者（无并发症患者）

患者姓名：	性别：　　年龄：　　门诊号：	住院号：
住院日期：　　年　月　日	**出院日期：**　　年　月　日	**标准住院日：1~4 天**

时间	住院第 1 天	住院第 1~3 天	住院第 2~4 天
健康宣教	□ 入院宣教 □ 介绍主管医师、护士 □ 介绍环境、设施 □ 介绍住院注意事项 □ 介绍探视和陪伴制度 □ 介绍贵重物品制度	□ 药物宣教 □ 静脉使用环磷酰胺前宣教 □ 宣教使用前检查准备 □ 告知可能的副作用 □ 主管护士与患者沟通，消除患者紧张情绪 □ 告知使用后注意事项	□ 使用当日宣教 □ 给予患者及家属心理支持
护理处置	□ 核对患者，佩戴腕带 □ 建立入院护理病历 □ 协助患者留取各种标本 □ 测量体重 □ 评估血管条件	□ 协助医师完成相关化验	□ 治疗药物输注
基础护理	□ 三级护理 □ 晨晚间护理 □ 排泄管理 □ 患者安全管理	□ 三级护理 □ 晨晚间护理 □ 患者安全管理	□ 二级或一级护理 □ 晨晚间护理 □ 患者安全管理
专科护理	□ 护理查体 □ 病情观察 □ 需要时，填写跌倒及压疮防范表 □ 需要时，请家属陪伴 □ 确定饮食种类 □ 心理护理	□ 病情观察 □ 遵医嘱完成相关检查 □ 心理护理	□ 遵医嘱予补液 □ 病情观察 □ 消化道副作用 □ 输液静脉观察 □ 心理护理
重点医嘱	□ 详见医嘱执行单	□ 详见医嘱执行单	□ 详见医嘱执行单
病情变异记录	□ 无　□ 有，原因： 1. 2.	□ 无　□ 有，原因： 1. 2.	□ 无　□ 有，原因： 1. 2.
护士签名			

（三）患者表单

静脉使用环磷酰胺临床路径患者表单

适用对象：第一诊断为肾病综合征（ICD-10：N04），IgA 肾病（ICD-10：N02）；狼疮性肾炎（ICD-10：N32），过敏性紫癜性肾炎（现称 IgA 血管炎肾炎）（ICD-10：D69），微小病变（ICD-10：N05），系膜增生性肾小球肾炎（ICD-10：N05.301），膜增生性肾小球肾炎（ICD-10：N05.501），膜性肾病（ICD-10：N05），局灶节段性肾小球硬化（ICD-10：N05）或其他肾脏病（如间质性肾炎等）拟静脉使用环磷酰胺者（无并发症患者）

患者姓名：	性别：　　年龄：　　门诊号：	住院号：
住院日期：　　年　月　日	**出院日期：**　　年　月　日	**标准住院日：1~4 天**

时间	入院	输液前	输液当天
医患配合	□ 配合询问病史、收集资料，请务必详细告知既往史、用药史、过敏史 □ 配合进行体格检查 □ 有任何不适请告知医师	□ 配合完善相关检查、化验，如采血、留尿、心电图、X 线胸片等 □ 医师与患者及家属介绍病情及输液前签字	□ 配合完善相关检查、化验 □ 如采血、留尿、胃镜 □ 配合医师摆好检查体位
护患配合	□ 配合测量体温、脉搏、呼吸 3 次、血压、体重 1 次 □ 配合完成入院护理评估（简单 □ 询问病史、过敏史、用药史） □ 接受入院宣教（环境介绍、病室规定、订餐制度、贵重物品保管等） □ 配合执行探视和陪伴制度 □ 有任何不适请告知护士	□ 配合测量体温、脉搏、呼吸 3 次、询问大便 1 次 □ 接受输液前宣教 □ 接受饮食宣教 □ 接受药物宣教	□ 配合测量体温、脉搏、呼吸 3 次、询问大便 1 次 □ 接受输液后宣教 □ 接受饮食宣教 □ 有任何不适请告知护士
饮食	□ 遵医嘱饮食	□ 遵医嘱饮食	□ 遵医嘱饮食
排泄	□ 正常排尿便	□ 正常排尿便	□ 正常排尿便
活动	□ 正常活动	□ 正常活动	□ 正常活动

附：原表单（2016 年版）

静脉使用环磷酰胺临床路径表单

适用对象：第一诊断为肾病综合征（ICD-10：N04），IgA 肾病（ICD-10：N02）；狼疮性肾炎（ICD-10：N32），过敏性紫癜性肾炎（现称 IgA 血管炎肾炎）（ICD-10：D69），微小病变（ICD-10：N05），系膜增生性肾小球肾炎（ICD-10：N05.301），膜增生性肾小球肾炎（ICD-10：N05.501），膜性肾病（ICD-10：N05），局灶节段性肾小球硬化(ICD-10：N05)。且欲静脉使用环磷酰胺者

患者姓名：	性别：　年龄：　门诊号：	住院号：
住院日期：　年　月　日	**出院日期：**　年　月　日	**标准住院日：2~4 天**

时间	住院第 1 天	住院第 2~3 天 （CTX 冲击）	住院第 3~4 天 （出院日）
主要诊疗工作	□ 询问病史及体格检查 □ 完成病历书写 □ 开化验单 □ 已用环磷酰胺累计量	□ 上级医师查房 □ 根据情况调整基础用药 □ 根据检查结果开出环磷酰胺静脉冲击医嘱	□ 完成出院记录、出院证明书、出院病历等 □ 向患者交代出院后的注意事项，约门诊复诊时间 □ 开出院带药医嘱
重点医嘱	**长期医嘱：** □ 肾脏病护理常规 □ 二级护理 □ 低盐、低脂、优质蛋白饮食 □ 患者既往基础用药 □ 酌情使用降压药 □ 酌情用利尿药 **临时医嘱：** □ 血常规、尿常规、大便常规+OB □ 肝肾功能、电解质、血糖、血脂 □ 24 小时尿蛋白定量 □ 心电图、胸片 □ 必要时检查：T 细胞亚群、CRP、ESR、免疫指标、感染性疾病筛查、ANCA、抗 GBM 抗体、甲状腺功能	**长期医嘱：** □ 酌情调整基础用药（包括激素） □ 对症支持治疗（维持内环境稳定、控制血压、保护肾功能、改善贫血、降低血脂等） □ 静脉环磷酰胺用药 **临时医嘱：** □ 其他特殊医嘱	**出院医嘱：** □ 出院医嘱 □ 出院其他带药
病情变异记录	□ 无　□ 有，原因： 1. 2.	□ 无　□ 有，原因： 1. 2.	□ 无　□ 有，原因： 1. 2.
医师签名			

第十四章

慢性肾衰竭（CKD 5 期）临床路径释义

一、慢性肾衰竭（CKD 5 期）编码

1. 原编码

疾病名称及编码：慢性肾衰竭（ICD-10：N18.902）

2. 修改编码

疾病名称及编码：慢性肾衰竭（ICD-10：N18.0）

二、临床路径检索方法

N18.0

三、国家医疗保障疾病诊断相关分组（CHS-DRG）

MDCL　肾脏及泌尿系统疾病及功能障碍

LR1　肾功能不全

四、慢性肾衰竭（CKD 5 期）临床路径标准住院流程

（一）适用对象

第一诊断为慢性肾衰竭（ICD-10：N18.902），无透析指征，暂不需要行动静脉内瘘手术/腹膜透析置管术者。

释义

■ 适用对象编码参见第一部分。

■ 本路径适用对象为临床诊断为慢性肾衰竭［CKD 5 期，eGFR＜15ml/（min·1.73m^2）］，无透析指征，无危及生命的并发症，暂不需要行动静脉内瘘手术/腹膜透析置管术者。如合并严重肺部感染（如耐药菌或真菌）、严重消化道出血、急性心力衰竭、严重高钾血症伴生命体征不稳定等严重并发症需要紧急抢救的，需进入其他相应路径或中断本路径。

（二）诊断依据

根据中华医学会肾脏病学分会编著的《临床诊疗指南·肾脏病学分册》进行诊断。

（1）慢性肾脏病史超过 3 个月。

（2）GFR＜15ml/min。

（3）在 GFR 下降过程中出现与肾衰竭相关的各种代谢紊乱和临床表现。

释义

■ 本路径的制订主要参考国内权威参考书籍和诊疗指南。

■ 病史和实验室检查是诊断的初步依据。

1. 要求患者出现以下任一病史超过 3 个月：①白蛋白尿，AER > 30mg/24h 或 ACR > 30mg/g；②尿沉渣异常；③肾小管病变导致电解质或其他异常；④肾脏组织病理学异常；⑤影像学发现肾脏的结构异常；⑥肾移植病史。且最近一次肾功能检查计算的 eGFR < 15ml/（min · 1.73m^2），排除急性肾损伤，医师考虑为慢性肾衰竭患者。若病程不足 3 个月，但是有中重度贫血、iPTH（甲状旁腺激素）水平升高、低钙高磷以及双侧肾脏萎缩等提示慢性肾衰竭的证据，可认定为慢性肾衰竭。

2. 患者 eGFR < 15 ml/（min · 1.73m^2），并且出现与肾衰竭相关的各种代谢紊乱和临床表现，如肺部感染、浆膜腔积液、消化道出血、肾性贫血、顽固性高血压、慢性心力衰竭、慢性肾脏病矿物质与骨异常（低钙血症、高磷血症、继发性甲状旁腺功能障碍、肾性骨病、血管钙化等）、营养不良、出血倾向、神经系统改变、代谢性酸中毒和高钾血症等，需要住院治疗。

3. 医师认为本次住院暂不考虑启动透析和行动静脉内瘘手术/腹膜透析置管术者；或患者暂不同意启动透析和行动静脉内瘘手术/腹膜透析置管术者，经肾脏专科医师评估，进入该临床路径。

若患者 eGFR < 15 ml/（min · 1.73m^2），需要启动透析或需要行动静脉内瘘手术/腹膜透析置管术者，需进入其他相应路径。

若患者 eGFR < 15 ml/（min · 1.73m^2），暂不需要启动透析或暂不需要行动静脉内瘘手术/腹膜透析置管术，但伴有危及生命的并发症，如合并严重肺部感染、严重消化道出血、急性心力衰竭等严重并发症需要紧急抢救的，需进入其他相应路径。

■ 注意：建议使用 CKD-EPI 或 MDRD 及其衍生公式用血肌酐值计算 eGFR 值。如果实验室 Cystatine C 无标准质控，建议不要使用 Cystatine C 值计算 eGFR 值。

（三）进入路径标准

1. 第一诊断必须符合 ICD-10：N18.902 疾病编码。

2. 当患者同时具有其他疾病诊断，但在住院期间不需要特殊处理，也不影响第一诊断的临床路径流程实施时，可以进入路径。

释义

■ 进入本路径的患者第一诊断为慢性肾衰竭［CKD 5 期，eGFR < 15ml/（min · 1.73m^2）］，需要马上透析、需要行动静脉内瘘手术/腹膜透析置管术者和危及生命的严重并发症需除外，如除外合并严重肺部感染、严重消化道出血、急性心力衰竭等严重并发症需要紧急抢救的。

■入院后常规检查发现有基础疾病，如高血压、冠状动脉粥样硬化性心脏病、糖尿病、狼疮性肾炎、ANCA 相关性小血管炎、多发性骨髓瘤、肝功能不全等，经系统评估后对慢性肾衰竭（CKD 5 期）诊断及治疗无特殊影响者，可进入路径。但可能增加医疗费用，延长住院时间。

（四）标准住院日

10~14 天。

释义

■患者入院后，辅助检查在 1~3 天完成，同时开始药物治疗。主要观察临床症状的缓解情况和有无药物副作用，预计抗感染、控制心力衰竭、控制血压、输血等并发症处理总住院时间不超过 14 天符合本路径要求。

（五）住院期间的检查项目

1. 必需的检查项目

（1）血常规、尿常规、粪常规+隐血。

（2）肝肾功能、电解质、血糖、血脂、铁代谢、钙磷代谢、iPTH。

（3）胸片、心电图、泌尿系彩超、腹部彩超、超声心动图。

2. 根据患者病情进行的检查项目

（1）淋巴细胞免疫分型、CMV 抗体测定。

（2）感染性疾病筛查（乙型肝炎、丙型肝炎、HIV、梅毒等）。

释义

■血常规、尿常规、粪常规+隐血是最基本的三大常规检查，进入路径的患者均需完成。大便隐血试验和血红蛋白检测可以进一步了解患者有无急性或慢性失血；肝肾功能、电解质、血糖、凝血功能、心电图、X 线胸片或胸部 CT、泌尿系彩超和心脏彩超可评估有无基础疾病，并确定或排除肺部感染、泌尿系统梗阻、高钾血症、酸中毒或心脏并发症等，关注其是否影响住院时间、费用及其治疗预后；血红蛋白和铁代谢可以评估肾性贫血是否达标并调整治疗方案；钙磷代谢和 iPTH 检查可以了解慢性肾脏病矿物质与骨代谢异常的程度；淋巴细胞免疫分型用于多发性骨髓瘤等血液系统疾病的排除。CMV 抗体测定用于排除患者巨细胞病毒的感染。感染性疾病筛查用于排除乙型肝炎、丙型肝炎、艾滋病或梅毒及其继发的肾小球疾病，又称为输血前全套。

（六）治疗方案的选择

1. 根据病情，积极纠正水、电解质、酸碱平衡紊乱。

2. 控制高血压。

3. 纠正贫血。
4. 治疗低钙血症、高磷血症和肾性骨病。
5. 口服肠道吸附剂、结肠透析治疗。
6. 加强营养支持治疗。

释义

■ 本病患者入院后应先沿用患者门诊治疗方案或给予基本治疗方案，待检查结果回报后调整治疗方案进行综合性治疗或进行积极抢救，包括内科基本治疗和药物治疗，目的在于缓解临床症状、纠正和减少并发症的发生，延缓肾功能损害的进展。如果患者病情较重，可以入院当天急查血常规、肾功能、电解质和粪常规+隐血排除重度贫血、严重电解质、酸碱失衡和消化道出血，以便及时处理。

■ 慢性肾衰竭（CKD 5 期）患者的治疗原则：治疗原发疾病及去除疾病进展的可逆性危险因素（危险因素包括肾脏基础疾病的复发或急性加重、严重高血压未能控制、急性血容量不足、肾脏局部血供急剧减少、重症感染、组织创伤、尿路梗阻、严重心力衰竭、严重肝衰竭和肾毒性药物的不当使用等），尽量延缓患者肾功能恶化的进展速度和延缓进入透析治疗。

■ 内科一般治疗包括调整生活方式（避免劳累、避免感冒和精神紧张），戒烟戒酒、注意饮食和慎用肾损害的药物（如 NSAIDs、有潜在肾毒性的镇痛药、有潜在肾毒性的抗生素/化疗药等）。饮食治疗包括低蛋白饮食［推荐蛋白入量 0.6g/（kg·d）］，并可补充复方α-酮酸制剂 0.12 g/（kg·d）、低脂饮食、低盐饮食（高血压和/或严重水肿的患者）、低磷饮食（高磷血症患者）、低钾饮食（高钾血症患者）、糖尿病饮食（确诊为糖尿病的患者）。积极控制血压（目标血压 140/90mmHg）和血糖［糖尿病患者，空腹血糖 6~8mmol/L，餐后血糖 8~10mmol/L，糖化血红蛋白<7%（轻度贫血或无贫血的患者）］。

■ 治疗慢性肾衰竭（CKD 5 期）的药物主要包括纠正水、电解质、酸碱紊乱药物，降压药，纠正贫血的药物，治疗低钙血症，高磷血症和肾性骨病的药物，口服肠道吸附剂，结肠透析治疗，以及营养支持治疗的药物等。具体治疗方案如下。

1. 根据病情，积极纠正水、电解质、酸碱紊乱：对有明显失水患者，若无严重高血压和心力衰竭，可视病情需要补液。以口服补液为最佳选择，不能口服的患者，静脉输液时一定要严密观察其血压、心功能状态，以避免水潴留的发生。而严重肾功能障碍合并水潴留或水中毒时应严格限制入水量，以每日排水量加非显性失水量（500~800ml）之和为度。

高钾血症者应限制钾摄入，并使用促使血钾水平下降的药物及措施：①及时纠正酸中毒，除口服碳酸氢钠外，必要时（血钾>6mmol/L）可静滴 5%碳酸氢钠 125~500ml，根据病情需要 4~6 小时后还可重复给予；②给予袢利尿剂，最好静脉注射呋塞米 40~80mg（或丁脲胺 2~4mg），必要时将剂量增至一次 100~200mg；③应用葡萄糖-胰岛素溶液输入（葡萄糖 4~6g 中加胰岛素 1U）；④口服降钾树脂或新型钾离子结合剂如环硅酸锆钠，一般每次 5~20g，每日 3 次，增加肠道钾排出，口服降钾树脂以聚苯乙烯磺酸钙更为适用，因为离子交换过程中只释放离子钙，不增加钠负荷；新型钾离子结合剂环硅酸锆钠具有独特的晶体结构，可选择性捕获胃肠道中的钾离子，促进钾从粪便排出；⑤对病程中发展至严重高钾血症（血钾>6.5mmol/L），且伴少尿、利尿效果欠佳者，应及时给予血液透析治疗。

轻度酸中毒可酌情给予碳酸氢钠 1.5~3g/d 口服，中重度患者 3~15g/d 口服。若二氧化碳结合力低于 15mmol/L，可用碳酸氢钠 125~250ml 静脉滴注后复查动脉血气，将二氧化碳结合力纠正至 20mmol/L 即可停止。对病程中发展至严重酸中毒（pH＜7.2）者应立刻进行透析治疗。治疗过程中要注意防止低钾和低钙，警惕发生高钠血症、高渗血症以及诱发心力衰竭。

2. 控制高血压：慢性肾衰竭（CKD 5 期）的患者血压控制目标是 140/90mmHg。CKD 5 期的患者常需多种降压药物配伍应用，钙通道阻滞剂、利尿剂、β 受体阻断剂或 α 受体阻断剂均能联合应用以达到血压控制的目标。ARB/ACEI 类降压药由于高钾血症的副作用一般不主动新加方案使用。对既往一直长期使用 ARB/ACEI 类降压药的 CKD5 期患者，可在密切监测肾功能和血钾的情况下审慎继续使用。

3. 纠正贫血：慢性肾衰竭（CKD5 期）纠正肾性贫血的目标值是血红蛋白（Hb）100~120g/L，尽量不要超过 130g/L。纠正贫血的药物包括补充叶酸、补充促红细胞生成素或低氧诱导因子脯氨酰羟化酶抑制剂和补充铁剂。

促红细胞生成素（EPO）的给药途径及剂量：EPO 治疗的初始剂量是皮下给药，一周 50~100U/kg，分 2~3 次使用；静脉给药，一周 120~150U/kg，分 3 次使用。Hb＜70g/L的患者，应适当增加初始剂量；对于高血压、伴有严重心血管疾病的患者应从小剂量开始使用。EPO 治疗的常见不良反应有高血压、血栓形成，其他少见不良反应包括头痛、癫痫、肝功能异常、高钾血症、过敏等。使用过程中注意观察药物的副作用。

低氧诱导因子脯氨酰羟化酶抑制剂，以已上市的罗沙司他为例，起始剂量：非透析患者为每次 70mg（体重＜60kg）或 100mg（体重≥60kg），口服给药，每周 3 次。但需要结合患者的体重、既往使用 ESAs 剂量以及基础血红蛋白值、铁代谢以及营养状态等多种因素，个体化并以较小的起始剂量开始使用。剂量调整：建议起始治疗阶段每 2 周进行一次血红蛋白检测；根据患者当前的 Hb 水平及过去 4 周内 Hb 的变化，每 4 周进行一次剂量阶梯调整。若患者 Hb 在 2 周内增加>20g/L 且 Hb 值>90g/L，则提早降低一个阶梯治疗。剂量阶梯包括 20、40、50、70、100、120、150、200mg；建议最大剂量为 2.5mg/kg。罗沙司他的主要不良反应包括上呼吸道感染、高血压、高钾血症、外周水肿、代谢性酸中毒、恶心、虚弱及转氨酶异常；目前研究尚未发现罗沙司他加重心血管事件及肿瘤发生风险；其安全性尚需要更长时间和更大受试者应用后来确定。

在铁剂使用前需完善铁三项的检查。若患者转铁饱和度（TSAT）＜20%，或血清铁蛋白（SF）＜100μg/L 时，应加大口服铁的剂量，或根据公式静脉补铁。当 SF＞500μg/L 时停止补铁。第一次静脉输铁的患者注意根据说明书做好过敏试验和抢救准备。在静脉输铁过程中注意观察铁剂的过敏等副作用。

4. 治疗低钙血症、高磷血症和肾性骨病：在低磷饮食治疗的基础上，可口服磷结合剂，包括含钙的磷结合剂（碳酸钙每次 0.5~2g，三餐中嚼服或醋酸钙每次 2 片，三餐中服用）或不含钙磷结合剂（碳酸镧每次 1 片，三餐中嚼服或司维拉姆每次 2 片，三餐中服用）。尽量将血磷控制在正常范围内。合并高钙血症或动脉钙化的患者不能应用含钙磷结合剂。

对于明显低钙血症的患者，可以酌情口服补钙，但钙磷乘积不要超过 4.52mmol^2/L^2，以避免加重钙化。对低钙抽搐的患者给予静脉推注 10%葡萄糖酸钙 10~20ml 对症处理。

对于慢性肾衰竭（CKD 5 期）伴继发性甲状旁腺亢进的患者，应该先纠正低钙血症或高磷血症。若治疗后 iPTH 仍高于 300pg/ml，可酌情启动骨化三醇治疗（0.25~0.5μg/d）。

5. 口服肠道吸附剂、结肠透析治疗：可口服氧化淀粉或活性炭（药用炭）制剂、大黄制剂或甘露醇（导泻疗法）等，以利用胃肠道途径增加尿毒症毒素的排除，对减轻患者氮质血症起到一定辅助作用。

有条件的单位，也可以给患者进行结肠透析治疗。

6. 加强营养支持治疗：首先对患者营养状态做出客观评估。人体测量包括体重指数、肱三头肌皮褶厚度和上臂肌围等；生化指标包括血清蛋白、转铁蛋白、前白蛋白及血清胆固醇等；主观综合营养评估使用 SGA 量表。

根据患者营养状况进行饮食指导。在优质低蛋白饮食的同时需要保证摄入足量的热卡，一般为 30~35kcal/（kg·d），以使低蛋白饮食的氮得到充分的利用，减少蛋白分解和体内蛋白库的消耗。必要时请营养科会诊制订营养治疗方案。

7. 向患者交代慢性肾衰竭一体化治疗及相关随访：向患者介绍如果药物保守治疗无效，患者需要考虑的终末期肾脏病的肾替代治疗包括血液透析、腹膜透析及肾移植，并向患者介绍每个替代治疗的具体细节供患者做意向性选择，以及相应的随访注意事项。

（七）出院标准

1. 临床病情缓解，肾功能稳定。
2. 没有需要住院处理的并发症和/或合并症。

释义

■ 患者出院前应完成所有必须检查的项目，且开始药物治疗，根据检查结果调整治疗方案。观察临床症状是否减轻或消失，有无明显药物相关不良反应。

■ 确定患者已无需要继续住院治疗的贫血、顽固性高血压、心衰、感染和 CKD-MBD 等并发症，可以带方案回门诊继续治疗。确定出院带药和向患者交代慢性肾衰一体化治疗相关随访方案。

（八）变异及原因分析

1. 有紧急透析指征的慢性肾脏病患者，需要紧急透析，不进入本路径。
2. 伴有合并症时，需要进行相关的诊断和治疗。
3. 有明确急性加重可疑因素的患者，不进入本路径。

释义

■ 按标准治疗方案如患者临床症状缓解不明显，发现其他严重基础疾病，需调整药物治疗或继续其他基础疾病的治疗，则中止本路径。

■ 认可的变异原因主要是指患者入选路径后，在检查及治疗过程中发现患者合并存在事前未预知的、对本路径治疗可能产生影响的情况，需要中止执行路径或延长治疗时间、增加治疗费用。医师需在表单中明确说明。

■ 因患者方面的主观原因导致执行路径出现变异，需医师在表单中予以说明。

■ 若患者住院期间肾功能进一步恶化，经临床医师评估，需要启动透析治疗者，需转入其他路径，或退出本路径。

五、慢性肾衰竭（CKD 5 期）给药方案

（一）用药选择

1. 口服吸附疗法和导泻疗法：包括口服氧化淀粉或活性炭（药用炭）制剂、大黄制剂或甘露醇（导泻疗法），通过胃肠道增加尿毒症毒素的排出，减轻患者的氮质血症。另外 α-酮酸也可以将非必需氨基酸的氮转化为氨基酸，因此可减少尿素合成，减轻氮质血症。

2. 贫血的治疗

（1）铁剂的补充：铁剂的补充是 CRF 患者纠正贫血的重要部分。口服铁剂主要有琥珀酸亚铁、硫酸亚铁等。部分血液透析患者口服铁剂吸收较差，更推荐使用静脉途径补铁，以蔗糖铁的安全性和有效性更好。

（2）重组人红细胞生成素（促红素，rHuEPO）的补充：如排除缺铁等因素，血红蛋白 Hb＜100g/L 或 HCT＜30%时，即可开始启动促红素的治疗。一般开始为 50~100U/kg，分 2~3 次注射（或一次 2000~3000U，每周 2~3 次），皮下或静脉注射，以皮下注射效果更佳。CRF 患者 Hb 的靶目标是 100~120g/L，不超过 130g/L。调整周期为每月调整一次，适当增减促红素的剂量。

（3）低氧诱导因子脯氨酰羟化酶抑制剂，以已上市的罗沙司他为例，起始剂量：非透析患者为每次 70mg（体重＜60kg）或 100mg（体重≥ 60kg），口服给药，每周 3 次。但需要结合患者的体重、既往使用 ESAs 剂量以及基础血红蛋白值、铁代谢以及营养状态等多种因素，个体化并以较小的起始剂量开始使用。剂量调整：建议起始治疗阶段每 2 周进行一次血红蛋白检测；根据患者当前的 Hb 水平及过去 4 周内 Hb 的变化，每 4 周进行一次剂量阶梯调整。若患者 Hb 在 2 周内增加＞ 20g/L 且 Hb 值＞ 90g/L，则提早降低一个阶梯治疗。剂量阶梯包括 20、40、50、70、100、120、150、200mg；建议最大剂量为 2. 5mg/kg。

3. 高血压的治疗

（1）非药物干预：非药物干预，包括：①低盐饮食，推荐非透析患者钠盐（氯化钠）的摄入量为 5~6g/d；②控制体重，维持健康体重（BMI 指数为 20~24kg/m^2）；③适当运动，推荐非透析 CKD 患者在心血管状况和整体可以耐受的情况下，每周运动 5 次，每次至少 30 分钟；④饮食多样，根据蛋白尿、肾功能、血钾、钙磷代谢等情况具体调整饮食，适当摄入蔬菜、水果，减少饱和脂肪及总脂肪摄入；⑤限制饮酒量或不饮酒；⑥戒烟，明确建议患者戒烟，提供戒烟咨询；⑦调整心理状态，如确诊心理疾病，应专科正规治疗。

（2）药物治疗：CRF 患者降压药物治疗的目的是降低血压、延缓肾功能减退和终末期肾脏病的发生，预防或延缓心脑血管疾病（脑卒中、心肌梗死、心力衰竭等）以及心血管死亡。此外，有效控制血压，还可预防高血压急症、亚急症等重症高血压发生。建议遵循个体化原则选择适合患者的降压药物。

ACEI、ARB、钙通道拮抗剂（CCB）、袢利尿剂、α 受体阻断剂、β 受体阻断剂、血管扩张

剂等均可应用。从蛋白尿和心肾保护的角度，ACEI/ARB 为 CKD 患者降压药的首选。对既往一直长期使用 ARB/ACEI 类降压药的 CKD 5 期患者，可在密切监测肾功能和血钾的情况下审慎继续使用。CFR 患者的肾性高血压可能会需要联用两种或两种以上的降压药。非透析的 CRF 患者血压建议控制在 140/90mmHg 以内。单侧肾动脉狭窄可使用 ACEI 或 ARB 治疗；双侧肾动脉狭窄禁用 ACEI 或 ARB 类药物。

4. CKD-MBD 的治疗

（1）低钙血症：对于轻度的、患者可以耐受的无症状的低钙血症，指南建议无需积极纠正，以尽量避免患者钙负荷的增加。对于血钙低于 1.9mmol/L，或伴有抽搐的低钙血症，可以静脉或口服补钙，必要时可以加用骨化三醇提高肠道对钙的摄取。

（2）高磷血症：除了限制磷的摄入外，可口服磷结合剂、铝制剂。

1）限制饮食中磷的摄入，每日摄入量控制于 800～1000mg 以内。低磷饮食推荐时应合理考虑磷的来源（动物类、植物类食物、蔬菜和添加剂）。同时兼顾食物的磷/蛋白比，在低磷饮食的同时避免营养不良。鼓励患者使用蛋白磷比值高的食物，如鸡蛋白、海参和虾肉。阅读食品成分表能帮助患者减少磷的摄入。

2）对于饮食限磷仍不能控制血磷在靶目标范围者（1.13～1.45mmol/L），可以使用磷的结合剂。①含钙的磷结合剂，如碳酸钙（餐中嚼服）和醋酸钙等，于餐中服用，以最大程度发挥降血磷的作用。为防止高血钙，由含钙的磷结合剂提供的总钙量不应超 1500mg/d，包含饮食在内的总钙摄入量应低于 2000mg/d。有高血钙时应停用含钙的磷结合剂；②为尽可能避免钙化，有条件的患者可选择不含钙的磷结合剂，如碳酸镧咀嚼片和司维拉姆，三餐中服用；③如上述措施仍然有严重的高血磷，可短期 3～4 周使用含铝的磷结合剂，然后改用其他制剂。

（3）高钙血症：严重的继发性甲状旁腺功能亢进症，或骨化三醇冲击治疗中，可能会出现高钙血症。血钙高于 2.75mmol/L 可显著增加患者的死亡风险。故指南建议血钙应该控制在 2.5mmol/L 以下。对于高钙血症的治疗，需停用钙剂和含钙的药物或补充剂，必要时骨化三醇减量或停药。西那卡塞和降钙素也有助于纠正高钙血症。高钙危象时要充分水化，必要时利尿。

（4）继发性甲状旁腺功能亢进的治疗：对于慢性肾衰竭患者，PTH 水平轻中度升高可能是机体的适应性反应。故对于全段 PTH（iPTH）水平进行性升高或持续高于正常值上限的患者，建议先评估可修正的因素，包括高磷血症、高磷摄入、低钙血症和维生素 D 缺乏。

对于 CKD 3a～5 期且未接受透析的患者，不建议常规使用骨化三醇和维生素 D 类似物治疗继发性甲状旁腺功能亢进。

骨化三醇有口服和静脉制剂，治疗方案有常规剂量（0.25～0.5μg/d）和冲击剂量（根据不同的 PTH 水平确定骨化三醇冲击的初始剂量）。维生素 D 类似物帕立骨化醇的初始剂量（μg）建议根据患者 PTH 的值（pg/ml）除以 100 来确定。西那卡塞从 25mg 开始使用，未达标者可以加量，最大剂量为 100mg/d。药物使用过程中建议每月查 PTH、血钙和血磷。稳定者每 3 个月一次查血。

经过规范的药物治疗仍不能控制的严重的持续血 iPTH ＞ 800pg/ml，并且有顽固的高钙血症和或高磷血症，对药物治疗抵抗者，以及经同位素或超声检查证实存在甲状旁腺腺瘤或结节者，建议实施甲状旁腺次全切除术或甲状旁腺全切加自体移植术。

5. 纠正水钠潴留、酸中毒和高钾血症：为防止出现水钠潴留，CRF 患者需适当限制钠摄入量，一般 NaCl 摄入量应不超过 6g/L。有明显水肿、高血压者，钠摄入量一般为 2～3g/d（NaCl 摄入量 5～7g/d），个别严重病例可限制为 1～2g/d（NaCl 摄入量 2.5～5g/d）。也可根据需要应用袢利尿剂（呋塞米、丁脲胺等，如呋塞米一次 20～160mg，2～3g/d）。对血肌酐大于 220mol/L 的 CRF 患者，不宜应用噻嗪类利尿剂及保钾利尿剂，因为此时疗效差。对病程中发展至严重肺水肿和急性左心衰竭的患者，酌情考虑给予血液透析治疗减轻水负荷，并退出临床路径。

高钾血症：CRF 患者可以从限制钾的摄入、及时纠正酸中毒和适当应用袢利尿剂来预防高钾血症。对已有高钾血症的患者，应采取积极的降钾措施：①及时纠正酸中毒，口服碳酸氢钠，必要时（血钾> 6mmol/L）可静滴碳酸氢钠 10~25g，根据病情需要 4~6 小时后还可重复给予；②给予袢利尿剂，静脉或肌注呋塞米 40~80mg（或丁脲胺 2~4mg），必要时将剂量增至一次 100~200mg；③应用葡萄糖-胰岛素溶液输入（葡萄糖 4~6g 中加胰岛素 1 单位）；④口服降钾树脂或新型钾离子结合剂如环硅酸锆钠：一般每次 5~20g，每日 3 次，增加肠道钾排出，口服降钾树脂以聚苯乙烯磺酸钙（Sorbisterit 等）更为适用，因为离子交换过程中只释放离子钙，不会增加钠负荷。新型钾离子结合剂环硅酸锆钠具有独特的晶体结构，可选择性捕获胃肠道中的钾离子，促进钾从粪便排出；⑤对病程中发展至严重高钾血症（血钾> 6.5mmol/L），且伴有少尿、利尿效果欠佳者，应及时给予血液透析治疗，并退出临床路径。

6. 其他治疗

（1）防治感染：肾衰竭患者免疫力较低，平时应避免感冒，预防各种病原体的感染。抗生素的选择要注意尽量慎用对肾脏有损害的药物。

（2）对症治疗：皮肤瘙痒可以使用抗组胺药物和外用止痒药膏，以及控制高磷血症。糖尿病肾衰竭患者随着 GFR 明显下降，可能需要相应减少胰岛素用量。口服降糖药需要根据 GFR 水平合理选用。瑞格列奈和西格列汀可以在肾功能不全的任何时期使用。慢性肾衰竭合并高尿酸血症通常不需要治疗。合并痛风的患者可以使用别嘌呤醇 0.1g，一天 1~2 次。

（3）中医治疗：本病多为肾病迁延日久，脏腑虚损，复因外邪侵袭、情志内伤、饮食失当、劳累过度等使病情加重，最终导致正虚邪实之证。临床辨证治疗多采用扶正与祛邪兼顾，标本同治。若肺肾两虚，精气不足，可考虑使用金水宝胶囊（片），改善肾功能，延缓疾病进展。

（二）用药提示及注意事项

1. 口服吸附疗法，如活性炭（药用炭）制剂，会吸附并减弱其他药物的作用，影响消化酶，应该和其他药物间隔 1~2 小时服用。

2. 质子泵抑制剂长期用药可能造成骨质疏松症和肠道菌群紊乱。

3. 静脉铁剂的使用需要留意过敏反应：静脉途径补铁，以蔗糖铁的安全性和有效性更好，每周剂量不应超过 500mg。右旋糖酐铁大剂量使用方法可以用到每次 1g。所有的铁剂在第一次使用的时候应该进行过敏试验。以蔗糖铁为例，200mg 的蔗糖铁可稀释于 100ml 的生理盐水。最初 25ml 应作为试验剂量在 30 分钟内以 12 滴/分钟（1 滴/5 秒）的速率输入。如果在此期间未发生不良反应，则将剩余的注射液 75ml 在 30 分钟内以 36 滴/分钟（1 滴/2 秒）的速率输入。特别提醒，100mg 铁剂至多用 200ml 生理盐水稀释。可根据需要配制成更高浓度的溶液。切忌过高的稀释程度，比如，将 100mg 稀释于 500ml 生理盐水，可导致蔗糖铁复合物解离，影响安全性及疗效。

4. 钙剂：平时服用钙剂是补钙作用。餐中服用钙剂有降磷的作用。无论何时使用，钙剂的补充都可能会带来正钙平衡。目前尚未确定安全的含钙磷结合剂的具体剂量。

5. 铝制剂：慢性肾衰竭患者长期服用铝制剂可能会造成铝剂的蓄积和中毒，可短期使用，不要超过 3~4 周。

6. 骨化三醇：骨化三醇可能会增加肠道钙和磷的吸收，加重高钙血症和高磷血症，特别是在冲击治疗中。需要注意定期抽血监测和调整用药方案。

7. 西那卡塞：西那卡塞的主要副作用有低钙血症、恶心、呕吐、眩晕和肌痛。西那卡塞是强效 CYP2D6 抑制剂，可使阿米替林的 AUC 增加 20%。西那卡塞主要经 CYP3A4 代谢，酮康唑、伊曲康唑、琥乙红霉素会增加其药物效能，应严密监测其低钙血症的副作用。

8. α-酮酸制剂：含有元素钙 50 毫克/片，服用时需要留意高钙血症的副作用。同时需配合低蛋白饮食以取得更好的疗效。

9. 抗生素：慢性肾衰竭患者在抗生素选用上，应尽量慎用对肾脏有损害的抗生素，如氨基糖苷类抗生素。并根据 eGFR 调整抗生素的剂量和使用的间隔时间。

10. 胰岛素使用中应该防止低血压的发生：瑞格列奈和西格列汀可以在肾功能不全的任何时期使用，CRF 患者从小剂量开始。西格列汀可以有效减少降糖药的使用和避免低血糖。

11. 别嘌呤醇在慢性肾衰竭患者中应该从小剂量开始使用以减少副作用：别嘌呤醇最严重的副作用是剥脱性皮炎，对基因 HLA B-5801 的筛查可以减少剥脱性皮炎发生的风险。

六、慢性肾衰竭（CKD5 期）护理规范

1. 合理营养膳食，维持营养平衡：改善患者食欲，必要时采用必需氨基酸疗法，同时需定期监测患者的营养状况及肾功能。

2. 对症护理：①纠正水钠平衡失调，有水肿者应限制盐和水的摄入，必要时遵医嘱使用利尿剂。若水肿伴稀释性低钠血症应严格限制摄水量，采取“量入为出”的方法；②严密监测血钾浓度，防止高钾血症的发生；③密切监测患者血清中钙、磷值，指导患者正确口服碳酸钙等药物；④观察患者贫血状况，监测血压，重视患者主诉；⑤预防心血管系统和呼吸系统并发症；⑥预防感染，注意防寒保暖，减少外出，佩戴口罩，指导患者监测体温变化，及早发现感染征象并及时就诊；⑦保护皮肤，清洁干燥，及时涂抹润肤剂，及时修剪指甲，以免因皮肤瘙痒抓破皮肤，造成感染，必要时遵医嘱给予止痒剂等。

3. 合理休息与运动：增加患者舒适度，长期卧床患者可进行适当的床上活动，指导家属协助为患者进行肢体的被动活动；能起床活动者根据患者实际情况进行床旁活动、室内散步，在力所能及的情况下自理生活等，防范跌倒等意外伤害。

4. 心理护理、减轻患者焦虑：仔细倾听患者的感受，稳定情绪，以坦诚的态度，实事求是地帮助患者分析现实健康状况、有利条件及可能产生的预后，帮助患者树立战胜疾病的信心。

5. 介绍替代治疗方案：给患者介绍腹膜透析、血液透析、肾移植，为患者进一步治疗做好准备。

6. 血管保护：患者锻炼握拳运动，增加上肢血管弹性，尽量避免前臂静脉穿刺，为后续建立血管通路做准备。

七、慢性肾衰竭（CKD5 期）营养治疗规范

慢性肾衰竭（CKD 5 期）的患者应充足能量、极低蛋白优质蛋白质饮食，必要时还应采用低磷、低钾饮食以及补充 α-酮酸、必需氨基酸等。具体方案如下：

1. 充足能量：慢性肾衰竭 5 期患者的能量推荐量为 30~35 kcal/（kg·d），患有 2 型糖尿病肥胖者能量应适当减少。可使用淀粉类食物（如粉丝、藕粉、低蛋白大米等）代替普通米、面等主食，以增加能量摄入。

2. 低蛋白优质蛋白质：慢性肾衰竭 5 期患者的蛋白质推荐量为 0.55~0.6g/（kg·d），且至少有一半以上来源于优质蛋白质，优质蛋白质的食物来源主要有鱼、瘦肉、蛋、奶及奶制品、大豆及豆制品。

3. 适宜脂肪：脂肪供能比应占 30%~35%，以达到充足能量需求。

4. 低磷饮食：非透析肾衰竭患者建议全天磷摄入量在 600~1000mg，最好在 600mg 以下或8~12mg/kg。如发生高磷血症，可考虑短期内使用低磷肠内营养制剂替代膳食。

5. 低钾饮食：当发生高钾血症，应限制含钾丰富的食物摄入。

6. 营养支持：进食差的患者，可使肠内营养制剂行肠内营养支持，或经静脉输入全合一肠外营养液。

八、慢性肾衰竭（CKD5 期）患者健康宣教

1. 社会心理宣教：积极鼓励并取得家属支持，帮助患者进行自我心理调适，使其能够接受疾病进程，顺利完成透析前期到透析期的心理过渡与转变。

2. 开始准备肾脏替代治疗（RRT）相关宣教：根据患者需求，提供肾脏替代治疗方案（包括肾移植术，腹膜透析和血液透析）的详细说明。如告知患者考虑血液透析（在透析中心或在家进行）、腹膜透析（持续性或间歇性）和肾移植（亲属或活体供体）的优缺点等，协助选择适宜自身的替代治疗方案。

3. 血管保护宣教：对于选择血液透析的患者，需要提醒患者尽早转诊至血管通路医生处，以进行评估并建立动静脉（AV）通路。并向患者解释有计划地使用以及尽量保护前臂、肘等部位的大静脉，并做相应的血管锻炼。

4. 疾病症状相关知识宣教：应帮助患者认知 CKD5 期常见合并症并积极预防，如高血钾、肺水肿等。并使患者知晓紧急透析的临床指征及实验室报告结果等，若有需要及时就医。

5. 饮食宣教：帮助患者正确掌握 CKD5 期饮食要点，严格低、优质蛋白，保证充足能量，具体遵照营养医嘱。

6. 药物宣教：CKD5 期患者并发症发生率较高，应加强对其治疗药物的指导及注意事项说明，保障患者用药依从性。

7. 生活行为习惯宣教：了解患者病史，让患者保持良好生活作息，如规律运动及充足睡眠等。

8. 保守治疗宣教：对于不愿意或不能接受 RRT 的患者及家属，应进行保守治疗相关事宜宣教。如若不进行肾脏替代治疗，身体可能出现的不适症状如疲倦感、恶心、水肿等，而后期治疗仅能进行症状缓解。

九、推荐表单

（一）医师表单

慢性肾衰竭（CKD 5 期）临床路径医师表单

适用对象：第一诊断为慢性肾衰竭（ICD-10：N18.902），无透析指征，暂不需要行动静脉内瘘手术/腹膜透析置管术者

患者姓名：	性别：　年龄：　门诊号：	住院号：
住院日期：　年　月　日	**出院日期：**　年　月　日	**标准住院日：10~14 天**

时间	住院第 1 天（住院日）	住院第 2~10 天	住院第 10~14 天（出院日）
主要诊疗工作	□ 询问病史及体格检查 □ 完成病历书写 □ 入院记录、首次病程记录 □ 向患者及其家属或委托人交代病情	□ 上级医师查房 □ 完成必要的相关科室会诊 □ 临嘱，院内会诊（主任医师），共 1 次，一次性 □ 临嘱，院内会诊（副主任医师），共 1 次，一次性 □ 临嘱，院内会诊（主治医师），共 1 次，一次性 □ 完成病历书写 □ 主任医师查房	□ 上级医师查房 □ 完成出院记录、病案首页、出院证明书 □ 出院诊断（指导）书、出院小结 □ 向患者交代出院后的注意事项 □ 向患者交代慢性肾衰竭一体化治疗相关随访
重点医嘱	**长期医嘱：** □ 肾脏病护理常规 □ 长嘱，Ⅰ级护理，持续性 □ 长嘱，Ⅱ级护理，持续性 □ 长嘱，Ⅲ级护理，持续性 □ 饮食护理 □ 长嘱，低盐、低脂饮食，持续性 □ 长嘱，低盐、低脂、糖尿病饮食，持续性 □ 长嘱，低盐饮食，持续性 □ 长嘱，低脂饮食，持续性 □ 长嘱，糖尿病饮食，持续性 □ 患者既往的基础用药 □ 长嘱，长效钙离子拮抗剂，口服 □ 长嘱，β 受体阻断剂缓释片，口服 □ 长嘱，重组促红细胞生成素，皮下注射 □ 长嘱，钙片，口服 □ 长嘱，骨化三醇，口服 □ 长嘱，叶酸片，口服 □ 结肠透析 □ 长嘱，结肠透析，每天 2 次 □ 长嘱，一次性注射器（50ml），每次 2 个，每天 2 次 □ 长嘱，吸痰管（12#），每次 1 支，每天 2 次	**长期医嘱：** □ 肾脏病护理常规 □ 长嘱，Ⅰ级护理，持续性 □ 长嘱，Ⅱ级护理，持续性 □ 长嘱，Ⅲ级护理，持续性 □ 饮食护理 □ 长嘱，低盐、低脂饮食，持续性 □ 长嘱，低盐、低脂、糖尿病饮食，持续性 □ 患者既往的基础用药 □ 长嘱，重组促红细胞生成素，皮下注射 □ 长嘱，骨化三醇，口服 □ 结肠透析 □ 长嘱，结肠透析，每天 2 次 □ 其他医嘱 □ 长嘱，0.9% 氯化钠注射液（100ml ：0.9 克/袋），每次 100ml，每天 1 次 □ 长嘱，肌氨肽苷注射液（5ml），每次 20ml，每天 1 次 **临时医嘱：** □ 其他特殊医嘱 □ 临嘱，0.9% 氯化钠注射液（100ml ：0.9 克/袋），每次 20ml，共 1 袋，一次性	**出院医嘱：** □ 出院指导医嘱 □ 临嘱，通知出院，共 1 次，一次性

续 表

时间	住院第1天（住院日）	住院第2~10天	住院第10~14天（出院日）
重点医嘱	**临时医嘱：** □ 常规检查 □ 临嘱，血细胞分析（五分类），共1次，一次性 □ 临嘱，尿常规分析，共1次，一次性 □ 临嘱，便常规+隐血，共1次，一次性 □ 化验检查 □ 临嘱，肝肾糖脂组合，共1次，一次性 □ 临嘱，离子，共1次，一次性 □ 临嘱，肝肾糖脂+离子，共1次，一次性 □ 临嘱，（疗区）肝功能，共1次，一次性 □ 临嘱，肾功能，共1次，一次性 □ 临嘱，葡萄糖测定（各种酶法），共1次，一次性 □ 临嘱，血脂，共1次，一次性 □ 临嘱，贫血四项，共1次，一次性 □ 临嘱，甲状旁腺激素测定（电化学发光法），共1次，一次性 □ 临嘱，淋巴细胞免疫分型（T、B、NK）（中心实验室），共1次，一次性 □ 急诊检查 □ 临嘱，急检血细胞分析+超敏C反应，共1次，一次性 □ 临嘱，急检离子，共1次，一次性 □ 临嘱，急检血糖，共1次，一次性 □ 辅助检查 □ 临嘱，常规心电图检查（电），共1次，一次性 □ 临嘱，胸腹部摄影（门诊），共1次，一次性 □ 临嘱，彩超常规检查（泌尿系），共1次，一次性 □ 临嘱，彩超常规检查（腹部），共1次，一次性 □ 临嘱，彩超常规检查（心脏）（M-2D-CDFI-心功能-室壁运动），共1次，一次性		
病情变异记录	□ 无 □ 有，原因： 1. 2.	□ 无 □ 有，原因： 1. 2.	□ 无 □ 有，原因： 1. 2.
医师签字			

（二）护士表单

慢性肾衰竭（CKD 5 期）临床路径护士表单

适用对象：第一诊断为慢性肾衰竭（ICD-10：N18.902），无透析指征，暂不需要行动静脉内瘘手术/腹膜透析置管术者

患者姓名：	性别：　年龄：　门诊号：	住院号：
住院日期：　年　月　日	**出院日期：**　年　月　日	**标准住院日：10~14 天**

时间	住院第 1 天（住院日）	住院第 2~10 天	住院第 10~14 天（出院日）
主要护理工作	□ 介绍病房环境、设施和设备 □ 入院护理评估	□ 针对慢性肾脏病饮食、生活方式等进行宣教	□ 指导患者办理出院手续
重点医嘱执行	**长期医嘱：** □ 肾脏病护理常规 □ 长嘱，Ⅰ级护理，持续性 □ 长嘱，Ⅱ级护理，持续性 □ 长嘱，Ⅲ级护理，持续性 □ 饮食护理 □ 长嘱，低盐、低脂饮食，持续性 □ 长嘱，低盐、低脂、糖尿病饮食，持续性 □ 长嘱，低盐饮食，持续性 □ 长嘱，低脂饮食，持续性 □ 长嘱，糖尿病饮食，持续性 □ 患者既往的基础用药 □ 长嘱，长效钙离子拮抗剂，口服 □ 长嘱，β 受体阻断剂缓释片，口服 □ 长嘱，重组促红细胞生成素，皮下注射 □ 长嘱，钙片，口服 □ 长嘱，骨化三醇，口服 □ 长嘱，叶酸片，口服 □ 结肠透析 □ 长嘱，结肠透析，每天 2 次 □ 长嘱，一次性注射器（50ml），每次 2 个，每天 2 次 □ 长嘱，吸痰管（12#），每次 1 支，每天 2 次 **临时医嘱：** □ 常规检查 □ 临嘱，血细胞分析（五分类），共 1 次，一次性 □ 临嘱，尿常规分析，共 1 次，一次性	**长期医嘱：** □ 肾脏病护理常规 □ 长嘱，Ⅰ级护理，持续性 □ 长嘱，Ⅱ级护理，持续性 □ 长嘱，Ⅲ级护理，持续性 □ 饮食护理 □ 长嘱，低盐、低脂饮食，持续性 □ 长嘱，低盐、低脂、糖尿病饮食，持续性 □ 患者既往的基础用药 □ 长嘱，重组促红细胞生成素，皮下注射 □ 长嘱，骨化三醇，口服 □ 结肠透析 □ 长嘱，结肠透析，每天 2 次 □ 其他医嘱 □ 长嘱，0.9%氯化钠注射液（100ml：0.9 克/袋），每次 100ml，每天 1 次 □ 长嘱，肌氨肽苷注射液（5ml），每次 20ml，每天 1 次 **临时医嘱：** □ 其他特殊医嘱 □ 临嘱，0.9%氯化钠注射液（100ml：0.9 克/袋），每次 20ml，共 1 袋，一次性	**出院医嘱** □ 出院指导医嘱 □ 临嘱，通知出院，共 1 次，一次性

续 表

时间	住院第 1 天（住院日）	住院第 2~10 天	住院第 10~14 天 （出院日）
重点医嘱执行	□ 临嘱，便常规+隐血，共 1 次，一次性 □ 化验检查 □ 临嘱，肝肾糖脂组合，共 1 次，一次性 □ 临嘱，离子，共 1 次，一次性 □ 临嘱，肝肾糖脂+离子，共 1 次，一次性 □ 临嘱，（疗区）肝功能，共 1 次，一次性 □ 临嘱，肾功，共 1 次，一次性 □ 临嘱，葡萄糖测定（各种酶法），共 1 次，一次性 □ 临嘱，血脂，共 1 次，一次性 □ 临嘱，贫血四项，共 1 次，一次性 □ 临嘱，甲状旁腺激素测定（电化学发光法），共 1 次，一次性 □ 临嘱，淋巴细胞免疫分型（T、B、NK）（中心实验室），共 1 次，一次性 □ 急诊检查 □ 临嘱，急检血细胞分析+超敏 C 反应，共 1 次，一次性 □ 临嘱，急检离子，共 1 次，一次性 □ 临嘱，急检血糖，共 1 次，一次性 □ 辅助检查 □ 临嘱，常规心电图检查（电），共 1 次，一次性 □ 临嘱，胸腹部摄影（门诊），共 1 次，一次性 □ 临嘱，彩超常规检查（泌尿系），共 1 次，一次性 □ 临嘱，彩超常规检查（腹部），共 1 次，一次性 □ 临嘱，彩超常规检查（心脏）（M-2D-CDFI-心功能-室壁运动），共 1 次，一次性		
病情变异记录	□ 无 □ 有，原因： 1. 2.	□ 无 □ 有，原因： 1. 2.	□ 无 □ 有，原因： 1. 2.
护士签字			

（三）患者表单

慢性肾衰竭（CKD 5 期）临床路径患者表单

适用对象：第一诊断为慢性肾衰竭（ICD-10：N18.902），无透析指征，暂不需要行动静脉内瘘手术/腹膜透析置管术者

患者姓名：	性别：　年龄：　门诊号：	住院号：	
住院日期：　年　月　日	**出院日期：**　年　月　日	**标准住院日：10~14 天**	

时间	住院第 1 天 （住院日）	住院第 2~10 天	住院第 10~14 天 （出院日）
医患配合	□ 配合询问病史、收集资料，请务必详细告知既往史、用药史、过敏史 □ 配合进行体格检查 □ 有任何不适请告知医师	□ 配合完善相关检查、化验，如采血、留尿、心电图、X 线胸片、CT、彩超 □ 医师与患者及家属介绍病情及检查，沟通签字	□ 配合完善相关检查、化验，如采血、留尿、彩超等 □ 配合医师摆好检查体位
护患配合	□ 配合测量体温、脉搏、呼吸 3 次、血压、体重 1 次 □ 配合完成入院护理评估（简单询问病史、过敏史、用药史） □ 接受入院宣教（环境介绍、病室规定、订餐制度、贵重物品保管等） □ 配合执行探视和陪伴制度 □ 有任何不适请告知护士	□ 配合测量体温、脉搏、呼吸 3 次、询问尿量/大便 1 次 □ 接受特殊检查前宣教 □ 接受饮食宣教 □ 接受用药宣教	□ 配合测量体温、脉搏、呼吸 3 次、询问尿量/大便 1 次 □ 送检查前，协助完成核对 □ 接受用药宣教 □ 有任何不适请告知护士
饮食	□ 低盐、低脂饮食，持续性 □ 低盐、低脂、糖尿病饮食，持续性 □ 低盐饮食，持续性 □ 低脂饮食，持续性 □ 糖尿病饮食，持续性 □ 禁饮、禁食	□ 低盐、低脂饮食，持续性 □ 低盐、低脂、糖尿病饮食，持续性 □ 低盐饮食，持续性 □ 低脂饮食，持续性 □ 糖尿病饮食，持续性 □ 禁饮、禁食 □ 特殊饮食调整	□ 出院后饮食调整
排泄	□ 既往尿量记录 □ 既往大便记录	□ 每日尿量记录 □ 每日大便记录 □ 饮水量记录 □ 其他出量记录	□ 出院后出入量注意事项
活动	□ 正常适度活动，避免疲劳	□ 正常适度活动，避免疲劳	□ 正常适度活动，避免疲劳

附：原表单（2016年版）

慢性肾衰竭（CKD 5期）临床路径表单

适用对象：第一诊断为慢性肾衰竭（ICD-10：N18.902），无透析指征，暂不需要行动静脉内瘘手术/腹膜透析置管术者

患者姓名：	性别：　　年龄：　　门诊号：	住院号：
住院日期：　　年　月　日	**出院日期：**　　年　月　日	**标准住院日：10~14天**

时间	住院第1天（住院日）	住院第2~10天	住院第10~14天（出院日）
主要诊疗工作	□ 询问病史及体格检查 □ 完成病历书写 □ 入院记录、首次病程记录 □ 向患者及其家属或委托人交代病情	□ 上级医师查房 □ 完成必要的相关科室会诊 □ 临嘱，院内会诊（主任医师），共1次，一次性 □ 临嘱，院内会诊（副主任医师），共1次，一次性 □ 临嘱，院内会诊（主治医师），共1次，一次性完成病历书写 □ 主任医师查房	□ 上级医师查房 □ 完成出院记录、病案首页、出院证明书 □ 出院诊断（指导）书、出院小结 □ 向患者交代出院后的注意事项 □ 向患者交代慢性肾衰竭一体化治疗相关随访
重点医嘱	**长期医嘱：** □ 肾脏病护理常规 □ 长嘱，Ⅰ级护理，持续性 □ 长嘱，Ⅱ级护理，持续性 □ 长嘱，Ⅲ级护理，持续性 □ 长嘱，特级护理，持续性 □ 饮食护理 □ 长嘱，低盐、低脂饮食，持续性 □ 长嘱，低盐、低脂、糖尿病饮食，持续性 □ 长嘱，低盐饮食，持续性 □ 长嘱，低脂饮食，持续性 □ 长嘱，糖尿病饮食，持续性 □ 患者既往的基础用药 □ 长嘱，长效钙离子拮抗剂，口服 □ 长嘱，β受体阻断剂缓释片，口服 □ 长嘱，重组促红细胞生成素，皮下注射 □ 长嘱，钙片，口服 □ 长嘱，骨化三醇，口服 □ 长嘱，叶酸片，口服 □ 结肠透析 □ 长嘱，结肠透析，每天2次 □ 长嘱，一次性注射器（50ml），每次2个，每天2次 □ 长嘱，吸痰管（12#），每次1支，每天2次	**长期医嘱：** □ 肾脏病护理常规 □ 长嘱，Ⅰ级护理，持续性 □ 长嘱，Ⅱ级护理，持续性 □ 长嘱，Ⅲ级护理，持续性 □ 长嘱，特级护理，持续性 □ 饮食护理 □ 长嘱，低盐低脂饮食，持续性 □ 长嘱，低盐低脂糖尿病饮食，持续性 □ 患者既往的基础用药 □ 长嘱，重组促红细胞生成素皮下注射 □ 长嘱，骨化三醇，口服 □ 结肠透析 □ 长嘱，结肠透析，每天2次 □ 其他医嘱 □ 长嘱，0.9%氯化钠注射液（100ml：0.9克/袋），每次100ml，每天1次 □ 长嘱，肌氨肽苷注射液（5ml），每次20ml，每天1次 **临时医嘱：** □ 其他特殊医嘱 □ 临嘱，0.9%氯化钠注射液（100ml：0.9克/袋），每次20ml，共1袋，一次性	**出院医嘱：** □ 出院指导医嘱 □ 临嘱，通知出院，共1次，一次性

续　表

时间	住院第 1 天（住院日）	住院第 2~10 天	住院第 10~14 天（出院日）
重点医嘱	**临时医嘱：** □ 常规检查 □ 临嘱，血细胞分析（五分类），共 1 次，一次性 □ 临嘱，尿常规分析，共 1 次，一次性 □ 临嘱，便常规，共 1 次，一次性 □ 化验检查 □ 临嘱，肝肾糖脂组合，共 1 次，一次性 □ 临嘱，离子，共 1 次，一次性 □ 临嘱，肝肾糖脂+离子，共 1 次，一次性 □ 临嘱，（疗区）肝功能，共 1 次，一次性 □ 临嘱，肾功能，共 1 次，一次性 □ 临嘱，葡萄糖测定（各种酶法），共 1 次，一次性 □ 临嘱，血脂，共 1 次，一次性 □ 临嘱，贫血四项，共 1 次，一次性 □ 临嘱，甲状旁腺激素测定（电化学发光法），共 1 次，一次性 □ 临嘱，淋巴细胞免疫分型（T、B、NK）（中心实验室），共 1 次，一次性 □ 急诊检查 □ 临嘱，急检血细胞分析+超敏 C 反应，共 1 次，一次性 □ 临嘱，急检离子，共 1 次，一次性 □ 临嘱，急检血糖，共 1 次，一次性 □ 辅助检查 □ 临嘱，常规心电图检查（电），共 1 次，一次性 □ 临嘱，胸腹部摄影（门诊），共 1 次，一次性 □ 临嘱，彩超常规检查（泌尿系），共 1 次，一次性 □ 临嘱，彩超常规检查（腹部），共 1 次，一次性 □ 临嘱，彩超常规检查（心脏）（M-2D-CDFI-心功能-室壁运动），共 1 次，一次性		
主要护理工作	□ 介绍病房环境、设施和设备 □ 入院护理评估	□ 针对慢性肾脏病饮食、生活方式等进行宣教	□ 指导患者办理出院手续
护士签字			
医师签字			

第十五章

腹膜透析管置入术临床路径释义

一、腹膜透析管置入术编码

1. 原编码

疾病名称及编码：慢性肾衰竭（ICD-10：N18.900）

尿毒症（ICD-10：N19.x01）

慢性肾脏病 5 期（ICD-10：N18.001）

手术操作名称及编码：腹膜透析管置入术（ICD-9-CM-3：54.9301）

2. 修改编码

疾病名称及编码：慢性肾脏病 5 期（ICD-10：N18.0）

手术操作名称及编码：腹膜透析管置入术（ICD-9-CM-3：54.9801）

二、临床路径检索方法

N18.0 伴 54.9801

三、国家医疗保障疾病诊断相关分组（CHS-DRG）

MDCL　肾脏及泌尿系统疾病及功能障碍

LR1　肾功能不全

四、腹膜透析管置入术临床路径标准住院流程

（一）适用对象

第一诊断为慢性肾衰竭（ICD-10：N18.900），尿毒症（ICD-10：N19.x01），慢性肾脏病 5 期（ICD-10：N18.001）。拟行腹膜透析管置入术（ICD-9-CM-3：54.9301）或腹膜透析置管复位术的患者。

释义

■ 适用对象编码参见第一部分。

■ 本路径适用对象为临床诊断为慢性肾衰竭、尿毒症、慢性肾脏病 5 期，拟行腹膜透析管置入术或腹膜透析置管复位术的患者，如拟行腹腔镜下腹膜透析管置入术或复位术、腹膜透析管拔除术、前臂动静脉内瘘成形术或颈内静脉半永久置管术等，需进入其他相应路径。

（二）诊断依据

根据中华医学会肾脏病学分会编著的《临床诊疗指南·肾脏病学分册》和《临床技术操作规范·肾脏病学分册》进行诊断。

1. 有或无慢性肾脏病史。

2. 实验室检查：肾小球滤过率或 eGFR 小于 15ml/（min·1.73m^2），残余肾功能每周 KT/V

小于 2.0，可诊断慢性肾衰竭尿毒症期、慢性肾脏病 5 期。

释义

■ 本路径的制订主要参考国内权威参考书籍和诊疗指南。

■ 病史和临床症状及实验室检查是诊断慢性肾脏病的初步依据，多数患者起病隐匿，早期常无特异性的临床表现，当疾病进展至终末期时可出现恶心、呕吐、尿量减少、水肿、贫血、高血压、急性心力衰竭等并发症，结合肾脏 B 超、肾小球滤过率、低钙高磷血症、肾性贫血支持该诊断。

（三）治疗方案的选择

根据中华医学会肾脏病学分会编著的《临床诊疗指南·肾脏病学分册》《临床技术操作规范·肾脏病学分册》和《腹膜透析操作标准规程》进行治疗。

1. 有肾脏替代治疗的适应证，或者有长期血液透析禁忌证，无腹膜透析禁忌证，需要行腹膜透析管置入术或腹膜透析置管复位术入院。
2. 入院评估无其他严重并发症和合并症，无需紧急处理的情况。
3. 征得患者或其代理人的同意，自愿选择腹膜透析治疗。

释义

■ 本病确诊后即应开始做替代治疗准备：患者无腹膜透析禁忌证，有血液透析相对或绝对禁忌证，或者患者自愿选择腹膜透析治疗，入院评估无其他严重并发症，如重度贫血、严重高血压、急性心力衰竭、严重电解质紊乱酸中毒等需紧急处理的情况，以及肺部感染等合并症。入院时明确患者存在腹膜透析导管功能障碍，并征得患者或其家属同意，同意行腹膜透析置管复位术。

（四）标准住院日为 8~15 天

释义

■ 确诊慢性肾衰竭尿毒症期的患者入院后，腹膜透析管置入术前准备 1~2 天，第 2~3 天行腹膜透析管置入术，术后住院恢复、相关培训及并发症继续治疗、再评估时间为第 3~15 天，总住院时间不超过 15 天符合本路径要求。

（五）进入路径标准

1. 第一诊断必须符合慢性肾衰竭（ICD-10：N18.900），尿毒症（ICD-10：N19.X01），慢性肾脏病 5 期（ICD-10：N18.001）编码。
2. 当患者同时具有其他疾病诊断，但在住院期间不需要特殊处理也不影响第一诊断的临床路径流程实施时，可以进入路径。

释义

■ 进入本路径的患者为第一诊断为慢性肾衰竭、尿毒症、慢性肾脏病5期。

■ 入院后常规检查发现有基础疾病，如高血压、冠状动脉粥样硬化性心脏病、糖尿病、肝功能不全等，经系统评估后对慢性肾衰竭诊断治疗无特殊影响者，可进入路径。但可能增加医疗费用，延长住院时间。

（六）住院期间检查项目

1. 必需的检查项目

（1）血常规、尿常规、便常规+隐血。

（2）肝肾功能、电解质、血糖、血脂、血型、凝血功能、D-二聚体、感染性疾病筛查（乙型肝炎、丙型肝炎、HIV、梅毒等）、铁代谢指标、iPTH。

（3）胸片、心电图、超声心动图、腹部超声。

2. 根据患者病情可进行的检查项目：必要时行胸部CT及腹部CT、24小时蛋白定量、糖化血红蛋白、血浆蛋白电泳、血清免疫固定电泳、血ANCA、血ENA谱、血双链DNA、抗GMB血抗核抗体、血免疫球蛋白、血肿瘤标志抗原等化验以寻找肾衰竭病因。

释义

■ 血常规、尿常规、便常规+隐血是最基本的三大常规检查，进入路径的患者均需完成。便隐血试验和血红蛋白检测可以进一步了解患者有无急性或慢性失血；肝功能、电解质、血糖、凝血功能、铁代谢指标、iPTH、心电图、X线胸片可评估有无基础疾病或并发症，是否影响住院时间、费用及其治疗预后；24小时蛋白定量、糖化血红蛋白、血浆蛋白电泳、血清免疫固定电泳、血ANCA、血ENA谱、血双链DNA、血抗核抗体、血免疫球蛋白、抗GMB血肿瘤标志抗原等化验以寻找肾衰竭病因；胸部CT及腹部CT根据患者病情选择性进行，判断是否合并肺水肿、肺部感染等合并症。立位腹平片判断患者是否存在腹膜透析导管功能障碍以及手术后复位效果。

（七）标准药物治疗方案

1. 抗菌药物：按照《抗菌药物临床应用指导原则（2015年版）》（国卫办医发〔2015〕43号）执行，腹膜透析置管术前0.5~1小时，可选择第一代或第二代头孢菌素预防性抗感染治疗。

术后用药：根据患者情况选择抗菌药物，按照《抗菌药物临床应用指导原则》（卫医发〔2004〕285号）执行，预防性使用抗生素不超过24小时。有明确感染征象根据病情决定抗生素疗程。

2. 尿毒症并发症对症支持药物：纠正肾性贫血、高血压、代谢性酸中毒、继发甲状旁腺功能亢进、低钙血症、高磷血症等药物。

患者既往其他疾病基础用药：如冠心病、糖尿病相关药物等。

释义

■ 预防性抗生素使用原则：参照《中国腹膜透析置管指南》2016版。

■ 尿毒症并发症药物治疗：包括肾性贫血、肾性高血压、继发性甲状旁腺亢进、代谢性酸中毒、钙磷代谢紊乱等并发症，根据病情予以对症支持治疗。既往疾病及合并症的基础药物治疗。

（九）出院标准

1. 伤口愈合好。
2. 无需继续住院诊治的手术并发症或合并症。
3. 指导患者及家属学会腹膜透析操作流程、外口换药及注意事项（腹膜透析），考核合格。

释义

■ 患者出院前应完成所有必需检查的项目，腹透置管手术顺利完成且无手术相关并发症，既往基础疾病病情稳定，患者及家属已学会腹膜透析操作流程、换药等注意事项，考核合格。

（十）变异及原因分析

1. 出现手术并发症，需要进行相关的诊断和治疗。
2. 伴有其他系统合并症时，需要进行相关的诊断和治疗。
3. 临床达到出院标准，但由于患者及家属不合作，拒不出院。
4. 临床情况稳定，暂不需要住院期间透析，需要提前退出临床路径。

释义

■ 按标准治疗方案如患者出现手术相关并发症，①腹腔感染：积极寻找病原菌，并根据药敏选择抗生素，规范治疗；②腹透管失功：明确失功原因（漂管、堵管、包裹），并予以针对性治疗；③伤口出血：明确出血点（腹腔内、腹腔外皮下），针对性止血治疗。上述并发症视病情严重情况决定是否退出临床路径。

■ 发现其他严重基础疾病，需调整药物治疗或继续其他基础疾病的治疗，则中止本路径；出现突发急性心力衰竭、严重电解质、酸碱平衡紊乱，需紧急血液透析治疗者；突发急性心肌梗死、脑梗死等心脑血管意外者需退出本路径。

■ 认可的变异原因主要是指患者入选路径后，在检查及治疗过程中发现患者合并存在事前未预知的、对本路径治疗可能产生影响的情况，需要中止执行路径或延长治疗时间、增加治疗费用。医师需在表单中明确说明。

■ 因患者方面的主观原因导致执行路径出现变异，需医师在表单中予以说明。

■ 置管后患者病情稳定，暂无需住院透析治疗者缩短住院时间，但不需退出临床路径。需医师在表单中予以说明。

五、腹膜透析置管术相关药物给药方案

（一）预防性抗生素使用原则

1. 腹膜透析置管术前 0.5~1 小时，可选择第一代或第二代头孢菌素 1~2g 预防性抗感染治疗。

2. 腹膜透析置管术后不超过 24 小时，有明确感染征象根据病情决定抗生素疗程。

3. 对头孢类抗生素过敏患者可选用喹诺酮类。

（二）药学提示

第一代或第二代头孢菌素不良反应如下：①过敏反应，表现为皮疹、瘙痒、药物热等，严重者可出现过敏性休克甚至死亡；②肝肾功能损害，肝损伤大多数轻微且可逆，大多数头孢菌素由肾排泄，肾功能不全者需调整剂量；③血液系统异常表现，血细胞减少等；④产生耐药株和菌群失调；⑤胃肠道反应，可致恶心、呕吐、食欲缺乏等反应。

（三）注意事项

1. 预防性使用头孢菌素前需进行皮试。

2. 应用头孢菌素或停药后 72 小时内应避免饮酒或含乙醇的食物或药物。

六、腹膜透析置入术护理规范

1. 术前护理：

（1）饮食护理：根据手术麻醉方式（局部麻醉、腹横筋膜神经阻滞、全身麻醉）选择饮食。

（2）完成检查：心电图、胸片、B 超、血液检查以及特殊 CT、MRI 等。

（3）执行术前医嘱：纠正患者营养不良、改善机体功能，皮试操作等。

（4）术前健康指导，包括术前准备的目的、注意事项，各种检查、治疗的配合，麻醉的配合、饮食指导等，术前一天进行术前访视。

（5）手术晨的护理：观察生命体征、备皮、准备物品、手术交接、留置静脉针。

（6）心理护理：患者及家属积极应对手术。

2. 术后护理：

（1）安置患者，填写手术护理记录单。

（2）配合麻醉师做好复苏护理，客观填写《手术患者交接核查表》，按照《手术患者安全转运交接程序》将术后患者安全转运至病房。

（3）病房护士与手术室护送人员进行床边交接并记录。

（4）病房监测生命体征，术后予以腹透液进行腹腔冲洗保持腹透管通畅。

（5）饮食护理：按康复进程给予饮食。

（6）卧位护理：根据病情及麻醉方式需要给予适当卧位。

（7）伤口护理：通常切口拆线时再清洁换药，如出现渗血渗液应加强换药；出口处导管制动。

（8）补液及抗生素应用：术后 24 小时抗生素预防及营养支持药物的使用。

（9）休息及活动管理：鼓励患者早期下床活动，保持大便通畅。

（10）病情观察：包括生命体征、并发症的观察。

（11）心理护理：加强情绪护理，安慰患者，消除紧张、恐惧等心理，耐心做好治疗解释工作。

（12）对症护理：伤口疼痛、恶心、呕吐等。

（13）做好病情的观察及记录，书写一般患者护理记录单，落实护理措施及术后健康教育。

七、腹膜透析置入术营养治疗规范

1. 优质高蛋白饮食：1.2~1.5g/（kg·d），其中≥50%为优质蛋白。

2. 每日能量摄入：30~35kcal/kg。
3. 脂肪：占总能量 20%~25%。
4. 碳水化合物：占总能量 60%左右。
5. 食物纤维：20~25g/d。
6. 钙：1200mg/d；钠：2000mg/d；磷：800~1000mg/d。

八、腹膜透析置入术患者健康宣教

1. 术后保持大便通畅，尽早下床活动，避免屈膝、深蹲等增加腹压的动作。
2. 保持导管制动，避免牵拉，避免渗漏及导管相关感染的发生。
3. 如切口无明显渗血渗液，则避免手术切口及隧道处频繁换药。
4. 平诊患者术后 1 周建议腹透门诊冲管，术后 2 周开始规律腹膜透析治疗。

九、推荐表单

（一）医师表单

腹膜透析置管术临床路径医师表单

适用对象：第一诊断为慢性肾衰竭、尿毒症、慢性肾脏病5期
行腹膜透析管置入术或腹膜透析置管复位术的患者

患者姓名：	性别：　年龄：　门诊号：	住院号：
住院日期：　年　月　日	出院日期：　年　月　日	标准住院日：8~15天

时间	住院第1~2天	住院第2~3天 （手术日）	住院第3~4天 （术后第1日）
主要诊疗工作	□ 询问病史及体格检查 □ 完成病历书写 □ 完善相关检查及并发症治疗 □ 初步判断有无腹透禁忌证 □ 上级医师查房、确定手术方案 □ 完成术前评估与术前准备 □ 向患者及其家属或委托人交代病情及围手术期注意事项，签署腹膜透析治疗协议书、腹膜透析管置入术知情同意书、自费用品协议书	□ 手术 □ 术者完成手术记录 □ 住院医师完成术后病程记录 □ 上级医师查房 □ 向患者及家属交代病情及术后注意事项	□ 上级医师查房，注意病情变化，重点评估患者有无手术并发症 □ 住院医师完成病历书写 □ 注意观察体温、血压、腹膜透析管置入术后伤口情况等并局部换药 □ 开腹透相关医嘱（必要时）
重点医嘱	**长期医嘱：** □ 肾脏病护理常规 □ 二级护理 □ 低盐、优质低蛋白、低磷饮食 □ 既往的基础用药及对症治疗 **临时医嘱：** □ 血常规、尿常规、大便常规 □ 肝肾功能、电解质、血糖、血脂、血型、凝血功能、D-二聚体、感染性疾病筛查、铁代谢、iPTH □ 胸片、心电图、超声心动图、腹部B超 □ 糖化血红蛋白、血浆蛋白电泳、血清免疫固定电泳、血ANCA、血ENA谱血双链DNA、血抗核抗体、抗GBM、血免疫球蛋白、血肿瘤标志抗原等（必要时） □ 腹部CT、胸部CT（必要时） **术前医嘱：** □ 常规准备明日在局麻下行腹膜透析管置入术 □ 药品及物品准备 □ 其他特殊医嘱（通便、抗生素等）	**长期医嘱：** □ 腹膜透析管置入术后护理常规 □ 一级或二级护理 □ 低盐、优质低蛋白、低磷饮食 □ 既往的基础用药及对症治疗 □ 通便及胃肠动力药物（必要时） **临时医嘱：** □ 其他特殊医嘱 □ 抗菌药物皮试 □ 抗菌药物	**长期医嘱：** □ 腹膜透析管置入术后护理常规 □ 一级或二级护理 □ 低盐、优质低蛋白、低磷饮食 □ 既往基础用药及对症治疗 □ 停用预防性抗菌药物 □ 通便及胃肠动力药（必要时） **临时医嘱：** □ 镇痛（根据情况） □ 腹膜透析（必要时） □ 伤口换药（必要时） □ 立位腹平片（必要时）

续　表

时间	住院第 1~2 天	住院第 2~3 天 （手术日）	住院第 3~4 天 （术后第 1 日）
病情变异记录	□ 无　□ 有，原因： 1. 2.	□ 无　□ 有，原因： 1. 2.	□ 无　□ 有，原因： 1. 2.
医师签名			

时间	住院第 4~5 天 （术后第 2 日）	住院第 5~14 天	住院第 8~15 天 （出院日）
主要诊疗工作	□ 上级医师查房，注意病情变化 □ 住院医师完成病历书写 □ 注意观察体温、血压、腹膜透析管置入术后伤口情况等并局部换药 □ 开腹透相关医嘱（必要时）	□ 上级医师查房，注意病情变化 □ 住院医师完成病历书写 □ 注意观察体温、血压、腹膜透析管置入术后伤口情况等并局部换药 □ 开腹透相关医嘱（必要时）	□ 上级医师查房，进行手术及伤口评估，确定有无手术并发症和切口愈合不良情况，明确是否出院 □ 腹透中心对患者及家属进行相关操作考核 □ 完成出院记录、病案首页、出院证明书等 □ 向患者交代出院后的注意事项
重点医嘱	**长期医嘱：** □ 腹膜透析管置入术后护理常规 □ 一级或二级护理 □ 低盐、优质低蛋白、低磷饮食 □ 既往基础用药及对症治疗 □ 通便及胃肠动力药（必要时） **临时医嘱：** □ 腹膜透析（必要时） □ 伤口换药（必要时）	**长期医嘱：** □ 腹膜透析管置入术后护理常规 □ 一级或二级护理 □ 低盐、优质低蛋白、低磷饮食 □ 既往基础用药及对症治疗 □ 通便及胃肠动力药（必要时） **临时医嘱：** □ 腹膜透析（必要时） □ 伤口换药（必要时）	**出院医嘱：** □ 出院带药 □ 门诊随诊 □ 术后 14 天拆线
病情变异记录	□ 无　□ 有，原因： 1. 2.	□ 无　□ 有，原因： 1. 2.	□ 无　□ 有，原因： 1. 2.
医师签名			

（二）护士表单

腹膜透析置管术临床路径护士表单

适用对象：第一诊断为慢性肾衰竭、尿毒症、慢性肾脏病5期
行腹膜透析管置入术或腹膜透析置管复位术的患者

患者姓名：	性别：　年龄：　门诊号：	住院号：
住院日期：　年　月　日	出院日期：　年　月　日	标准住院日：8~15天

时间	住院第1~2天	住院第2~3天 （手术日）	住院第3~4天 （术后第1日）
健康宣教	入院宣教： □ 介绍主管医师、护士 □ 介绍环境、设施 □ 介绍住院注意事项 □ 介绍探视和陪伴制度 □ 介绍贵重物品制度	□ 手术流程介绍 □ 疼痛知识宣教 □ 术前术后注意事项 □ 用药宣教 □ 治疗宣教 □ 术前准备内容、目的及麻醉方式 □ 术前沐浴、更衣	□ 术后体位 □ 用药宣教 □ 饮食宣教 □ 活动指导 □ 疼痛宣教
护理处置	□ 核对患者，佩戴腕带 □ 建立入院护理病历 □ 协助患者留取各种标本 □ 测量体重	□ 协助医师完成术前化验 □ 术前准备 □ 备皮 □ 清洁卫生 □ 禁食禁水 □ 排空肠道及膀胱	□ 伤口敷料 □ 疼痛评估 □ 跌倒坠床风险 □ 心理状态
基础护理	□ 二级护理 □ 晨晚间护理 □ 排泄管理 □ 患者安全管理	□ 一级护理 □ 晨晚间护理 □ 排泄管理 □ 患者安全管理	□ 二级或一级护理 □ 晨晚间护理 □ 患者安全管理
专科护理	□ 护理查体 □ 病情观察 □ 尿量观察 □ 腹部体征的观察 □ 需要时，填写跌倒及压疮防范表 □ 需要时，请家属陪伴 □ 确定饮食种类 □ 心理护理 □ 腹膜透析换液操作能力评估 □ 术前宣教 □ 居家透析用物准备 □ 灌肠、备皮等术前准备（腹带、碘伏小帽子、手术用物等）	□ 抗生素过敏试验 □ 备皮 □ 清洁卫生 □ 生活护理 □ 心理疏导 术前： □ 确认手术标识 □ 准备术前用药 □ 监测血压、体温 □ 留置外周静脉留置针（必要时） 术后： □ 体位安置 □ 监测血压、体温 □ 术后饮食指导 □ 腹部腹带包扎 □ 观察术后伤口疼痛及敷料有无渗血、渗液 □ 出口护理 □ 腹膜透析护士进行腹透培训计划 □ 遵医嘱给予腹腔冲洗 □ 观察尿量 □ 导管护理	□ 一级护理 □ 二级护理 □ 更换病号服 □ 低盐、优质低蛋白、低磷、低嘌呤饮食 □ 协助并教会患者监测伤口情况 □ 腹膜透析护士进行腹透培训计划

续 表

时间	住院第 1~2 天	住院第 2~3 天 （手术日）	住院第 3~4 天 （术后第 1 日）
重点医嘱	□ 详见医嘱执行单	□ 详见医嘱执行单	□ 详见医嘱执行单
病情变异记录	□ 无 □ 有，原因： 1. 2.	□ 无 □ 有，原因： 1. 2.	□ 无 □ 有，原因： 1. 2.
护士签名			

时间	住院第 4~5 天 （术后第 2 日）	住院第 5~14 天	住院第 8~15 天 （出院日）
健康宣教	□ 术后体位 □ 用药宣教 □ 饮食宣教 □ 活动指导 □ 疼痛宣教	□ 疼痛知识宣教 □ 用药宣教 □ 腹膜透析治疗宣教	□ 用药宣教 □ 饮食宣教 □ 活动指导
护理处置	□ 伤口敷料 □ 疼痛评估 □ 跌倒坠床风险 □ 心理状态	□ 伤口敷料 □ 疼痛评估 □ 跌倒坠床风险 □ 心理状态	□ 伤口敷料 □ 心理状态
基础护理	□ 一级或二级护理 □ 晨晚间护理 □ 排泄管理 □ 患者安全管理	□ 一级或二级护理 □ 晨晚间护理 □ 排泄管理 □ 患者安全管理	□ 二级护理 □ 晨晚间护理 □ 患者安全管理
专科护理	□ 护理查体 □ 病情观察 □ 尿量观察 □ 腹部体征的观察 □ 需要时，填写跌倒及压疮防范表 □ 需要时，请家属陪伴 □ 手术切口部位的观察 □ 确定饮食种类 □ 心理护理 □ 腹膜透析护士进行腹透培训计划	□ 监测血压、体温 □ 腹部腹带包扎 □ 观察术后伤口疼痛情况 □ 观察尿量 □ 导管护理 □ 腹膜透析护士进行腹透培训计划并考核 □ 遵医嘱行腹膜透析治疗（必要时）	□ 二级护理 □ 低盐、优质低蛋白、低磷、低嘌呤饮食 □ 协助并教会患者监测伤口情况 □ 教会患者腹膜透析操作流程 □ 随访指导 □ 沐浴指导 □ 排泄管理 □ 居家腹膜透析导管及出口护理指导 □ 填写并发放随访单
重点医嘱	□ 详见医嘱执行单	□ 详见医嘱执行单	□ 详见医嘱执行单
病情变异记录	□ 无 □ 有，原因： 1. 2.	□ 无 □ 有，原因： 1. 2.	□ 无 □ 有，原因： 1. 2.
护士签名			

（三）患者表单

腹膜透析置管术临床路径患者表单

适用对象：第一诊断为慢性肾衰竭、尿毒症、慢性肾脏病 5 期
行腹膜透析管置入术或腹膜透析置管复位术的患者

患者姓名：	性别： 年龄： 门诊号：	住院号：
住院日期： 年 月 日	出院日期： 年 月 日	标准住院日：8~15 天

时间	入院	置管术前	置管术当天
医患配合	□ 配合询问病史、收集资料，请务必详细告知既往史、用药史、过敏史 □ 配合进行体格检查 □ 有任何不适请告知医师	□ 配合完善置管术前相关检查、化验，如采血、留尿、心电图、X 线胸片 □ 医师与患者及家属介绍病情及腹膜透析及腹膜透析置管术谈话、术前签字	□ 配合完善术前准备 □ 如禁食、禁水，排空膀胱 □ 配合医师摆好手术体位
护患配合	□ 配合测量体温、脉搏、呼吸 3 次、血压、体重 1 次 □ 配合完成入院护理评估（简单询问病史、过敏史、用药史） □ 接受入院宣教（环境介绍、病室规定、订餐制度、贵重物品保管等） □ 配合执行探视和陪伴制度 □ 有任何不适请告知护士	□ 配合测量体温、脉搏、呼吸、血压接受腹膜透析置管前宣教 □ 接受饮食宣教 □ 接受用药宣教 □ 接受腹膜透析治疗流程宣教 □ 准备居家透析用物	□ 配合测量体温、脉搏、呼吸、血压 □ 返回病房后，配合接受生命体征的测量 □ 配合检查意识（全麻者） □ 配合缓解疼痛 □ 接受置管术后宣教 □ 接受伤口护理宣教 □ 接受用药宣教 □ 有任何不适请告知护士
饮食	□ 遵医嘱饮食	□ 遵医嘱饮食	□ 置管术前禁食禁水 □ 置管术后，根据医嘱 2 小时后进少量饮食
排泄	□ 正常排尿便	□ 正常排尿便	□ 术前排空尿便
活动	□ 正常活动	□ 正常活动	□ 轻微活动

时间	置管术后	出院
医患配合	□ 配合腹部稍加压包扎 □ 配合完善术后检查，如腹部立位平片等	□ 接受出院前指导 □ 知道复查程序 □ 获取出院诊断书
护患配合	□ 配合定时测量生命体征 □ 配合术后腹透液冲洗及性状观察 □ 配合严格出口护理。 □ 配合严格无菌操作，标准化腹膜透析换液操作 □ 接受服药等治疗 □ 接受进食、进水、排便等生活护理 □ 配合活动，预防腹膜透析导管移位 □ 注意活动安全，避免坠床或跌倒 □ 配合执行探视及陪伴	□ 接受出院宣教 □ 办理出院手续 □ 获取出院带药 □ 知道服药方法、作用、注意事项 □ 知道复印病历程序
饮食	□ 遵医嘱饮食	□ 遵医嘱饮食
排泄	□ 正常排尿便	□ 正常排尿便
活动	□ 正常适度活动，避免疲劳	□ 正常适度活动，避免疲劳

附：原表单（2016年版）

腹膜透析管置入术临床路径表单

适用对象：第一诊断为慢性肾衰竭、尿毒症、慢性肾脏病5期
拟行腹膜透析管置入术或腹膜透析置管复位术的患者

患者姓名：	性别：　　年龄：　　门诊号：	住院号：
住院日期：　　年　月　日	出院日期：　　年　月　日	标准住院日：8~15天

时间	住院第1~2天	住院第2~3天 （手术日）	住院第3~4天 （术后第1日）
主要诊疗工作	□ 询问病史及体格检查 □ 完成病历书写 □ 完善相关检查及并发症治疗 □ 初步判断有无腹透禁忌证 □ 上级医师查房、确定手术方案 □ 完成术前评估与术前准备 □ 向患者及其家属或委托人交代病情及围术期注意事项，签署腹膜透析治疗协议书、腹膜透析管置入术知情同意书、自费用品协议书	□ 手术 □ 术者完成手术记录 □ 住院医师完成术后病程记录 □ 上级医师查房 □ 向患者及家属交代病情及术后注意事项	□ 上级医师查房，注意病情变化 □ 住院医师完成病历书写 □ 注意观察体温、血压、腹膜透析管置入术后伤口情况等并局部换药 □ 开腹透相关医嘱（必要时）
重点医嘱	**长期医嘱：** □ 肾脏病护理常规 □ 二级护理 □ 低盐、优质低蛋白、低磷饮食 □ 既往的基础用药及对症治疗 **临时医嘱：** □ 血常规、尿常规、大便常规 □ 肝肾功能、电解质、血糖、血脂、血型、凝血功能、D-二聚体、感染性疾病筛查、铁代谢、iPTH □ 胸片、心电图、超声心动图、腹部B超 □ 腹部CT、胸部CT（必要时） **术前医嘱：** □ 常规准备明日在局麻下行腹膜透析管置入术 □ 药品及物品准备 □ 其他特殊医嘱（通便、抗生素等）	**长期医嘱：** □ 腹膜透析管置入术后护理常规 □ 一级或二级护理 □ 低盐、优质低蛋白、低磷饮食 □ 既往的基础用药及对症治疗 □ 抗菌药物 □ 通便及胃肠动力药物（必要时） **临时医嘱：** □ 其他特殊医嘱 □ 抗菌药物皮试	**长期医嘱：** □ 腹膜透析管置入术后护理常规 □ 一级或二级护理 □ 低盐、优质低蛋白、低磷饮食 □ 既往基础用药及对症治疗 □ 停用预防性抗菌药物 □ 通便及胃肠动力药（必要时） **临时医嘱：** □ 镇痛（根据情况） □ 腹膜透析（必要时） □ 伤口换药（必要时） □ 立位腹平片（必要时）

续　表

时间	住院第1~2天	住院第2~3天 （手术日）	住院第3~4天 （术后第1日）
主要护理工作	□ 介绍病房环境、设施和设备 □ 入院护理评估 □ 宣教、备皮等术前准备（腹带、碘伏小帽子、手术用物等）	□ 观察患者病情变化 □ 术后心理与生活护理 □ 腹膜透析宣教及外口护理 □ 腹透护士进行腹透培训计划	□ 观察患者病情变化 □ 术后心理与生活护理 □ 腹膜透析宣教及外口护理 □ 腹透护士进行腹透培训计划
病情变异记录	□ 无　□ 有，原因： 1. 2.	□ 无　□ 有，原因： 1. 2.	□ 无　□ 有，原因： 1. 2.
护士签名			
医师签名			

时间	住院第 4~5 天 （术后第 2 日）	住院第 5~14 天	住院第 8~15 天 （出院日）
主要诊疗工作	□ 上级医师查房，注意病情变化 □ 住院医师完成病历书写 □ 注意观察体温、血压、腹膜透析管置入术后伤口情况等并局部换药 □ 开腹透相关医嘱（必要时）	□ 上级医师查房，注意病情变化 □ 住院医师完成病历书写 □ 注意观察体温、血压、腹膜透析管置入术后伤口情况等并局部换药 □ 开腹透相关医嘱（必要时）	□ 上级医师查房，进行手术及伤口评估，确定有无手术并发症和切口愈合不良情况，明确是否出院 □ 腹透中心对患者及家属进行相关操作考核 □ 完成出院记录、病案首页、出院证明书等 □ 向患者交代出院后的注意事项
重点医嘱	**长期医嘱：** □ 腹膜透析管置入术后护理常规 □ 一级或二级护理 □ 低盐、优质低蛋白、低磷饮食 □ 既往基础用药及对症治疗 □ 通便及胃肠动力药（必要时） **临时医嘱：** □ 腹膜透析（必要时） □ 伤口换药（必要时）	**长期医嘱：** □ 腹膜透析管置入术后护理常规 □ 一级或二级护理 □ 低盐、优质低蛋白、低磷饮食 □ 既往基础用药及对症治疗 □ 通便及胃肠动力药（必要时） **临时医嘱：** □ 腹膜透析（必要时） □ 伤口换药（必要时）	**出院医嘱：** □ 出院带药 □ 门诊随诊 □ 术后 14 天拆线
主要护理工作	□ 观察患者病情变化 □ 术后心理与生活护理 □ 腹膜透析宣教及外口护理 □ 腹透护士进行腹透培训计划	□ 观察患者病情变化 □ 术后心理与生活护理 □ 腹膜透析宣教及外口护理 □ 腹透护士进行腹透培训计划	□ 指导患者办理出院手续
病情变异记录	□ 无 □ 有，原因： 1. 2.	□ 无 □ 有，原因： 1. 2.	□ 无 □ 有，原因： 1. 2.
护士签名			
医师签名			

第十六章

腹膜透析行腹膜平衡试验（PET）及透析充分性评估（KT/V）临床路径释义

一、腹膜透析行腹膜平衡试验（PET）及透析充分性评估（KT/V）编码

1. 原编码

疾病名称及编码：慢性肾脏病5期（ICD-10：N18.0）

2. 修改编码

疾病名称及编码：慢性肾脏病5期（ICD-10：N18.0）

手术操作名称及编码（ICD-9-CM-3：54.9800）

二、临床路径检索方法

N18.0伴54.9800

三、国家医疗保障疾病诊断相关分组（CHS-DRG）

MDCL　肾脏及泌尿系统疾病及功能障碍

LR1　肾功能不全

四、腹膜透析行腹膜平衡试验（PET）及透析充分性评估（KT/V）临床路径标准住院流程

（一）适用对象

规律行腹膜透析治疗的慢性肾衰竭、慢性肾脏病5期（ICD-10：N18.0），为行腹膜平衡试验（PET）及透析充分性评估（KT/V）的患者。

释义

■ 本路径适用对象为临床诊断为慢性肾衰竭、慢性肾脏病5期，并规律行腹膜透析治疗的患者，应在开始规律腹膜透析4周后进行，此后每6~12个月或腹膜炎治愈后1个月或出现超滤改变时重复进行。

（二）诊断依据

①既往病史中诊断为慢性肾衰竭、慢性肾脏病5期；②行规律腹膜透析替代治疗。

释义

■ 本路径的制订主要参考国内权威肾脏病学专著和诊疗指南。

■ 病史、肾功能检查及相关临床表现是诊断慢性肾衰竭的初步依据，患者可表现水电解质紊乱，蛋白质、糖类、脂质和维生素代谢紊乱，且多合并心血管病变、呼吸系统症状、胃肠道症状、中枢神经系统障碍等表现，影像学检查（如B超、CT）或肾图检查可见双肾体积明显缩小。

■ 临时行血液透析者停止血透，按照医嘱透析方案每日规律行腹膜透析，持续4周。

（三）进入路径标准

根据中华医学会肾脏病学分会编著的《临床诊疗指南·肾脏病学分册》《临床技术操作规范·肾脏病学分册》和《腹膜透析操作标准规程》进行治疗。

1. 诊断符合。
2. 此次仅为行腹膜平衡（PET）试验及透析充分性评估（KT/V）入院。
3. 入院评估无其他严重并发症和合并症，无需要特殊处理的情况。

释义

■ 进入本路径的患者为第一诊断为慢性肾衰竭、慢性肾脏病5期持续不卧床腹膜透析，需除外开始规律腹膜透析不足4周或合并腹膜炎、肺部感染等感染性疾病，或存在腹透相关机械性并发症。

■ 平时进行自动化腹膜透析（APD）的患者在入院后改行持续不卧床腹膜透析1天后可以进入本路径。

■ 入院后常规检查发现有基础疾病，如高血压、冠状动脉粥样硬化性心脏病、糖尿病等，经系统评估后对腹膜透析治疗无特殊影响者，可进入路径。但可能增加医疗费用，延长住院时间。

（四）标准住院日4~6天

释义

■ 规律行腹膜透析治疗的慢性肾衰竭、慢性肾脏病5期的患者入院后，第1~2天，收集24小时尿液，并在PET开始的前夜灌入2L浓度为2.5%的腹透液，在腹腔内保留8~12小时，第2~3天完善标本收集、计算腹膜平衡试验及透析充分性评估结果，第4天并根据腹膜平衡试验、透析充分性评估结果选择调整腹膜透析治疗方案，总住院时间不超过6天符合本路径要求。

（五）住院期间的检查项目

1. 必需检查的项目

（1）血常规，尿常规，便常规。

（2）0小时血生化，2小时血肌酐和葡萄糖。

（3）0、2、4小时腹透液肌酐和葡萄糖。

（4）24小时腹透液及24小时尿液尿素、肌酐、离子全套、葡萄糖。

（5）24小时腹透液及24小时尿液蛋白定量测定。

2. 根据患者病情可进行的检查项目：铁代谢评估指标、超敏CRP、降钙素原、iPTH、BNP、胸片、心电图、心脏彩超等。

释义

■ 血常规、尿常规、便常规是最基本的三大常规检查，进入路径的患者均需完成。2小时血肌酐和葡萄糖，0、2、4小时腹透液肌酐和葡萄糖是计算腹透平衡试验的必要检查项目；24小时腹透液及24小时尿液尿素、肌酐、离子全套、葡萄糖，24小时腹透液及24小时尿液蛋白定量测定是计算透析充分性评估的必要检查项目。

■ 本病还应完善0小时血生化、铁代谢评估指标、iPTH、BNP、超敏CRP、降钙素原、胸片、心电图、心脏彩超等，以全面评估患者营养状况、电解质、甲状旁腺激素水平，容量状态及是否存在微炎症、感染等。

（六）治疗方案的选择

根据腹膜平衡试验、透析充分性评估的结果选择调整腹膜透析治疗方案。

释义

■ 腹膜透析处方调整的目标是实现最佳的溶质清除和液体平衡。肾脏和腹膜的小分子溶质清除率目标值是每周KT/V≥1.7，每周肌酐清除率（Ccr）≥50L/1.73m^2，低转运患者可放宽至≥45L/1.73m^2保持液体平衡对改善患者预后至关重要。当目标未达标时，必须监测容量负荷、尿毒症症状和营养情况，同时考虑适当调整腹膜透析处方。

■ 腹膜透析充分性：若评估小分子清除率不达标则应考虑调整透析处方，包括增加透析总剂量、增加透析液单次容量、调整透析模式以增强腹膜透析清除率。

■ 腹膜透析转运特性：①腹膜高转运：腹膜对葡萄糖的平衡作用快，对肌酐清除率强，但超滤能力差。当CAPD治疗患者出现容量超负荷时，可缩短透析液的留腹时间，采用夜间不留腹、间歇性腹膜透析或者选择频繁交换的模式；②腹膜低转运：腹膜透析超滤良好，但腹膜对尿毒症毒素的清除能力差。腹膜低转运者应延长透析液留腹时间以达到充分的溶质清除，或者增加腹腔内透析液留置量，也可采用较大剂量的APD；③腹膜高平均转运和低平均转运：介于腹膜透析高转运和低转运中间，可达到透析效率和超滤兼顾，较为理想。

■ 残余肾功能：在给予初始的腹膜透析处方后，必须密切观察肾脏在水分和溶质清除功能方面的下降情况，及时评估透析充分性，逐步增加透析剂量和透析次数，以弥补残余肾功能的下降。

■ 腹膜透析处方的调整应根据患者临床症状、残肾功能、腹膜转运特性、腹膜透析充分性和容量负荷等方面综合考虑，灵活调整。

（七）出院标准

完成腹膜平衡试验（PET）及透析充分性评估（KT/V）并出具报告；根据结果完成治疗方案的调整。

释义

■ 患者出院前应完成所有必需检查的项目，且根据腹膜平衡试验及透析充分性评估结果选择调整腹膜透析治疗方案，出院后持续随访，观察临床症状是否减轻或消失。

（八）变异及原因分析

存在其他需要处理的并发症或合并症，腹膜平衡试验（PET）及透析充分性评估（KT/V）不能完成或住院时间需要延长。

释义

■ 入院后完善上述检查前，患者出现肺部感染、腹膜炎、腹膜透析管堵塞、移位、导管相关感染等其他严重并发症，需调整药物治疗或进行其他疾病的治疗，则中止本路径。

■ 认可的变异原因主要是指患者入选路径后，在检查过程中发现患者合并存在事前未预知的、对本路径实施可能产生影响的情况，需要中止执行路径或延长治疗时间、增加治疗费用。医师需在表单中明确说明。

■ 因患者方面的主观原因导致执行路径出现变异，需医师在表单中予以说明。

五、腹膜透析充分性评估方案

腹膜透析充分性评估及处理流程图如下：

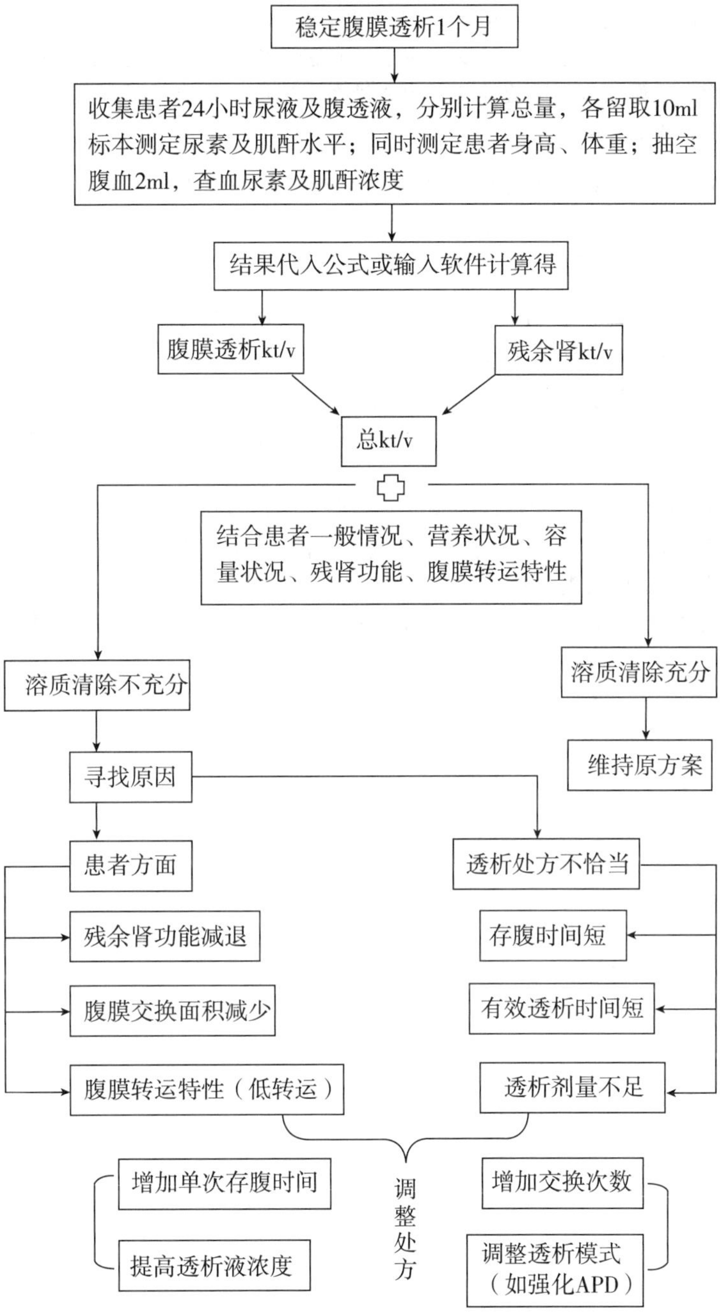

六、腹膜透析行腹膜平衡试验（PET）及透析充分性评估（KT/V）护理规范

1. 收集标本前一天须与患者沟通腹膜平衡试验及透析充分性评估的实施过程，解释评估的意义，并询问患者是否存在出入液不畅或障碍、是否存在腹透液混浊及腹痛等症状。

2. 入院后第 1 天嘱患者收集 24 小时尿液、24 小时腹透液。

3. 第 1 天夜间灌入 2L 浓度为 2.5%的腹透液，在腹腔内保留 8~12 小时。

4. 第 2 天行腹膜平衡试验时嘱患者在交换液体前取坐位，在 20 分钟内引流出前夜灌入的腹透液并测定出液量，将加温至 37℃的 2. 5%腹透液以 200ml/min 的速度在 10 分钟内灌入腹腔内，每灌入 400ml 液体时，患者须左右翻转，变换体位，在 0 小时抽取血液生化，并留取患者 0、2、4 小时腹透液用于检测尿素、肌酐和葡萄糖。

5. 取完标本后，患者取坐位，以 20 分钟排空腹腔内腹透液，并测定出液量。

6. 试验过程中观察患者腹透液性状及出入液量、速度，如有异常须向医生报告，中止试验及评估，进入路径变异。

七、腹膜透析行腹膜平衡试验（PET）及透析充分性评估（KT/V）营养治疗规范

1. 试验及评估期间患者无须特殊补充营养素。

2. 试验后根据充分性评估结果结合其他营养指标制定营养治疗方案。

八、腹膜透析行腹膜平衡试验（PET）及透析充分性评估（KT/V）健康宣教

1. 向患者宣教腹膜透析充分性的概念，在稳定透析后应达到溶质清除充分、容量清除充分、以及自我感觉身心安泰、食欲良好、体重增加、体力恢复。

2. 宣教透析充分性评估的意义，是小分子清除率的评价指标，作为调整透析处方的参考指标之一。

3. 向患者解释腹膜透析转运特性的涵义，每个人的腹膜转运功能均存在个体差异，而且受到炎症状态等因素的影响，因而腹膜清除毒素及液体的能力因人而异。总体来说分为腹膜高转运和腹膜低转运两大类。

4. 宣教腹膜平衡试验的意义，是辅助判读腹膜转运类型的指标，试验结果有助于透析处方的调整。

九、推荐表单

（一）医师表单

腹膜透析行腹膜平衡试验（PET）及透析充分性评估（KT/V）的临床路径医师表单

适用对象：第一诊断为规律行腹膜透析治疗的慢性肾衰竭、慢性肾脏病 5 期（ICD-10：N18.0）
行腹膜平衡试验（PET）及透析充分性评估（KT/V）

患者姓名：	性别：　　年龄：　　门诊号：	住院号：
住院日期：　　年　月　日	出院日期：　　年　月　日	标准住院日：4~6 天

时间	住院第 1 天	住院第 2 天	住院第 3 天
主要诊疗工作	□ 完成询问病史和体格检查，按要求完成病历书写 □ 询问病史及体格检查 □ 完成病历书写 □ 向患者及家属或委托人交代病情、预后及注意事项 □ 签署住院相关文书 □ 了解透析及用药情况 □ 下达长期、临时医嘱	□ 进行血液、尿液、粪便标本采集，完善心电图、X 线胸片、超声心动等 □ 交代病情、预后及注意事项	□ 进行腹透液、24 小时尿液标本的采集 □ 完成三级查房记录
重点医嘱	**长期医嘱：** □ 肾内科护理常规 □ 二级护理 □ 优质蛋白、低磷饮食 □ 既往的腹膜透析方案 □ 既往的基础用药及对症治疗 □ 护理医嘱 □ 其他腹透医嘱 **临时医嘱：** □ 血常规，尿常规、便常规、血生化等检查 □ 腹膜平衡试验及透析充分性评估 □ 测 0、2、4、24 小时腹透液尿素、肌酐、离子全套、葡萄糖 □ 24 小时尿液尿素、肌酐、离子全套 □ 24 小时腹透液及尿液蛋白定量测定 □ 心电图、胸片、心脏彩超	**长期医嘱：** □ 肾内科护理常规 □ 二级护理 □ 优质蛋白、低磷饮食 □ 既往的腹膜透析方案 □ 既往的基础用药及对症治疗 □ 护理医嘱 □ 其他腹透医嘱 **临时医嘱：** □ 其他医嘱	**长期医嘱：** □ 肾内科护理常规 □ 二级护理 □ 优质蛋白、低磷饮食 □ 既往的腹膜透析方案 □ 既往的基础用药及对症治疗 □ 护理医嘱 □ 其他腹透医嘱 **临时医嘱：** □ 其他医嘱
病情变异记录	□ 无　□ 有，原因： 1. 2.	□ 无　□ 有，原因： 1. 2.	□ 无　□ 有，原因： 1. 2.
医师签名			

时间	住院第 4 天	住院第 5~6 天 （出院日）
主要诊疗工作	□ 完成腹膜平衡试验及透析充分性评估报告 □ 上级医师查房，向患者交代腹膜平衡试验及透析充分性评估结果，并根据检验报告、腹膜平衡试验结果及透析充分性评估报告调整患者腹膜透析治疗方案及用药 □ 完成查房记录	□ 上级医师查房，确定能否出院 □ 通知出院处 □ 通知患者及家属准备出院 □ 向患者及家属交代出院后注意事项 □ 向患者及家属交代交代腹膜透析平衡实验结果及腹膜透析处方调整方案 □ 将出院记录的副本交给患者 □ 如果患者不能出院，在病程记录中说明原因和继续治疗的方案
重点医嘱	**长期医嘱：** □ 肾内科护理常规 □ 二级护理 □ 优质蛋白、低磷饮食 □ 调整后腹膜透析方案 □ 既往的基础用药及对症治疗 □ 护理医嘱 □ 腹透医嘱 **临时医嘱：** □ 其他医嘱	**临时医嘱：** □ 出院医嘱 □ 出院带药 □ 交代出院注意事项 □ 交代腹膜透析平衡实验结果及腹膜透析处方调整方案 □ 门诊随诊
病情变异记录	□ 无　□ 有，原因： 1. 2.	□ 无　□ 有，原因： 1. 2.
医师签名		

（二）护士表单

腹膜透析行腹膜平衡试验（PET）及透析充分性评估（KT/V）的临床路径护士表单

适用对象：第一诊断为规律行腹膜透析治疗的慢性肾衰竭、慢性肾脏病 5 期（ICD－10：N18.0）

行腹膜平衡试验（PET）及透析充分性评估（KT/V）

患者姓名：	性别：　年龄：　门诊号：	住院号：
住院日期：　年　月　日	出院日期：　年　月　日	标准住院日：4~6 天

时间	住院第 1 天	住院第 2 天	住院第 3 天
健康宣教	入院宣教： □ 介绍主管医师、护士 □ 介绍环境、设施 □ 介绍住院注意事项 □ 介绍探视和陪伴制度 □ 介绍贵重物品制度	□ 腹膜透析、腹透液、尿液标本留取前宣教 □ 宣教留取腹透液标本的注意事项 □ 告知检查前注意事项（需禁食等） □ 告知体位要求 □ 主管护士与患者沟通，消除患者紧张情绪	□ 告知饮食、体位要求 □ 给予患者及家属心理支持 □ 再次明确探视陪伴须知
护理处置	□ 核对患者，佩戴腕带 □ 建立入院护理病历 □ 协助患者留取各种标本 □ 测量体重	□ 协助患者完成腹膜平衡试验、腹膜透析充分性检查前的相关化验 □ 腹膜平衡试验、腹膜透析充分性评估检查前准备 □ 告知禁食、禁水	□ 协助患者完成腹膜平衡试验、腹膜透析充分性检查 □ 核对患者及资料
基础护理	□ 二级护理 □ 晨晚间护理 □ 排泄管理 □ 患者安全管理	□ 二级护理 □ 晨晚间护理 □ 排泄管理 □ 患者安全管理	□ 二级护理 □ 晨晚间护理 □ 患者安全管理
专科护理	□ 护理查体 □ 病情观察 □ 腹膜透析无菌操作的观察 □ 需要时，填写跌倒及压疮防范表 □ 需要时，请家属陪伴 □ 确定饮食种类 □ 心理护理	□ 病情观察 □ 腹膜透析无菌操作的观察，必要时进行再培训 □ 遵医嘱完成相关检查 □ 心理护理	□ 病情观察 □ 腹膜透析无菌操作的观察，必要时进行再培训 □ 心理护理
重点医嘱	□ 详见医嘱执行单	□ 详见医嘱执行单	□ 详见医嘱执行单
病情变异记录	□ 无　□ 有，原因： 1. 2.	□ 无　□ 有，原因： 1. 2.	□ 无　□ 有，原因： 1. 2.
护士签名			

时间	住院第 4 天	住院第 5~6 天 （出院日）
健康宣教	□ 腹膜平衡试验、腹膜透析充分性检查后宣教 □ 饮食、活动指导	出院宣教： □ 复查时间 □ 服药方法 □ 活动休息 □ 指导饮食 □ 指导办理出院手续
护理处置	□ 遵医嘱完成相关检查	□ 办理出院手续 □ 书写出院小结
基础护理	□ 二级护理 □ 晨晚间护理 □ 排泄管理 □ 患者安全管理	□ 二级护理 □ 晨晚间护理 □ 协助或指导进食、水 □ 协助或指导活动 □ 患者安全管理
专科护理	□ 病情观察 □ 监测生命体征 □ 腹膜透析无菌操作的观察 □ 心理护理	□ 病情观察 □ 监测生命体征 □ 腹膜透析无菌操作的观察 □ 出院指导 □ 心理护理
重点医嘱	□ 详见医嘱执行单	□ 详见医嘱执行单
病情变异记录	□ 无 □ 有，原因： 1. 2.	□ 无 □ 有，原因： 1. 2.
护士签名		

（三）患者表单

腹膜透析行腹膜平衡试验（PET）及透析充分性评估（KT/V）的临床路径患者表单

适用对象：第一诊断为规律行腹膜透析治疗的慢性肾衰竭、慢性肾脏病 5 期（ICD-10：N18.0）

行腹膜平衡试验（PET）及透析充分性评估（KT/V）

患者姓名：	性别：　年龄：　门诊号：	住院号：	
住院日期：　年　月　日	**出院日期：**　年　月　日	**标准住院日：4~6 天**	

时间	入院	腹膜平衡试验、透析充分性评估前	腹膜平衡试验、透析充分性评估当天
医患配合	□ 配合询问病史、收集资料 □ 配合进行体格检查 □ 有任何不适请告知医师	□ 配合完善腹膜平衡试验及透析充分性评估前相关检查、化验，如采血、留尿、心电图、X 线胸片等 □ 医师与患者及家属介绍病情及完善腹膜平衡试验、透析充分性评估的必要性	□ 配合完成腹膜平衡试验、透析充分性评估并留取相关标本 □ 配合医师摆好检查体位
护患配合	□ 配合测量体温、脉搏、呼吸、血压、体重 1 次 □ 配合完成入院护理评估（简单 □ 询问病史、过敏史、用药史） □ 接受入院宣教（环境介绍、病室规定、订餐制度、贵重物品保管等） □ 配合执行探视和陪伴制度 □ 有任何不适请告知护士	□ 配合测量体温、脉搏、呼吸、询问大便 1 次 □ 接受腹膜平衡试验、透析充分性评估前宣教 □ 接受饮食宣教 □ 接受用药宣教	□ 配合测量体温、脉搏、呼吸、询问大便 1 次 □ 接受饮食宣教 □ 接受用药宣教 □ 有任何不适请告知护士
饮食	□ 遵医嘱饮食	□ 遵医嘱饮食	□ 腹膜平衡试验、透析充分性评估检查前禁食、禁水
排泄	□ 正常排尿便	□ 正常排尿便	□ 正常排尿便
活动	□ 正常活动	□ 正常活动	□ 正常活动

时间	腹膜平衡试验、透析充分性评估后	出院
医患配合	□ 配合完成腹膜透析治疗	□ 接受出院前指导 □ 知道复查程序 □ 获取出院诊断书
护患配合	□ 配合定时测量生命体征、每日询问超滤量、尿量 □ 接受进食、进水、排便等生活护理 □ 配合活动，预防皮肤压力伤 □ 注意活动安全，避免坠床或跌倒 □ 配合执行探视及陪伴	□ 接受出院宣教 □ 办理出院手续 □ 获取出院带药 □ 知道腹膜透析及服药方法、作用、注意事项 □ 知道复印病历程序
饮食	□ 遵医嘱饮食	□ 遵医嘱饮食
排泄	□ 正常排尿便	□ 正常排尿便
活动	□ 正常适度活动，避免疲劳	□ 正常适度活动，避免疲劳

附：原表单（2016年版）

腹膜透析行腹膜平衡试验（PET）及透析充分性评估（KT/V）的临床路径表单

适用对象：规律行腹膜透析治疗的慢性肾衰竭、慢性肾脏病5期，为行腹膜平衡试验（PET）及透析充分性评估（KT/V）的患者

患者姓名：	性别：　　年龄：　　门诊号：	住院号：
住院日期：　　年　　月　　日	出院日期：　　年　　月　　日	标准住院日：4~6天

时间	住院第1天	住院第2~3天	住院第4~6天（出院日）
诊疗工作	□ 询问病史及体格检查 □ 完成病历书写 □ 向患者及家属或委托人交代病情、预后及注意事项 □ 签署住院相关文书 □ 了解透析及用药情况 □ 下达长期、临时医嘱	□ 上级医师查房 □ 进行血液、腹透液、尿液标本的采集 □ 交代病情、预后及注意事项 □ 根据检验报告完成平衡试验及透析充分性报告 □ 签署住院相关文书	□ 上级医师查房，根据检验报告，平衡试验结果及透析充分性报告调整患者腹膜透析治疗方案及用药，明确是否出院 □ 完成出院记录、病案首页、出院证明书等 □ 向患者交代出院后注意事项
重点医嘱	**长期医嘱：** □ 肾内科护理常规 □ 二级护理 □ 优质蛋白、低磷饮食 □ 既往的基础用药及对症治疗 □ 护理医嘱 □ 腹透医嘱 **临时医嘱：** □ 血常规，尿常规、便常规、血生化等检查 □ 腹膜平衡试验及透析充分性评估 □ 测0、2、4、24小时腹透液肾功能、离子全套、葡萄糖 □ 24小时尿液肾功能、离子全套、葡萄糖 □ 24小时腹透液及尿液蛋白定量测定 □ 心电图、胸片、心脏彩超	**长期医嘱：** □ 肾内科护理常规 □ 二级护理 □ 优质蛋白、低磷饮食 □ 既往的基础用药及对症治疗 □ 护理医嘱 □ 腹透医嘱 **临时医嘱：** □ 其他医嘱	**出院医嘱：** □ 出院带药 □ 交代出院注意事项 □ 交代腹膜透析平衡实验结果及腹膜透析处方调整方案
护理工作	□ 饮食及生活指导 □ 腹透宣教与在培训	□ 饮食及生活指导 □ 腹透宣教与在培训	□ 指导患者出院 □ 安排出院带药
病情变异记录	□ 无　□ 有，原因： 1. 2.	□ 无　□ 有，原因： 1. 2.	□ 无　□ 有，原因： 1. 2.
护士签名			
医师签名			

第十七章

腹膜透析后腹膜炎临床路径释义

一、腹膜透析后腹膜炎编码

疾病名称及编码：腹膜透析后腹膜炎（ICD-10：T82.711）

二、临床路径检索方法

T82.711

三、国家医疗保障疾病诊断相关分组（CHS-DRG）

MDCS　感染及寄生虫病（全身性或不明确部位的）

SS1　手术后及创伤后感染

四、腹膜透析后腹膜炎临床路径标准住院流程

（一）适用对象

第一诊断为腹膜透析后腹膜炎（ICD-10：T85.711）。

释义

■ 本临床路径使用对象是第一诊断为腹膜透析并发腹膜炎的患者。

■ 本临床路径的适用对象中不包括单纯腹膜透析导管相关感染（出口处感染和隧道感染）的患者。

（二）诊断依据

根据《血液净化标准操作规程》（陈香美主编，人民军医出版社，2021年）、《腹膜透析标准操作规程》（陈香美主编，人民军医出版社，2010年）、《ISPD Peritonitis Recommendations：2016 Update on Prevention and Treatment》［Li P K, et al. Perit Dial Int, 2016, 36（5）：481-508.］。

1. 透出液混浊伴或不伴腹痛。

2. 透出液常规 WBC > 100/μl 或 > 0.1×10^9/L；多形核细胞 > 50%（透出液在腹腔内停留至少2小时）。

3. 透出液病原微生物培养阳性。

上述3条中符合2条可确诊。

释义

■ 疑似出现腹膜透析相关腹膜炎时，应及时开始诊治流程直至诊断明确或排除；无论诊断是否明确，均应将流出液送检细胞计数、分类、革兰染色和微生物培养。

■ 留取透出液标本。疑似发生腹膜炎时，应尽快采用无菌技术留取透出液标本，以首袋出现浑浊的透出液为佳，检视其性状，送检进行白细胞分类计数、革兰染色和微生物培养+药敏。若不能立即送检，透出液袋应冷藏于冰箱中、已接种标本的血培养瓶应保存在室温或 37℃。如患者就医时为干腹，需注入至少 1 L 腹透液留腹 2 小时再留取标本。

■ 透出液细胞分类计数。白细胞总数大于 100/μl 或 0.1×10^9/L、中性粒细胞比例大于 50%，表明腹膜炎可能性大。若留腹时间较短，透出液中性粒细胞比例超过 50%，即使白细胞总数少于 0.1×10^9/L，仍需高度考虑腹透相关腹膜炎，应进一步完善检查以明确诊断。

■ 透出液涂片革兰染色。有助于早期判断致病原是革兰阳性菌、革兰阴性菌或酵母菌，但阳性率较低。

■ 透出液微生物培养及药敏试验。可明确腹膜炎致病原并指导用药。快速明确致病微生物对改善预后至关重要。常规方法为将 5~10ml 透出液分别注入需氧和厌氧血培养瓶，培养阳性率应大于 80%。有条件的单位可将 50ml 透出液 3000g×15 分钟旋转离心，取沉淀物加入 3~5 ml 无菌生理盐水中悬浮，再接种到固体培养基或标准血培养瓶中，固体培养基在需氧、微需氧和厌氧的环境中孵育，该方法的培养阳性率应大于 95%。对于已开始抗生素治疗的患者，抗生素清除技术可提高透出液的培养阳性率。

■ 基质辅助激光解吸飞行时间质谱分析（MALDI-TOF/MS）、聚合酶链反应-电喷雾质谱分析（PCR-ESI/MS）、16S rRNA 序列分析等新技术有助于快速鉴别透出液标本中的致病原，有条件的单位可酌情开展。

■ 血培养。当出现疑似菌血症或脓毒血症症状时应进行血培养检查。

（三）治疗方案的选择

根据《血液净化标准操作规程》（陈香美主编，人民军医出版社，2021 年）、《腹膜透析标准操作规程》（陈香美主编，人民军医出版社，2010 年 .）、《ISPD Peritonitis Recommendations：2016 Update on Prevention and Treatment》［Li P K, et al. Perit Dial Int, 2016, 36（5）：481-508.］。

1. 早期诊断一旦出现腹透液混浊，无论有无腹痛，应怀疑腹膜炎。及时留取第一袋浑浊透出液送检，包括细胞计数和分类、革兰染色、真菌涂片和病原学培养+药敏试验。

2. 一旦考虑为腹膜透析后腹膜炎，留取标本后即应开始经验性抗感染治疗。

3. 初始治疗可经验用药，应联合使用抗菌药物，推荐腹腔给药。经验性抗感染治疗选用覆盖革兰阳性菌和革兰阴性菌的抗菌药物，如万古霉素或第一代头孢菌素覆盖革兰阳性菌，第三代头孢或氨基糖苷类药物覆盖革兰阴性菌抗菌药物。根据透出液培养及药敏试验结果及时调整抗菌药物。尽量选用对残余肾功能影响小的药物。推荐腹腔使用抗菌药物，间歇给药的抗菌药物留腹时间不小于 6 小时，使用抗菌药物治疗时可使用口服抗真菌药物预防真菌性腹膜炎。凝固酶阴性的葡萄球菌、链球菌抗菌药物疗程为 2 周；金黄色葡萄球菌、假单胞菌属、除假单胞菌属外的革兰阴性菌、肠球菌、棒状杆菌、多种肠道致病菌、多种革兰阳性菌感染抗菌药物疗程为 3 周。

4. 发生腹膜透析后腹膜炎时，为避免纤维蛋白凝块形成，可在腹透液中加入适量肝素。

5. 发生腹膜透析相关性腹膜炎时，常出现超滤功能下降，此时可调整腹膜透析处方，如更改腹透液葡萄糖浓度，缩短存腹时间，夜间干腹等措施保证超滤量，避免容量超负荷。

6. 使用合适的抗菌药物规范治疗 5 天后透出液仍未变清亮定义为难治性腹膜炎，应尽早拔除腹透管。

7. 一旦诊断为真菌性腹膜炎，则应拔除腹透管，并使用敏感抗真菌药物至导管拔除后 2 周。

8. 结核性腹膜炎一般采取四联疗法，局部和全身用药相结合，无效者拔除导管并继续抗结核治疗。

释义

■ 疑似出现腹透相关腹膜炎时，应在留取标本后尽快开始经验性治疗。临床症状典型者无需等待检查结果即可启动治疗，待确诊或排除后再决定是否继续。

■ 经验性治疗：如腹水混浊明显或疼痛剧烈，可使用 1~2 袋腹透液冲洗腹腔，并开始经验性抗感染治疗。可选择第一代头孢菌素或万古霉素覆盖革兰阳性菌，同时选择第三代头孢菌素或氨基糖苷类覆盖革兰阴性菌。药物选择根据患者过敏情况、本次腹膜炎诱因及严重程度、既往腹膜炎情况、本地区或本中心致病原谱和药敏情况决定。建议抗生素使用期间口服或静脉使用氟康唑、制霉菌素等预防性抗真菌治疗。

（1）用药途径、用药方式及注意事项：推荐腹腔使用抗生素；如存在脓毒血症，可采用静脉或腹腔联合静脉用药。腹腔用药可采用连续给药（每次腹透液交换时加药）或间歇给药（每天或每间隔若干天仅在一次交换时加药，至少留腹 6 小时）。头孢菌素可连续给药或每天给药 1 次；氨基糖苷类每天给药 1 次，疗程不超过 3 周以避免耳、肾毒性；万古霉素每 3~5 天间歇给药 1 次，建议监测血浓度，低于 15μg/ml 需追加给药。加药前充分消毒加药口。头孢菌素、万古霉素、氨基糖苷类抗生素可加入同一袋腹透液，但应使用不同的注射器将药物分别注入。氨基糖苷类与青霉素类不可加入同一袋腹透液。APD 患者可调整透析处方（如设置日间长留腹）或暂时调整为 CAPD，以满足抗生素留腹时间的要求。

（2）辅助治疗及注意事项：透出液严重浑浊时，若与抗生素无配伍禁忌，可在腹透液中添加肝素（500~1000U/L）以避免纤维素凝结阻塞腹透管。腹膜炎时腹膜溶质转运速率加快，由此导致超滤减少、血糖升高、蛋白质丢失增加，需给予相应处理。必要时可给予镇痛治疗。治疗过程中及时复查透出液白细胞分类计数。如治疗有效，通常 3~4 天内腹膜炎症状明显改善，透出液转清，白细胞计数和中性粒细胞比例明显下降。病情无改善者应及时调整用药，症状严重者需考虑提前拔管。尽早获取培养和药敏结果，必要时重复进行培养。

■ 后续治疗：获得透出液微生物培养和药敏试验结果后改用合适的窄谱抗生素继续治疗。如经验性治疗有效但检验结果提示致病原对当前药物耐药，仍应根据药敏结果换用敏感抗生素。

（1）凝固酶阴性葡萄球菌（CoNS）导致的腹膜炎：CoNS 指除金黄色葡萄球菌以外的葡萄球菌，包括表皮葡萄球菌、溶血性葡萄球菌等，通常为皮肤正常菌群。多继发于接触污染。应检查患者腹透操作流程是否符合要求。头孢菌素、万古霉素多有效；但耐甲氧西林的 CoNS 相关腹膜炎逐渐增多，需使用万古霉素治疗。疗程 2 周。如出现复发或重现常提示腹透导管生物膜形成，可在透出液转清后在抗生素继续使用的情况下拔管并重置管。

(2) 链球菌导致的腹膜炎：链球菌常定植于口腔，可通过接触污染或牙科操作引起的菌血症导致腹膜炎；部分链球菌（如牛链球菌等）常来源于肠道。第一代头孢菌素及万古霉素多有效。疗程2周。草绿色链球菌导致的腹膜炎常表现为难治性腹膜炎。

(3) 金黄色葡萄球菌导致的腹膜炎：常继发于腹透导管相关感染和接触污染。预后较差。如致病菌株对甲氧西林敏感，可选择第一代头孢菌素；如对甲氧西林耐药，可选择万古霉素、替考拉宁或达托霉素。疗程3周。疗效欠佳时可加用利福平口服，可能有助于加强疗效、降低复发和再发性腹膜炎的风险，疗程应控制在1周内以避免产生耐药。导管相关腹膜炎应拔管。

(4) 肠球菌导致的腹膜炎：肠球菌多来源于消化道，常合并有其他致病原。预后较差。万古霉素常为首选，感染严重者可加用氨基糖甙类。如致病菌株耐万古霉素，可使用利奈唑胺、替考拉宁、达托霉素、奎奴普丁/达福普丁、氨苄西林等。疗程3周。

(5) 棒状杆菌导致的腹膜炎：为正常皮肤菌群，致病与接触污染和导管相关感染有关。常导致复发和重现性腹膜炎。使用敏感抗生素3周。万古霉素可能较头孢菌素疗效更优。难治性及导管相关腹膜炎应尽早拔管。

(6) 假单胞菌导致的腹膜炎：以铜绿假单胞菌最常见。常与导管相关感染有关，症状重，预后差。联合使用2种不同作用机制的敏感抗生素，如腹腔使用氨基糖苷类或口服喹诺酮类，联合腹腔使用第三/四代头孢菌素，疗程3周。导管相关腹膜炎需拔管。

(7) 寡养单胞菌导致的腹膜炎：常见于近期使用广谱抗生素的患者。使用2种敏感抗生素联合治疗，可选择甲氧苄啶/磺胺甲噁唑、替加环素、多黏菌素B、黏菌素等，疗程3~4周。

(8) 其他革兰阴性菌导致的腹膜炎：此类致病菌包括肠杆菌属、变形杆菌属、柠檬酸杆菌属、沙雷菌属等。根据药敏结果、用药安全性和便利性选择药物，疗程3周。超广谱β-内酰胺酶阳性（ESBLs）的致病菌株通常对碳青霉烯类敏感，对所有头孢菌素耐药；耐碳青霉烯肠杆菌（CRE）通常对多黏菌素和黏菌素敏感，对所有β-内酰胺类抗生素耐药，对喹诺酮类常耐药，对氨基糖苷类耐药性不一。

(9) 混合感染性腹膜炎：多重肠道菌群混合感染（包括多重革兰阴性菌混合感染、革兰阴性菌/革兰阳性菌混合感染）提示可能存在憩室炎、胆囊炎、阑尾炎、缺血性肠病、腹腔脓肿等病变。当同时出现低血压、脓毒血症、乳酸酸中毒、透出液淀粉酶水平升高等表现时应高度怀疑外科急腹症，需及时有外科进行干预。此类情况下单纯药物抗感染疗效不佳、拔管率和病死率较高。除相应的抗革兰阴性菌/革兰阳性菌药物外，可加用甲硝唑，疗程至少3周。多重革兰阳性菌混合感染多由接触污染引起。使用敏感抗生素治疗3周。

(10) 培养阴性的腹膜炎：培养阴性的原因包括培养方法敏感性低、培养前已使用抗生素、标本量过少、标本存放不正确、特殊致病菌感染等。应重复进行腹透液培养，严密监测临床症状和透出液白细胞分类计数以判断初始治疗方案疗效。如经验性抗感染治疗3~4天病情缓解，可继续使用原方案，疗程2周。如经验性抗感染治疗5天后病情无明显改善则应拔管，拔管后继续抗感染治疗至少2周。

(11) 真菌性腹膜炎：多见于近期使用广谱抗生素的患者。预后差，病死率高。透出液涂片或微生物培养证实后应立即拔管，并继续使用敏感药物治疗至少2周。

氟康唑对念珠菌属和隐球菌有效。伏立康唑和泊沙康唑对丝状真菌有效。棘白菌素类对曲霉菌属和念珠菌属有效。两性霉素腹腔用药可导致化学性腹膜炎，静脉用药生物利用度低。氟胞嘧啶具有骨髓抑制作用。

(12) 结核性腹膜炎：培养阴性的难治性腹膜炎或复发性腹膜炎需考虑致病菌可能为结核杆菌，尤其有结核病史的患者。起病时透出液白细胞分类以中性粒细胞为主，但后期转为淋巴细胞为主。诊断依赖于分枝杆菌培养，方法为50~100ml透出液离心后取沉淀物接种于固体和液体培养基。DNA-PCR技术有助于诊断，但假阳性不鲜见。高度怀疑时可行腹膜活检。

治疗需联合使用利福平、异烟肼、吡嗪酰胺和氧氟沙星。吡嗪酰胺和氧氟沙星疗程2个月，利福平和异烟肼疗程12~18个月，同时给予维生素B_6（50~100mg/d）对抗异烟肼的神经毒性。不建议使用乙胺丁醇或链霉素。早期诊断、疗效理想的患者可继续腹透治疗。

(13) 非结核分枝杆菌导致的腹膜炎：目前治疗经验有限，根据药敏结果选择抗生素，常导致拔管。

■ 纠正原发病因和可逆因素，预防再次感染。

■ 根据病情，积极纠正水、电解质、酸碱平衡紊乱。

（四）标准住院日为15~24天

释义

■ 住院第1天留取腹透液标本送检，同时立即给予经验性抗感染治疗；住院第4~5天根据细菌培养及药敏结果调整使用敏感抗生素；住院第15~24天评估患者临床症状以及实验室检查，符合出院标准即可出院。总住院时间不超过24天符合本路径要求。

■ 以下情况可适当延长住院时间：①腹膜炎治疗效果不佳需要拔管者；②出现腹腔脓肿、败血症、感染性休克、心力衰竭、消化道出血、多脏器衰竭等合并症或其他系统并发症需要延长住院时间者应退出本路径。

（五）进入路径标准

1. 第一诊断必须符合ICD-10：T85.711腹膜透析后腹膜炎疾病编码。
2. 当患者同时具有其他疾病诊断时，但住院期间不需要特殊处理，也不影响第一诊断的临床路径流程实施时，可以进入路径。

释义

■ 进入本临床路径的患者第一诊断需符合腹膜透析并发腹膜炎的诊断标准。

■ 既往存在并发症和/或合并症（如高血压、冠状动脉粥样硬化性心脏病、糖尿病、肝功能异常等）或入院后确诊既往未发现的疾病，经系统评估后不需要特殊处理，也不影响第一诊断的临床路径流程实施时，可进入路径。但可能会增加医疗费用，延长住院时间。

■ 存在腹膜炎并发的其他系统严重病变，影响患者预后，需相应的特殊治疗，则进入相关脏器疾病的临床路径。

（六）住院后2~7天（工作日）

1. 必需的检查项目：

（1）血常规、尿常规（如仍有残余肾功能）、大便常规。

（2）肝肾功能、血脂、电解质、血气分析、血糖、CRP、ESR、PCT、血淀粉酶、腹水淀粉酶、BNP、乙型肝炎、丙型肝炎、梅毒、HIV 相关检查及 iPTH 。

（3）透出液常规、病原微生物革兰染色及细菌、真菌涂片、培养及药敏试验。

（4）心电图。

2. 根据患者病情必要时的检查项目：

（1）血培养、腹水 CA125、腹水微量白蛋白、凝血功能及纤溶指标、造血原料指标、血真菌葡聚糖。

（2）鼻腔分泌物、手、出口处分泌物培养及药敏试验；透出液抗酸杆菌培养。

（3）营养评估相关指标：如前白蛋白、转铁蛋白。

（4）腹部超声、X 线胸片、腹部 X 线平片、超声心动图、腹部 CT 等。

释义

■ 必查项目检测是为了全面评估患者，从而进行相应的治疗。其中三大常规可以了解患者血、尿、粪的基本情况；肝肾功能、血脂、电解质、血气分析、血糖用来评估患者的肝脏代谢、残肾功能、营养、糖脂代谢和是否存在电解质、酸碱平衡紊乱；BNP、心电图可判断患者心功能状态；CRP、ESR、PCT 可反映患者的炎症和感染状态；血淀粉酶、腹水淀粉酶可协助判断患者有无合并胰腺炎或消化道穿孔；血钙、血磷、iPTH 检测可了解患者是否存在钙磷代谢紊乱和肾性骨病；乙型肝炎、丙型肝炎、梅毒、HIV 检查则可排查有无传染病；透出液常规、病原微生物涂片、培养及药物敏感试验对治疗方案的选择以及评估疗效具有指导意义。

■ 可选项目中，如怀疑患者存在菌血症或脓毒血症时应进行血培养；透出液 CA125 可以协助反映患者腹膜功能；腹水微量白蛋白可用于预测腹膜炎的治疗效果；凝血功能及纤溶指标是拔管手术前和进行临时血液透析治疗的常规监测；造血原料指标可指导贫血的治疗；血真菌葡聚糖可除外有无合并真菌感染；行鼻腔分泌物、手、出口处分泌物培养及药敏试验以明确是否接触污染；透出液抗酸杆菌培养排查结核性腹膜炎；前白蛋白、转铁蛋白等用来判断患者的营养状态；腹部超声、X 线胸片、腹部 X 线平片、超声心动图、腹部 CT 等可明确有无合并其他器官、系统病变。

（七）治疗方案与药物选择

1. 纠正原发病因和可逆因素，预防再次感染。

2. 根据病情，积极纠正水、电解质及酸碱平衡紊乱，加强营养支持等对症治疗。

3. 必要时拔除腹透管行血液透析治疗。

释义

■ 可能的诱因：接触污染、导管相关感染、便秘、消化道或泌尿生殖道感染、菌血症、消化道/泌尿生殖道内镜及牙科操作等医源性操作、低钾血症等。应积极寻找并纠正原发病病因和可逆因素，以防再次感染。推荐在腹透管植入前全身性预防性使用抗生素；推荐每日在导管出口处局部使用抗生素乳膏或软膏（莫匹罗星或庆大霉素）；建议及时治疗出口处或隧道感染以降低继发性腹膜炎的风险；推荐在肠镜检查及侵入性妇科检查前预防性使用抗生素。

■ 腹膜炎期间常出现腹膜超滤功能下降，可能出现容量超负荷，必要时需改变透析处方，由此可能导致水、电解质、酸碱平衡紊乱，因此需常规监测电解质，血气分析，以及评估患者的容量，一旦发生上述代谢紊乱应及时纠正。

■ 由于炎症、慢性酸中毒、营养元素摄入不足以及疾病本身的消耗，腹膜炎患者易发生营养不良，需根据患者实际情况给予科学和密切的营养摄食指导，补充高生物效价的蛋白质。

■ 腹膜炎相关的腹透管拔除：腹透相关腹膜炎的治疗原则是挽救生命、保护腹膜，而非保留腹透管。除非存在反指征，难治性腹膜炎、复发性腹膜炎、真菌性腹膜炎应拔管，再现性腹膜炎、分枝杆菌相关腹膜炎和多重肠道细菌混合感染所致腹膜炎需考虑拔管。拔管时行腹透导管残端培养和药敏试验有助于指导后续用药。难治性腹膜炎及真菌性腹膜炎拔管后应继续抗感染治疗至少2周。

（八）出院标准

1. 腹膜炎症状缓解，腹透液常规白细胞＜100/μl，多核细胞＜50%。
2. 没有需要住院处理的并发症和/或合并症。

释义

■ 出院标准以患者临床症状、体征和实验室检查为评判标准，包括腹透流出液转清，腹膜炎症状及体征缓解，腹透液常规监测结果恢复正常。

■ 如果住院期间出现并发症和/或合并症，需要继续留院观察治疗，则应先处理并发症并符合出院条件后再准许患者出院。

（九）变异及原因分析

1. 新出现其他系统合并症，需要其他专科治疗。
2. 确诊难治性腹膜炎、真菌性腹膜炎、结核性腹膜炎、培养第3天仍为阴性的腹膜炎，退出本临床路径。

释义

■ 变异是指入选临床路径的患者未能按照路径流程完成医疗行为或未达到预期的医疗质量控制目标。包含以下情况：

（1）患者在腹膜炎住院过程中新出现其他系统合并症如心功能不全、败血症感染性休克、腹腔脓肿、糖尿病、高血压、脑血管意外、消化道出血等，病情较重需要住院治疗的患者应退出本路径。

（2）出现治疗相关的并发症如过敏性休克、肝损害、皮疹、胃肠道反应、血常规改变等，病情较重需要住院治疗的患者应退出本路径。需医师在表单中予以说明。

（3）确诊难治性腹膜炎、真菌性腹膜炎应及早拔管；结核性腹膜炎治疗疗程较长，无效者考虑拔管；培养阴性的腹膜炎如经验性抗感染治疗 5 天后病情无明显改善则应拔管。以上情况均可考虑退出本路径。

（4）因患者方面的主观原因导致执行路径出现变异，需医师在表单中予以说明。

五、腹膜透析后腹膜炎护理规范

1. 心理护理：护理人员要多与患者交谈，耐心向患者介绍腹膜炎的相关知识以及治疗方法和过程，消除患者紧张、焦虑的心情，使患者树立战胜疾病的信心，积极配合治疗。

2. 严密监测病情变化：患者的生命体征，记录呼吸、脉搏、体温的变化，观察腹部的变化。

3. 疼痛护理：严密观察腹痛的性质、特点，正确评估病程进展状况。护理人员应与患者多交流，分散其注意力，或者采用热敷、按摩、针灸方法缓解疼痛。必要时遵医嘱给予患者解痉、镇痛。

4. 发热护理：对于发热的患者，应卧床休息，以减少耗氧量。体温在 39℃以上者，可采用头置冰袋、酒精擦浴等物理降温方法，必要时遵医嘱给予药物降温。

5. 用药护理：遵医嘱给予抗感染等药物治疗，并观察药物的疗效和不良反应。

6. 并发症护理：密切观察患者的病情变化，若出现弥散性血管内凝血、多器官衰竭、严重脱水和电解质紊乱，应立即报告医生，并配合抢救。

六、腹膜透析后腹膜炎营养治疗规范

1. 由于炎症、慢性酸中毒、营养元素摄入不足以及疾病本身的消耗，蛋白质-能量消耗状态在腹透相关腹膜炎患者中十分普遍，因此推荐腹膜透析患者高蛋白饮食，每日饮食蛋白质摄入量为 1.0~1.2g/kg 体重，每日热量摄入量为 25~35kcal/kg 体重（包括腹透液糖吸收产生的热量）。

2. 需定期评估患者营养状态，以便早期发现营养不良。监测体重变化，行主观综合性营养评估（SGA）和营养不良-炎症评分（MIS）筛查蛋白质-能量消耗患者，对可疑患者进一步检测血清白蛋白、前白蛋白、肌肉含量，并评估饮食蛋白质、热量摄入值。

3. 对明确营养不良的腹膜透析患者应排除感染、炎症、酸中毒、慢性消耗性疾病等因素，并优化透析方案以提高透析充分性，同时给予科学和密切的营养摄食指导，补充高生物效价的蛋白质如牛奶、鲜蛋、牛肉等饮食，必要时服用安素，从而纠正或改善营养不良。应避免高磷饮食。对于体重迅速增加、浮肿或高血压者，需限制水和钠的摄入。

七、腹膜透析后腹膜炎患者健康宣教

1. 保持良好的个人卫生习惯。

2. 严格按照操作规程进行腹透操作，操作前洗手、戴口罩，仔细检查透析液内有无杂质、沉淀、透析袋有无破损等。

3. 保持操作环境清洁，定期紫外线消毒。

4. 透析液温度适宜，用恒温箱加温，勿用热水加湿。
5. 腹透管出口处定期清洁，更换敷料。
6. 提高机体免疫力，鼓励锻炼身体，预防感冒，除去忧郁等心理因素。
7. 保持大便通畅，不吃生冷及不洁食物，预防肠道感染。

八、推荐表单

（一）医师表单

腹膜透析后腹膜炎（凝固酶阴性的葡萄球菌、链球菌感染腹膜炎）临床路径医师表单

适用对象：第一诊断为腹膜透析后腹膜炎（ICD-10：T85.711）

患者姓名：	性别：　　年龄：　　门诊号或 ID 号：	住院号：
住院日期：　　年　月　日	出院日期：　　年　月　日	标准住院日：15~17 天

时间	住院第 1 天	住院第 2~3 天
主要诊疗工作	□ 询问病史及体格检查 □ 完成病历书写 □ 完善入院检查 □ 及时处理各种临床危重情况（如脓毒血症，严重水、电解质、酸碱失衡，贫血，容量超负荷，高血压等） □ 向患方交代病情	□ 上级医师查房 □ 观察患者腹痛情况及腹部体征，查看腹透液常规，及时与患方沟通 □ 根据情况调整基础用药 □ 完成必要的相关科室会诊 □ 对症支持治疗 □ 签署各种必要的知情同意书、自费用品协议书
重点医嘱	**长期医嘱：** □ 肾脏病护理常规 □ 二级护理 （危重患者一级护理） □ 心电监护（危重患者） □ 低盐饮食 □ 记出入量 □ 监测血压 □ 既往基础用药 □ 经验性抗菌药物（留取培养后） □ 规律腹透 **临时医嘱：** □ 血常规、尿常规（如仍有残余肾功能）、大便常规 □ 肝肾功能、血脂、电解质、血气分析、血糖、CRP、ESR、PCT、血淀粉酶、腹水淀粉酶、凝血功能、纤溶指标及乙型肝炎、丙型肝炎、梅毒、HIV 相关检查、iPTH、BNP □ 透出液常规、病原微生物涂片、培养及药敏试验 □ 心电图 □ 根据病情需要查血培养，腹水 CA125，腹水微量白蛋白，凝血功能及纤溶指标，鼻腔分泌物、手、出口处分泌物培养及药敏试验、腹部超声、胸部 CT、超声心动图、腹部 CT、立位腹平片等	**长期医嘱：** □ 肾脏病护理常规 □ 根据病情酌情改为二级护理 （危重患者一级护理） □ 心电监护（危重患者） □ 低盐饮食 □ 记出入量 □ 监测血压 □ 既往基础用药 □ 经验性抗菌药物（根据药敏试验结果） □ 根据超滤调整腹透方案 □ 对症治疗（维持内环境稳定、降压、纠正贫血、营养支持等） **临时医嘱：** □ 透出液常规 □ 监测电解质 □ 其他特殊医嘱
病情变异记录	□ 无　□ 有，原因： 1. 2.	□ 无　□ 有，原因： 1. 2.
医师签名		

时间	住院第 4~16 天	住院第 15~17 天 （出院日）
主要诊疗工作	□ 上级医师查房，根据细菌检查及药敏结果制订下一步诊疗方案 □ 观察病情变化，及时与患方沟通 □ 并发症的治疗 □ 对需要拔出腹膜透析导管、深静脉置管行临时血液透析的患者进行术前谈话，签署知情同意书	□ 上级医师查房，评估临床一般情况、透出液常规，明确是否出院 □ 完成出院记录、出院证明书、出院病历等 □ 向患者交代出院后的注意事项 □ 随访复查并继续抗感染治疗至疗程结束
重点医嘱	**长期医嘱：** □ 肾脏病护理常规 □ 根据病情酌情改为二级护理（危重患者一级护理） □ 心电监护（危重患者） □ 低盐饮食 □ 记出入量 □ 监测血压 □ 既往基础用药 □ 后续抗菌药物（根据药敏试验结果） □ 根据超滤调整腹透方案 □ 对症治疗（维持内环境稳定、降压、纠正贫血、营养支持等） **临时医嘱：** □ 透出液常规 □ 透出液常规、病原微生物涂片、培养及药敏试验（必要时） □ 血常规、CRP、PCT、ESR □ 监测电解质 □ 必要时拔除腹透管行血液透析	**出院医嘱：** □ 预约门诊 □ 出院医嘱 □ 出院带药 □ 随访复查
病情变异记录	□ 无 □ 有，原因： 1. 2.	□ 无 □ 有，原因： 1. 2.
医师签名		

腹膜透析后腹膜炎（金黄色葡萄球菌、假单胞菌属、除假单胞菌属外的革兰阴性菌、肠球菌、棒状杆菌、多种肠道致病菌、多种革兰阳性菌感染腹膜炎）临床路径医师表单

适用对象：第一诊断为腹膜透析后腹膜炎（ICD-10：T85.711）

患者姓名：	性别： 年龄： 门诊号或 ID 号：	住院号：
住院日期： 年 月 日	**出院日期：** 年 月 日	**标准住院日：22~24 天**

时间	住院第 1 天	住院第 2~3 天
主要诊疗工作	□ 询问病史及体格检查 □ 完成病历书写 □ 完善入院检查 □ 及时处理各种临床危重情况（如脓毒血症，严重水、电解质、酸碱失衡，贫血，容量超负荷，高血压等） □ 向患方交代病情	□ 上级医师查房 □ 观察患者腹痛情况及腹部体征，查看腹透液常规，及时与患方沟通 □ 根据情况调整基础用药 □ 完成必要的相关科室会诊 □ 对症支持治疗 □ 签署各种必要的知情同意书、自费用品协议书
重点医嘱	**长期医嘱：** □ 肾脏病护理常规 □ 二级护理 （危重患者一级护理） □ 心电监护（危重患者） □ 低盐饮食 □ 记出入量 □ 监测血压 □ 既往基础用药 □ 经验性抗菌药物（留取培养后） □ 规律腹透 **临时医嘱：** □ 血常规、尿常规（如仍有残余肾功能）、大便常规 □ 肝肾功能、血脂、电解质、血气分析、血糖、CRP、ESR、PCT、血淀粉酶、腹水淀粉酶、凝血功能、纤溶指标及乙型肝炎、丙型肝炎、梅毒、HIV 相关检查、iPTH、BNP □ 透出液常规、病原微生物涂片、培养及药敏试验 □ 心电图 □ 根据病情需要查血培养，腹水 CA125，腹水微量白蛋白，凝血功能及纤溶指标，鼻腔分泌物、手、出口处分泌物培养及药敏试验、腹部超声、胸部 CT、超声心动图、腹部 CT、立位腹平片等	**长期医嘱：** □ 肾脏病护理常规 □ 根据病情酌情改为二级护理 （危重患者一级护理） □ 心电监护（危重患者） □ 低盐饮食 □ 记出入量 □ 监测血压 □ 既往基础用药 □ 经验性抗菌药物（根据药敏试验结果） □ 根据超滤调整腹透方案 □ 对症治疗（维持内环境稳定、降压、纠正贫血、营养支持等） **临时医嘱：** □ 透出液常规 □ 监测电解质 □ 其他特殊医嘱
病情变异记录	□ 无 □ 有，原因： 1. 2.	□ 无 □ 有，原因： 1. 2.
医师签名		

时间	住院第 4~23 天	住院第 21~24 天 （出院日）
主要诊疗工作	□ 上级医师查房，根据细菌检查及药敏结果制订下一步诊疗方案 □ 观察病情变化，及时与患方沟通 □ 并发症的治疗 □ 对需要拔出腹膜透析导管、深静脉置管行临时血液透析的患者进行术前谈话，签署知情同意书	□ 上级医师查房，评估临床一般情况、透出液常规，明确是否出院 □ 完成出院记录、出院证明书、出院病历等 □ 向患者交代出院后的注意事项 □ 随访复查并继续抗感染治疗至疗程结束
重点医嘱	**长期医嘱：** □ 肾脏病护理常规 □ 根据病情酌情改为二级护理 （危重患者一级护理） □ 心电监护（危重患者） □ 低盐饮食 □ 记出入量 □ 监测血压 □ 既往基础用药 □ 后续抗菌药物（根据药敏试验结果） □ 根据超滤调整腹透方案 □ 对症治疗（维持内环境稳定、降压、纠正贫血、营养支持等） **临时医嘱：** □ 透出液常规 □ 透出液常规、病原微生物涂片、培养及药敏试验（必要时） □ 血常规、CRP、PCT、ESR □ 监测电解质 □ 必要时拔除腹透管行血液透析	**出院医嘱：** □ 预约门诊 □ 出院医嘱 □ 出院带药 □ 随访复查
病情变异记录	□ 无 □ 有，原因： 1. 2.	□ 无 □ 有，原因： 1. 2.
医师签名		

（二）护士表单

腹膜透析后腹膜炎（凝固酶阴性的葡萄球菌、链球菌感染腹膜炎）临床路径护士表单

适用对象：第一诊断为腹膜透析后腹膜炎（ICD-10：T85.711）

患者姓名：	性别：　　年龄：　　门诊号或 ID 号：	住院号：
住院日期：　　年　月　日	出院日期：　　年　月　日	标准住院日：15~17 天

时间	住院第 1 天	住院第 2~16 天	住院第 15~17 天（出院日）
健康宣教	□ 入院宣教（环境、设施、人员、规章制度） □ 介绍主管医师、护士、病房环境、设施、设备和住院注意事项	□ 采用无菌操作在腹膜透析液中加入抗生素 □ 腹膜透析操作再培训 □ 对需要拔出腹膜透析导管、深静脉置管行临时血液透析的患者进行术前宣教和围手术期护理 □ 预防腹膜透析相关性腹膜炎的健康宣教 □ 主管护士与患者沟通了解患者病情和心理	□ 出院宣教 □ 门诊随访时间 □ 服药方法、频率 □ 腹透液加药方法、频率 □ 用药自我观察方法 □ 活动注意事项 □ 饮食指导 □ 指导办理出院手续 □ 给予患者和家属心理支持
护理处置	□ 核对患者，佩戴腕带 □ 建立入院护理病历 □ 卫生处置：沐浴、剪指（趾）甲、更换病号服	□ 协助医师完成检查、化验 □ 汇总检查结果 □ 监测血压，透出液常规	□ 完成出院记录，整理护理病历 □ 指导患者办理出院手续
基础护理	□ 一级或二级护理 □ 早晚间护理 □ 患者安全管理	□ 一级或二级护理 □ 早晚间护理 □ 患者安全管理	□ 二级护理 □ 早晚间护理 □ 患者安全管理
专科护理	□ 护理查体 □ 意识、神经系统体征、定向力、计算力、精神状态 □ 评估水肿情况，皮肤及皮疹、皮损情况 □ 评估腹膜透析导管情况 □ 透出液常规、培养留取 □ 需要时，填写跌倒和压疮防范表 □ 需要时，留家属陪伴 □ 心理护理	□ 监测患者血压，意识情况 □ 遵医嘱完成相关检查 □ 腹膜透析相关知识再培训 □ 心理护理 □ 用药后观察药物副作用 □ 观察疾病并发症 □ 记录出入量及监测体重的指导 □ 透出液常规留取 □ 腹膜透析导管护理	□ 监测患者生命体征变化 □ 腹膜透析再培训考核 □ 预约门诊随访或治疗时间 □ 出院宣教 □ 心理护理
重点医嘱	□ 详见医嘱执行单	□ 详见医嘱执行单	□ 详见医嘱执行单
病情变异记录	□ 无　□ 有，原因： 1. 2.	□ 无　□ 有，原因： 1. 2.	□ 无　□ 有，原因： 1. 2.
护士签名			

腹膜透析后腹膜炎（金黄色葡萄球菌、假单胞菌属、除假单胞菌属外的革兰阴性菌、肠球菌、棒状杆菌、多种肠道致病菌、多种革兰阳性菌感染腹膜炎）临床路径护士表单

适用对象：第一诊断为腹膜透析后腹膜炎（ICD-10：T85.711）

患者姓名：	性别： 年龄： 门诊号或 ID 号：	住院号：
住院日期： 年 月 日	出院日期： 年 月 日	标准住院日：22~24 天

时间	住院第 1 天	住院第 2~23 天	住院第 21~24 天 （出院日）
健康宣教	□ 入院宣教（环境、设施、人员、规章制度） □ 介绍主管医师、护士、病房环境、设施、设备和住院注意事项	□ 采用无菌操作在腹膜透析液中加入抗生素 □ 腹膜透析操作再培训 □ 对需要拔出腹膜透析导管、深静脉置管行临时血液透析的患者进行术前宣教和围术期护理 □ 预防腹膜透析相关性腹膜炎的健康宣教 □ 主管护士与患者沟通了解患者病情和心理	□ 出院宣教 □ 门诊随访时间 □ 服药方法、频率 □ 腹透液加药方法、频率 □ 用药自我观察方法 □ 活动注意事项 □ 饮食指导 □ 指导办理出院手续 □ 给予患者和家属心理支持
护理处置	□ 核对患者，佩戴腕带 □ 建立入院护理病历 □ 卫生处置：沐浴、剪指（趾）甲、更换病号服	□ 协助医师完成检查、化验 □ 汇总检查结果 □ 监测血压，透出液常规	□ 完成出院记录，整理护理病历 □ 指导患者办理出院手续
基础护理	□ 一级或二级护理 □ 早晚间护理 □ 患者安全管理	□ 一级或二级护理 □ 早晚间护理 □ 患者安全管理	□ 二级护理 □ 早晚间护理 □ 患者安全管理
专科护理	□ 护理查体 □ 意识、神经系统体征、定向力、计算力、精神状态 □ 评估水肿情况，皮肤及皮疹、皮损情况 □ 评估腹膜透析导管情况 □ 透出液常规、培养留取 □ 需要时，填写跌倒和压疮防范表 □ 需要时，留家属陪伴 □ 心理护理	□ 监测患者血压，意识情况 □ 遵医嘱完成相关检查 □ 腹膜透析相关知识再培训 □ 心理护理 □ 用药后观察药物副作用 □ 观察疾病并发症 □ 记录出入量及监测体重的指导 □ 透出液常规留取 □ 腹膜透析导管护理	□ 监测患者生命体征变化 □ 腹膜透析再培训考核 □ 预约门诊随访或治疗时间 □ 出院宣教 □ 心理护理
重点医嘱	□ 详见医嘱执行单	□ 详见医嘱执行单	□ 详见医嘱执行单
病情变异记录	□ 无 □ 有，原因： 1. 2.	□ 无 □ 有，原因： 1. 2.	□ 无 □ 有，原因： 1. 2.
护士签名			

（三）患者表单

腹膜透析后腹膜炎（凝固酶阴性的葡萄球菌、链球菌感染腹膜炎）临床路径患者表单

适用对象：第一诊断为腹膜透析后腹膜炎（ICD-10：T85.711）

患者姓名：	性别： 年龄： 门诊号或ID号：	住院号：
住院日期： 年 月 日	出院日期： 年 月 日	标准住院日：15~17天

时间	入院第1天	住院2~16天	出院15~17天
医患配合	□ 配合询问病史、收集资料，请务必详细告知既往史、用药史、过敏史 □ 明确告知过敏史 □ 配合进行体格检查 □ 有任何不适请告知医师	□ 配合完成相关检查、化验（如抽血，留取腹透液、尿、粪等标本，X线胸片，心电图，B超） □ 医师与家属介绍病情，签同意书 □ 需要拔出腹膜透析导管、进行深静脉置管临时血液透析的患者，了解手术风险，配合签署知情同意书	□ 接受出院前指导 □ 知道复查程序 □ 获取出院诊断书
护患配合	□ 配合完成入院护理评估（简单询问病史、过敏史、用药史） □ 接受入院宣教（环境介绍，病室规定、订餐制度、贵重物品保管、查房、探视制度、陪伴制度） □ 配合测量生命体征、体重、身高 □ 配合护理简单查体 □ 配合清洁护理 □ 有任何不适告知护士	□ 配合接受腹透培训 □ 腹透操作 □ 自行沐浴 □ 配合出口处护理 □ 需要拔出腹膜透析导管、进行深静脉置管临时血液透析的患者按照术前宣教和围术期护理的注意事项进行配合 □ 家属配合腹透培训 □ 配合观察生命体征 □ 配合陪伴执行探视制度 □ 接受注意事项的指导 □ 有任何不适及时告知护士	□ 接受出院宣教 □ 办理出院手续 □ 获取出院带药，必要时门诊继续治疗 □ 知晓服药方法、作用 □ 配合进行腹透再培训考核 □ 知道复印病历的方法
饮食	□ 根据医嘱饮食	□ 根据医嘱饮食	□ 根据医嘱饮食
排泄	□ 正常尿便	□ 正常尿便	□ 正常尿便
活动	□ 正常活动	□ 正常活动	□ 正常活动

腹膜透析后腹膜炎（金黄色葡萄球菌、假单胞菌属、除假单胞菌属外的革兰阴性菌、肠球菌、棒状杆菌、多种肠道致病菌、多种革兰阳性菌感染腹膜炎）临床路径患者表单

适用对象：第一诊断为腹膜透析后腹膜炎（ICD-10：T85.711）

患者姓名：	性别： 年龄： 门诊号或ID号：	住院号：
住院日期： 年 月 日	出院日期： 年 月 日	标准住院日：22~24天

时间	入院第1天	住院2~23天	出院21~24天
医患配合	□ 配合询问病史、收集资料，请务必详细告知既往史、用药史、过敏史 □ 明确告知过敏史 □ 配合进行体格检查 □ 有任何不适请告知医师	□ 配合完成相关检查、化验（如抽血，留取腹透液、尿、粪等标本，X线胸片，心电图，B超） □ 医师与家属介绍病情，签同意书 □ 需要拔出腹膜透析导管、进行深静脉置管临时血液透析的患者，了解手术风险，配合签署知情同意书	□ 接受出院前指导 □ 知道复查程序 □ 获取出院诊断书
护患配合	□ 配合完成入院护理评估（简单询问病史、过敏史、用药史） □ 接受入院宣教（环境介绍，病室规定、订餐制度、贵重物品保管、查房、探视制度、陪伴制度） □ 配合测量生命体征、体重、身高 □ 配合护理简单查体 □ 配合清洁护理 □ 有任何不适告知护士	□ 配合接受腹透培训 □ 腹透操作 □ 自行沐浴 □ 配合出口处护理 □ 需要拔出腹膜透析导管、进行深静脉置管临时血液透析的患者按照术前宣教和围术期护理的注意事项进行配合 □ 家属配合腹透培训 □ 配合观察生命体征 □ 配合陪伴执行探视制度 □ 接受注意事项的指导 □ 有任何不适及时告知护士	□ 接受出院宣教 □ 办理出院手续 □ 获取出院带药，必要时门诊继续治疗 □ 知晓服药方法，作用 □ 配合进行腹透再培训考核 □ 知道复印病历的方法
饮食	□ 根据医嘱饮食	□ 根据医嘱饮食	□ 根据医嘱饮食
排泄	□ 正常尿便	□ 正常尿便	□ 正常尿便
活动	□ 正常活动	□ 正常活动	□ 正常活动

附：原表单（2019年版）

腹膜透析后腹膜炎（凝固酶阴性的葡萄球菌、链球菌感染腹膜炎）临床路径表单

适用对象：第一诊断为腹膜透析后腹膜炎（ICD-10：T85.711）

患者姓名：	性别：　年龄：　门诊号或ID号：		住院号：
住院日期：　年　月　日	**出院日期：**　年　月　日		**标准住院日：15~17天**

时间	住院第1天	住院第2~16天	住院第14~17天 （出院日）
主要诊疗工作	□ 询问病史及体格检查 □ 完成病历书写 □ 完善入院检查 □ 及时处理各种临床危重情况（如脓毒血症，严重水、电解质、酸碱失衡，贫血，容量超负荷，高血压等）	□ 上级医师查房，根据初步的检查结果制订下一步诊疗方案 □ 观察病情变化，及时与患方沟通 □ 根据病情变化调整治疗用药 □ 签署各种必要的知情同意书	□ 完成出院记录、出院证明书、出院病历等 □ 向患者交代出院后的注意事项 □ 随访复查并继续抗感染治疗至疗程结束
重点医嘱	**长期医嘱：** □ 肾脏病护理常规 □ 二级护理 （危重患者一级护理） □ 心电监护（危重患者） □ 低盐饮食 □ 记出入量 □ 监测血压 □ 既往基础用药 □ 抗菌药物（留取培养后） □ 规律腹透 **临时医嘱：** □ 血常规、尿常规（如仍有残余肾功能）、大便常规 □ 肝肾功能、血脂、电解质、血气分析、血糖、CRP、ESR、PCT、血淀粉酶、腹水淀粉酶、凝血功能、纤溶指标及乙型肝炎、丙型肝炎、梅毒、HIV相关检查、iPTH、BNP □ 透出液常规、病原微生物涂片、培养及药敏试验 □ 心电图 □ 根据病情需要查血培养，腹水CA125，腹水微量白蛋白，凝血功能及纤溶指标，鼻腔分泌物、手、出口处分泌物培养及药敏试验、腹部超声、胸部CT、超声心动图、腹部CT、立位腹平片等	**长期医嘱：** □ 肾脏病护理常规 □ 根据病情酌情改为二级护理（危重患者一级护理） □ 心电监护（危重患者） □ 低盐饮食 □ 记出入量 □ 监测血压 □ 既往基础用药 □ 抗菌药物（根据药敏试验结果） □ 根据超滤调整腹透方案 □ 对症治疗（维持内环境稳定、降压、纠正贫血、营养支持等） **临时医嘱：** □ 透出液常规 □ 透出液常规、病原微生物涂片、培养及药敏试验（必要时） □ 血常规、CRP、PCT、ESR □ 监测电解质 □ 必要时拔除腹透管行血液透析	**出院医嘱：** □ 预约门诊 □ 出院医嘱 □ 出院带药 □ 随访复查

续　表

时间	住院第 1 天	住院第 2~16 天	住院第 14~17 天 （出院日）
主要护理工作	□ 入院宣教 □ 介绍主管医师、护士、病房环境、设施、设备和住院注意事项 □ 入院护理评估	□ 采用无菌操作在腹膜透析液中加入抗生素 □ 腹膜透析操作再培训 □ 对需要拔出腹膜透析导管、深静脉置管行临时血液透析的患者进行术前宣教和围手术期护理 □ 预防腹膜透析相关性腹膜炎的健康宣教	□ 指导患者办理出院手续
病情变异记录	□ 无　□ 有，原因： 1. 2.	□ 无　□ 有，原因： 1. 2.	□ 无　□ 有，原因： 1. 2.
护士签名			
医师签名			

腹膜透析后腹膜炎（金黄色葡萄球菌、假单胞菌属、除假单胞菌属外的革兰阴性菌、肠球菌、棒状杆菌、多种肠道致病菌、多种革兰阳性菌感染腹膜炎）临床路径表单

适用对象：第一诊断为腹膜透析后腹膜炎（ICD-10：T85.711）

患者姓名：	性别： 年龄： 门诊号或 ID 号：		住院号：
住院日期： 年 月 日	**出院日期：** 年 月 日		**标准住院日：22~24 天**

时间	住院第 1 天	住院第 2~23 天	住院第 21~24 天 （出院日）
主要诊疗工作	□ 询问病史及体格检查 □ 完成病历书写 □ 完善入院检查 □ 及时处理各种临床危重情况（如严重水、电解质、酸碱失衡，容量超负荷、高血压等）	□ 上级医师查房，根据初步的检查结果制订下一步诊疗方案 □ 观察病情变化，及时与患方沟通 □ 根据病情变化调整治疗用药 □ 签署各种必要的知情同意书	□ 完成出院记录、出院证明书、出院病历等 □ 向患者交代出院后的注意事项
重点医嘱	**长期医嘱：** □ 肾脏病护理常规 □ 二级护理 （危重患者一级护理） □ 心电监护（危重患者） □ 低盐饮食 □ 记出入量 □ 监测血压 □ 既往基础用药 □ 抗菌药物 □ 规律腹透 **临时医嘱：** □ 血常规、尿常规（如仍有残余肾功能）、大便常规 □ 肝肾功能、血脂、电解质、血气分析、血糖、CRP、ESR、PCT、血淀粉酶、腹水淀粉酶及 iPTH、BNP □ 透出液常规、病原微生物涂片、培养及药敏试验 □ 心电图 □ 根据病情需要查血培养，腹水 CA125，腹水微量白蛋白，凝血功能及纤溶指标，鼻腔分泌物、手、出口处分泌物培养及药敏试验、腹部超声、X 线胸片、腹部 X 线平片、超声心动图、腹部 CT 等	**长期医嘱：** □ 肾脏病护理常规 □ 二级护理 （危重患者一级护理） □ 心电监护（危重患者） □ 低盐饮食 □ 记出入量 □ 监测血压 □ 既往基础用药 □ 抗菌药物（根据药敏试验结果） □ 根据超滤调整腹透方案 □ 对症治疗（维持内环境稳定、降压、纠正贫血、营养支持等） **临时医嘱：** □ 透出液常规 □ 透出液常规、病原微生物涂片、培养及药敏试验（必要时） □ 血常规、CRP、PCT、ESR □ 监测电解质 □ 必要时拔除腹透管行血液透析	**出院医嘱：** □ 预约门诊 □ 出院医嘱 □ 出院带药 □ 随访复查

续 表

时间	住院第 1 天	住院第 2~16 天	住院第 14~17 天 （出院日）
主要护理工作	□ 入院宣教 □ 介绍主管医师、护士、病房环境、设施、设备和住院注意事项 □ 入院护理评估	□ 采用无菌操作在腹膜透析液中加入抗生素 □ 腹膜透析操作再培训 □ 对需要拔出腹膜透析导管、深静脉置管行临时血液透析的患者进行术前宣教和围术期护理 □ 预防腹膜透析后腹膜炎的健康宣教	□ 指导患者办理出院手续
病情变异记录	□ 无 □ 有，原因： 1. 2.	□ 无 □ 有，原因： 1. 2.	□ 无 □ 有，原因： 1. 2.
护士签名			
医师签名			

第十八章

终末期肾脏病（自体动脉-静脉内瘘成形术）临床路径释义

一、终末期肾脏病编码

疾病名称及编码：终末期肾脏病（ICD-10：N18.0）

手术操作名称及编码：自体动脉-静脉内瘘成形术（ICD-9-CM-3：39.27）

二、临床路径检索方法

N18.0 伴（39.27）

三、国家医疗保障疾病诊断相关分组（CHS-DRG）

MDCL　肾脏及泌尿系统疾病及功能障碍

LR1　肾功能不全

四、终末期肾脏病临床路径标准住院流程

（一）适用对象

第一诊断为终末期肾脏病（ICD-10：N18.0）。

行自体动脉-静脉内瘘成形术（ICD-9-CM-3：39.27）。

释义

■ 适用对象编码参见第一部分。

■ 本路径适用对象为临床诊断为终末期肾脏病的患者，如合并严重容量负荷、电解质紊乱等并发症，需要紧急透析患者需进入其他相应路径。

■ 本路径适用对象中不包含急性肾损伤、慢性肾衰竭急性加重、急进性肾炎等。

（二）诊断依据

根据中华医学会肾脏病学分会编著的《临床诊疗指南·肾脏病学分册》和《临床技术操作规范·肾脏病学分册》进行诊断。

1. 有或无慢性肾脏病史。
2. 实验室检查：eGFR 小于 10~15ml/（min·1.73m^2），残余肾功能每周 KT/V 小于 2.0。

释义

■ 终末期肾脏病的诊断依据参考《临床诊疗指南·肾脏病学分册》中终末期肾脏病的诊治指南。终末期肾脏病要具有慢性肾脏病的临床表现和生化改变。大多数患者有各种肾脏病（包括原发与继发性）史，可有乏力、食欲缺乏、恶心和/或呕

吐、水肿、皮肤瘙痒、高血压等。少数患者可无上述表现，但生化和影像学改变符合终末期肾脏病的诊断。

■ 肾小球滤过率（GFR）降低是终末期肾病的特征性改变，也是诊断终末期肾病的必要诊断条件，但需要 GFR < 15ml/（min·1.73m²）。也需鉴别引起 GFR 降低的其他因素（如急性肾损伤或慢性肾衰竭急性加重）。绝大多数患者存在程度不等的贫血、钙磷紊乱（如低钙、高磷血症）、代谢性酸中毒等。

■ 大多数终末期肾病患者影像学（B 超或 CT）可提示患者肾脏缩小甚至萎缩。

（三）选择治疗方案的依据

根据中华医学会肾脏病学分会编著的《临床诊疗指南·肾脏病学分册》和《临床技术操作规范·肾脏病学分册》进行治疗。

1. 血液透析：有腹膜透析绝对禁忌证，需要建立血液透析通路。对于糖尿病肾病、伴严重心血管并发症等患者，可酌情提早建立血管通路。
2. 征得患者或者其代理人的同意，自愿选择。

释义

■ 透析（包括血液透析和腹膜透析）是治疗终末期肾病的主要措施。透析方式的选择与多种因素相关。如导致终末期肾病的原发病、患者外周血管条件、患者文化水平和对疾病的认知程度、家庭的人文和自然环境、终末期肾病各种并发症的严重程度、患者的意愿以及医师的建议等诸多因素均影响透析方式的选择。

■ 对腹膜透析有相对禁忌证者（如广泛肠粘连及梗阻、腹部皮肤广泛感染无法植管、严重肺功能不全、腹腔内血管疾患、腹腔内巨大肿瘤或多囊肾、疝未修补等），则宜选用血液透析，征得患者及其代理人同意，适时建立血管通路（自体动脉-静脉内瘘成形术），择期透析。

■ 在为透析做准备的同时，继续控制终末期肾病的各种并发症，如肾性贫血、肾性高血压、钙磷代谢紊乱及肾性骨病、水电解质紊乱及酸中毒等。出现高磷血症时要严格控制磷摄入量，必要时可服用醋酸钙或其他降磷药等，以减少磷的吸收。

■ 条件许可，也可行肾脏移植。

（四）标准住院日为 5~7 天

释义

■ 进入本临床路径的患者总的住院天数为 5~7 天，包括自体动脉-静脉内瘘成形术的术前评估与准备、手术以及术后急性并发症的处理。

■ 自体动静脉内瘘成形术后的手术刀口拆线与功能训练，可在出院后实施。

（五）进入路径标准

1. 第一诊断必须符合 ICD-10：N18.0 疾病编码。

2. 当患者同时具有其他疾病诊断，但在住院期间不需要特殊处理也不影响第一诊断的临床路径流程实施时，可以进入路径。

释义

■ 进入本临床路径的患者需符合终末期肾病的诊断标准。

■ 患者可具有其他疾病诊断，如高血压、糖尿病、冠心病等，但如果其他疾病病情稳定，在住院期间不需要特殊处理，也不影响第一诊断的临床路径流程实施时，则可以进入路径。但可能增加医疗费用，延长住院时间。

（六）术前准备1~2天（工作日）完善检查

1. 必需完成的检查

（1）血常规、尿常规、便常规+隐血。

（2）肝肾功能、电解质、血糖、血脂、血型、凝血功能、感染性疾病筛查（乙型肝炎、丙型肝炎、艾滋病、梅毒等）、铁代谢指标（血清铁、总铁结合力、转铁蛋白饱和度、血清铁蛋白）、iPTH。

（3）胸片、心电图、超声心动图。

（4）双上肢动脉、静脉彩超（血液透析）。

2. 根据患者病情，必要时行静脉 DSA、MRA 或 CTA。

释义

■ 必查项目检测是为了评估患者是否具备自体动脉-静脉内瘘成形术的适应证和手术条件，评价手术的风险，保障患者医疗安全。主要了解患者心、肺、肝、肾、凝血等重要器官状态，是否存在感染、传染性疾病以及尿毒症并发症情况，以便做好手术预案和并发症防治预案。

■ 血管的影像学检查是为了评估患者的血管条件，为评价某些疑难患者是否具备手术适应证，以及为动脉-静脉内瘘成形手术方式的选择提供帮助。

■ 如患者双上肢动脉、静脉彩超存在疑义或既往有中心静脉侵入史如中心静脉置管、起搏器置入等可行静脉 DSA、MRA 或 CTA 检查进行评估。

（七）选择用药

根据临床情况可使用无肾毒性的抗菌药物，按照《抗菌药物临床应用指导原则（2015 年版）》（国卫办医发〔2015〕43 号）执行，预防性使用抗菌药物。

释义

■《抗菌药物的应用应遵循抗菌药物临床应用指导原则（2015 年版）》（国卫办医发〔2015〕43 号）执行，结合患者的病情决定抗菌药物的选择与使用时间，并根据肾功能（GFR）水平调整剂量或间隔时间。

（八）手术日为入院第2~3天（视病情决定）

1. 麻醉方式：局部麻醉。疑难上臂内瘘可采用臂丛麻醉
2. 术中用药：常规局部麻醉用药，肝素，生理盐水。

释义

■ 路径规定的自体动脉-静脉内瘘成形术是在局部麻醉下实施，复杂术式可以在臂丛麻醉下实施。

■ 术前用抗生素参考《抗菌药物临床应用指导原则》执行。

■ 手术是否输血依照术中出血量而定，可根据医院条件采用自体血回输系统，必要时输异体血。

（九）术后住院恢复1~2天

术后用药：自体动静脉瘘原则上不需要使用抗菌素，特殊情况选择抗菌药物，按照《抗菌药物临床应用指导原则》（卫医发〔2004〕285号）执行，用药时间1~2天。

释义

■ 术后住院康复时间主要是观察自体动脉-静脉内瘘是否通畅，有无自体动脉-静脉内瘘成形术的急性并发症，并给予处理；同时培训患者自行识别动脉-静脉内瘘通畅方法，以及进行自体动静脉内瘘的功能训练方法。

■ 根据病情决定是否使用抗菌药物及使用时间等。

（十）出院标准

1. 伤口愈合好。
2. 无需要继续住院诊治的手术并发症或合并症。
3. 指导患者学会内瘘的保养（血液透析）。

释义

■ 创口愈合好是指自体动脉-静脉内瘘成形术的手术创口基本愈合，无感染和血肿；自体动静脉内瘘通畅。

■ 需要继续住院诊治的手术并发症包括：术后伤口出血、血肿与感染，自体动静脉内瘘血栓或狭窄，合并心功能不全或加重、合并透析通路相关性肢端缺血综合征。单纯合并内瘘侧肢体肿胀者可以出院，但需要限期复查。

■ 患者培训主要内容包括：自体动静脉内瘘的日常保养（避免手术一侧肢体受压、静脉输液，沐浴后伤口消毒及着宽松内衣等），如何自测自体动静脉内瘘功能，以及正确的自体动静脉内瘘功能训练等。

（十一）变异及原因分析

1. 有紧急透析指征的慢性肾脏病患者，需要紧急透析，不进入本路径。

2. 达到慢性肾脏病 5 期，但尿量不少、营养良好、没有症状，预计 1 年内不会进入透析者，不进入本路径。
3. 出现手术并发症，需要进行相关的诊断和治疗。
4. 伴有合并症时，需要进行相关的诊断和治疗。

释义

■ 变异是指入选临床路径的患者未能按路径流程完成医疗行为或未达到预期的医疗质量控制目标。包含以下情况：①按路径流程完成治疗，但超出了路径规定的时限或限定的费用；②不能按路径流程完成治疗，患者需要中途退出路径。如治疗过程中病情恶化，发生严重的高钾血症和/或代谢性酸中毒（一般内科治疗后血清钾水平仍大于 6.5mmol/L，血清二氧化碳结合力小于 13mmol/L），急性肺水肿或急性左心衰竭，尿毒症脑病等需要紧急透析患者，并在临床路径的表单中予以说明。

■ 进入慢性肾脏病 5 期，但若患者保持一定尿量，无终末期肾病症状，且预计 1 年内残存肾功能平稳者，可不进入本路径。

■ 出现手术并发症，如严重创口出血或血肿、创口感染、自体动静脉内瘘血栓形成或狭窄、并发功能不全或加重，并发缺血综合征患者，对本路径可能产生影响，则需要终止执行路径。

■ 若尿毒症并发症或合并症严重，如严重高血压、严重肾性贫血、消化道出血等，需要延长治疗时间者，则需要退出转入相应路径。

■ 因患者方面的主观原因导致执行路径出现变异，需医师在表单中予以说明。

五、终末期肾脏病（自体动脉-静脉内瘘成形术）给药方案

（一）用药选择

透析是治疗终末期肾脏病的主要措施之一。在为终末期肾脏病患者透析做准备（建立透析通路）的同时，需要延续营养治疗，控制终末期肾病的各种并发症，如高血压、肾性贫血、钙磷代谢紊乱及肾性骨病、水电解质紊乱及酸中毒等。
1. 营养治疗：限制蛋白质饮食是治疗 CKD、特别是慢性肾衰竭的一个重要环节。在实行低蛋白饮食，尤其极低蛋白饮食治疗时，为防止营养不良，可给患者同时补充复方 α-酮酸制剂。对终末期肾脏病患者，若患者对更严格蛋白限制能够耐受，则蛋白入量还可减至 0.4g/（kg · d）左右，并补充复方 α-酮酸制剂 0.20 g/（kg · d）。
终末期肾病实施低蛋白饮食治疗时，热量摄入需维持于 30～35kal/（kg · d）。各种维生素及叶酸应充分补充。出现高磷血症时磷摄入量应限制在 800mg/d 以下（最佳摄入量为 500mg/d），必要时服用醋酸钙片，以减少磷的吸收。
2. 控制高血压：迄今为止，没有任何前瞻性、随机对照试验评价终末期肾脏病患者目标血压硬终点，如心肌梗死、卒中和病死率。目前终末期肾脏病患者的推荐目标血压为非老年患者低于 140/90mmHg，老年患者低于 150/90mmHg。降压药物可使用钙离子拮抗剂和/或 α、β 受体阻断剂等，无高钾血症的患者，也可使用 ACEI/ARB，但需要监测肾功能变化。
3. 部分纠正贫血：对伴有贫血的终末期肾病非透析患者，可应用促红细胞生成素每周 50～100U/kg 皮下注射和铁剂（口服或静脉）进行治疗，也可服罗沙司他（HIF-PHI）；可减轻贫血症状，提高生存质量，改善预后。治疗后血红蛋白应控制在什么水平，应该个体化。一般认为，血红蛋白控制在 100～115g/L 为宜。对贫血症状明显的年轻肾衰患者，血红蛋白可升高至 115g/L 以上，但不超过 130g/L。同时，使患者血清铁蛋白维持在 100～

500ng/ml（不宜超过 800ng/ml），转铁蛋白饱和度维持在 30%~50%。

4. 治疗骨矿物质代谢异常：通过限制饮食磷的摄入和磷结合剂的使用等降磷，使血磷水平控制在 0.87~1.45mmol/L。酌情使用钙剂和/或活性维生素 D，使血钙维持在正常范围（2.10~2.50mmol/L）；甲状旁腺激素水平维持在正常高值的 2~9 倍。

5. 维持水、电解质及酸碱平衡

（1）维持体液平衡：终末期肾病患者对水负荷的调节能力下降，如水摄入过多，易加重水肿，甚至导致肺水肿，可适当使用呋塞米、托拉塞米等袢利尿剂。如发生急性心衰，则需紧急透析。如限制水摄入过严，则易发生脱水，可进一步加重肾功能损害。

（2）纠正高钾血症：当血钾超过 6.0mmol/L，应密切检测心率和心电图，并予紧急处理：10%葡萄糖酸钙缓慢静注；伴代谢性酸中毒者可给予 5%的碳酸氢钠静脉滴注；25%葡萄糖 200ml 加普通胰岛素静脉滴注；应用口服降钾树脂类药物或呋塞米、托拉塞米等排钾利尿剂促进尿钾排泄。如以上措施无效，尽早进行透析治疗。

（3）纠正代谢性酸中毒：可根据情况选用 5%碳酸氢钠静脉滴注，并序贯以碳酸氢钠口服，使血清碳酸氢根浓度达到 22mmol/L 以上。对于严重酸中毒患者，应立即开始透析治疗。

（二）药学提示

1. 经过肾脏途径代谢的药物，在肾功能下降时清除减慢，半衰期延长，应根据肾功能的变化及时调整用药剂量，以免药物在体内蓄积。

2. 尽量避免肾毒性药物使用。

（三）注意事项

1. 对终末期肾病，是否使用 ACEI 或 ARB 类，认识尚未统一。有资料报道，此时应用（尤其原已用 ACEI 者继续应用）ACEI 仍有可能延缓肾损害进展，不过用量需相应减少，且需高度警惕高钾血症和/或肾小球滤过率急性下降。

2. 促红细胞生成素的剂量不宜过大，否则，有可能加重高血压，发生中风，促进高凝和高钾血症等的发生。

3. 活性维生素 D 使用过程中，应严密监测血钙、磷水平，一旦发生高钙血症，活性维生素 D 应减量或停用。

4. 利尿剂使用过程中，应严密监测血电解质、酸碱平衡及肾功能，注意利尿剂副作用，如低钾血症、低钠血症、代谢性碱中毒以及肾功能损害急性加重等。

六、终末期肾脏病（自体动脉-静脉内瘘成形术）护理规范

1. 确定手术部位后，要注意保护手术侧肢体血管，避免在该侧输液、抽血等。

2. 必要时术前做抗菌药物皮试、备皮。

3. 手术当天应清洗手术侧肢体，更换衣袖比较宽松的病号服，防止术后挤压伤口导致内瘘堵塞。

4. 术后注意伤口局部情况，如术后轻度疼痛或少量渗血属于正常现象，若疼痛剧烈或渗血较多应立即告知医生。

5. 术后适当抬高患肢，防止内瘘受压并减轻肢体水肿。若内瘘侧肢体肿胀不减轻或持续加重，或出现皮温变化、发凉、疼痛等，及时告知医生。

6. 每日至少 4 次触诊、听诊内瘘震颤及杂音，必要时请手术医师评估内瘘。

7. 术后 2 周后可在患肢量血压。但永久禁止在患肢输液、抽血等。

七、终末期肾脏病（自体动脉-静脉内瘘成形术）营养治疗规范

1. 未进入透析患者，每千克体重给予 30~35kcal 以上的热量，在保证足够热量的前提下应实施低蛋白饮食，同时补充复方 α-酮酸制剂。对于肥胖 2 型糖尿病患者需适当限制能量，同

时需要监测血糖，调整注射胰岛素用量，保证碳水化合物利用和血糖水平的稳定。

2. 已开始维持性血液透析治疗患者，透析患者每千克体重给予30~35kcal以上的热量，在保证热量足够的前提下一般透析患者每天每千克标准体重的蛋白质摄入量为1.0~1.2g，各种维生素及叶酸应充分补充。

八、终末期肾脏病（自体动脉-静脉内瘘成形术）患者健康宣教

1. 动静脉内瘘是一个小手术，手术中可能出现疼痛等不适。请做好心理准备，积极配合，坦然面对手术。

2. 注意保持内瘘侧手臂的清洁，切勿抓伤，碰伤皮肤，以防术后感染。保护内瘘侧手臂血管，避免在内瘘侧手臂进行动静脉穿刺。

3. 术前进行皮肤准备，用肥皂水彻底清洗造瘘侧手臂，并剪短指甲。

4. 术后要保持内瘘侧手臂、敷料清洁、干燥，防止伤口感染 。

5. 内瘘侧手臂的衣袖要宽松，防止内瘘侧手臂受压、持重物、佩戴过紧的饰物等。

6. 每日行3~4次自我监测，判断动静脉内瘘是否通畅。

7. 术后1天如无出血、感染等并发症，即可开始进行握掌运动，术后第2周每日用内瘘侧手臂捏橡皮健身圈促进内瘘成熟。

九、推荐表单

（一）医师表单

终末期肾脏病临床路径医师表单

适用对象：第一诊断为终末期肾脏病（ICD-10：N18.0）

行自体动脉-静脉内瘘成形术（ICD-9-CM-3：39.27）

患者姓名：	性别： 年龄： 门诊号：	住院号：
住院日期： 年 月 日	**出院日期：** 年 月 日	**标准住院日：5~7天**

时间	住院第1天	住院第2~4天	住院第3~5天
主要诊疗工作	□ 询问病史及体格检查 □ 完成病历书写 □ 上级医师查房与术前评估 □ 初步确定内瘘建立部位和日期 □ 向患者及其家属或委托人交代病情	□ 上级医师查房 □ 完成术前准备与术前评估 □ 根据彩超检查结果确定手术方案 □ 完成必要的相关科室会诊 □ 完成病历书写 □ 签署手术知情同意书、自费用品协议书 □ 向患者及家属交代围术期注意事项	□ 手术 □ 术者完成手术记录 □ 住院医师完成术后病程记录 □ 上级医师查房 □ 向患者及家属交代病情及术后注意事项
重点医嘱	**长期医嘱：** □ 肾脏病护理常规 □ 二级护理 □ 低盐、优质低蛋白、低磷、低嘌呤饮食 □ 患者既往的基础用药 **临时医嘱：** □ 血常规、尿常规、大便常规 □ 肝肾功能、电解质、血糖、血脂、血型、凝血功能、感染性疾病筛查、铁代谢、iPTH □ 胸片、心电图、超声心动图 □ 双上肢动脉、静脉彩超 □ 静脉DSA、MRA或CTA（必要时）	**长期医嘱：** □ 肾脏病护理常规 □ 二级护理 □ 低盐、优质低蛋白、低磷、低嘌呤饮食 □ 患者既往基础用药 **临时医嘱：** □ 术前医嘱： （1）常规准备明日在局麻下行上肢动脉-静脉内瘘成形术 （2）药品及物品准备 □ 备术前抗菌药物 □ 其他特殊医嘱	**长期医嘱：** □ 自体动脉-静脉内瘘成形术后护理常规 □ 一级或二级护理 □ 低盐、优质低蛋白、低磷、低嘌呤饮食 □ 明日恢复因手术停用的药物 □ 抗菌药物 **医临时嘱：** □ 其他特殊医嘱
主要护理工作	□ 介绍病房环境、设施和设备 □ 入院护理评估	□ 宣教、备皮等术前准备	□ 观察患者病情变化 □ 术后心理与生活护理
病情变异记录	□ 无 □ 有，原因： 1. 2.	□ 无 □ 有，原因： 1. 2.	□ 无 □ 有，原因： 1. 2.
医师签名			

时间	住院第 2~3 天 （术后第 1 日）	住院第 3~4 天 （术后第 2 日）	住院第 5~7 天 （出院日）
主要诊疗工作	□ 上级医师查房，注意病情变化 □ 住院医师完成病历书写 □ 注意观察体温、血压、动脉-静脉内瘘部位血管杂音、震颤、肢体水肿、皮肤颜色、皮温等	□ 上级医师查房 □ 住院医师完成病历书写 □ 换药	□ 上级医师查房，进行手术及伤口评估，确定有无手术并发症和切口愈合不良情况，明确是否出院 □ 完成出院记录、病案首页、出院证明书等 □ 向患者交代出院后的注意事项
重点医嘱	**长期医嘱：** □ 自体动脉-静脉内瘘成形术后护理常规 □ 一级或二级护理 □ 低盐、优质低蛋白、低磷、低嘌呤饮食 □ 患者既往基础用药 **临时医嘱：** □ 镇痛（根据情况） □ 抗菌药物（根据情况）	**长期医嘱：** □ 自体动脉-静脉内瘘成形术后护理常规 □ 二级护理 □ 低盐、优质低蛋白、低磷、低嘌呤饮食 □ 患者既往基础用药 **临时医嘱：** □ 换药	**出院医嘱：** □ 出院带药 □ 门诊随诊 □ 拆线
主要护理工作	□ 观察患者病情 □ 术后心理与生活护理 □ 指导术后患者功能锻炼	□ 观察患者病情 □ 术后心理与生活护理 □ 指导术后患者功能锻炼	□ 指导患者办理出院手续
病情变异记录	□ 无 □ 有，原因： 1. 2.	□ 无 □ 有，原因： 1. 2.	□ 无 □ 有，原因： 1. 2.
医师签名			

（二）护士表单

终末期肾脏病临床路径护士表单

适用对象：第一诊断为终末期肾脏病（ICD-10：N18.0）
行自体动脉-静脉内瘘成形术（ICD-9-CM-3：39.27）

患者姓名：	性别： 年龄： 门诊号：	住院号：
住院日期： 年 月 日	**出院日期：** 年 月 日	**标准住院日：5~7天**

时间	住院第1天	住院第2~4天	住院第3~5天
健康宣教	□ 入院宣教（环境、设施、人员、规章制度） □ 介绍主管医师护士 □ 介绍环境、设施 □ 介绍住院注意事项 □ 上级医师查房与术前评估 □ 初步确定内瘘建立部位和日期 □ 向患者及其家属或委托人交代病情	□ 术前宣教 □ 宣教疾病知识、用药，饮食，安全宣教，术前准备（术区备皮），手术过程，如何配合手术 □ 告知准备用物，洗澡 □ 术前术后饮食、活动及陪伴注意事项 □ 告知术后可能出现的情况及应对方式 □ 主管护士与患者沟通了解患者病情和心理	□ 术后当日宣教 □ 告知饮食、体位、时间要求 □ 告知可能出现的情况的应对方式 □ 告知患者自我观察、自我保护具体方式及内容 □ 给予患者和家属心理支持 □ 再次明确探视须知
护理处置	□ 核对患者、佩戴护腕 □ 建立入院护理记录 □ 卫生处置：沐浴、剪指（趾）甲、更换病号服	□ 协助医师完成术前检查及实验室检查 □ 汇总检查结果 □ 完成术前评估 □ 术前准备用物 □ 配血、监测血压	□ 核对患者、送手术 □ 带病历，若有需要，带药
基础护理	□ 二级护理 □ 早晚间护理 □ 患者安全管理	□ 二级护理 □ 早晚间护理 □ 患者安全管理	□ 一级或二级护理 □ 体位指导护理 □ 患者安全管理 □ 协助进食、饮水
专科护理	□ 护理查体 □ 意识、神经系统体征、定向力、计算力、精神状态 □ 评估水肿情况、皮肤及皮疹、皮损情况 □ 需要时，填写跌倒和压疮防范表 □ 需要时，留家属陪伴 □ 心理护理	□ 监测患者血压、意识情况 □ 遵医嘱完成相关检查 □ 动脉-静脉内瘘成形术相关知识宣教 □ 心理护理 □ 用药后观察药物副作用 □ 观察疾病并发症 □ 记录出入量及监测体重的指导	□ 监测患者生命体征变化 □ 观察手术部位有无渗血并及时更换敷料 □ 观察术侧肢体皮温变化 □ 听诊手术部位血管杂音、触摸震颤，如有异常，及时处理 □ 抬高术侧肢体，禁止包扎过紧及患肢穿刺
重点医嘱	□ 详见医嘱执行单	□ 详见医嘱执行单	□ 详见医嘱执行单
病情变异记录	□ 无 □ 有，原因： 1. 2.	□ 无 □ 有，原因： 1. 2.	□ 无 □ 有，原因： 1. 2.
护士签名			

时间	住院第2~3天 （术后第1日）	住院第3~4天 （术后第2日）	住院第5~7天 （出院日）
健康宣教	术后宣教： □ 指导患者功能训练 □ 动静脉瘘保护注意事项 □ 饮食及活动指导 □ 药物作用及频率 □ 复查患者对术前宣教的掌握程度	术后宣教： □ 指导患者功能训练 □ 活动指导 □ 复查药物宣教的掌握程度	出院宣教： □ 复查动静脉内瘘相关知识及内瘘自我保护宣教掌握程度 □ 服药方法频率 □ 用药自我观察方法 □ 活动注意事项 □ 饮食指导 □ 指导办理患者出院
护理处置	□ 创口更换敷料	□ 遵医嘱完成相关检查 □ 观察并发症的发生并及时处理	□ 完成出院记录、整理护理病历 □ 办理出院手续
基础护理	□ 一级护理~二级护理 □ 晨晚间护理 □ 患者安全管理	□ 二级护理 □ 晨晚间护理 □ 患者安全管理	□ 二级护理 □ 晨晚间护理 □ 患者安全管理
专科护理	□ 病情观察 □ 注意观察患者生命体征变化 □ 观察动静脉内瘘创口渗血情况 □ 听诊动静脉内瘘血管杂音，触摸动静脉内瘘震颤 □ 心理支持	□ 观察创口情况 □ 观察患者有无动脉-静脉内瘘成形术后并发症 □ 遵医嘱给予相关治疗、用药 □ 心理护理	□ 病情观察 □ 心理护理
重点医嘱	□ 详见医嘱执行单	□ 详见医嘱执行单	□ 详见医嘱执行单
病情变异记录	□ 无 □ 有，原因： 1. 2.	□ 无 □ 有，原因： 1. 2.	□ 无 □ 有，原因： 1. 2.
护士签名			

（三）患者表单

终末期肾脏病临床路径患者表单

适用对象：第一诊断为终末期肾脏病（ICD-10：N18.0）
行自体动脉-静脉内瘘成形术（ICD-9-CM-3：39.27）

患者姓名：	性别：　年龄：　门诊号：	住院号：
住院日期：　年　月　日	**出院日期：**　年　月　日	**标准住院日：5~7天**

时间	入院	手术前
医患配合	□ 配合询问病史、收集资料，请务必详细告知既往史、用药史、过敏史 □ 如服用抗凝药物请明确告知 □ 配合进行体格检查 □ 有任何不适请告知医师	□ 配合完成术前相关检查：实验室检查（如抽血，留取尿、粪等标本）、X线胸片、心电图、B超 □ 医师与患者及家属介绍病情及术前谈话，签同意书
护患配合	□ 配合完成入院护理评估（简单询问病史、过敏史、用药史） □ 接受入院宣教（环境介绍、病室规定、订餐制度、贵重物品保管、查房、探视制度、陪伴制度） □ 配合测量生命体征、体重、身高 □ 配合清洁护理 □ 有任何不适告知护士	□ 配合接受术前宣教 □ 术区备皮 □ 自行沐浴
饮食	□ 低盐、低脂、低蛋白（优质蛋白）	□ 低盐、低脂、低蛋白（优质蛋白）
排泄	□ 正常大小便	□ 正常大小便
活动	□ 正常活动	□ 正常活动

时间	手术当日	手术后	出院
医患配合	□ 配合术前医师查体及询问 □ 配合医师进行动静脉内瘘成形术 □ 配合采血等实验室检查 □ 有任何不适及时告知医师	□ 配合检查体征 □ 需要时配合创口更换敷料 □ 配合采血	□ 接受出院前指导 □ 知道复查程序 □ 获取出院诊断书
护患配合	□ 清晨测量血压 1 次 □ 手术前完成核对、带病历 □ 配合观察生命体征 □ 配合陪伴执行探视制度	□ 配合定时监测生命体征 □ 配合换药 □ 接受注意事项的指导 □ 有任何不适及时告知护士	□ 接受出院宣教 □ 办理出院手续 □ 获取出院带药 □ 知晓服药方法、作用 □ 注意事项、用药后观察要点、知晓内瘘自我观察、自我保护相关知识 □ 知道复印病历的方法
饮食	□ 低盐、低脂、低蛋白（优质蛋白）	□ 低盐、低脂、低蛋白（优质蛋白）	□ 低盐、低脂、低蛋白（优质蛋白）
排泄	□ 正常大小便	□ 正常大小便	□ 正常大小便
活动	□ 正常活动	□ 正常活动	□ 正常活动

附：原表单（2016 年版）

终末期肾脏病（自体动脉-静脉内瘘成形术）的临床路径表单

适用对象：第一诊断为终末期肾脏病（ICD-10：N18.0）
行自体动脉-静脉内瘘成形术（ICD-9-CM-3：39.27）

患者姓名：	性别：　　年龄：　　门诊号：	住院号：
住院日期：　　年　月　日	出院日期：　　年　月　日	标准住院日：7~10 天

时间	住院第 1 天	住院第 2~7 天	住院第 3~8 天（手术日）
主要诊疗工作	□ 询问病史及体格检查 □ 完成病历书写 □ 上级医师查房与术前评估 □ 初步确定内瘘建立部位和日期 □ 向患者及其家属或委托人交代病情	□ 上级医师查房 □ 完成术前准备与术前评估 □ 根据彩超检查结果确定手术方案 □ 完成必要的相关科室会诊 □ 完成病历书写 □ 签署手术知情同意书、自费用品协议书 □ 向患者及家属交代围手术期注意事项	□ 手术 □ 术者完成手术记录 □ 住院医师完成术后病程记录 □ 上级医师查房 □ 向患者及家属交代病情及术后注意事项
重点医嘱	**长期医嘱：** □ 肾脏病护理常规 □ 二级护理 □ 低盐、优质低蛋白、低磷、低嘌呤饮食 □ 患者既往的基础用药 **临时医嘱：** □ 血常规、尿常规、大便常规 □ 肝肾功能、电解质、血糖、血脂、血型、凝血功能、感染性疾病筛查、铁代谢、iPTH □ 胸片、心电图、超声心动图 □ 双上肢动脉、深静脉彩超 □ 浅静脉 DSA、MRA 或 CTA（必要时）	**长期医嘱：** □ 肾脏病护理常规 □ 二级护理 □ 低盐、优质低蛋白、低磷、低嘌呤饮食 □ 患者既往基础用药 **临时医嘱：** □ 术前医嘱： （1）常规准备明日在局麻下行上肢动脉-静脉内瘘成形术 （2）药品及物品准备 □ 备术前抗菌药物 □ 其他特殊医嘱	**长期医嘱：** □ 自体动脉-静脉内瘘成形术后护理常规 □ 一级或二级护理 □ 低盐、优质低蛋白、低磷、低嘌呤饮食 □ 明日恢复因手术停用的药物 □ 抗菌药物 **临时医嘱：** □ 其他特殊医嘱
主要护理工作	□ 介绍病房环境、设施和设备 □ 入院护理评估	□ 宣教、备皮等术前准备	□ 观察患者病情变化 □ 术后心理与生活护理
病情变异记录	□ 无　□ 有，原因： 1. 2.	□ 无　□ 有，原因： 1. 2.	□ 无　□ 有，原因： 1. 2.
护士签名			
医师签名			

时间	住院第4~9天 （术后第1日）	住院第5~10天 （术后第2日）	住院第10~14天 （出院日）
主要诊疗工作	□ 上级医师查房，注意病情变化 □ 住院医师完成病历书写 □ 注意观察体温、血压、动脉静脉内瘘部位血管杂音等	□ 上级医师查房 □ 住院医师完成病历书写 □ 换药	□ 上级医师查房，进行手术及伤口评估，确定有无手术并发症和切口愈合不良情况，明确是否出院 □ 完成出院记录、病案首页、出院证明书等 □ 向患者交代出院后的注意事项
重点医嘱	**长期医嘱：** □ 自体动脉-静脉内瘘成形术后护理常规 □ 一级或二级护理 □ 低盐、优质低蛋白、低磷、低嘌呤饮食 □ 患者既往基础用药 **临时医嘱：** □ 镇痛（根据情况） □ 抗菌药物（根据情况）	**长期医嘱：** □ 自体动脉-静脉内瘘成形术后护理常规 □ 二级护理 □ 低盐、优质低蛋白、低磷、低嘌呤饮食 □ 患者既往基础用药 **临时医嘱：** □ 换药	**出院医嘱：** □ 出院带药 □ 门诊随诊 □ 拆线
重点护理工作	□ 观察患者病情 □ 术后心理与生活护理 □ 指导术后患者功能锻炼	□ 观察患者病情 □ 术后心理与生活护理 □ 指导术后患者功能锻炼	□ 指导患者办理出院手续
病情变异记录	□ 无　□ 有，原因： 1. 2.	□ 无　□ 有，原因： 1. 2.	□ 无　□ 有，原因： 1. 2.
护士签名			
医师签名			

第十九章

终末期肾病常规血液透析导入治疗临床路径释义

一、终末期肾病常规血液透析导入治疗编码

疾病名称及编码：终末期肾病（ICD-10：N18.0）

手术操作名称及编码：常规血液透析（ICD-9-CM-3：39.95）

二、临床路径检索方法

N18.0 伴 39.95

三、国家医疗保障疾病诊断相关分组（CHS-DRG）

MDCL　肾脏及泌尿系统疾病及功能障碍

LF1　建立、设置、移除肾辅助装置

LR1　肾功能不全

四、终末期肾病常规血液透析导入治疗临床路径标准住院流程

（一）适用对象

第一诊断为终末期肾病（ICD-10：N18.0）。

行常规血液透析治疗（ICD-9-CM-3：39.951）。

释义

■ 本临床路径适用对象是各种病因导致的慢性肾脏病5期、终末期肾病、慢性肾衰竭（尿毒症期），且需接受常规血液透析治疗的患者。

■ 本临床路径适用对象中不包括各种病因导致的急性肾损伤以及慢性肾衰竭基础上发生急性肾损伤的患者。

■ 本临床路径适用对象中不包括实施连续性肾脏替代治疗以及杂合式血液净化等治疗的患者，但包括实施常规血液滤过和血液透析滤过治疗的。

（二）诊断依据

根据《临床诊疗指南·肾脏病学分册》（中华医学会编著，人民卫生出版社，2011年）、《临床技术操作规范·肾脏病学分册》（中华医学会编著，人民军医出版社，2009年）。

1. 终末期肾病或慢性肾脏病5期。

2. 实验室检查：肾小球滤过率或eGFR小于15ml/（min·1.73m²）或残余肾功能每周KT/V小于2.0。

3. 已有血液透析通路：自体动静脉内瘘，移植物动静脉内瘘，或者带隧道和涤纶套的透析导管。

释义

■ 终末期肾病的诊断依据参考《临床诊疗指南·肾脏病学分册》中终末期肾病的诊治指南。终末期肾病需具有慢性肾脏病的临床症状、体征、实验室指标及影像学改变，包括原发性、继发性和遗传性肾脏疾病史，乏力、食欲减退、恶心呕吐、水肿、皮肤瘙痒以及贫血、高血压等症状和体征，血红蛋白水平降低、低钙血症、高磷血症、高钾血症、低钠/高钠血症、代谢性酸中毒及高 iPTH 血症等实验室检测异常，肾脏慢性病变的影像学征象。少数患者可症状不明显，但实验室指标和影像学改变符合终末期肾病的诊断。

■ eGFR＜15ml/（min·1.73m^2）是终末期肾病特征性改变，也是诊断终末期肾病的必要条件。但是，需要鉴别、并纠正引起 eGFR 降低的诱因（循环容量不足、肾后性梗阻、肾毒性药物等诱发急性肾损伤等）后，仍然 eGFR＜15ml/（min·1.73m^2）才可诊断终末期肾病。

■ eGFR＜15ml/（min·1.73m^2）是常规血液透析导入的必要条件，但不是决定性条件。应综合评估患者尿毒症症状，水、电解质、酸碱平衡紊乱，高血压，心力衰竭，继发性甲状旁腺功能亢进等并发症是否难以控制、是否影响患者生存后，再决定是否需要血液透析导入。

■ 医护人员应详细告知患者及其家属有关血液透析治疗的必要性和各种风险，患者及其家属签署知情同意后，才能进行血液透析治疗。并且，是否血液透析导入，患者及其家属具有最终决定权。

■ 自体动静脉内瘘成熟至少需要4周，最好等待8~12周后再开始穿刺。理想内瘘成熟的标志：①内瘘血流量＞600ml/min；②皮下可见静脉血管直径＞6mm；③血管处在皮下深度＜6mm；④可供穿刺血管60mm以上，血管边界清晰可见。对个别身材瘦小的患者，前三项也可以放宽到500ml/min，5mm和6mm。

■ 人造血管一般4~6周血清性水肿消退后开始穿刺使用；即穿型人工血管，术后次日即可穿刺使用；自体移植血管成熟时间6~8周，建议2~3个月后使用。

■ 带隧道带涤纶套中心静脉导管经检查确认位置合适后即可使用；但放置后立即使用时应注意减少血液透析治疗时抗凝剂的使用剂量。

（三）治疗方案的选择

根据《临床诊疗指南·肾脏病学分册》（中华医学会编著，人民卫生出版社，2011年）、《临床技术操作规范·肾脏病学分册》（中华医学会编著，人民军医出版社，2009年）、《血液净化标准操作规程》（陈香美主编，人民军医出版社，2010年）。

行常规血液透析治疗（ICD-9-CM-3：39.951）。

释义

■ 血液透析导入时建议选择低通量血液透析治疗，但心血管状态不稳定的患者，建议选择血液滤过治疗。

■ 血液透析治疗稳定后，依据患者预期寿命、并发症程度以及医疗机构透析用水的质量，选择血液透析、血液滤过或血液透析滤过治疗。

■ 对于无明显的营养不良（血清白蛋白＞40g/L）、非糖尿病以及贫血、骨矿物质代谢、心血管合并症较轻的患者，或者医疗机构不具备高通量透析条件（透析液细菌＜0.1CFU/ml且内毒素＜0.03EU/ml），可维持低通量血液透析治疗。

■ 对于预期寿命较长、合并营养不良（血清白蛋白＜40g/L）、肌肉量多且活跃或糖尿病患者，以及贫血、骨矿物质代谢、心血管合并症较重，对低通量透析反应不佳患者，透析导入稳定后可变更为高通量血液透析治疗。

■ 对于高龄、心血管状态不稳定或者营养不良、贫血、骨矿物质代谢、心血管合并症较重患者，可选择血液滤过或血液透析滤过治疗。

■ 依据患者是否合并活动性出血/高危出血风险以及血栓栓塞疾病及其风险，结合患者凝血状态评估结果及是否具有抗凝药物的使用禁忌，选择抗凝治疗方案。

■ 对于合并凝血活性亢进和/或血栓栓塞风险或疾病的患者：除外肝素类药物禁忌的患者，推荐使用普通肝素或低分子肝素进行抗凝治疗，其中脂代谢和骨代谢的异常程度较重的患者，选择低分子肝素；既往发生或合并肝素诱发血小板减少症或者抗凝血酶活性＜50%的患者，除外阿加曲班禁忌后，推荐选择阿加曲班进行抗凝治疗。

■ 对于伴有活动性出血或高危出血风险的患者：除外枸橼酸盐禁忌，首选局部枸橼酸盐抗凝治疗；存在枸橼酸盐禁忌且除外阿加曲班禁忌，选择阿加曲班抗凝治疗；同时存在枸橼酸盐或阿加曲班禁忌、且除外甲磺酸奈莫司他禁忌，选择甲磺酸奈莫司他抗凝治疗；同时存在枸橼酸盐、阿加曲班或甲磺酸奈莫司他禁忌，采用无抗凝药物进行血液透析治疗。

■ 给予患者低盐、优质蛋白、低磷、低嘌呤饮食。对于合并营养不良的患者，给予营养治疗（参见“七、终末期肾病常规血液透析导入治疗营养治疗规范”）。

■ 对于合并高血压的患者，依据患者干体重是否达标以及透析间期、透析前、透析过程中和透析后血压变化特点，并结合血液透析对降压药物代谢影响，选择合适的降压治疗方案。

■ 对于合并肾性贫血的患者，评估患者是存在脑卒中、心力衰竭、恶性肿瘤病史或活动性肿瘤及其风险，结合血红蛋白、铁代谢指标（血清铁蛋白、转铁蛋白饱和度等）水平，给予红细胞生成刺激剂（重组人红细胞生成素、达依泊汀α和持续性红细胞生成素受体激活剂）或者低氧诱导因子脯氨酰羟化酶抑制剂以及铁剂治疗。

■ 对于合并慢性肾脏病矿物质与骨异常的患者，依据血钙、血磷、血清iPTH、血清25羟维生素D水平及软组织与血管钙化评估结果，选择降磷药物、维生素D及其类似物及拟钙剂治疗。

■ 对于合并感染、心律失常、心力衰竭等患者，给予抗感染、抗心律失常及抗心力衰竭治疗。

（四）标准住院日为 7~14 天

释义

■ 进入本临床路径的患者总住院天数为7~14天。患者住院期间应完成血液透析导入及其急性并发症（失衡综合征、透析器反应等）控制，完成对患者及其家属的血管通路护理和保养、血液透析治疗必要性及其风险、血液透析治疗后饮食等生活方式以及血液透析相关治疗药物使用注意事项的宣教与培训，并针对营养不良、高血压、心律失常、心力衰竭以及贫血、慢性肾脏病矿物质与骨异常等并发症给予治疗。

（五）进入路径标准

1. 第一诊断必须符合 ICD-10：N18.001 终末期肾病疾病编码。
2. 当患者合并终末期肾脏病并发症的相关诊断且住院需要相关处理，但不影响第一诊断的临床路径流程实施时，可以进入路径。

释义

■ 进入本临床路径的患者需符合终末期肾病的诊断标准。

■ 患者可同时具有其他疾病诊断，如糖尿病、冠心病等；也可合并慢性肾脏病并发症，如营养不良、高血压、心律失常、心力衰竭、贫血、慢性肾脏病矿物质与骨异常等。针对合并疾病以及并发症，应给予积极治疗。但是，合并疾病与并发症不影响血液透析导入时，则可以进入本临床路径。

（六）透析治疗前准备（透析治疗前评估）2~5 天

1. 必需的检查项目：
（1）血常规+网织红细胞计数、尿常规、大便常规+隐血。
（2）肝肾功能、碱性磷酸酶、电解质、酸碱平衡、血糖、血脂、血型、凝血功能、传染性疾病筛查（乙型肝炎、丙型肝炎、HIV、梅毒等）、营养指标、铁代谢指标、iPTH。
（3）X 线胸片、心电图、泌尿系超声波检查、超声心动图。
2. 根据患者病情，必要时行动静脉内瘘或移植物动静脉内瘘的血管彩超、结核相关标志物、肺部 CT、腹部超声、BNP 检查。
3. 患者或者其监护人签署透析治疗知情同意书。

释义

■ 临床检验与检查是为了全面、系统评估患者病情，以决定治疗方案。

■ 血常规、尿常规、肾功能、电解质、酸碱平衡、营养指标、iPTH、BNP、泌尿系超声、心电图、超声心动图检查，是为了明确终末期肾病诊断及其并发症诊断与程度，并评估患者是否需要血液透析导入治疗。

■ 传染性疾病筛查用于评估患者是否合并血行性传染病，并决定血液透析分区，防治医源性感染。

■ 既往合并活动性结核或者合并消瘦、盗汗、咳嗽、咯血等呼吸道结核症状的患者，应检测结核相关标志物及 X 线胸片、肺部 CT 检查，明确患者是否合并传染性结核，决定患者进行血液透析的医疗机构。

■ 血小板（血常规）、大便常规+隐血、凝血功能及肝功能检测，是为了评估患者的凝血状态或是否存在活动性出血以及抗凝药物的使用禁忌，指导血液透析抗凝药物及其剂量选择。

■ 检测血糖、血脂、电解质、酸碱平衡及营养指标（血清白蛋白、前白蛋白、转铁蛋白等），是为了评估患者的营养状态；建议进行饮食评估、人体测量（体重指数、肱三头肌皮褶厚度、上臂肌围等）、主观综合性评估（主观综合营养评估、营养不良炎症评分）及人体成分分析等，指导确定营养治疗方案。

■ 血常规+网织红细胞计数与铁代谢指标（血清铁蛋白、转铁蛋白饱和度等）检测，是为了评估肾性贫血，指导红细胞生成刺激剂、低氧诱导因子脯氨酰羟化酶抑制剂及铁剂治疗。

■ 血钙与血磷（电解质）、血清 iPTH 检测，是为了评估患者慢性肾脏病矿物质与骨异常程度，建议检测血清 25 羟维生素 D 水平及软组织与血管钙化影像学检查，指导降磷药物、维生素 D 及其类似物及拟钙剂的选择与治疗。

■ 肝功能指标检测，是为了指导各种并发症治疗药物的选择与应用。

■ 根据对患者已经建立的血管通路评估（震颤、血管杂音及血液透析治疗时血流量等）结果，必要时动静脉内瘘或移植物动静脉内瘘的血管彩超检查，评估患者血管通路情况，指导血管通路的维护与血管通路并发症的处理。

■ 血液透析导入应获得患者或者其监护人签署的透析治疗知情同意书。医护人员应详细告知患者及其家属有关血液透析治疗的必要性和各种风险，是否血液透析导入，患者及其家属具有最终决定权。

（七）开始血液透析日为入院第 3~5 天（视病情决定）

1. 一般首次透析时间不超过 2~3 小时，以后根据病情逐渐延长每次透析时间，直至达到设定的要求（每周 2 次透析者 5.0~5.5 小时/次，每周 3 次透析者 4.0~4.5 小时/次；每周总治疗时间不低于 10 小时）。
2. 选择合适的透析器，诱导透析期间一般首次透析选用低通量、膜面积较小的透析器。
3. 首次透析时血流速度宜适当减慢，一般可设定为 150~200ml/min，以后可以根据病情进行个体化调整。

释义

■ 为预防失衡综合征、透析器反应等血液透析急性并发症的发生，血液透析导入初期采用低效有效模式。首次透析时使用低通量、膜面积较小的透析器，血流量设定为 150~200ml/min，透析时间不超过 2~3 小时。

■ 为保障血液透析疗效，血液透析导入初期采用高频次透析模式，每周透析次数 4~6 次；并逐渐延长每次血液透析时间，一般经过 3~5 次短时透析后，延长至每次透析 4 小时。

■ 经过3~5次血液透析后，依据患者病情、治疗需求及医疗机构透析用水质量，选择适合于患者的血液透析方案：治疗模式可选择低通量透析、高通量透析、血液滤过或血液透析滤过；依据患者体表面积和KT/V结果，选择透析器面积；透析时血流量延长至200~350ml/min，并个体化调整；每周2次透析者5.0~5.5小时/次，每周3次透析者4.0~4.5小时/次，每周总治疗时间不低于10小时。

（八）出院标准

1. 自体动静脉内瘘、移植物动静脉内瘘或带隧道和涤纶套的透析导管透析过程中使用顺利，无需继续住院诊治的手术并发症/合并症。
2. 指导患者学会血液透析开始后的自体动静脉内瘘、移植物动静脉内瘘或带隧道和涤纶套的透析导管的护理和保养。
3. 指导患者改变饮食为优质蛋白高蛋白饮食［每日蛋白摄入量：1.2g/（kg·d）］；指导患者控磷饮食。
4. 确定透析方案，出院后进行维持性血液透析。

释义

■ 进入本临床路径的患者符合以下标准可以出院：①完成血液透析导入，患者一般状态明显好转，生命体征稳定；②失衡综合征、透析器反应等血液透析急性并发症得到有效控制；③血管通路（自体动静脉内瘘、移植物动静脉内瘘或带隧道带涤纶套中心静脉导管）功能良好，无需要处理的并发症；④针对营养不良、高血压、心律失常、心力衰竭以及贫血、慢性肾脏病矿物质与骨异常等并发症给予治疗，并获得初步疗效。

■ 患者住院期间应完成对患者心理、饮食、运动等生活指导、血液透析相关治疗药物以及血管通路护理和保养的宣教与培训。患者及其家属应掌握血管通路观察方法、保养措施以及紧急情况下的处理原则；初步适应血液透析后的心理与生活方式的变化。

■ 患者出院时应初步确定透析治疗模式和透析治疗处方（抗凝方案、血流量、透析液流量、透析治疗时间、透析频率等），出院后继续透析治疗，并个体化调整。

■ 维持性血液透析患者易发生贫血、心律失常、钙磷代谢紊乱和肾性骨病等并发症，可根据患者情况进行相应治疗。

■ 贫血的纠正与患者的预后直接相关，应用促红细胞生成素，补充铁剂、叶酸、维生素B_{12}、左卡尼汀等对贫血改善有益。对于继发肉碱缺乏产生的心肌病、骨骼肌病、心律失常等，可适当补充左卡尼汀。

（九）变异及原因分析

1. 发生紧急血管通路并发症，需要进行相关的诊断和治疗。
2. 发生血液透析急性并发症，需要进行相关的诊断和治疗。
3. 伴有其他合并症时，需要进行相关的诊断和治疗。

释义

■ 变异是指进入临床路径的患者未能按路径流程完成医疗行为或未达到预期的医疗质量控制目标。包含以下情况：①按路径流程完成治疗，但超出了路径规定的时限或限定的费用；②不能按路径流程完成治疗，患者需要中途退出路径。

■ 进入本临床路径的患者，住院期间出现急性左心衰竭、顽固性心力衰竭、难以控制的严重心律失常、急性心脑血管并发症（急性心肌梗死、脑卒中等）、急性感染等，需要进一步住院治疗，则需要中止执行路径。

■ 进入本临床路径的患者，住院期间出现血管通路出血、栓塞、感染或失功，需要进一步血管造影、介入手术或重新建立血管通路者，则需要中止执行路径。

■ 进入本临床路径的患者，住院期间出现失衡综合征、透析中低血压、透析中高血压、心律失常、发热、肌肉痉挛、溶血等急性透析并发症，并且未能有效控制，需要进一步住院治疗，则需要中止执行路径。

■ 患者合并难以控制的高血压、严重贫血及严重继发性甲状旁腺功能亢进等，经治疗后效果不佳，需要进一步住院明确诊断与治疗，则需要中止执行路径。

五、终末期肾病常规血液透析导入治疗护理规范

1. 患者入院第 1 天：①向患者及其家属介绍住院环境、设施、人员、规章制度及注意事项等入院宣教；②建立护理病历；③协助患者完成沐浴、剪指（趾）甲、更换病号服等卫生处置；④执行医嘱等护理工作。

2. 患者血液透析导入前：①协助医师和患者完成各项检验和检查；②评估血管通路情况，建立护理计划，对患者及其家属进行血管通路护理和保养的宣教与培训，需要时进行血管通路的换药及抗凝剂封管（放置带隧道带涤纶套中心静脉导管的患者）；③对患者及其家属进行血液透析治疗必要性、注意事项以及血液透析相关感染、心血管事件等并发症发生风险的宣教，并给予心理护理；④对患者及其家属进行血液透析治疗后饮食、运动等生活方式以及相关治疗药物使用注意事项的宣教与培训；⑤执行医嘱。

3. 患者透析导入日：①透析治疗过程中，执行医生的透析处方及医嘱，评估血管通路，完成透析操作，处理各种透析机报警，监测生命体征，密切观察透析急性并发症的发生，并协助医生处理，完成透析治疗单记录；②透析治疗后密切观察患者病情变化，监测生命体征，特别是发生透析急性并发症的患者，并协助医师治疗；③评估血管通路，及时发现血管通路并发症，并协助医师进行处理；④对患者及其家属进行透析急性并发症、注意事项、应对方式的宣教，并给予心理护理；⑤执行医嘱。

4. 患者透析导入后至出院前：①透析治疗日护理工作同“3. 患者透析导入日”①~③；②协助医师和患者完成各项检验和检查；③继续对患者及其家属进行血管通路护理和保养的宣教与培训，需要时完成血管通路的换药及抗凝剂封管（放置带隧道带涤纶套中心静脉导管的患者）；④继续对患者及其家属进行血液透析治疗后饮食与运动等生活方式、相关治疗药物以及生活中注意事项的宣教与培训；⑤继续对患者及其家属进行心理护理；⑥执行医嘱。

5. 患者出院日：①完成出院宣教，包括血液透析日程安排、服药方法频率、血压自我监测、饮食指导、日常生活注意事项及血液透析治疗日注意事项等；②建立患者及其家属联系方式；③指导患者及其家属关于血管通路监测、保养及突发事件处理方法等；④指导办理出院手续。

六、终末期肾病常规血液透析导入治疗营养治疗规范

1. 血液透析患者营养治疗目的是预防和纠正营养不良和蛋白质-能量消耗，从而改善矿物质与骨代谢异常、微炎症状态、高血压、感染等并发症，减少心血管事件风险，降低患者全因和心血管死亡率。

2. 血液透析患者需要全面评估患者的营养状况，包括检测血糖、血脂、电解质、酸碱平衡及营养指标（血清白蛋白、前白蛋白、转铁蛋白等），并建议进行饮食评估、人体测量（体重指数、肱三头肌皮褶厚度、上臂肌围等）、主观综合性评估（主观综合营养评估、营养不良炎症评分）及人体成分分析等。

3. 血液透析患者应综合患者年龄、生理需求及原发疾病等因素，在充分评估患者营养状况的基础上，制订包括能量、蛋白质、脂肪、碳水化合物、维生素及水电解质等个体化的营养治疗方案，并通过定期监测进行调整。

4. 充足能量摄入是血液透析患者营养治疗基础，应依据患者年龄、性别、体力活动水平、身体成分、目标体重、并发疾病和炎症水平等，制定个体化热量平衡计划。能量摄入量一般为35kcal/（kg·d）；60岁以上、活动量较小、营养状况良好（血清白蛋白>40g/L，SGA评分A级）患者可减少至30~35kcal/（kg·d）。

5. 血液透析患者蛋白质摄入量一般为1.0~1.2g/（kg·d），其中高生物价蛋白质>50%，必要时可补充复方α-酮酸制剂0.12g/（kg·d）。

6. 血液透析患者每日脂肪供能比25%~35%，其中饱和脂肪酸不超过10%，反式脂肪酸不超过1%。可适当提高n-3多不饱和脂肪酸和单不饱和脂肪酸摄入量。

7. 血液透析患者一般膳食钠盐<5g/d；无尿患者钾摄入量<2000mg/d，尿量>1500ml/d，可适当放宽控；磷摄入量600~1000mg/d，合并高磷血症患者<800mg/d；元素钙摄入量<1500mg/d（包含各种药物中的元素钙）。

8. 血液透析患者应适当补充多种水溶性维生素和必需微量元素。合并维生素D不足或缺乏的患者，应补充普通维生素D；补充适量的维生素C、维生素B_6以及叶酸，其中维生素C的推荐摄入量为男性90mg/d，女性75mg/d，不推荐合并高同型半胱氨酸的血液透析患者常规补充叶酸。

9. 血液透析患者若单纯饮食指导不能达到上述日常膳食推荐摄入量，可给予口服营养补充剂；必要时选用低磷、低钾、高能量密度的营养补充剂管饲喂食或肠外营养。

七、终末期肾病常规血液透析导入治疗患者健康宣教

1. 充分理解血液透析治疗的必要性及其带来的风险，保持良好心理状态。

2. 在医生、护士指导下，按照上述营养治疗规范合理膳食，避免暴饮暴食；特别是控制好食盐摄入，合并透析前低钠血症时控制水摄入。

3. 适当运动，并力所能及地参加家务劳动及社会工作。

4. 做好血管通路的日常保养：

（1）以自体动静脉内瘘或移植物静脉内瘘作为血管通路的患者：①保持个人卫生，衣袖宽松防止动静脉内瘘受压，避免血管通路侧肢体负重以及睡眠时受压；②每日检查动静脉内瘘处皮肤有无红、肿、热、痛，有无异常搏动，并触诊震颤、听诊杂音情况；③发现动静脉内瘘异常情况及时向血液透析室（中心）的医护人员汇报，并到医院就诊；④每次血液透析前用肥皂水清洗动静脉内瘘处皮肤，透析后穿刺点敷料应第2日撤除，避免穿刺点沾水（洗澡时以防水贴保护）。

（2）以带隧道带涤纶套中心静脉导管作为血管通路的患者：①注意局部卫生，保持导管周围的皮肤清洁；②避免导管受压及扭曲；③每日观察导管局部敷料有无出血及渗出，发现异常情况及时向血液透析室（中心）的医护人员汇报，并到医院就诊。

5. 血液透析日早餐/午餐应吃好，透析治疗期间不进食正餐；呼吸道传染病疫情期间不聚会、不聚餐，建议乘坐私家车或个人交通工具往返医院；进入血液透析室（中心）后应遵守医院各项规章制度，配合医护人员完成透析治疗；透析结束回到家中后应注意身体状况，发现异常情况及时向血液透析室（中心）的医护人员汇报，并到医院就诊。
6. 合并高血压的患者，建议家中自行监测血压；呼吸道传染病疫情期间每日测量体温；监测每日体重，控制体重增加< 1kg/d。
7. 按照医生医嘱，定期完成血液透析治疗相关的各种检验和检查，按时服药。

八、推荐表单

（一）医师表单

终末期肾病常规血液透析导入治疗临床路径医师表单

适用对象：第一诊断为终末期肾脏病（ICD-10：N18.001）
　　　　　行常规血液透析治疗（ICD-9-CM-3：39.951）

患者姓名：	性别：　　年龄：　　门诊号：	住院号：
住院日期：　　年　月　日	**出院日期：**　　年　月　日	**标准住院日：7~14 天**

时间	住院第 1 天	住院第 2~4 天
主要诊疗工作	□ 询问病史及体格检查 □ 完成首次病程记录书写 □ 向患者及其家属或委托人告知病情	□ 完成住院病历书写 □ 上级医师查房 □ 完成必要的相关科室会诊 □ 评估患者营养状态（建议） □ 向患者及家属告知血液透析治疗必要性及其相关风险以及注意事项 □ 患者及其家属签署知情同意书
重点医嘱	**长期医嘱：** □ 肾脏病护理常规 □ 二级护理 □ 低盐、优质低蛋白、低磷、低嘌呤饮食 □ 依据病情选择降压药、降磷药、维生素 D 及其类似物、拟钙剂、红细胞生成刺激剂、低氧诱导因子脯氨酰羟化酶抑制剂及铁剂等慢性肾脏病并发症治疗用药 □ 血管通路状态评估与护理 **临时医嘱：** □ 血常规、尿常规、粪常规+粪隐血 □ 血液生化 □ 血型、凝血功能、感染性疾病筛查、铁代谢、iPTH 及 25 羟维生素 D（建议） □ 胸片、心电图、超声心动图 □ 动静脉内瘘、移植物血管或中心静脉导管超声检查（必要时） □ 建议血管钙化评估	**长期医嘱：** □ 肾脏病护理常规 □ 二级护理 □ 低盐、优质低蛋白、低磷、低嘌呤饮食 □ 依据检验结果，调整慢性肾脏病并发症用药 □ 血管通路状态评估与护理 **临时医嘱：** □ 血管通路换药与抗凝药物封管（必要时）等
主要护理工作	□ 入院宣教 □ 完成护理病历书写 □ 协助患者个人卫生处理 □ 执行医嘱	□ 协助医师和患者完成各项检验与检查 □ 评估血管通路情况，建立护理计划 □ 协助医师进行血管通路的换药以及抗凝剂封管（必要时） □ 对患者及其家属进行血管通路护理和保养的宣教与培训 □ 对患者及其家属进行血液透析治疗必要性、注意事项以及其风险的宣教

续 表

时间	住院第 1 天	住院第 2~4 天
主要护理工作		□ 对患者及其家属进行血液透析治疗后饮食、运动等生活方式以及相关治疗药物使用注意事项的宣教与培训 □ 心理护理 □ 执行医嘱
病情变异记录	□ 无 □ 有，原因： 1. 2.	□ 无 □ 有，原因： 1. 2.
医师签名		

时间	住院第 3~5 天（透析导入日）	住院第 6~14 天
主要诊疗工作	□ 评估血管通路功能，必要时给予处理 □ 上级医师查房，确定患者血液透析导入处方 □ 血液透析导入，必要时处理血液透析急性并发症 □ 血液透析治疗后的急性并发症治疗（需要时）	□ 上级医师查房，确定血液透析频率及处方 □ 评估血管通路功能，必要时给予处理 □ 血液透析治疗后的急性并发症治疗（需要时） □ 各种并发症相关指标的复检
重点医嘱	**长期医嘱：** □ 肾脏病护理常规 □ 二级护理 □ 低盐、优质高蛋白、低磷、低嘌呤饮食 □ 慢性肾脏病并发症治疗用药 □ 血管通路状态评估与护理 **临时医嘱：** □ 血液透析急性并发症相关检验与检查（必要时） □ 血液透析急性并发症治疗用药（必要时）等	**长期医嘱：** □ 肾脏病护理常规 □ 二级护理 □ 低盐、优质高蛋白、低磷、低嘌呤饮食 □ 慢性肾脏病并发症治疗用药 □ 血液透析急性并发症（必要时）治疗用药 □ 血管通路状态评估与护理 **临时医嘱：** □ 血管通路换药与抗凝药物封管（必要时） □ 血常规、血液生化、凝血检验等
主要护理工作	□ 执行医师的透析处方及医嘱，完成透析操作 □ 观察患者病情变化，监测生命体征 □ 观察血管通路并发症，并协助医师进行处理 □ 对患者及其家属进行透析急性并发症、注意事项、应对方式的宣教，并给予心理护理 □ 执行医嘱	□ 透析治疗日同透析导入日 □ 协助完成各项检验和检查 □ 协助医师血管通路的换药及抗凝剂封管（必要时） □ 对患者及其家属进行血管通路护理和保养的宣教与培训 □ 对患者及其家属进行血液透析治疗后饮食与运动等生活方式、相关治疗药物以及生活中注意事项的宣教与培训 □ 心理护理 □ 执行医嘱
病情变异记录	□ 无　□ 有，原因： 1. 2.	□ 无　□ 有，原因： 1. 2.
医师签名		

时间	住院第 7~14 天（出院日）
主要诊疗工作	□ 上级医师查房，确定出院后血液透析治疗频次及处方 □ 上级医师查房，确定慢性肾脏病并发症治疗方案 □ 上级医师查房，评估透析急性并发症情况，明确是否达到出院标准 □ 完成出院体检 □ 完成出院记录、病案首页、出院证明书等 □ 向患者告知出院后血液透析治疗方案及注意事项
重点医嘱	**出院医嘱：** □ 出院带药 □ 门诊继续血液透析治疗
主要护理工作	□ 完成出院宣教，包括服药方法、频率、血压自我监测、饮食指导、日常生活注意事项等 □ 建立患者及其家属联系方式 □ 指导患者及其家属关于血管通路监测、保养及突发事件处理方法等 □ 告知患者及其家属出院后血液透析日程安排及注意事项等 □ 指导办理出院手续
病情变异记录	□ 无 □ 有，原因： 1. 2.
医师签名	

（二）护士表单

终末期肾病常规血液透析导入治疗临床路径护士表单

适用对象：第一诊断为终末期肾脏病（ICD-10：N18.001）

行常规血液透析治疗（ICD-9-CM-3：39.951）

患者姓名：	性别：　年龄：　门诊号：	住院号：
住院日期：　年　月　日	出院日期：　年　月　日	标准住院日：7~14 天

时间	住院第 1 天	住院第 2~5 天
健康宣教	□ 入院宣教 □ 介绍环境设施 □ 介绍住院规章制度及注意事项 □ 介绍主管医师、护士	□ 宣教疾病知识、用药知识及特殊检查操作过程 □ 血管通路护理和保养宣教与培训 □ 血液透析治疗必要性、注意事项以及其风险的宣教 □ 血液透析治疗后饮食、运动等生活方式以及相关治疗药物使用注意事项的宣教与培训
护理处置	□ 核对患者，佩戴腕带 □ 完成护理病历 □ 卫生处置：沐浴、剪指（趾）甲、更换病号服	□ 协助医师和患者完成各项检验和检查 □ 协助医师血管通路的换药及抗凝剂封管（必要时）
基础护理	□ 二级护理 □ 早晚间护理 □ 患者安全管理	□ 二级护理 □ 早晚间护理 □ 患者安全管理
专科护理	□ 护理查体 □ 评估记录生命体征、意识精神状态 □ 评估水肿及皮疹、皮损等情况 □ 评估血管通路情况 □ 需要时，填写跌倒和压疮防范表 □ 心理护理 □ 需要时，留家属陪伴	□ 同入院第 1 天 □ 评估血管通路情况，建立护理计划
重点医嘱	□ 详见医嘱执行单	□ 详见医嘱执行单
病情变异记录	□ 无　□ 有，原因： 1. 2.	□ 无　□ 有，原因： 1. 2.
护士签名		

时间	住院第 3~5 天（透析导入日）	住院第 6~14 天
健康宣教	□ 血液透析前后注意事项宣教 □ 透析急性并发症、注意事项、应对方式宣教 □ 血液透析后血管通路的观察与保养宣教 □ 给予患者和家属心理支持	□ 血管通路护理和保养的宣教与培训 □ 血液透析治疗后饮食与运动等生活方式、相关治疗药物以及生活中注意事项的宣教与培训
护理处置	□ 执行医师的透析处方及医嘱，完成透析操作 □ 协助医师进行处理血管通路并发症（必要时） □ 协助医师和患者完成检验与检查 □ 协助医师治疗透析急性并发症	□ 透析治疗日执行医生的透析处方及医嘱，完成透析操作 □ 协助医生血管通路的换药及抗凝剂封管（必要时） □ 协助医师和患者完成检验与检查 □ 协助医师治疗透析急性并发症
基础护理	□ 二级护理 □ 早晚间护理 □ 患者安全管理	□ 二级护理 □ 早晚间护理 □ 患者安全管理
专科护理	□ 同入院第 1 天 □ 监测生命体征 □ 观察患者病情变化及不适主诉 □ 观察血管通路并发症	□ 同入院第 1 天 □ 透析治疗日同透析导入日
重点医嘱	□ 详见医嘱执行单	□ 详见医嘱执行单
病情变异记录	□ 无 □ 有，原因： 1. 2.	□ 无 □ 有，原因： 1. 2.
护士签名		

时间	住院第 7~14 天（出院日）
健康宣教	□ 出院宣教，包括服药方法、频率、血压自我监测、饮食指导、日常生活注意事项等 □ 出院后血管通路监测、保养及突发事件处理方法等宣教 □ 出院后血液透析日程安排及注意事项等宣教
护理处置	□ 办理出院手续，整理护理病历 □ 书写出院护理病历
基础护理	□ 二级护理 □ 早晚间护理 □ 患者安全管理
专科护理	□ 完成出院护理体检，重点评估患者生命体征等 □ 建立患者及其家属联系方式
重点医嘱	□ 指导患者及其家属办理出院手续
病情变异记录	□ 无　□ 有，原因： 1. 2.
护士签名	

（三）患者表单

终末期肾病常规血液透析导入治疗临床路径患者表单

适用对象：第一诊断为终末期肾脏病（ICD-10：N18.001）
行常规血液透析治疗（ICD-9-CM-3：39.951）

患者姓名：	性别：　年龄：　门诊号：	住院号：
住院日期：　年　月　日	**出院日期：**　年　月　日	**标准住院日：7~14 天**

时间	住院第 1 天	住院第 2~5 天
医患配合	□ 配合医生询问病史、收集病例资料，请务必详细告知身体不适、病情变化、既往病史、用药史、过敏史等 □ 配合进行体格检查 □ 签署各种必要的知情同意书 □ 出现任何新的身体不适告知医师	□ 配合完成采血、留尿、心电图、X 线胸片等相关检验与检查 □ 配合用药及治疗 □ 配合医师评估营养状态 □ 医师向患者及家属介绍病情 □ 医师向患者及家属告知血液透析治疗必要性及其相关风险以及注意事项 □ 签署血液透析知情同意书 □ 出现任何新的身体不适告知医师
护患配合	□ 配合护士护理体检 □ 配合完成入院护理评估单 □ 接受入院宣教 □ 出现任何新的身体不适告知护士	□ 配合护士护理体检 □ 配合完成护理病历记录 □ 接受相关化验检查宣教，正确留取血液和尿液标本 □ 接受输液、服药治疗 □ 接受疾病及用药相关知识指导 □ 接受血液透析治疗必要性、注意事项以及其风险的宣教 □ 接受血液透析治疗后饮食、运动等生活方式以及相关治疗药物使用注意事项的宣教与培训 □ 接受血管通路护理和保养宣教与培训 □ 注意活动安全，避免坠床或跌倒； □ 配合执行探视及陪伴 □出现任何新的身体不适告知护士
饮食	□ 低盐、优质高蛋白、低磷、低嘌呤饮食 □ 合并低钠血症时控制水分摄入	□ 同入院第 1 天
排泄	□ 正常排尿便 □ 记录出入液量	□ 同入院第 1 天
活动	□ 适当活动	□ 同入院第 1 天

时间	住院第 3~5 天（透析导入日）	住院第 6~14 天
医患配合	□ 遵守医院血液透析室规章制度，配合血液透析治疗 □ 配合完成相关检验与检查 □ 透析治疗后观察血管通路变化 □ 出现任何身体不适告知医师	□ 血液透析治疗同透析导入日 □ 配合完成相关检验与检查 □ 透析治疗后观察血管通路变化 □ 配合医师共同制订长期血液透析治疗方案 □ 出现任何身体不适告知医师
护患配合	□ 配合护士护理体检 □ 配合完成护理病历记录 □ 配合相关检验与检查 □ 接受输液、服药治疗 □ 接受血液透析前后注意事项宣教 □ 接受血液透析后血管通路的观察与保养宣教 □ 接受透析急性并发症、注意事项、应对方式宣教 □ 出现任何身体不适告知护士	□ 配合护士护理体检 □ 配合完成护理病历记录 □ 血液透析治疗日同透析导入日 □ 配合相关检验与检查 □ 接受输液、服药治疗 □ 接受血管通路护理和保养的宣教与培训 □ 接受血液透析治疗后饮食与运动等生活方式、相关治疗药物以及生活中注意事项的宣教与培训 □ 出现任何身体不适告知护士
饮食	□ 低盐、优质高蛋白、低磷、低嘌呤饮食	□ 同透析导入日 □ 合并低钠血症时控制水分摄入
排泄	□ 正常排尿便 □ 记录出入液量	□ 正常排尿便 □ 记录出入液量
活动	□ 适当活动	□ 适当活动

时间	住院第 7~14 天（出院日）
医患配合	□ 配合医师完成出院体检 □ 接受出院后医疗指导 □ 知晓出院后血液透析治疗日程安排以及血液透析注意事项 □ 获取出院诊断书
护患配合	□ 配合护士完成护理体检 □ 接受出院宣教 □ 接受出院后血管通路监测、保养及突发事件处理方法等宣教 □ 接受出院后血液透析日程安排及注意事项等宣教 □ 办理出院手续 □ 获取出院带药，知晓服药方法、作用、注意事项 □ 知晓复印病历的方法
饮食	□ 低盐、优质高蛋白、低磷、低嘌呤饮食 □ 合并低钠血症时控制水分摄入
排泄	□ 正常排尿便 □ 记录出入液量
活动	□ 适当活动

附：原表单（2019 年版）

终末期肾脏病常规血液透析导入治疗临床路径表单

适用对象：第一诊断为终末期肾脏病（ICD-10：N18.001）
行常规血液透析治疗（ICD-9-CM-3：39.951）

患者姓名：	性别：　　年龄：　　门诊号：	住院号：
住院日期：　　年　月　日	**出院日期：**　　年　月　日	**标准住院日：7~14 天**

时间	住院第 1 天	住院第 2~5 天
主要诊疗工作	□ 询问病史及体格检查 □ 完成病历书写 □ 向患者及其家属或委托人交代病情	□ 上级医师查房 □ 完成必要的相关科室会诊 □ 完成病程书写 □ 签署血液透析知情同意书 □ 向患者及家属交代血液透析注意事项 □ 评估合并症及并发症
重点医嘱	**长期医嘱：** □ 肾脏病护理常规 □ 二级护理 □ 低盐、优质低蛋白、低磷、低嘌呤饮食 □ 患者既往的基础用药 □ 自体动静脉内瘘或移植物动静脉内瘘侧血管保护及封管医嘱 **临时医嘱：** □ 血常规+网织红细胞计数、尿常规、便常规+隐血 □ 肝肾功能、营养指标、电解质、血糖、血脂、血型、凝血功能、BNP、感染性疾病筛查（包括乙型肝炎、丙型肝炎、HIV、梅毒等）、铁代谢、iPTH □ X 线胸片、泌尿系统超声、心电图、超声心动图 □ 自体动静脉内瘘或移植物动静脉内瘘彩超、肺部 CT、结核相关标志物、腹部超声检测（必要时）	**长期医嘱：** □ 肾脏病护理常规 □ 二级护理 □ 低盐、优质低蛋白、低磷、低嘌呤饮食 □ 患者既往基础用药 □ 自体动静脉内瘘或移植物动静脉内瘘侧血管保护及封管医嘱 **临时医嘱：** □ 其他特殊医嘱
主要护理工作	□ 介绍病房环境、设施和设备 □ 入院护理评估	□ 针对自体动静脉内瘘、移植物动静脉内瘘或带隧道和涤纶套的透析导管的保养和护理进行宣教 □ 透析患者饮食及生活方式教育
病情变异记录	□ 无　□ 有，原因： 1. 2.	□ 无　□ 有，原因： 1. 2.
护士签名		
医师签名		

时间	住院第 6~9 天	住院第 7~14 天 （出院日）
主要诊疗工作	□ 开始血液透析 □ 上级医师查房，确定患者诱导透析及维持性血液透析方案 □ 完成病历书写	□ 上级医师查房，进行血管通路评估，确定有无并发症；评估透析情况，确定有无急性并发症，评估血压、贫血和 CKD-MBD 等控制情况，调整治疗方案；明确是否出院 □ 完成出院记录、病案首页、出院证明书等 □ 向患者交代出院后的注意事项 □ 向患者交代维持性血液透析治疗方案
重点医嘱	**长期医嘱：** □ 肾脏病护理常规 □ 二级护理 □ 低盐、优质高蛋白、低磷、低嘌呤饮食 □ 自体动静脉内瘘或移植物动静脉内瘘侧血管保护 □ 患者既往的基础用药 **临时医嘱：** □ 其他特殊医嘱	**出院医嘱：** □ 出院带药 □ 门诊随诊
主要护理工作	□ 观察患者病情变化及心理情绪变化 □ 针对血液透析开始后的自体动静脉内瘘、移植物动静脉内瘘或带隧道和涤纶套的透析导管的保养和护理进行进一步的宣教 □ 针对血液透析的急性并发症进行宣教	□ 指导患者办理出院手续
病情变异记录	□ 无 □ 有，原因： 1. 2.	□ 无 □ 有，原因： 1. 2.
护士签名		
医师签名		

第二十章

慢性肾脏病贫血临床路径释义

一、慢性肾脏病贫血编码

1. 原编码

疾病名称及编码：慢性肾脏病贫血（ICD-10：N18↑D63.8*）

2. 修改编码

疾病名称及编码：慢性肾脏病5期贫血（ICD-10：N18.002†D63.8*）

慢性肾脏病贫血（ICD-10：N18.810†D63.8*）

二、临床路径检索方法

（N18.002†/ N18.810†）伴 D63.8*

三、国家医疗保障疾病诊断相关分组（CHS-DRG）

MDCL　肾脏及泌尿系统疾病及功能障碍

LS1　肾炎及肾病

LR1　肾功能不全

LL1　肾透析

四、慢性肾脏病贫血临床路径标准住院流程

（一）适用对象

第一诊断为慢性肾脏病贫血（ICD-10：N18↑D63.8*）。

释义

■ 本临床路径针对由于各种慢性肾脏病引起贫血并发症的诊断、确定治疗方案及初步治疗。

（二）诊断依据

根据《临床诊疗指南·肾脏病学分册》（中华医学会肾脏病学分会编著）、《临床技术操作规范·肾脏病学分册》（中华医学会肾脏病学分会编著）、《肾性贫血诊断与治疗中国专家共识》和《慢性肾脏病诊治指南》（2006年美国K/DOQI工作组）。

1. 有慢性肾脏病史。

2. 实验室检查：成人男性血红蛋白小于130g/L，成年非妊娠女性小于120g/L，成年妊娠女性小于110g/L。

3. 排除失血性、营养不良性、溶血性、再生障碍性贫血及其他非慢性肾脏病贫血。

释义

■根据《中国肾性贫血诊治临床实践指南》（中华医学杂志，2021 年，中国医师协会肾脏内科医师分会肾性贫血指南工作组编著）和国家卫生健康委“十三五”全国高等学校规划教材《内科学》（人民卫生出版社，2018 年，第 9 版，葛均波、徐永健、王辰主编）。

■该诊断标准主要参考 WHO 推荐（https：//www. who. int/nutrition/publications/en/ida_ assessment_ prevention_ control. pdf），年龄＞15 岁的 CKD 贫血诊断标准，排除其他原因引起的贫血。

■诊断时应考虑患者年龄、种族、居住地的海拔高度对 Hb 的影响。居住海平面地区的成年人，男性 Hb＜130g/L，非妊娠女性 Hb＜120g/L，妊娠女性 Hb＜110g/L，可诊断贫血。排除失血性、营养不良性、溶血性、血液系统疾病导致贫血及其他非慢性肾脏病贫血。

（三）治疗方案的选择

根据《临床诊疗指南·肾脏病学分册》（中华医学会肾脏病学分会编著）、《临床技术操作规范·肾脏病学分册》（中华医学会肾脏病学分会编著）和《慢性贫血诊断与治疗中国专家共识》。

1. 增加铁储备：可选用口服或静脉铁剂增加铁储备，血液透析患者优先选择静脉使用铁剂，非透析患者或腹膜透析患者，可以静脉或口服使用铁剂。静脉铁剂补充剂量根据患者转铁蛋白饱和度（TSAT）和血清铁蛋白水平，若患者 TSAT＜20%和/或血清铁蛋白＜100ng/ml，需静脉补铁 100~125 毫克/周，若患者 TSAT＜20%，血清铁蛋白≥100ng/ml，则每周一次静脉补铁 25~125mg。

2. 使用促红细胞生成素：根据治疗初期患者的实际情况，一般采用 100~150U/（kg·w）的剂量，每周 1~3 次皮下或静脉注射。

释义

■根据《中国肾性贫血诊治临床实践指南》（中华医学杂志，2021 年）和国家卫生健康委“十三五”全国高等学校规划教材（人民卫生出版社，2018 年，第 9 版）。

■肾性贫血治疗的 Hb 靶目标为 Hb≥110g/L，但不超过 130g/L。

■铁剂治疗：铁代谢指标的靶目标为血清铁蛋白（SF）＞100 μg/L 且转铁蛋白饱和度（TSAT）＞20%。应维持 SF 200~500μg/L，TSAT 20%~50%。可选用口服或静脉铁剂增加铁储备，血液透析患者优先选择静脉使用铁剂，非透析患者或腹膜透析患者，可以静脉或口服使用铁剂。静脉铁剂补充剂量根据患者转铁蛋白饱和度（TSAT）和血清铁蛋白水平，若患者 TSAT＜20%和/或血清铁蛋白＜100ng/ml，需静脉补铁 100~125 毫克/周，若患者 TSAT＜20%，血清铁蛋白≥100ng/ml，则每周一次静脉补铁 25~125mg。

■ 非透析患者及腹膜透析患者可先口服途径补铁或根据铁缺乏状态应用静脉铁剂治疗。血液透析患者由于透析管路或透析器中的残留血液以及血液采样等血液丢失较多、具有血管通路优势，应优先选择静脉途径补铁，因为口服铁剂往往难以达到足够的铁储备。

■ 给予初始剂量静脉铁剂治疗时，在输注60分钟内，应对患者进行监护，需配有抢救设备及药物。由受过专业培训的医护人员对其严重不良反应进行评估。有全身活动性感染时，禁用静脉铁剂治疗。

■ 促红细胞生成素治疗：纠正绝对铁缺乏后 Hb＜100g/L 的患者，给予促红细胞生成素治疗。

■ 接受促红细胞生成素治疗过程中，应权衡纠正贫血相关症状带来的利与弊，以及可能导致的合并风险（如高血压、血栓栓塞发生卒中、血管通路功能不良等）；应处理好各种导致贫血的可逆性因素（包括铁缺乏和炎性状态等）。既往有恶性肿瘤等病史的慢性肾脏病患者应慎用促红细胞生成素。

■ 初始促红细胞生成素治疗的目标是血红蛋白每月增加10~20g/L，应尽量避免1个月内血红蛋白增幅超过20 g/L。

■ 应根据患者的血红蛋白水平、血红蛋白变化速度、目前促红细胞生成素的使用剂量以及临床情况等多种因素调整用药剂量。推荐在促红细胞生成素治疗4周后再调整剂量，促红细胞生成素剂量调整的最小间隔时间为2周。

■ 出现以下情况可考虑输血治疗：已出现贫血相关症状及体征的严重贫血者，如急性失血致血流动力学不稳定者；伴慢性失血且对促红细胞生成素不敏感患者。慢性贫血治疗时，如病情允许的情况下应尽量避免输注红细胞，以减少发生输血反应的风险。适合器官移植的患者，在病情允许的情况下应避免输注红细胞，以减少发生同种致敏的风险。

（四）标准住院日为7~10天

释义

■ 住院期间主要完成肾性贫血的诊断、评估、制订治疗方案。

（五）进入路径标准

1. 第一诊断必须符合ICD-10：N18.002↑D63.8* 慢性肾脏病贫血疾病编码。
2. 当患者同时具有其他疾病诊断时，但住院期间不需要特殊处理，也不影响第一诊断的临床路径流程实施时，可以进入路径。

释义

■ 第一诊断必须符合慢性肾脏病5期贫血（ICD-10：N18.002†D63.8＊）、慢性肾脏病贫血（ICD-10：N18.810†D63.8＊）编码。

（六）住院期间检查项目

1. 必需的检查项目

（1）血常规、尿常规、大便常规和隐血。

（2）肝肾功能、eGFR、白蛋白、碱性磷酸酶、电解质、血糖、血脂、血型、凝血功能、感染性疾病筛查（乙型肝炎、丙型肝炎、HIV、梅毒等）、CRP、铁代谢指标（血清铁、总铁结合力、转铁蛋白饱和度、血清铁蛋白）、叶酸、维生素 B_{12}、iPTH。

（3）胸片、心电图、超声心动图。

2. 根据患者情况可选择的检查项目

（1）网织红细胞、骨髓细胞学检查。

（2）肿瘤标志物检查。

（3）复查血常规及铁代谢指标等。

（4）腹部超声检查。

释义

■ 贫血诊断是复杂的临床问题，只有系统规范地检查和评估，才能进行正确诊断。

■ 需要检测 Hb、红细胞比容（Hct），红细胞指标［红细胞计数、平均红细胞体积（MCV）、平均红细胞 Hb 量（MCH）、平均红细胞 Hb 浓度（MCHC）以及网织红细胞计数］。

■ 铁储备和铁利用指标：血清铁蛋白浓度、转铁蛋白饱和度、网织红细胞血红蛋白含量。血清铁蛋白用来评价体内储存铁的情况；血清转铁蛋白饱和度或网织红细胞血红蛋白含量，是铁缺乏筛查和诊断的早期指标，用于评价生成红细胞的铁的充分性。

■ 若发现临床表现不符合肾性贫血，如三系降低、大细胞性贫血、网织红细胞异常增生，应考虑造血干细胞增殖分化障碍、巨幼红细胞贫血、溶血等其他疾病引起的贫血。可结合实验室检查进一步明确贫血原因，如维生素 B_{12}、叶酸检测、骨髓病理检查等。透析患者需检测透析充分性指标。

■ 患者应常规进行粪便潜血检测，必要时行胃肠镜检查，明确是否存在消化道出血；对女性患者应注意是否存在妇科疾病引起的出血；特别要注意没有明显临床症状与体征的隐匿性出血性疾病。

（七）住院后 7~10 天（工作日）

制订随访频度、随访时的检查计划和治疗计划等。

释义

■ 接受稳定促红细胞生成素治疗的慢性肾脏病患者，每 3 个月至少监测铁状态 1 次；未接受 ESA 治疗的 CKD 3~5 期非透析患者，每 3 个月监测铁状态 1 次，出现贫血时应首先进行铁状态的评价；未接受促红细胞生成素治疗的维持性血液透析患者，应每 3 个月监测铁状态 1 次。

■ 以下情况需增加铁状态的监测频率，以决定是否开始、继续或停止铁剂治疗：开始促红细胞生成素治疗时；调整促红细胞生成素剂量时；有出血存在时；静脉铁剂治疗后监测疗效时；有其他导致铁状态改变的情况，如合并感染未控制时。

■ 促红细胞生成素初始治疗期间应每月至少监测血红蛋白水平 1 次；维持治疗期间，CKD3~5 期未接受透析和 CKD5 期接受腹膜透析治疗的患者，至少每 3 个月测量血红蛋白 1 次；CKD5 期接受血液透析的患者至少每月测量血红蛋白 1 次。

（八）治疗方案与药物选择

1. 纠正原发病因和可逆因素，预防贫血加重。
2. 根据病情，积极纠正贫血，改善合并存在的失血、溶血、感染、心力衰竭等。

释义

■ 肾性贫血治疗涉及促红细胞生成素、铁剂、营养状态以及透析充分性等多方面。

■ 纠正原发病因和可逆因素，包括营养状态、炎症、继发性甲状旁腺功能亢进、药物、透析充分性等，积极纠正贫血。

■ 口服铁剂剂量为 150~200 mg/d（元素铁），治疗 1~3 个月后再次评价铁状态。静脉铁剂治疗：初始治疗阶段剂量：每月 800~1000mg，1 次或多次静脉滴注。若 SF＜500μg/L 和 TAST＜30%，可重复治疗 1 个疗程。维持治疗阶段：每 1~2 周 100mg，原则上 SF＞500 μg/L 应暂停治疗。

■ 慢性肾脏病贫血患者中常常存在一定程度的铁缺乏，铁缺乏是导致促红细胞生成素治疗反应差的主要原因。有些患者给予充足的铁补充，不仅可以改善贫血，还可减少促红细胞生成素的使用剂量，甚至在未使用促红细胞生成素的情况下也能改善贫血。但是，铁剂补充过量可导致铁超载，导致死亡、心血管事件、住院或感染风险增加。非透析和腹膜透析患者优先选择口服补铁治疗，如多糖铁复合物等；血液透析患者优先选择静脉铁剂治疗，如蔗糖铁等铁剂。

■ 促红细胞生成素治疗的目的是补充慢性肾脏病患者的绝对或相对 EPO 不足。慢性肾脏病患者的贫血病因多样，只有排除其他贫血原因后诊断为肾性贫血的慢性肾脏病患者，纠正绝对铁缺乏之后如果 Hb＜100g/L，才适用促红细胞生成素治疗。

■ 根据慢性肾脏病患者 Hb 水平和临床情况决定促红细胞生成素初始治疗剂量，促红细胞生成素一般采用每周 50~150U/kg 的剂量，每周 1~3 次皮下或静脉注射。初始促红细胞生成素治疗的目标是血红蛋白每月增加 10~20g/L，应避免 4 周内血红蛋白增幅超过 20g/L。增幅超过 20g/L，应减少 ESAs 剂量的 25%。在治疗效果和安全性一致的条件下，可选用长效重组人红细胞生成素减少注射次数，提高患者依从性。

■ 根据患者的血红蛋白水平、血红蛋白变化速度、目前促红细胞生成素的使用剂量以及临床情况等多种因素调整用药剂量。推荐在促红细胞生成素治疗 4 周后再调整剂量，促红细胞生成素剂量调整的最小间隔时间为 2 周。

（九）出院标准

1. 不需要继续住院诊治的并发症或合并症。
2. 让患者理解慢性肾脏病贫血的持续治疗过程，定期门诊随访。

释义

■ 门诊随访期间，已经达标的血红蛋白值，如果超过或低于理想范围，需要进行剂量调整。调整促红细胞生成素剂量的频率，应该根据起始治疗期间血红蛋白的上升速度、维持治疗期间血红蛋白的稳定性情况以及监测频率来决定。

■ 当需要下调血红蛋白水平时，应减少促红细胞生成素剂量，但没必要停止给药。停止给予促红细胞生成素，尤其是长时间停药，可能导致血红蛋白持续降低，使血红蛋白降低到目标范围以下。

（十）变异及原因分析

1. 其他原因引起的贫血，不符合典型的肾性贫血，不进入本路径。
2. 新出现的手术并发症或合并症，需要进行相关的诊断和治疗。

五、慢性肾脏病贫血临床路径给药方案

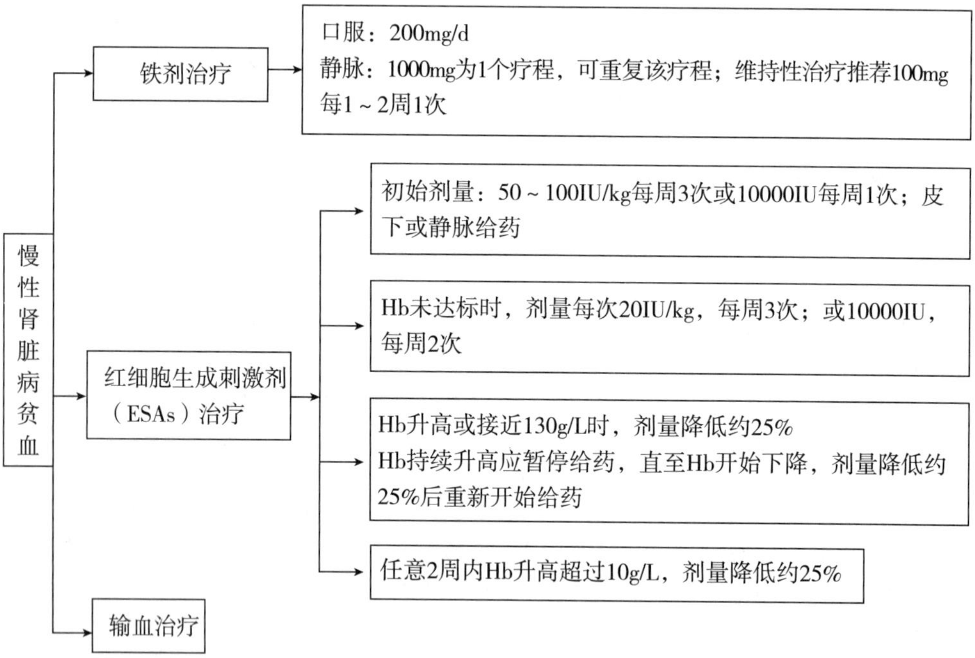

（一）用药选择

1. 慢性肾脏病贫血患者中常常存在一定程度的铁缺乏，铁缺乏是导致红细胞生成刺激剂（ESA）治疗反应差的主要原因。给予充足的铁补充，不仅可以改善贫血，还可减少 ESA 的使用剂量，甚至在未使用 ESA 的情况下也能改善贫血。非透析患者及腹膜透析患者可先口服途径补铁，或根据铁缺乏状态应用静脉铁剂治疗；血液透析患者应优先选择静脉途径补铁。

2. 出现以下情况可考虑输血治疗：已出现贫血相关症状及体征的严重贫血者，如急性失血致血流动力学不稳定者；对于处理和治疗病因疾病后仍存在 ESAs 低反应性的患者，建议采用个体化方案进行治疗，并评估 Hb 下降、继续 ESAs 治疗和输血治疗的风险。慢性贫血治疗时，病情允许的情况下应尽量避免输注红细胞，减少输血反应的风险。适合器官移植的患者，在病情允许的情况下应避免输注红细胞，以减少发生同种致敏的风险。

（二）药学提示

ESA 治疗时，接受血液透析治疗的患者，建议采用静脉或皮下注射方式给药；与等效的静脉给药相比，皮下注射可以降低药物用量。非透析患者和腹膜透析患者建议采用皮下注射途径给药。

（三）注意事项

铁剂治疗注意事项：①给予初始剂量静脉铁剂治疗时，输注 60 分钟内应对患者进行监护，需配有复苏设备及药物，有受过专业培训的医护人员对其严重不良反应进行评估；②有全身活动性感染时，禁用静脉铁剂治疗。

六、慢性肾脏病贫血护理规范

1. 静脉铁剂可有轻微输液反应，表现为皮肤潮红、轻度胸部不适、头晕、恶心、瘙痒等。

2. 静脉铁剂治疗可能发生超敏反应风险。因此，静脉输注铁剂前应常规评估患者是否存在高危因素。首次给予静脉铁剂治疗时，应对患者进行监护，需配有抢救设备及药物。

3. 静脉铁剂外渗可导致局部皮肤反应：铁剂渗漏可引起局部组织疼痛、炎症反应、局部褐色变，通常不需要特殊处理。严重时发生坏死，需要外科干预。

4. 个别患者应用 rHuEPO 1~2 小时后，可出现肌痛、骨骼疼痛、低热、出汗等症状，可持续 12 小时，2 周后可自行消失。

七、慢性肾脏病贫血营养治疗规范

1. 口服铁剂应餐后服用，以减轻对胃肠道刺激作用。

2. 避免与影响铁剂吸收的食物或饮料同时服用，包括富含鞣酸的茶叶，含钙、磷丰富的食物如牛奶、花生仁等。

八、慢性肾脏病贫血患者健康宣教

1. 改善贫血可以避免输血，减少心血管事件发生，改善认知功能和提高生活质量。

2. 治疗期间应密切监测高血压、血栓栓塞性疾病、肿瘤及心脑血管等并发症发生与变化。

3. 口服铁剂避免与降低胃液酸度的药物同时服用，降低口服铁剂的吸收，包括碳酸氢钠、氢氧化铝等碱性药物，以及抑制胃酸分泌的质子泵抑制剂和 H_2 受体阻断剂类药物。

4. 某些抗菌药物和中成药可以与铁剂发生化学反应，形成难以吸收或溶解度降低的复合物而影响口服铁剂疗效。

5. 大多数促红细胞生成素建议 2~8 ℃保存，不允许冷链中断。

九、推荐表单

（一）医师表单

慢性肾脏病贫血临床路径医师表单

适用对象：第一诊断为慢性肾脏病5期贫血（ICD-10：N18.002†D63.8*）、慢性肾脏病贫血（ICD-10：N18.810†D63.8*）

患者姓名：	性别： 年龄： 门诊号：	住院号：
住院日期： 年 月 日	**出院日期：** 年 月 日	**标准住院日：7~10天**

时间	住院第1天	住院第2~5天
主要诊疗工作	□ 询问病史及体格检查 □ 完成病历书写 □ 上级医师查房 □ 向患者及其家属或委托人交代病情	□ 上级医师查房 □ 完成必要的相关科室会诊和重要的相关检查 □ 完成病历书写 □ 向患者及家属交代引起贫血的主要原因和初步诊治计划
重点医嘱	**长期医嘱：** □ 肾脏病护理常规 □ 二级护理 □ 低盐、优质低蛋白、低磷、低嘌呤饮食 □ 患者既往的基础用药 **临时医嘱：** □ 血常规、尿常规、大便常规 □ 肝肾功能、eGFR、白蛋白、碱性磷酸酶、电解质、血糖、血脂、血型、凝血功能、传染性疾病筛查、CRP、iPTH、铁代谢指标、叶酸、维生素 B_{12} □ 胸片、心电图、超声心动图 □ 网织红细胞、骨髓细胞学检查、肿瘤标志物检查（必要时）	**长期医嘱：** □ 肾脏病护理常规 □ 二级护理 □ 低盐、优质低蛋白、低磷、低嘌呤饮食 □ 患者既往基础用药 □ 口服或静脉铁剂 □ 促红细胞生成素 **临时医嘱：** □ 其他特殊医嘱
主要护理工作	□ 介绍病房环境、设施和设备 □ 入院护理评估	□ 慢性肾脏病贫血相关内容的健康宣教
病情变异记录	□ 无 □ 有，原因： 1. 2.	□ 无 □ 有，原因： 1. 2.
医师签名		

时间	住院第 6~9 天	住院第 7~10 天 （出院日）
主要诊疗工作	□ 上级医师查房 □ 完成病历记录 □ 综合分析检查结果，决定治疗方案或下一步检查计划	□ 完成病历记录 □ 向患者及家属交代病情及门诊随访注意事项 □ 办理出院手续
重点医嘱	**长期医嘱：** □ 肾脏病护理常规 □ 二级护理 □ 低盐、优质低蛋白、低磷、低嘌呤饮食 □ 患者既往基础用药 □ 口服或静脉铁剂 □ 促红细胞生成素 **临时医嘱：** □ 其他特殊医嘱	**长期医嘱：** □ 出院带药 □ 随访化验单 □ 门诊随诊 **临时医嘱：** □ 其他特殊医嘱
主要护理工作	□ 观察患者病情变化 □ 心理与生活护理	□ 观察患者病情变化 □ 教育患者出院后应和医护人员保持密切联系
病情变异记录	□ 无 □ 有，原因： 1. 2.	□ 无　□ 有，原因： 1. 2.
医师签名		

（二）护士表单

慢性肾脏病贫血临床路径护士表单

适用对象：第一诊断为慢性肾脏病5期贫血（ICD-10：N18.002†D63.8*）、慢性肾脏病贫血（ICD-10：N18.810†D63.8*）

患者姓名：	性别：　　年龄：　　门诊号：	住院号：
住院日期：　　年　月　日	出院日期：　　年　月　日	标准住院日：7~10天

时间	住院第1天	住院第2~5天
健康宣教	□ 介绍主管医师、护士 □ 介绍环境、设施 □ 介绍住院注意事项 □ 向患者介绍相应的治疗性饮食	□ 主管护士与患者沟通，了解并指导心理应对 □ 慢性肾脏病贫血相关内容的健康宣教
护理处置	□ 核对患者，佩戴腕带 □ 建立入院护理病历 □ 入院护理评估	□ 协助医师完成各项检查化验 □ 观察用药反应
基础护理	□ 一/二级护理 □ 口腔护理 □ 晨晚间护理 □ 患者安全管理	□ 一/二级护理 □ 口腔护理 □ 晨晚间护理 □ 患者安全管理
重点医嘱	□ 详见医嘱执行单	□ 详见医嘱执行单
病情变异记录	□ 无　□ 有，原因： 1. 2.	□ 无　□ 有，原因： 1. 2.
护士签名		

时间	住院第 6~9 天	住院第 7~10 天 （出院日）
健康宣教	□ 观察患者病情变化 □ 心理与生活护理	□ 出院宣教 □ 复查时间 □ 服药方法频率 □ 用药自我观察方法 □ 活动注意事项 □ 饮食指导 □ 指导办理出院手续 □ 教育患者出院后应和医护人员保持密切联系
护理处置	□ 观察用药反应	□ 办理出院手续，整理护理病历 □ 书写出院手续
基础护理	□ 一/二级护理 □ 口腔护理 □ 晨晚间护理 □ 患者安全管理	□ 一/二级护理 □ 口腔护理 □ 晨晚间护理 □ 患者安全管理
重点医嘱	□ 详见医嘱执行单	□ 详见医嘱执行单
病情变异记录	□ 无 □ 有，原因： 1. 2.	□ 无　□ 有，原因： 1. 2.
护士签名		

（三）患者表单

慢性肾脏病贫血临床路径患者表单

适用对象：第一诊断为慢性肾脏病5期贫血（ICD-10：N18.002†D63.8*）、慢性肾脏病贫血（ICD-10：N18.810†D63.8*）

患者姓名：	性别：　年龄：　门诊号：	住院号：
住院日期：　年　月　日	**出院日期：**　年　月　日	**标准住院日：7~10天**

时间	入院当日	住院期间（第2~9天）	住院第7~10天（出院日）
医患配合	□ 配合询问病史、收集资料，请务必详细告知既往史、用药史、过敏史 □ 配合进行体格检查 □ 签署各种必要的知情同意书 □ 有任何不适告知医师	□ 配合完善相关检查、化验，如采血、留尿、心电图、X线胸片等 □ 医师向患者及家属介绍病情 □ 配合用药及治疗 □ 配合医师调整用药	□ 接受出院前指导 □ 知道复查程序 □ 获取出院诊断书
护患配合	□ 配合测量体温、脉搏、呼吸、血压、血氧饱和度、体重 □ 配合完成入院护理评估单（简单询问病史、过敏史、用药史） □ 接受入院宣教（环境介绍、病室规定、订餐制度、贵重物品保管等） □ 有任何不适告知护士	□ 配合测量体温、脉搏、呼吸，询问每日排便情况 □ 接受相关化验检查宣教，正确留取标本，配合检查 □ 有任何不适告知护士 □ 接受输液、服药治疗 □ 注意活动安全，避免坠床或跌倒 □ 配合执行探视及陪伴 □ 接受疾病及用药等相关知识指导	□ 接受出院宣教 □ 办理出院手续 □ 获取出院带药 □ 知晓服药方法、作用、注意事项 □ 知道复印病历方法
饮食	□ 优质低蛋白饮食	□ 优质低蛋白饮食	□ 优质低蛋白饮食
排泄	□ 正常排尿便 □ 记录出入液量	□ 正常排尿便 □ 记录出入液量	□ 正常排尿便 □ 记录出入液量
活动	□ 卧床休息	□ 卧床休息	□ 卧床休息

附：原表单（2016年版）

慢性肾脏病贫血临床路径表单

适用对象：第一诊断为慢性肾脏病贫血（ICD-10：N18.002↑D63.8*）

患者姓名：	性别： 年龄： 门诊号：	住院号：
住院日期： 年 月 日	**出院日期：** 年 月 日	**标准住院日：7~10天**

时间	住院第1天	住院第2~5天
主要诊疗工作	□ 询问病史及体格检查 □ 完成病历书写 □ 上级医师查房 □ 向患者及其家属或委托人交代病情	□ 上级医师查房 □ 完成必要的相关科室会诊和重要的相关检查 □ 完成病历书写 □ 向患者及家属交代引起贫血的主要原因和初步诊治计划
重点医嘱	**长期医嘱：** □ 肾脏病护理常规 □ 二级护理 □ 低盐、优质低蛋白、低磷、低嘌呤饮食 □ 患者既往的基础用药 **临时医嘱：** □ 血常规、尿常规、大便常规 □ 肝肾功能、碱性磷酸酶、电解质、血糖、血脂、血型、凝血功能、传染性疾病筛查、CRP、iPTH、铁代谢指标、叶酸、维生素 B_{12} □ 胸片、心电图、超声心动图 □ 网织红细胞、骨髓细胞学检查、肿瘤标志物检查（必要时）	**长期医嘱：** □ 肾脏病护理常规 □ 二级护理 □ 低盐、优质低蛋白、低磷、低嘌呤饮食 □ 患者既往基础用药 □ 口服或静脉铁剂 □ 促红细胞生成素 **临时医嘱：** □ 其他特殊医嘱
主要护理工作	□ 介绍病房环境、设施和设备 □ 入院护理评估	□ 慢性肾脏病贫血相关内容的健康宣教
病情变异记录	□ 无 □ 有，原因： 1. 2.	□ 无 □ 有，原因： 1. 2.
护士签名		
医师签名		

时间	住院第 6~9 天	住院第 7~10 天 （出院日）
主要诊疗工作	□ 上级医师查房 □ 完成病历记录 □ 综合分析检查结果，决定治疗方案或下一步检查计划	□ 完成病历记录 □ 向患者及家属交代病情及门诊随访注意事项 □ 办理出院手续
重点医嘱	**长期医嘱：** □ 肾脏病护理常规 □ 二级护理 □ 低盐、优质低蛋白、低磷、低嘌呤饮食 □ 患者既往基础用药 □ 口服或静脉铁剂 □ 促红细胞生成素 **临时医嘱：** □ 其他特殊医嘱	**长期医嘱：** □ 出院带药 □ 随访化验单 □ 门诊随诊 **临时医嘱：** □ 其他特殊医嘱
主要护理工作	□ 观察患者病情变化 □ 心理与生活护理	□ 观察患者病情变化 □ 教育患者出院后应和医护人员保持密切联系
病情变异记录	□ 无 □ 有，原因： 1. 2.	□ 无 □ 有，原因： 1. 2.
护士签名		
医师签名		

第二十一章

慢性肾脏病肾性骨病活性维生素D使用临床路径释义

一、慢性肾脏病肾性骨病编码

1. 原编码

疾病名称及编码：慢性肾脏病肾性骨病（ICD-10：N25.002+M90.8*）

2. 修改编码

疾病名称及编码：慢性肾脏病肾性骨病（ICD-10：N25.0）

二、临床路径检索方法

N25.0

三、国家医疗保障疾病诊断相关分组（CHS-DRG）

MDCL　肾脏及泌尿系统疾病及功能障碍

LL1　肾透析

LR1　肾功能不全

四、慢性肾脏病肾性骨病临床路径标准住院流程

（一）适用对象

第一诊断为慢性肾脏病肾性骨病（ICD-10：N25.002+M90.8*）。

（二）诊断依据

根据《临床诊疗指南·肾脏病学分册》（中华医学会肾脏病学分会编著）、《临床技术操作规范·肾脏病学分册》（中华医学会肾脏病学分会编著）、《慢性肾脏病诊治指南》（2009年美国K/DOQI工作组）和《中国慢性肾脏病矿物质和骨异常诊治指南》（2019年）。

1. 慢性肾脏病3期至5期患者（包括透析和移植患者）。

2. 慢性肾脏病时的矿物质和骨代谢紊乱引起全身（系统性）疾病，具有下列一个或一个以上表现：

（1）生化检查异常：钙、磷、PTH或维生素D代谢异常。

（2）骨组织形态学异常。

（3）骨以外的广泛钙化。

释义

■ 根据《临床诊疗指南·肾脏病学分册》（中华医学会肾脏病学分会编著）、《临床技术操作规范·肾脏病学分册》（中华医学会肾脏病学分会编著）、《慢性肾脏病诊治指南》（2009年美国K/DOQI工作组）和《中国慢性肾脏病矿物质和骨异常诊治指南》（2019年国家肾脏疾病临床医学研究中心编写）。

■ 肾性骨病为 CKD-MBD 的重要组成部分。CKD-MBD 生化检查异常是诊断慢性肾脏病肾性骨病的初步依据，患者常表现为血钙磷、PTH 及 25（OH）D 水平改变。其中，25（OH）D 水平对判断抗体维生素 D 状态及制订肾性骨病诊疗方案有重要意义。骨组织形态学异常即肾性骨病，主要包括转运异常、矿化异常、骨量异常，临床表现为骨痛、骨折、骨畸形、身高变矮等，评估方法为骨骼 X 线、骨特异性碱性磷酸酶和骨源性胶原代谢转化标志物等，有条件单位进行骨活检。根据骨活检结果，肾性骨病可分为高转运骨病、低转运骨病、混合性骨病等，各型治疗原则有重要差别。本章活性维生素 D 的使用主要涉及高转运骨病及混合性骨病患者。慢性肾脏病患者可以进行骨密度检查以评估骨折风险。骨以外的广泛钙化包括血管钙化、心瓣膜钙化和软组织钙化等，是慢性肾脏病肾性骨病的一个主要组成部分，也是慢性肾脏病患者心血管疾病高发生率和高死亡率的高风险因素，应予足够重视。《活性维生素 D 在慢性肾脏病继发性甲旁亢中合理应用的专家共识（修订版）》（活性维生素 D 的合理应用专家协作组，2005 年）、《中国慢性肾脏病矿物质和骨异常诊治指南》(2019 年)。

（三）治疗方案的选择

根据《临床诊疗指南·肾脏病学分册》（中华医学会肾脏病学分会编著）、《临床技术操作规范·肾脏病学分册》（中华医学会肾脏病学分会编著）。

1. 纠正血钙血磷：指导患者低磷饮食，每日磷摄入量 0.8~1.0g。低血钙的患者可选用碳酸钙口服；高血磷的患者可选用碳酸钙、醋酸钙或其他磷结合剂餐中嚼服；将血钙和血磷控制或尽量控制在正常范围内，避免出现高血钙。

2. 纠正维生素 D 缺乏状态：通过检测 25（OH）D 水平，明确是否存在维生素 D 缺乏，对于后者，应补充营养性维生素 D，这是肾性骨病治疗的基础。

3. 使用活性维生素 D：在控制钙磷、纠正维生素 D 缺乏的前提下，根据患者的实际情况，轻、中度继发性甲状旁腺功能亢进的患者，活性维生素 D 的起始剂量 0.25~0.5μg/d；中、重度继发性甲状旁腺功能亢进的患者可采用口服冲击疗法，提高治疗的有效性，减少高血钙和高血磷的发生。根据 iPTH 的不同水平，国内专家共识建议的起始口服剂量为：

（1）iPTH300~500pg/ml，每次 1~2μg，每周 2 次。

（2）iPTH500~1000pg/ml，每次 2~4μg，每周 2 次。

（3）iPTH＞1000pg/ml，每次 4~6μg，每周 2 次。

血液透析患者可于透析结束时静脉用药，效果更佳，依从性较好，疗效相当。但需要注意，过高剂量的活性维生素 D 可促进高钙高磷血症及血管钙化进展，应密切监测血钙磷水平，必要时减量或停药。目前大多学者建议活性维生素 D 最大剂量不超过每周 7~8μg。

释义

■ 高磷血症是慢性肾脏病肾性骨病的中心环节。高磷血症增加透析患者心血管死亡风险。降低血磷的方法主要包括低磷饮食、服用磷结合剂和肾替代治疗。降低每日磷摄入量应在保证营养的前提下进行，加强低磷饮食健康教育对控制磷摄入量有重要意义。含钙的磷结合剂常用于纠正高磷血症，但在伴有高钙血症、iPTH 降低或明显血管钙化的患者中应慎用。多项研究已证实，高钙血症与死亡率存在明确的相关性。综上，应将血钙和血磷控制或尽量控制在正常范围内，避免出现高血钙。

■ 继发性甲状旁腺功能亢进甲状旁腺功能亢进是慢性肾脏病肾性骨病患者的主要病因之一，积极纠正继发性甲状旁腺功能亢进是肾性骨病的主要治疗手段。补充外源性 1，25（OH）$_2$D（活性维生素 D）或 1（OH）D（可在体内转化为活性维生素 D）可有效治疗继发性甲状旁腺功能亢进及肾性骨病。需要注意，由于活性维生素 D 可升高血钙、血磷水平，并有加重血管钙化的潜在风险，因此治疗前应尽量纠正高磷、高钙血症，并从小量开始使用。在明显血管钙化患者中应慎用。

■ 在纠正可干预因素后，如 iPTH 水平仍进行性升高或持续高于正常上限，可使用活性维生素 D 或其类似物。轻、中度继发性甲状旁腺功能亢进患者活性维生素 D 起始剂量为 0.25~0.5μg/d，治疗中应监测血钙磷，达标后酌情缓慢减量。中、重度继发性甲状旁腺功能亢进可间断口服冲击治疗，以提高疗效并减少高钙和高磷血症的发生。冲击治疗时间不宜过长。对于透析患者，建议维持 iPTH 水平在正常值上限 2~9 倍。应根据血清钙、磷、iPTH 和血管钙化等变化调整活性维生素 D 及其类似物的剂量。当伴有高钙、高磷或 iPTH 水平小于正常值上限 2 倍时，这些药物须减量或停用。最好在夜间睡前服药，以减少高钙血症发生。静脉大剂量间歇疗法（透析后弹丸式注射）不经过肝脏代谢，生物利用度高，而高钙血症发生率低，特别适用于血液透析患者。当活性维生素 D 及其类似物无效时，可使用拟钙剂或行甲状旁腺切除、射频消融等手术治疗。

■ 由于近期关于活性维生素 D 及其类似物的 RCT 研究在改善临床结局方面并未得出有效的结论，并可能增加钙负荷，因此 2016 年 KDIGO 更新指南对原治疗方案做出了一些修订，不建议成人 CKD3a~5 期非透析患者常规使用活性维生素 D 及其类似物，但对于合并严重的、进行性甲状旁腺功能亢进的 CKD4~5 期患者，可使用活性维生素 D 及其类似物。

■ 使用活性维生素 D：在控制钙磷的前提下，合理使用活性维生素 D。CKD G3a~G5 期未接受透析的成年患者，不建议常规使用活性维生素 D 及其类似物。伴严重、进行性甲状旁腺功能亢进的 CKD G4~G5 期患者，可使用活性维生素 D 及其类似物。儿童患者可考虑使用活性维生素 D 及其类似物，以维持患儿血钙水平在相应年龄的正常范围。CKD G5D 期需要降低 PTH 的患者，建议使用活性维生素 D 及其类似物、拟钙剂，三者均可作为一线治疗药物。如单独使用疗效欠佳，且无联用的禁忌证，活性维生素 D 或其类似物可与拟钙剂联合治疗。

（四）标准住院日为 7~10 天

释义

■ 慢性肾脏病肾性骨病患者入院后，第 1~2 天行血钙磷、iPTH 及其他生化检查，第 1~3 天行血管及软组织钙化（侧位腹 X 线平片、冠状动脉螺旋 CT 等）、心瓣膜钙化（超声心动图）检查，必要时可选择甲状旁腺超声、骨活检、骨密度检查。其后开始药物治疗，主要观察临床症状的缓解情况和有无药物副作用，总住院时间 7~10 天符合本路径要求。

（五）进入路径标准

1. 第一诊断必须符合 ICD-10：N25.002+M90.8* 慢性肾脏病肾性骨病疾病编码。
2. 当患者同时具有其他疾病诊断时，但住院期间不需要特殊处理，也不影响第一诊断的临床路径流程实施时，可以进入路径。

释义

■ 进入本路径的患者为第一诊断为慢性肾脏病肾性骨病，需除外骨折、钙化防御、急性冠状动脉综合征等肾性骨病并发症或合并症。

■ 入院后常规检查发现有除慢性肾脏病外的其他基础疾病，如高血压、冠状动脉粥样硬化性心脏病、糖尿病、肝损害、痛风等，经系统评估后对慢性肾脏病肾性骨病诊断治疗无特殊影响者，可进入路径。但可能增加医疗费用，延长住院时间。

（六）住院期间检查项目

1. 必须检查的项目
（1）血常规、尿常规、便常规+隐血。
（2）肝肾功能、碱性磷酸酶、电解质、血糖、血脂、血型、凝血功能、感染性疾病筛查（乙型肝炎、丙型肝炎、HIV、梅毒等）、CRP、铁代谢指标（血清铁、总铁结合力、转铁蛋白饱和度、血清铁蛋白）、iPTH、25（OH）D。
（3）胸片、心电图、超声心动图。
2. 根据患者情况可选择的检查项目
（1）甲状旁腺超声。
（2）侧位腹平片，冠脉 CT。
（3）骨骼 X 线。
（4）骨活检。
（5）复查血钙、血磷和甲状旁腺激素等。

释义

■ 血常规、尿常规、便常规+隐血是最基本的三大常规检查，进入路径的患者均需完成。便潜血试验和血红蛋白检测可以进一步了解患者贫血情况及有无急性或慢性失血；肝肾功能、碱性磷酸酶、电解质、血糖、凝血功能、X 线胸片、心电图、超声心动图可评估基础疾病，以及是否影响住院时间、费用及其治疗预后；CRP、铁代谢指标（血清铁、总铁结合力、转铁蛋白饱和度、血清铁蛋白）、血型、感染性疾病筛查用于进一步评估贫血状态、炎症、输血前准备和透析前准备。血 iPTH、25（OH）D 改变是确诊慢性肾脏病肾性骨病的重要依据，有条件的医疗单位均应进行此项检查，没有条件的医疗单位应抽血样后送检到上级医疗单位或第三方检查。

■ 严重患者应行甲状旁腺超声检查。侧位腹平片、冠脉 CT 可了解腹主动脉及冠脉钙化负荷，骨骼 X 线可明确骨质疏松、骨骼畸形、骨折及其他骨质改变。在不能明确病因的骨折、持续性骨痛、不明原因的高钙血症或低磷血症、可能的铝中毒及使用双膦酸盐治疗前，应行骨活检。另外，为明确治疗效果，应复查血钙、血磷和 iPTH 等。

（七）住院后7~10天（工作日）

制订随访频度、随访时的检查计划和治疗计划等。

释义

■ 对于肾性骨病患者，住院时间约7~10天。出院时，需要制订随访、治疗计划。对于慢性肾脏病3期患者，建议每隔6~12个月检测血清钙、磷、碱性磷酸酶；根据iPTH基线水平和慢性肾脏病进展情况决定iPTH的检查间隔时间；对于慢性肾脏病4期患者，建议每隔3~6个月检测血清钙、磷；每隔6~12个月检测iPTH、碱性磷酸酶水平；对于慢性肾脏病5期及5D期患者，建议每隔1~3个月检测血清钙、磷；每隔3~6个月检测iPTH水平，每隔6~12个月检测碱性磷酸酶水平。如iPTH水平升高，则可增加检测频率。对于慢性肾脏病3~5D期患者：建议检测25（OH）D水平，并根据基线水平和治疗干预措施决定重复检查的频率。另外，对于已经接受活性维生素D或其类似物治疗的患者，建议合理增加检测频率，以监测病情变化趋势、疗效及药物的不良反应，及时调整治疗方案。

（八）治疗方案与药物选择

1. 纠正原发病因和可逆因素，预防肾性骨病加重。
2. 根据病情，积极纠正血钙、血磷和甲状旁腺激素代谢异常，改善合并存在的瘙痒、骨痛、恶心、呕吐等。

释义

■ 慢性肾脏病的进展是导致肾性骨病发展的根本原因。高磷饮食等不合理的饮食结构可加重肾性骨病进展，而过量钙剂及活性维生素D摄入是使肾性骨病恶化的常见医源性因素。合并使用糖皮质激素及其他影响骨代谢的药物可使原有的肾性骨病病情更加复杂。

■ 骨活检结果对于慢性肾脏病肾性骨病治疗方案的选择有重要意义。在无骨活检条件时，须参考患者血钙磷、PTH或维生素D等生化检查，必要时结合骨骼X线、骨特异性碱性磷酸酶和骨胶原代谢转化标志物等检查结果，综合判断其骨代谢状态。骨高转运状态常与PTH过度分泌、活性维生素D不足等因素有关，需要限磷、补充营养性维生素D和/或骨化三醇及其类似物，必要时应用拟钙剂或甲状旁腺手术治疗。另外，选择药物时须参考骨外钙化情况，防止钙负荷过重加速骨外钙化发展。相反，骨低转运状态常与高钙、大量活性维生素D、糖尿病、拟钙剂、尿毒症毒素及铝中毒等因素对骨代谢的过度抑制有关，选择治疗方案及药物时应以减轻以上不利因素影响为主。

■ 维生素D缺乏与PTH增高及低钙血症相关。营养性维生素D可促进肠道钙吸收，纠正维生素D缺乏或不足并抑制PTH合成，从而治疗继发性甲旁亢。如PTH水平仍持续上升，则应考虑改用活性维生素D及其类似物。

■ 活性维生素D及其类似物的使用：包括静脉和口服制剂。对于CKD5D患者，在目标值范围内PTH明显上升趋势者，应小剂量使用（如：0.25~0.5μg/d）；CKD5D患者PTH超过目标值上限并持续上升者，可间断使用较大剂量（如：每次2~4μg，每周2次）。但过高剂量可能引起血磷和血钙增加，应增加血钙磷监测的频率。

■ 活性维生素D冲击疗法：对于重度继发性甲状旁腺功能亢进的患者，可采用冲击疗法（如：每次4~6μg，每周2次；或每次3~4μg，每周3次）以提高治疗的有效性。但这种疗法不但促进高钙高磷的发生，也可促进血管钙化进展，有学者建议最大剂量不超过每周7~8μg，根据KDOQI监测建议，应每15天~30天监测1次血钙磷水平，如出现高钙或高磷血症，建议减量或停用。

■ 应积极纠正血钙、血磷和甲状旁腺激素的紊乱，并改善合并存在的瘙痒、骨痛、恶心、呕吐等症状。对于慢性肾脏病3~5期患者，建议将血清磷维持在正常范围（0.87~1.45 mmol/L），而在慢性肾脏病5D期患者，建议尽量将血清磷水平维持在正常范围。对于慢性肾脏病3~5D期患者，建议血清校正钙维持在正常范围（2.10~2.50mmol/L）。应限制每日磷的摄入（800~1000mg/d），尽量选择磷吸收率低及磷/蛋白质比值低的食物，并限制含有大量含磷添加剂的摄入。对于血液透析患者，建议使用1.25~1.50mmol/L钙离子浓度的透析液，而对于腹膜透析患者，则建议使用钙离子浓度为1.25mmol/L的腹透液。增加透析频率和透析时间有助于清除血磷。

■ 如限制饮食磷摄入和充分透析仍不能有效控制血磷，而血钙水平正常或降低，则建议使用含钙磷结合剂，且每日元素钙总量一般不应超过2000mg。但如高钙血症持续存在或反复发生，或合并明显动脉钙化、无动力性骨病、iPTH持续低于推荐水平，则建议使用不含钙的磷结合剂。

（九）出院标准

1. 不需要继续住院诊治的并发症或合并症。
2. 让患者理解慢性肾脏病肾性骨病的持续治疗过程，定期门诊随访。

释义

■ 患者出院前应完成所有必需检查的项目，且开始药物治疗，观察临床症状是否减轻或消失，有无明显药物相关不良反应。

（十）变异及原因分析

1. 其他原因引起的血钙、血磷和甲状旁腺激素代谢异常，不符合典型的肾性骨病，不进入本路径。
2. 新出现的手术并发症或合并症，需要进行相关的诊断和治疗。

释义

■ 非慢性肾脏病所致的血钙、血磷和甲状旁腺激素代谢异常，或者虽然存在慢性肾脏病和钙磷代谢的异常，但后者并非直接由前者导致，均不符合肾性骨病的诊断，因此不进入本路径。

■ 入院后诊疗期间新出现的慢性肾脏病并发症或合并症，需要进行相关的诊断和治疗。

■ 因患者方面的主观原因导致执行路径出现变异，需医师在表单中予以说明。

五、慢性肾脏病肾性骨病活性维生素D给药方案

（一）用药选择

参考2005年《活性维生素D在慢性肾脏病继发性甲旁亢中的合理应用专家共识（修订版）》及2019年《中国慢性肾脏病矿物质和骨异常诊治指南》，给药方法如下。

1. 小剂量疗法：适用于轻度继发性甲状旁腺功能亢进或中重度继发性甲状旁腺功能亢进维持治疗阶段。予活性维生素D 0.25μg，每日1次，口服。如iPTH降低至目标范围，可减少原剂量的25%～50%，并根据iPTH水平不断调整，直至最小剂量维持。如iPTH未明显下降，则增加原剂量的50%，如4～8周后iPTH仍未下降或达目标范围，可试用大剂量冲击疗法。

2. 大剂量冲击疗法：主要适用于中、重度继发性甲状旁腺功能亢进患者的短期治疗。用法见上文"治疗方案的选择"内容。待iPTH降至目标范围后，可将剂量减少25%～50%，并根据iPTH水平不断调整，最终选择最小剂量间断或持续给药。

3. 应用活性维生素D治疗时，血iPTH、钙、磷水平的监测频率见表21-1。

表21-1　应用活性维生素D治疗，血iPTH、钙、磷水平的监测频率

CKD分期	不同治疗阶段	监测频率		
		PTH	Ca	P
3、4期	治疗达标前 治疗达标后	6个月内至少1次/3个月 6个月后1次/3个月	3个月内1次/月 3个月后1次/3个月	3个月内1次/月 3个月后1次/3个月
5期	治疗达标前 治疗达标后	3个月内至少1次/月 3个月后1次/3个月	1个月内1次/2周 1个月后1次/月	1个月内1次/2周 1个月后1次/月

（二）药学提示

应用活性维生素D时常见的副作用为高钙高磷血症及转移性钙化。此外，应用不当时可导致iPTH过度抑制，发生低转运骨病，建议维持在150～300pg/ml为宜。并建议：

1. 治疗前如有血磷升高，首先积极降磷。

2. 建议活性维生素D于夜间睡眠前肠道钙负荷最低时给药。治疗中应严密监测血Ca、P、iPTH水平。如血钙>2.55mmol/L（10.2mg/dl），应减少或停用含钙的磷结合剂，有条件时使用不含钙的磷结合剂。严重高血钙时应减量或停用活性维生素D，待血钙水平恢复正常后再重新使用。

六、慢性肾脏病肾性骨病活性维生素D护理规范

1. 指导患者坚持低磷饮食，每日磷摄入量0.8～1.0g。指导患者选择蛋白：磷比值较低的食物，尤其应控制食物中无机磷摄入量。正确服用含钙或不含钙的磷结合剂。指导透析患者选择正确的透析模式，以增加磷的排泄。

2. 指导患者正确服用活性维生素D类药物，早期防范药物副作用。

3. 指导患者防范跌倒、严重骨质疏松、异位钙化风险。

七、慢性肾脏病肾性骨病活性维生素D营养治疗规范

1. 服药期间坚持低磷饮食，补充维生素K，并视情况决定饮食中钙含量。

2. 补足热量，控制饮食中不饱和脂肪酸的摄入，并根据GFR情况决定饮食蛋白含量。

八、慢性肾脏病肾性骨病活性维生素 D 患者健康宣教

1. 指导患者学习低磷饮食知识，学会使用饮食成分表，及降低饮食磷的一些烹饪小技巧。
2. 指导患者学习控制高磷血症的“3D”原则，及低磷饮食、充分透析和降磷药物。
3. 指导患者学习不同磷结合剂的优缺点，学会根据病情及经济情况选择合适的降磷药物。
4. 指导患者学习活性维生素 D 副作用及其早期监测的方法。

九、推荐表单

（一）医师表单

慢性肾脏病肾性骨病临床路径医师表单

适用对象：第一诊断为慢性肾脏病肾性骨病（ICD-10：N25.002+M90.8*）

患者姓名：	性别：　　年龄：　　门诊号：	住院号：
住院日期：　　年　　月　　日	**出院日期：**　　年　　月　　日	**标准住院日：7~10 天**

时间	住院第 1 天	住院第 2~5 天
主要诊疗工作	□ 询问病史及体格检查 □ 完成病历书写 □ 上级医师查房 □ 向患者及其家属或委托人交代病情	□ 上级医师查房 □ 完成必要的相关科室会诊和重要的相关检查 □ 完成病历书写 □ 向患者及家属交代引起肾性骨病的主要原因和初步诊治计划 □ 可能需要行甲状旁腺手术者请外科会诊
重点医嘱	**长期医嘱：** □ 肾脏病护理常规 □ 二级护理 □ 低盐、优质低蛋白、低磷、低嘌呤饮食 □ 患者既往的基础用药 **临时医嘱：** □ 血常规、尿常规、大便常规 □ 肝肾功能、钙磷、碱性磷酸酶、电解质、血糖、血脂、血型、凝血功能、传染性疾病筛查、CRP、iPTH、25（OH）D、铁代谢指标、叶酸、维生素 B_{12} □ 胸片、心电图、超声心动图 □ 甲状旁腺超声、侧位腹平片、冠脉 CT、骨骼 X 线	**长期医嘱：** □ 肾脏病护理常规 □ 二级护理 □ 低盐、优质低蛋白、低磷、低嘌呤饮食 □ 患者既往基础用药 □ 口服碳酸钙或其他磷结合剂 □ 口服或静脉活性维生素 D **临时医嘱：** □ 其他特殊医嘱 □ 骨活检（必要时） □ 甲状旁腺核素扫面（必要时）
主要护理工作	□ 介绍病房环境、设施和设备 □ 入院护理评估	□ 慢性肾脏病肾性骨病相关内容的健康宣教
病情变异记录	□ 无　□ 有，原因： 1. 2.	□ 无　□ 有，原因： 1. 2.
医师签名		

时间	住院第 6~9 天	住院第 7~10 天 （出院日）
主要诊疗工作	□ 上级医师查房 □ 完成病历记录 □ 综合分析检查结果，决定治疗方案或下一步检查计划	□ 完成病历记录 □ 向患者及家属交代病情及门诊随访注意事项 □ 办理出院手续，或需要外科行甲状旁腺腺瘤切除术者转外科
重点医嘱	**长期医嘱：** □ 肾脏病护理常规 □ 二级护理 □ 低盐、优质低蛋白、低磷、低嘌呤饮食 □ 患者既往基础用药 □ 磷结合剂 □ 活性维生素 D **临时医嘱：** □ 其他特殊医嘱	**长期医嘱：** □ 出院带药 □ 随访化验单 □ 门诊随诊 **临时医嘱：** □ 其他特殊医嘱
主要护理工作	□ 观察患者病情变化 □ 心理与生活护理	□ 观察患者病情变化 □ 教育患者出院后应和医护人员保持密切联系
病情变异记录	□ 无 □ 有，原因： 1. 2.	□ 无　□ 有，原因： 1. 2.
医师签名		

（二）护士表单

慢性肾脏病肾性骨病临床路径护士表单

适用对象：第一诊断为慢性肾脏病肾性骨病（无并发症患者）

患者姓名：	性别： 年龄： 门诊号：	住院号：
住院日期： 年 月 日	**出院日期：** 年 月 日	**标准住院日：7~10天**

时间	住院第1天	住院第2天	住院第3~7天
健康宣教	入院宣教： □ 介绍主管医师、护士 □ 介绍环境、设施 □ 介绍住院注意事项 □ 介绍探视和陪伴制度 □ 介绍贵重物品制度	□ 药物及各项检查宣教 □ 如需骨活检，行检查前宣教 □ 宣教骨活检前准备及检查后注意事项 □ 告知患者在检查中配合医师 □ 主管护士与患者沟通，消除患者紧张情绪 □ 告知检查后可能出现的情况及应对方式	□ 给予患者及家属心理支持 □ 再次明确探视陪伴须知
护理处置	□ 核对患者，佩戴腕带 □ 建立入院护理病历 □ 协助患者留取各种标本 □ 测量体重	□ 如需骨活检，协助医师完成骨活检前的相关化验 □ 骨活检前准备	
基础护理	□ 三级护理 □ 晨晚间护理 □ 排泄管理 □ 患者安全管理	□ 三级护理 □ 晨晚间护理 □ 患者安全管理	□ 二级或一级护理 □ 晨晚间护理 □ 患者安全管理
专科护理	□ 护理查体 □ 病情观察 □ 呕吐物及大便的观察 □ 腹部体征的观察 □ 需要时，填写跌倒及压疮防范表 □ 需要时，请家属陪伴 □ 确定饮食种类 □ 心理护理	□ 病情观察 □ 遵医嘱完成相关检查 □ 心理护理	□ 遵医嘱予补液 □ 病情观察 □ 心理护理
重点医嘱	□ 详见医嘱执行单	□ 详见医嘱执行单	□ 详见医嘱执行单
病情变异记录	□ 无 □ 有，原因： 1. 2.	□ 无 □ 有，原因： 1. 2.	□ 无 □ 有，原因： 1. 2.
护士签名			

时间	住院第 8 天	住院第 9~10 天 （出院日）
健康宣教	□ 骨活检当日宣教 □ 饮食、活动指导	□ 出院宣教 □ 复查时间 □ 服药方法 □ 活动休息 □ 指导饮食 □ 指导办理出院手续
护理处置	□ 遵医嘱完成相关检查	□ 办理出院手续 □ 书写出院小结
基础护理	□ 二级护理 □ 晨晚间护理 □ 排泄管理 □ 患者安全管理	□ 三级护理 □ 晨晚间护理 □ 协助或指导进食、水 □ 协助或指导活动 □ 患者安全管理
专科护理	□ 病情观察 □ 监测生命体征 □ 心理护理	□ 病情观察 □ 监测生命体征 □ 出院指导 □ 心理护理
重点医嘱	□ 详见医嘱执行单	□ 详见医嘱执行单
病情变异记录	□ 无 □ 有，原因： 1. 2.	□ 无 □ 有，原因： 1. 2.
护士签名		

（三）患者表单

慢性肾脏病肾性骨病临床路径患者表单

适用对象：第一诊断为慢性肾脏病肾性骨病（无并发症患者）

患者姓名：	性别：　　年龄：　　门诊号：	住院号：
住院日期：　　年　月　日	出院日期：　　年　月　日	标准住院日：7~10天

时间	入院	骨活检前	骨活检当天
医患配合	□ 配合询问病史、收集资料，请务必详细告知既往史、用药史、过敏史 □ 配合进行体格检查 □ 有任何不适请告知医师	□ 配合完善骨活检前相关检查、化验，如采血、留尿、心电图、X线胸片 □ 医师与患者及家属介绍病情及骨活检谈话、签字	□ 配合完善相关检查、化验（如采血、留尿） □ 配合医师摆好检查体位
护患配合	□ 配合测量体温、脉搏、呼吸3次、血压、体重1次 □ 配合完成入院护理评估（简单 □ 询问病史、过敏史、用药史） □ 接受入院宣教（环境介绍、病室规定、订餐制度、贵重物品保管等） □ 配合执行探视和陪伴制度 □ 有任何不适请告知护士	□ 配合测量体温、脉搏、呼吸 □ 接受饮食宣教 □ 接受用药宣教	□ 配合测量体温、脉搏、呼吸3次、询问大便1次 □ 骨活检 □ 返回病房后，配合接受生命体征的测量 □ 接受药物宣教 □ 有任何不适请告知护士
饮食	□ 遵医嘱饮食	□ 遵医嘱饮食	□ 遵医嘱饮食
排泄	□ 正常排尿便	□ 正常排尿便	□ 正常排尿便
活动	□ 正常活动	□ 正常活动	□ 正常活动

时间	骨活检后	出院
医患配合	□ 配合骨活检后检查 □ 配合完善术后检查：如采血、留尿、便等	□ 接受出院前指导 □ 知道复查程序 □ 获取出院诊断书
护患配合	□ 配合定时测量生命体征 □ 接受输液、服药等治疗 □ 配合活动，预防皮肤压力伤 □ 注意活动安全，避免坠床或跌倒 □ 配合执行探视及陪伴	□ 接受出院宣教 □ 办理出院手续 □ 获取出院带药 □ 知道服药方法、作用、注意事项 □ 知道复印病历程序
饮食	□ 遵医嘱饮食	□ 遵医嘱饮食
排泄	□ 正常排尿便	□ 正常排尿便
活动	□ 正常适度活动，避免疲劳	□ 正常适度活动，避免疲劳

附：原表单（2016年版）

慢性肾脏病肾性骨病临床路径表单

适用对象：第一诊断为慢性肾脏病肾性骨病（ICD-10：N25.002+M90.8*）

患者姓名：	性别： 年龄： 门诊号：	住院号：	
住院日期： 年 月 日	**出院日期：** 年 月 日	**标准住院日：7~10天**	

时间	住院第1天	住院第2~5天
主要诊疗工作	□ 询问病史及体格检查 □ 完成病历书写 □ 上级医师查房 □ 向患者及其家属或委托人交代病情	□ 上级医师查房 □ 完成必要的相关科室会诊和重要的相关检查 □ 完成病历书写 □ 向患者及家属交代引起肾性骨病的主要原因和初步诊治计划 □ 可能需要行甲状旁腺手术者请外科会诊
重点医嘱	**长期医嘱：** □ 肾脏病护理常规 □ 二级护理 □ 低盐、优质低蛋白、低磷、低嘌呤饮食 □ 患者既往的基础用药 **临时医嘱：** □ 血常规、尿常规、大便常规 □ 肝肾功能、钙磷、碱性磷酸酶、电解质、血糖、血脂、血型、凝血功能、传染性疾病筛查、CRP、iPTH、25（OH）D、铁代谢指标、叶酸、维生素B_{12} □ 胸片、心电图、超声心动图 □ 甲状旁腺超声、侧位腹平片、冠脉CT、骨骼X线	**长期医嘱：** □ 肾脏病护理常规 □ 二级护理 □ 低盐、优质低蛋白、低磷、低嘌呤饮食 □ 患者既往基础用药 □ 口服碳酸钙或其他磷结合剂 □ 口服或静脉活性维生素D **临时医嘱：** □ 其他特殊医嘱 □ 骨活检（必要时） □ 甲状旁腺核素扫描（必要时）
主要护理工作	□ 介绍病房环境、设施和设备 □ 入院护理评估	□ 慢性肾脏病肾性骨病相关内容的健康宣教
病情变异记录	□ 无 □ 有，原因： 1. 2.	□ 无 □ 有，原因： 1. 2.
护士签名		
医师签名		

时间	住院第 6~9 天	住院第 7~10 天 （出院日）
主要诊疗工作	□ 上级医师查房 □ 完成病历记录 □ 综合分析检查结果，决定治疗方案或下一步检查计划	□ 完成病历记录 □ 向患者及家属交代病情及门诊随访注意事项 □ 办理出院手续，或需要外科行甲状旁腺腺瘤切除术者转外科
重点医嘱	**长期医嘱：** □ 肾脏病护理常规 □ 二级护理 □ 低盐、优质低蛋白、低磷、低嘌呤饮食 □ 患者既往基础用药 □ 磷结合剂 □ 活性维生素 D **临时医嘱：** □ 其他特殊医嘱	**长期医嘱：** □ 出院带药 □ 随访化验单 □ 门诊随诊 **临时医嘱：** □ 其他特殊医嘱
主要护理工作	□ 观察患者病情变化 □ 心理与生活护理	□ 观察患者病情变化 □ 教育患者出院后应和医护人员保持密切联系
病情变异记录	□ 无 □ 有，原因： 1. 2.	□ 无 □ 有，原因： 1. 2.
护士签名		
医师签名		

第二篇

肾脏病

临床路径释义药物信息表

Therapeutic Drugs

第一章

局部麻醉用药

■ 药品名称	利多卡因 Lidocaine
适应证	盐酸利多卡因：主要用于浸润麻醉、硬膜外麻醉、表面麻醉及神经传导阻滞 碳酸利多卡因：低位硬膜外麻醉及臂丛神经阻滞麻醉
制剂与规格	盐酸利多卡因注射液[保(甲)]：①5ml：50mg；②5ml：100mg[基]；③10ml：200mg[基]；④20ml：400mg 碳酸利多卡因注射液[基,保(甲)]：①5ml：86.5mg；②10ml：173mg（均按利多卡因计算）
用法与用量	成人常用量：表面麻醉：2%～4%溶液一次不超过100mg。注射给药时一次量不超过4.5mg/kg（不合用肾上腺素）或7mg/kg（合用1：200 000浓度的肾上腺素） 儿童常用量：随个体而异，一次给药总量不得超过4.0～4.5mg/kg，常用0.25%～0.50%溶液，特殊情况才用1%溶液
注意事项	1. 误入血管可引起严重的中毒反应 2. 超量使用可引起惊厥和心搏骤停
禁忌	对本品过敏者及阿-斯综合征和严重心传导阻滞者禁用
不良反应	头晕、眩晕、恶心、呕吐、倦怠、言语不清、感觉异常、肌肉震颤、惊厥、神志不清、呼吸抑制；低血压、窦性心动过缓、心脏停搏、房室传导阻滞、心肌收缩力减弱、心排血量下降，红斑皮疹、血管神经性水肿
特殊人群用药	肝肾功能不全患者：肝肾功能障碍者慎用 儿童：新生儿用药可引起中毒，早产儿慎用 老年人：用药应根据需要和耐受程度调整剂量，70岁以上的患者剂量应减半 妊娠与哺乳期妇女：妊娠期妇女慎用
药典	Eur. P.、Chin. P.、USP、Viet. P.
国家处方集	CNF
其他推荐依据	

■ 药品名称	布比卡因 Bupivacaine
适应证	用于局部浸润麻醉、外周神经阻滞和椎管内阻滞
制剂与规格	盐酸布比卡因注射液[保(甲)]：①5ml：12.5mg；②5ml：25mg[基]；③5ml：37.5mg[基]；④2ml：15mg
用法与用量	局部浸润： 1. 成人：总用量一般以175～200mg（0.25%，70～80ml）为限，24小时内分次给药，一日极量400mg 2. 儿童：用0.1%浓度

续　表

注意事项	1. 使用过量或误入血管可致严重毒性反应，一旦发生心肌毒性，几乎无复苏希望 2. 少数患者用药后可出现头痛、恶心、呕吐、尿潴留及心率减慢等症状
禁忌	对本品过敏者禁用
不良反应	1. 少数患者可出现头痛、恶心、呕吐、尿滞留及心率减慢等。如果出现严重不良反应，可静脉注射麻黄碱或阿托品 2. 过量或误入血管可产生严重的毒性反应，一旦发生心肌毒性几乎无复苏希望
特殊人群用药	肝肾功能不全患者：禁用 儿童：12 岁以下儿童慎用
药典	
国家处方集	CNF
其他推荐依据	
■ 药品名称	左布比卡因　Levobupivacaine
适应证	主要用于外科硬膜外阻滞麻醉
制剂与规格	盐酸左布比卡因注射液[保(乙)]：①5ml：37.5mg；②10ml：50mg
用法与用量	成人：用于神经阻滞或浸润麻醉，一次最大剂量 150mg；外科硬膜外阻滞，0.5%~0.75% 10~20ml（50~150mg）部分至完全运动阻滞
注意事项	1. 使用时不得过量，过量可导致低血压、抽搐、心脏停搏、呼吸抑制及惊厥 2. 不宜静脉注射 3. 不用于蛛网膜下腔阻滞
禁忌	1. 低蛋白血症、对本品过敏患者或对酰胺类局麻药过敏者禁用 2. 若本品与盐酸肾上腺素混合使用时，禁用于毒性甲状腺肿、严重心脏病或服用三环抗抑郁药等患者
不良反应	低血压、恶心、术后疼痛、发热、呕吐、贫血、瘙痒、疼痛、头痛、便秘、眩晕、胎儿窘迫等，偶见哮喘、水肿、少动症，不随意肌收缩，痉挛、震颤、晕厥、心律失常、期前收缩、心房颤动、心脏停搏、肠梗阻、胆红素升高、意识模糊、窒息、支气管痉挛、呼吸困难、肺水肿、呼吸功能不全、多汗、皮肤变色等
特殊人群用药	肝肾功能不全患者：禁用 儿童：本品不用于 12 岁以下儿童，其安全性有待证实 妊娠与哺乳期妇女：妊娠期妇女应用本品应权衡利弊；大部分局部麻醉药能进入母体乳汁中，故哺乳期妇女应用本品时需注意
药典	
国家处方集	CNF
其他推荐依据	
■ 药品名称	普鲁卡因　Procaine
适应证	用于浸润麻醉、神经阻滞麻醉、蛛网膜下腔麻醉、硬膜外麻醉及封闭疗法等

续　表

制剂与规格	盐酸普鲁卡因注射液：①2ml：40mg；②10ml：100mg；③20ml：50mg；④20ml：100mg 注射用盐酸普鲁卡因：150mg
用法与用量	局部浸润麻醉：阻滞范围较大的，一般用0.25%~0.50%溶液；阻滞范围较小的，用1%溶液；本品一次用量不加肾上腺素时不得超过0.5g，加肾上腺素时不得超过1g。每小时不得超过1.5g
注意事项	1. 给药前必须做皮内敏感试验，注射部位周围有较大红晕时应谨慎，必须分次给药，有丘肿者应作较长时间观察，一次不超过30~50mg，证明无不良反应时，方可继续给药，有明显丘肿主诉不适者，立即停药 2. 注射部位应避免接触碘，否则会引起普鲁卡因沉淀 3. 不宜同时服用磺胺类药物，与其他局部麻醉药合用时，本品应减量
禁忌	心、肾功能不全，重症肌无力、败血症、恶性高热患者及对本品过敏者
不良反应	1. 神经毒性分为兴奋型和抑制型：①兴奋型表现为精神紧张、好语多动、心率增快，较严重时有呼吸急促、烦躁不安、血压升高、发绀甚至肌肉震颤直到惊厥，最终导致呼吸停止，心脏停搏；②抑制型表现为淡漠、嗜睡、意识消失，较严重时呼吸浅慢、间歇呼吸、脉搏徐缓、血压下降、最终导致心脏停搏 2. 本品可有高敏反应和过敏反应，个别患者可出现高铁血红蛋白症，剂量过大，吸收速度过快或误入血管可致中毒反应
特殊人群用药	心、肾功能不全患者：禁用 儿童：儿童应用本品的毒性反应比成人严重，故慎用 老年人：老年体弱者慎用 妊娠与哺乳期妇女：妊娠期妇女应用本品应权衡利弊
药典	Eur. P.、Chin. P.、Jpn. P.、USP、Viet. P.
国家处方集	CNF
其他推荐依据	
■ 药品名称	罗哌卡因　Ropivacaine
适应证	外科手术麻醉：硬膜外麻醉、区域阻滞 急性疼痛控制：持续硬膜外输注或间歇性单次用药（如术后或分娩疼痛）、区域阻滞
制剂与规格	盐酸罗哌卡因注射液[保(乙)]：①10ml：20mg；②10ml：75mg[基]；③10ml：100mg[基]；④20ml：40mg；⑤20ml：150mg；⑥20ml：200mg
用法与用量	区域阻滞（如末梢神经阻滞和浸润麻醉）：浓度7.5mg/ml，容量1~30ml，总用量7.5~225.0mg，用于外科手术；或浓度2.0mg/ml，容量1~100ml，总用量2~200mg，用于疼痛控制
注意事项	1. 本品在pH 6.0以上碱性环境中会出现沉淀 2. 将本品误注入血管中可致毒性反应 3. 对于高龄或伴有其他严重疾患诸如患有心脏传导部分或完全阻滞、严重肝病或严重肾功能不全等疾病而需施用区域麻醉的患者，在实施麻醉前，应尽力改善患者的状况，药物剂量也应随之调整
禁忌	对本品过敏者禁用
不良反应	最常见的不良反应为低血压和恶心

续　表

特殊人群用药	儿童：本品不用于12岁以下的患者 妊娠与哺乳期妇女：妊娠期妇女慎用
药典	USP
国家处方集	CNF
其他推荐依据	
■ 药品名称	丁卡因　Tetracaine
适应证	用于硬膜外阻滞、蛛网膜下腔阻滞、神经传导阻滞、黏膜表面麻醉
制剂与规格	注射用盐酸丁卡因[保(甲)]：①10mg；②15mg；③20mg；④50mg 盐酸丁卡因注射液[保(甲)]：①3ml：30mg；②5ml：50mg；③10ml：30mg
用法与用量	本品为粉针剂，需加氯化钠注射液或灭菌注射用水溶解使用。药液浓度及用量按用途分别如下： 1. 黏膜表面麻醉：常用浓度1%，眼科用1%等渗溶液，耳鼻喉科用1%~2%溶液，一次限量为40mg 2. 神经传导阻滞：常用浓度0.1%~0.2%，一次常用量为40~50mg，极量为100mg
注意事项	1. 禁用于浸润麻醉、静脉注射和静脉滴注 2. 皮肤或黏膜表面损伤、感染严重的部位需慎用 3. 对儿童、年老体弱、营养不良、饥饿状态易出现毒性反应，应减量 4. 注射部位不能遇碘 5. 避免误入血管引发严重反应
禁忌	对本品过敏者、严重过敏性体质者及重症肌无力等患者禁用
不良反应	1. 毒性反应：过量中毒症状表现为头晕、目眩，继之寒战、震颤、恐慌，最后可致惊厥和昏迷，并出现呼吸衰竭和血压下降，需及时抢救 2. 变态反应：对过敏患者可引起猝死，即使表面麻醉时也需注意 3. 可产生皮疹或荨麻疹，颜面、口和/或舌咽区水肿等
特殊人群用药	肝肾功能不全患者：心、肾功能不全者禁用；肝功能不全，血浆胆碱酯酶活动减弱时应减量 儿童：5岁以内儿童需慎用 老年人：年老体弱者应减量 妊娠与哺乳期妇女：妊娠期妇女使用局部麻醉药做硬膜外阻滞时用量需减少；对于哺乳期妇女，尚未见药物进入乳汁的报道
药典	USP
国家处方集	CNF
其他推荐依据	

第二章

利尿药

■ 药品名称	氢氯噻嗪 Hydrochlorithiazide
适应证	用于水肿性疾病、高血压、中枢性或肾性尿崩症、肾石症（预防含钙盐成分形成的结石）
制剂与规格	氢氯噻嗪片[保(甲)]：①6.25mg[基]；②10mg[基]；③25mg[基]；④50mg
用法与用量	成人：水肿性疾病，一次 50mg，一日 1～2 次，或隔日治疗，或一周连服 3～5 日；高血压，一日 25～100mg，分 1～2 次服用，并按降压效果调整剂量 儿童：按体重一日 1～2mg/kg 或按体表面积一日 30～60mg/m^2，分 1～2 次服，并按疗效调整剂量；小于 6 个月的婴儿剂量可达一日 3mg/kg
注意事项	1. 以下情况慎用：无尿或严重肾功能减退、糖尿病、高尿酸血症或痛风、高钙血症、低钠血症、红斑狼疮、胰腺炎、交感神经切除、婴儿黄疸、哺乳期妇女 2. 应从最小剂量开始用药，以减少不良反应的发生，减少反射性肾素和醛固酮分泌 3. 在用药期间，应定期检查血电解质、血糖、血尿酸、血肌酶、尿素氮和血压 4. 有低钾血症倾向的患者，应酌情补钾利尿药合用
禁忌	对磺酰胺类、噻嗪类药物过敏者禁用
不良反应	低钾血症，低氯性碱中毒，低氯低钾性碱中毒，低钠血症，以及上述水、电解质紊乱导致的口干、烦渴、肌肉痉挛、恶心、呕吐和极度疲乏无力，高糖血症，高尿酸血症，少见过敏反应（皮疹、荨麻疹），血白细胞减少或缺乏症、血小板减少性紫癜，罕见胆囊炎、胰腺炎、性功能减退、光敏感、色觉障碍
特殊人群用药	肝肾功能不全患者：严重肝功能损害者，水、电解质紊乱可诱发肝昏迷；严重肾功能减退者慎用 儿童：婴儿黄疸慎用 老年人：应用本类药物较易发生低血压、电解质紊乱和肾功能损害 妊娠与哺乳期妇女：本品能通过胎盘屏障，对妊娠高血压综合征无预防作用，妊娠期妇女慎用；哺乳期妇女慎用
药典	Eur. P.、Chin. P.、Jpn. P.、USP、Viet. P.
国家处方集	CNF
其他推荐依据	
■ 药品名称	氯噻酮 Chlortalidone
适应证	用于水肿性疾病（充血性心力衰竭、肝硬化腹水、肾病综合征、急慢性肾炎水肿、慢性肾衰竭早期）、高血压、中枢性或肾性尿崩症、肾石症的预防
制剂与规格	氯噻酮片：①50mg；②100mg

续 表

用法与用量	成人剂量： 1. 治疗水肿性疾病，一日25~100mg，或隔日100~200mg；或一日100~200mg，一周连服3日，当肾小球滤过率低于每分钟10ml时，用药间隔应在24~48小时及以上 2. 治疗高血压，一次25~100mg，一日1次或隔日1次，与其他抗高血压药联合应用时一日12.5~25.0mg 儿童剂量：按体重一次2mg/kg，一日1次，一周连服3日
注意事项	1. 以下情况慎用：无尿或严重肾功能减退者（GRF＜20ml/min）、糖尿病、高尿酸血症或有痛风病史、高钙血症、低钠血症、红斑狼疮、胰腺炎、交感神经切除者、有黄疸的婴儿 2. 应从最小剂量开始用药，已减少不良反应的发生，减少反射性肾素和醛固酮分泌 3. 在用药期间，应定期检查血电解质、血糖、血尿酸、血肌酶、尿素氮和血压 4. 有低钾血症倾向的患者，应酌情与补钾利尿药合用
禁忌	对磺酰胺类、噻嗪类药物过敏者禁用
不良反应	低钾血症，低氯性碱中毒，低氯低钾性碱中毒，低钠血症，以及上述水、电解质紊乱导致的口干、烦渴、肌肉痉挛、恶心、呕吐和极度疲乏无力，高糖血症，高尿酸血症，少见过敏反应（皮疹、荨麻疹），血白细胞减少或缺乏症、血小板减少性紫癜，罕见胆囊炎、胰腺炎、性功能减退、光敏感、色觉障碍
特殊人群用药	肝肾功能不全患者：严重肝功能损害时慎用，低血钾可能造成肝昏迷 儿童：婴儿黄疸慎用 老年人：用药后较易发生低血压、电解质紊乱和肾功能损害 妊娠与哺乳期妇女：本品能通过胎盘屏障，对妊娠高血压综合征无预防作用，故妊娠期妇女使用应注意；哺乳期妇女不宜服用
药典	
国家处方集	CNF
其他推荐依据	
■ 药品名称	**呋塞米 Furosemide**
适应证	充血性心力衰竭、肝硬化、肾脏疾病（肾炎、肾病及各种原因所致的急慢性肾衰竭）、与其他药物合用治疗急性肺水肿和急性脑水肿等；预防急性肾衰竭，用于各种原因导致的肾脏血流灌注不足，如失水、休克、中毒、麻醉意外以及循环功能不全等；高血压，仅当噻嗪类药物疗效不佳并伴有肾功能不全或出现高血压危象时；高钾血症、高钙血症、稀释性低钠血症（尤其是当血钠浓度低于120mmol/L时）；抗利尿激素分泌过多症；急性药物及毒物中毒
制剂与规格	呋塞米片[基,保(甲)]：20mg 呋塞米注射液[基,保(甲)]：2ml：20mg 复方呋塞米片[保(甲)]：每片含呋塞米20mg，盐酸阿米洛利2.5mg
用法与用量	口服： 1. 成人：水肿性疾病，起始20~40mg，一日1次，必要时6~8小时后追加20~40mg，直至出现满意利尿效果。最大剂量虽可达一日600mg，但一般应控制在100mg以内，分2~3次服，以防过度利尿和不良反应发生。部分患者剂量可减少至20~40mg，隔日1次，或一周中连续服药2~4日，一日20~40mg；高血压，起始一日40~80mg，分2次服用，并酌情调整剂量；高钙血症，一日80~120mg，分1~3次服用

续　表

	2. 儿童：治疗水肿性疾病，起始按体重 2mg/kg，必要时 4~6 小时追加 1~2mg/kg。一日最高不超过 40mg，新生儿应延长用药间隔 静脉注射： 1. 水肿性疾病：紧急情况或不能口服者，可静脉注射，开始 20~40mg，必要时每 2 小时追加剂量，直至出现满意疗效。维持用药阶段可分次给药 2. 急性肾衰竭：可 200~400mg 加入 100ml 氯化钠注射液内静脉滴注，滴注速度不超过 4mg/min，有效者可按原剂量重复应用或酌情调整剂量，一日总剂量不超过 1g 3. 慢性肾功能不全：通常一日 40~120mg 4. 高钙血症：一次 20~80mg 复方呋塞米片：口服，一日 1 次，一次 1 片，早晨服用，必要时可增至一日 2 片，或遵医嘱
注意事项	1. 以下情况慎用：无尿或严重肾功能减退者、糖尿病、高尿酸血症或痛风病史、严重肝功能损害、急性心肌梗死、胰腺炎、有低钾血症倾向者、红斑狼疮、前列腺肥大 2. 应从最小剂量开始 3. 不主张肌内注射 4. 不宜用葡萄糖注射液稀释
禁忌	对磺酰胺类、噻嗪类药物过敏者，低钾血症、肝性脑病、超量服用洋地黄者禁用
不良反应	1. 常见与水、电解质紊乱的有关症状 2. 在高钙血症时，可引起肾结石。尚有报道本药可加重特发性水肿
特殊人群用药	肝肾功能不全患者：严重肝功能损害者慎用 儿童：本药在新生儿的半衰期明显延长，故新生儿用药间隔应延长 老年人：应用本药发生低血压、电解质紊乱、血栓形成和肾功能损害的机会增多 妊娠与哺乳期妇女：可通过胎盘屏障，妊娠期妇女尤其是妊娠期早期 3 个月应尽量避免应用；可经乳汁分泌，哺乳期妇女应慎用
药典	Eur. P. 、Chin. P. 、Jpn. P. 、USP
国家处方集	CNF
其他推荐依据	
■ 药品名称	**布美他尼　Bumetanide**
适应证	水肿性疾病：充血性心力衰竭、肝硬化、肾脏疾病（肾炎、肾病及各种原因所致的急慢性肾衰竭）；预防急性肾衰竭；高钾血症、高钙血症、稀释性低钠血症（尤其是当血钠浓度低于 120mmol/L 时）；抗利尿激素分泌过多症；对某些呋塞米无效的病例仍可能有效；高血压危象；急性药物及毒物中毒
制剂与规格	布美他尼片[保(乙)]：1mg 布美他尼钠注射液[保(乙)]：①2ml：0. 5mg；②2ml：1mg 注射用布美他尼钠[保(乙)]：①0. 5mg；②1mg
用法与用量	口服： 1. 成人：初始剂量一次 0. 5~2. 0mg，一日 1 次，必要时每隔 4~5 小时重复，最大剂量一日 10~20mg。也可间隔用药，即隔 1~2 日用药 1 日 2. 儿童：按体重一次 0. 01~0. 02mg/kg，一日 1 次，必要时 4~6 小时 1 次

续 表

	肌内注射或静脉注射： 1. 成人：起始一次0.5~1mg，必要时每隔2~3小时重复，最大剂量一日10mg 2. 儿童：按体重一次0.01~0.02mg/kg，必要时4~6小时1次
注意事项	以下情况慎用：无尿或严重肾功能减退者、糖尿病、高尿酸血症或有痛风病史、严重肝功能损害、急性心肌梗死、胰腺炎、有低钾血症倾向者、前列腺肥大
禁忌	对磺酰胺类、噻嗪类药物过敏者，低钾血症、肝性脑病、超量服用洋地黄者禁用
不良反应	常见与水、电解质紊乱的有关症状；在高钙血症时，可引起肾结石。尚有报道本药可加重特发性水肿状；有报道本药偶见未婚男性遗精和阴茎勃起困难。大剂量时可发生肌肉酸痛、胸痛、男性乳房发育
特殊人群用药	肝肾功能不全患者：严重肾功能减退者慎用；严重肝功能损害者慎用 儿童：本药在新生儿的半衰期明显延长，故新生儿用药间隔应延长 老年人：应用本药时发生低血压、电解质紊乱、血栓形成和肾功能损害的机会增多 妊娠与哺乳期妇女：可通过胎盘屏障，妊娠妇女尤其是妊娠前3个月应尽量避免使用；可经乳汁分泌，哺乳期妇女应慎用
药典	
国家处方集	CNF
其他推荐依据	
■ 药品名称	螺内酯 Spironolactone
适应证	水肿性疾病：与其他利尿药合用，治疗充血性水肿、肝硬化腹水、肾性水肿等水肿性疾病，也用于特发性水肿的治疗高血压（作为治疗高血压的辅助药物） 低钾血症的预防：与噻嗪类利尿药合用，增强利尿效应和预防低钾血症
制剂与规格	螺内酯片[基,保(甲)]：20mg 螺内酯胶囊：20mg
用法与用量	口服： 1. 成人：水肿性疾病：一日40~120mg，分2~4次服，至少连服5日，以后酌情调整剂量；高血压：开始一日40~80mg，分2~4次服，至少2周，以后酌情调整剂量，不宜与血管紧张素转换酶抑制剂合用，以免增加发生高钾血症的机会 2. 儿童：治疗水肿性疾病，开始按体重一日1~3mg/kg或按体表面积一日30~90mg/m^2，单次或分2~4次服，连服5日后酌情调整剂量，最大剂量为一日3~9mg/kg或90~270mg/m^2
注意事项	1. 应于进食时或餐后服药，以减少胃肠道反应，并可能提高本药的生物利用度 2. 宜从最小有效剂量开始，宜在早晨服药 3. 本品起效慢、维持时间较长，故首日剂量可增加至常规剂量的2~3倍 4. 服药期间监测血钾，出现高钾血症后立即停药 5. 下列情况慎用：无尿、低钠血症、酸中毒、乳房增大或月经失调者
禁忌	高钾血症，低钠血症患者禁用
不良反应	常见高钾血症、胃肠道反应；少见低钠血症、抗雄激素样作用或对其他内分泌系统的影响、中枢神经系统表现；罕见过敏反应、暂时性血清肌酐及尿素氮升高、轻度高氯性酸中毒、肿瘤

续 表

特殊人群用药	肝肾功能不全患者：肝功能不全者慎用，因本药引起电解质紊乱，可诱发肝昏迷；肾功能不全者慎用 老年人：用药较易发生高钾血症和利尿过度 妊娠与哺乳期妇女：本药可通过胎盘，但对胎儿的影响尚不清楚。孕妇应在医师指导下用药，且用药时间应尽量短
药典	USP、Eur. P.、BP、Jpn. P.
国家处方集	CNF
其他推荐依据	
■ 药品名称	氨苯蝶啶 Triamterene
适应证	治疗水肿性疾病，包括慢性心力衰竭、肝硬化腹水、肾病综合征、肾上腺糖皮质激素治疗过程中发生的水钠潴留；特发性水肿；亦用于对氢氯噻嗪或螺内酯无效者
制剂与规格	氨苯蝶啶片[基,保(甲)]：50mg 氨苯蝶啶-氢氯噻嗪片：每片含氨苯蝶啶 50mg，氢氯噻嗪 25mg
用法与用量	口服： 1. 成人：初始剂量一日 25~100mg，分 2 次服用，与其他利尿药合用时，剂量可减少，维持阶段可改为隔日疗法，最大剂量不超过一日 300mg 2. 儿童：初始剂量按体重一日 2~4mg/kg 或按体表面积 120mg/m^2，分 2 次服用，一日或隔日疗法，以后酌情调整剂量，最大剂量不超过一日 6mg/kg 或 300mg/m^2
注意事项	1. 宜从最小有效剂量开始，宜在早晨服药 2. 服药期间监测血钾，出现高钾血症后立即停药 3. 下列情况下慎用：无尿、糖尿病、低钠血症、酸中毒、高尿酸血症或有痛风病史者、肾结石或有病史者 4. 用药期间应随时注意血常规、肝功能或其他特异反应，随时调整剂量
禁忌	高钾血症患者禁用
不良反应	常见高钾血症；偶见恶心、呕吐、嗜睡、轻度腹泻、软弱、口干及皮疹、肝损害、肝功能异常等；少见低钠血症、头晕、头痛、光敏感；罕见过敏反应、血液系统损害、肾结石
特殊人群用药	肝肾功能不全患者：肝功能不全者慎用；肾功能不全者慎用 老年人：应用本药时发生高钾血症和肾损害 妊娠与哺乳期妇女：慎用
药典	USP、Eur. P.、BP、Jpn. P.、Chin. P.
国家处方集	CNF
其他推荐依据	
■ 药品名称	阿米洛利 Amiloride
适应证	主要治疗水肿性疾病，亦可用于难治性低钾血症的辅助治疗
制剂与规格	盐酸阿米洛利片：①2.5mg；②5mg 复方盐酸阿米洛利片：每片含盐酸阿米洛利 2.5mg，氢氯噻嗪 25mg

续 表

用法与用量	口服：一次2.5~5.0mg，一日1次，必要时一次2.5mg，一日2次，与食物同服 复方盐酸阿米洛利片：用于一日口服1~2次，每次1~2片，必要时早晚各1次，与食物同服
注意事项	1. 下列情况慎用：少尿、糖尿病、酸中毒和低钠血症 2. 用药期间应定期查血钾、钠、氯。如发生高钾血症，应立即停药，并作相应处理 3. 从最小有效剂量开始使用，以减少电解质紊乱等不良反应
禁忌	严重肾功能不全及高钾血症者禁用
不良反应	常见高钾血症，偶见低钠血症，高钙血症，轻度代谢性酸中毒，胃肠道反应，头痛，头晕，胸闷，性功能低下，过敏反应（皮疹、呼吸困难）
特殊人群用药	肝肾功能不全患者：肝功能不全者慎用；肾功能损害者慎用 儿童：尚不明确 老年人：应用本药较易出现高钾血症和肾损害等 妊娠与哺乳期妇女：本品对妊娠期妇女有无不良作用尚不明确；哺乳期妇女慎用
药典	USP、BP
国家处方集	CNF
其他推荐依据	
■ 药品名称	吲达帕胺 Indapamide
适应证	原发性高血压
制剂与规格	吲达帕胺片[基,保(甲)]：2.5mg 吲达帕胺胶囊[保(甲)]：2.5mg 吲达帕胺滴丸[保(甲)]：2.5mg 吲达帕胺缓释片[基,保(甲)]：1.5mg 吲达帕胺缓释胶囊[保(甲)]：1.5mg
用法与用量	普通制剂：一次2.5mg，一日1次，宜早晨服用 缓释制剂：一日1.5mg，宜早晨服用，药片不能掰开或嚼碎
注意事项	1. 交感神经切除术后慎用 2. 用药期间监测血钾、钠和尿酸，注意维持水与电解质平衡 3. 宜从最小有效剂量开始使用，宜在早晨服药 4. 加大剂量并不能提高吲达帕胺的抗高血压疗效，只能增加利尿作用
禁忌	对磺胺过敏者、严重肾功能不全、肝性脑病或严重肝功能不全、低钾血症禁用
不良反应	腹泻、头痛、食欲缺乏、失眠、反胃、直立性低血压；有皮疹、瘙痒等过敏反应；低血钾、低血钠、低氯性碱中毒
特殊人群用药	肝肾功能不全患者：禁用 老年人：慎用 妊娠与哺乳期妇女：避免服用
药典	Eur. P.、Chin. P.、USP
国家处方集	CNF
其他推荐依据	

第三章

他汀类降脂药

■ 药品名称	辛伐他汀 Simvastatin
适应证	用于高脂血症、冠心病和脑卒中的防治
制剂与规格	辛伐他汀片[保(甲)]：①5mg；②10mg[基]；③20mg[基] 辛伐他汀分散片[保(甲)]：10mg 辛伐他汀胶囊[保(甲)]：5mg 辛伐他汀干混悬剂：10mg
用法与用量	口服： 1. 高胆固醇血症：初始剂量一次 10~20mg，晚间顿服。心血管事件高危人群推荐初始剂量一次 20~40mg，晚间顿服。调整剂量应间隔 4 周以上 2. 纯合子家族性高胆固醇血症：推荐一次 40mg，晚间顿服；或一日 80mg，分早晨 20mg、午间 20mg 和晚间 40mg 服用 3. 杂合子家族性高胆固醇血症的儿童（10~17 岁）：推荐初始剂量一日 10mg，晚间顿服。最大剂量为 40mg，应按个体化调整剂量
注意事项	1. 以下情况慎用：对其他 HMG-CoA 还原酶抑制剂过敏者，大量饮酒，肝病史 2. 与 CYP3A4 强抑制剂合用可使本品血药浓度升高 3. 对于有弥散性的肌痛、肌软弱及肌酸激酶（CK）水平升高至大于正常值 10 倍以上时应考虑为肌病，须立即停用本品 4. 血清 AST（GOT）及 ALT（GPT）水平升高至正常上限 3 倍时，须停用本品
禁忌	对本品过敏，活动性肝脏疾病或不明原因的血清转氨酶持续升高，孕妇和哺乳期妇女禁用
不良反应	常见恶心、腹泻、皮疹、消化不良、瘙痒、脱发、晕眩；罕见肌痛、胰腺炎、感觉异常、外周神经病变、血清 AST（GOT）水平显著和持续升高、横纹肌溶解、肝炎、黄疸、血管神经性水肿、脉管炎、血小板减少症、嗜酸性粒细胞增多、关节痛、光敏感、发热、面部潮红、呼吸困难等
特殊人群用药	肝肾功能不全患者：轻中度肾功能不全者无需调整剂量，严重肾功能不全者（肌酐清除率< 30ml/min）应慎用，起始剂量应为一日 5mg，并密切监测 儿童：已经建立在 10~17 岁的杂合子家族性高胆固醇血症的儿童中使用本品的安全性 老年人：根据肝肾功能调整剂量 妊娠与哺乳期妇女：禁用
药典	Eur. P. 、USP
国家处方集	CNF
其他推荐依据	

■ 药品名称	阿托伐他汀 Atorvastatin
适应证	用于高胆固醇血症、冠心病和脑卒中的防治

续 表

制剂与规格	阿托伐他汀钙片[基,保(乙)]：①10mg；②20mg 阿托伐他汀钙胶囊[保(乙)]：10mg
用法与用量	口服： 1. 原发性高胆固醇血症和混合型高脂血症：初始剂量一日 10mg 2. 杂合子型家族性高胆固醇血症：初始剂量为一次 10mg，一日 1 次。逐步加量（间隔 4 周）至 40mg，如仍不满意，可将剂量增加至一次 80mg，一日 1 次或加用胆酸螯合剂 3. 纯合子型家族性高胆固醇血症：一次 10~80mg，一日 1 次 4. 预防性用于存在冠心病危险因素的患者：一日 10mg，一日 1 次 5. 儿童中使用经验仅限少数严重血脂紊乱者，推荐初始剂量为一日 10mg，最大剂量可一日 80mg
注意事项	同辛伐他汀
禁忌	对本品过敏，活动性肝脏疾病及血清 ALT（GPT）及 AST（GOT）持续超过正常上限 3 倍且原因不明者，肌病，妊娠期、哺乳期妇女禁用
不良反应	1. 常见胃肠道不适、头痛、头晕、感觉异常、皮疹、瘙痒等 2. 少见畏食、呕吐、血小板减少症、高血糖症、低血糖症、胰腺炎、外周神经病等 3. 罕见肝炎、胆汁淤积性黄疸、肌炎、肌痛、横纹肌溶解等
特殊人群用药	肝肾功能不全患者：肾功能不全者无需调整剂量 儿童：儿童中使用仅限少数严重血脂紊乱者；尚无对儿童生长发育的安全性资料 妊娠与哺乳期妇女：慎用
药典	Eur. P.、USP、BP、Jpn. P.
国家处方集	CNF
其他推荐依据	
■ 药品名称	普伐他汀 Pravastatin
适应证	用于家族性高胆固醇血症、混合型高脂血症、冠心病和脑卒中的防治
制剂与规格	普伐他汀钠片[保(乙)]：①5mg；②10mg；③20mg
用法与用量	口服：初始剂量一次 10~20mg，睡前顿服。最大剂量一日 40mg
注意事项	1. 同辛伐他汀 2. 正在服用苯氧芳酸（贝特）类药物、免疫抑制剂、烟酸的患者慎用
禁忌	对本品过敏，活动性肝病，肝功能试验持续升高者，妊娠及哺乳期妇女禁用
不良反应	1. 常见腹泻、胀气、眩晕、头痛、恶心、皮疹 2. 少见阳痿、失眠 3. 罕见肌痛、肌炎、横纹肌溶解（肌肉疼痛、发热、乏力，常伴血肌酸磷酸激酶增高）
特殊人群用药	肝肾功能不全患者：有严重肝肾损害或既往史者慎用 儿童：18 岁以下患者暂不推荐使用 妊娠与哺乳期妇女：禁用
药典	Eur. P.
国家处方集	CNF

续　表

其他推荐依据	
■ 药品名称	氟伐他汀　Fluvastatin
适应证	用于原发性高胆固醇血症、原发性混合型血脂异常
制剂与规格	氟伐他汀钠片[保(乙)]：①20mg；②40mg 氟伐他汀钠胶囊[保(乙)]：①20mg；②40mg
用法与用量	口服：一次 20~40mg，晚餐时或睡前顿服。剂量可按需要调整，反应不佳者可一次 40mg，一日 2 次
注意事项	同辛伐他汀
禁忌	对本品过敏、活动性肝病、持续的不明原因的转氨酶升高、严重肾功能不全、妊娠及哺乳期妇女禁用
不良反应	1. 常见腹泻、胀气、眩晕、头痛、恶心、皮疹 2. 少见肌痛、背痛、失眠 3. 其他他汀类药治疗时出现的肌炎和横纹肌溶解在本品较少见
特殊人群用药	肝肾功能不全患者：严重肾功能不全者禁用；大量饮酒及肝病患者慎用 儿童：18 岁以下患者暂不推荐使用 妊娠与哺乳期妇女：禁用
药典	USP
国家处方集	CNF
其他推荐依据	
■ 药品名称	瑞舒伐他汀　Rosuvastatin
适应证	用于混合型血脂异常症、原发性高胆固醇血症、纯合子家族性高胆固醇血症
制剂与规格	瑞舒伐他汀钙片[基,保(乙)]：①5mg；②10mg；③20mg 瑞舒伐他汀钙胶囊[基,保(乙)]：①5mg；②10mg；③20mg
用法与用量	口服：起始剂量为一次 5mg，一日 1 次。对于需要更强效地降低 LDL-C 的患者初始剂量可考虑一次 10mg，一日 1 次。如有必要，可在治疗 4 周后调整剂量。一日最大剂量为 20mg。进餐或空腹时服用均可
注意事项	1. 同辛伐他汀 2. 以下情况慎用：肝脏疾病、大量饮酒、年龄＞70 岁，同时使用贝丁酸类
禁忌	禁用于对本品过敏，活动性肝病，原因不明的血清 ALT（GPT）及 AST（GOT）持续升高，血清 ALT（GPT）及 AST（GOT）升高超过 3 倍的正常值上限；严重肾功能损害的患者（肌酐清除率＜30ml/min），肌病患者；同时使用环孢素者
不良反应	1. 常见头痛、头晕、便秘、恶心、腹痛、肌痛 2. 少见瘙痒、皮疹、荨麻疹 3. 罕见过敏反应（包括血管神经性水肿）、肌病和横纹肌溶解、肝转氨酶升高、关节痛 4. 极罕见多发性神经病、黄疸、肝炎等

续 表

特殊人群用药	肝肾功能不全患者：严重肾功能损害者禁用；肝脏疾病患者慎用 儿童：18岁以下患者暂不推荐使用。儿科使用经验局限于少数（≥8岁）纯合子家族性高胆固醇血症患儿 老年人：年龄>70岁患者慎用
药典	USP、Eur. P.、BP
国家处方集	CNF
其他推荐依据	
■ 药品名称	洛伐他汀 Lovastatin
适应证	用于高胆固醇血症、混合型高脂血症
制剂与规格	洛伐他汀片[保(乙)]：20mg 洛伐他汀分散片[保(乙)]：20mg 洛伐他汀胶囊[保(乙)]：①2mg；②4mg；③10mg；④20mg
用法与用量	口服：成人常用量一次10~20mg，一日1次。晚餐时服用。剂量可按需要调整，但最大剂量不超过一日80mg
注意事项	同辛伐他汀
禁忌	对本品过敏、有活动性肝病患者、不明原因血转氨酶持续升高、妊娠及哺乳期妇女禁用
不良反应	1. 常见头痛、头晕、便秘、恶心、腹痛、肌痛 2. 少见瘙痒、皮疹、荨麻疹 3. 罕见过敏反应（包括血管神经性水肿）、肌病和横纹肌溶解、肝转氨酶升高、关节痛 4. 极罕见多发性神经病、黄疸、肝炎等
特殊人群用药	肝肾功能不全患者：肝病及肝病史患者慎用；严重肾功能损害者禁用 儿童：长期安全性未确立 妊娠与哺乳期妇女：禁用
药典	USP、Eur. P.
国家处方集	CNF
其他推荐依据	

第四章

抗凝药

■ 药品名称	肝素　Heparin
适应证	用于防治血栓形成或栓塞性疾病（如心肌梗死、血栓性静脉炎、肺栓塞等），各种原因引起的弥散性血管内凝血，血液透析、体外循环、导管术、微血管手术等操作中及某些血液标本或器械的抗凝处理
制剂与规格	肝素钠注射液[保(甲)]：①2ml：1000U；②2ml：2500U；③2ml：5000U[基]；④2ml：1.25万U[基] 肝素钙注射液[保(甲)]：①0.2ml：5000U；②0.5ml：1.25万U；③0.8ml：2万U
用法与用量	注射： 1. 成人常用量：深部皮下注射，一次5000～10 000U，以后每8小时8000～10 000U或每12小时（1.5～2）万U，或根据凝血试验监测结果调整剂量。每24小时总量（3～4）万U；静脉注射：首次5000～10 000U，之后或按体重每4小时100U/kg，用氯化钠注射液稀释后应用；静脉滴注，一日（2～4）万U，加至氯化钠注射液1000ml中持续滴注。静脉滴注前应先静脉注射5000U作为初始剂量。预防性治疗：高危血栓形成患者，在外科手术前2小时5000U肝素皮下注射，但避免硬膜外麻醉，然后每隔8～12小时给5000U，共约7日 2. 儿童常用量：静脉注射，按体重一次50U/kg，以后每4小时给予50～100U。静脉滴注，按体重50U/kg，以后按体表面积24小时给予2万U/m^2，加至氯化钠注射液中缓慢滴注
注意事项	1. 不可肌内注射给药 2. 用药期间定期测凝血时间，避免肌内注射其他药物 3. 以下情况慎用：有过敏性疾病及哮喘病史，要进行易致出血的操作（如口腔手术等）者，已口服足量的抗凝血药者，月经量过多者；出血性器质性病变；视网膜血管疾患
禁忌	禁用于对本品过敏；有自发出血倾向；血液凝固迟缓（如血友病、紫癜、血小板减少）；外伤或术后渗血；先兆流产或产后出血者；亚急性感染性心内膜炎；海绵窦细菌性血栓形成；胃、十二指肠溃疡；严重肝肾功能不全；重症高血压；胆囊疾病及黄疸
不良反应	自发性出血倾向，有黏膜、伤口、齿龈渗血，皮肤淤斑或紫癜，月经量过多等；严重时有内出血征象、麻痹性肠梗阻、咯血、呕血、血尿、血便及持续性头痛；偶见过敏反应，过量甚至可使心脏停搏。肌内注射可引起局部血肿，静脉注射可致短暂血小板减少症（肝素诱导血小板减少症）；长期使用有时反可形成血栓 ALT（GPT）、AST（GOT）升高
特殊人群用药	肝肾功能不全患者：慎用 妊娠与哺乳期妇女：妊娠后期和产后妇女慎用
药典	USP、Eur. P.
国家处方集	CNF

续　表

其他推荐依据	
■ 药品名称	华法林　Warfarin
适应证	用于预防及治疗深静脉血栓及肺栓塞，预防心肌梗死后血栓栓塞并发症（卒中或体循环栓塞），预防心房颤动、心瓣膜疾病或人工瓣膜置换术后引起的血栓栓塞并发症（卒中或体循环栓塞）
制剂与规格	片剂[基,保(甲)]：①1mg；②2.5mg；③3mg；④5mg
用法与用量	口服： 1. 成人常用量，第1~3天一日3~4mg（年老体弱及糖尿病患者半量即可），3天后可给维持量一日2.5~5.0mg。快速抗凝，先用肝素治疗后，然后华法林和肝素重叠（最少5~7日）直至INR在目标范围内2日以上，停用肝素 2. 儿童：首日剂量0.2mg/kg，然后根据INR值增加或减少剂量
注意事项	1. 严格掌握适应证，在无凝血酶原测定的条件时，切不可滥用本品 2. 妇女经期慎用 3. 本品个体差异较大，治疗期间应严密观察病情及出血，并依据凝血酶原时间、INR值调整用量，INR目标值在2.0~3.0 4. 发生严重出血可静脉注射维生素K，必要时可输全血、血浆或凝血酶原复合物
禁忌	禁用于肝肾功能不全；未经治疗或不能控制的高血压；近期手术者；中枢神经系统或眼部手术；凝血功能障碍；最近颅内出血；活动性溃疡，感染性心内膜炎、心包炎或心包积液；外伤；先兆流产；妊娠期妇女
不良反应	出血：早期表现有淤斑、紫癜、齿龈出血、鼻出血、伤口出血经久不愈、月经量过多等；肠壁血肿可致亚急性肠梗阻，硬膜下颅内血肿和穿刺部位血肿。偶见恶心、呕吐，腹泻，瘙痒性皮疹，过敏反应及皮肤坏死。罕见双侧乳房坏死，微血管病或溶血性贫血以及大范围皮肤坏疽
特殊人群用药	肝肾功能不全患者：禁用 儿童：少量华法林可由乳汁分泌，常规剂量对婴儿影响较小 老年人：慎用 妊娠与哺乳期妇女：妊娠期妇女禁用
药典	USP、Eur. P.、Chin. P.
国家处方集	CNF
其他推荐依据	
■ 药品名称	依诺肝素　Enoxaporin
适应证	预防静脉血栓栓塞性疾病；治疗伴有或不伴有肺栓塞的深静脉血栓；治疗不稳定型心绞痛及非Q波心肌梗死；用于血液透析体外循环中，防止血栓形成
制剂与规格	针剂[保(乙)]：①0.4ml：4000AXaIU；②0.6ml：6000AXaIU 注：本品100AXaIU=1mg
用法与用量	血液透析体外循环中，推荐剂量100AXaIU/kg，在血液透析开始时，从动脉血管通路中加入，作用维持4小时。有重度出血倾向者，应减量至双侧血管通路给予50AXa IU/kg

续　表

	或单侧血管通路给予 75AⅩaIU/kg 治疗不稳定型心绞痛及非 Q 波心肌梗死：推荐剂量为每次 100AⅩaIU/kg 皮下注射，每 12 小时给药 1 次，一般疗程为 2~8 天，应与阿司匹林同用（每日 1 次，100~325mg）
注意事项	1. 同肝素 2. 禁止肌内注射 3. 用药期间进行血小板计数监测，如显著下降，应停用本品 4. 在治疗不稳定型心绞痛使用动脉导管时，应保留鞘管至给药后 6~8 小时。下一次治疗应在拔鞘管后 6~8 小时开始 5. 针头必须垂直进入皮下组织，注射全过程应保持皮肤褶皱 6. 1mg 鱼精蛋白可中和 1mg 本品产生的抗凝作用。但不同于肝素，不能完全中和，最大达 60% 7. 依诺肝素用法：年龄<75 岁，血肌酐≤221μmol/L（男）或≤177μmol/L（女）者，先静脉推注 30mg，15 分钟后开始 1mg/kg 皮下注射，1 次/12 小时，直至出院，最长使用 8 天；≥75 岁者，不用静脉负荷量，直接 0.75mg/kg 皮下注射，1 次/12 小时，最长使用 8 天。肌酐清除率<30ml/min 者，给予 1mg/kg 皮下注射，1 次/24 小时。对已用适当剂量依诺肝素治疗而需 PCI 的患者，若最后一次皮下注射在 8 小时之内，PCI 前可不追加剂量，若最后一次注射在 8~12 小时，应静脉注射依诺肝素 0.5mg/kg 8. 活性以抗凝血因子Ⅹa 的活性标示：国际抗Ⅹa 单位（AⅩaIU）
禁忌	禁用于对肝素及低分子肝素过敏、严重的凝血障碍、低分子肝素或肝素诱导的血小板减少症史、活动性消化道溃疡、有出血倾向的器官损伤、急性感染性心内膜炎 以下情况下不推荐使用：严重的肾功能损害、出血性脑卒中、难以控制的动脉高压等、与其他药物共用（见药物相互作用）
不良反应	可见出血，部分注射部位淤点、淤斑；罕见注射部位坚硬炎性结节、局部或全身过敏反应、血小板减少症、免疫性血小板减少症伴有血栓形成、骨质疏松倾向、转氨酶升高
特殊人群用药	肝肾功能不全患者：慎用 儿童：本品不推荐用于儿童 老年人：肾功能在正常范围内的老年人预防性用药时无需调整剂量或一日用药次数 妊娠与哺乳期妇女：妊娠期妇女仅在必要时才可使用；哺乳期妇女使用时应停止授乳
药典	Eur. P.
国家处方集	CNF
其他推荐依据	
■ 药品名称	**那屈肝素　Nadroparin**
适应证	预防血栓栓塞性疾病，特别是预防外科手术后血栓栓塞性疾病；治疗血栓栓塞性疾病，如严重的冠心病心绞痛；在血液透析中预防血液块形成
制剂与规格	注射液（钙）[保(乙)]：①0.3ml：2850U；②0.4ml：3800U；③0.6ml：5700U（欧洲药典单位）
用法与用量	预防与手术有关的血栓形成：皮下注射 1. 中度血栓风险：一次 2850U（0.3ml），一日 1 次，约在术前 2 小时进行第 1 次注射 2. 高度血栓风险：术前（如术前 12 小时）、术后（如术后 12 小时）以及持续至术后第 3 天，剂量一日 1 次 38U/kg，术后第 4 天起剂量调整为一次 57U/kg，一日 1 次

续 表

	3. 血液透析时预防透析器血凝块形成：每次血透开始时经动脉给药，体重不足 50kg 者用 0.3ml，50~69kg 者用 0.4ml，70kg 以上者用 0.6ml
注意事项	1. 同肝素 2. 禁止肌内注射 3. 整个过程中必须监测血小板计数 4. 以下情况慎用：严重动脉性高血压，消化性溃疡病史，其他可能引起出血的器质性损伤，脉络膜-视网膜血管疾病，脑部、脊髓或眼科手术的术后期 5. 在治疗不稳定型心绞痛使用动脉导管时，应保留鞘管至给药后 6~8 小时。下一次治疗应在拔鞘管后 6~8 小时开始 6. 针头必须垂直进入皮下组织，注射全过程应保持皮肤褶皱 7. 0.6ml 鱼精蛋白注射液可用来中和相当于 0.1ml 本品产生的抗凝作用；要求在 24 小时内分 2~4 次注射所计算的鱼精蛋白的总量
禁忌	同依诺肝素
不良反应	同依诺肝素
特殊人群用药	肝肾功能不全患者：慎用 妊娠与哺乳期妇女：不建议妊娠期间使用本品，除非治疗益处超过可能风险；不建议母乳喂养期间使用
药典	Eur. P.
国家处方集	CNF
其他推荐依据	
■ 药品名称	**达肝素 Dalteparin**
适应证	用于急性深静脉血栓、血液透析和血液滤过期间防止凝血、不稳定型冠状动脉疾病（如不稳定型心绞痛、非 ST 段抬高心肌梗死）、预防手术相关血栓形成
制剂与规格	注射液（钠盐）[保(乙)]：①0.2ml∶2500U；②0.2ml∶5000U；③0.3ml∶7500U
用法与用量	预防与手术有关的血栓形成：皮下注射 1. 中度血栓风险，术前 1~2 小时皮下注射 2500U，术后，一日 2500U，早晨给药，直至可以活动，一般需 5~7 天或更长 2. 高度血栓风险：术前晚间给 5000U，术后每晚给 5000U，持续至可以活动为止，一般需 5~7 天或更长。也可术前 1~2 小时给 2500U，术后 8~12 小时给 2500U，然后一日 5000U，早晨给药 血液透析和血液过滤期间预防凝血： 1. 不超过 4 小时，静脉注射 5000U 2. 超过 4 小时，静脉注射 30~40U/kg，继以每小时 10~15U/kg 静脉输注
注意事项	1. 同肝素 2. 禁止肌内注射 3. 用药期间应监测血小板计数 4. 以下情况慎用：血小板减少症和血小板缺陷，未控制的高血压，高血压性或糖尿病性视网膜病，近期手术后大剂量使用时等 5. 在治疗不稳定型心绞痛使用动脉导管时，应保留鞘管至给药后 6~8 小时。下一次治疗应在拔鞘管后 6~8 小时开始

续　表

	6. 针头必须垂直进入皮下组织，注射全过程应保持皮肤褶皱 7. 不同的低分子肝素产品存在差异，不能互换，使用时应遵守不同厂家各自产品的使用方法、剂量等要求 8. 紧急应用，1mg 鱼精蛋白可以抑制 100U 达肝素钠的作用（注：鱼精蛋白只能中和达肝素钠 25%～50%抗凝血因子Ⅹa 的活性）
禁忌	禁用于对本品或其他低分子肝素过敏；急性胃、十二指肠溃疡；急性脑出血；严重凝血系统疾病；脓毒性心内膜炎；中枢神经系统、眼部、耳部的损伤或手术；进行急性深静脉血栓治疗伴用局部麻醉
不良反应	可出现注射部位皮下血肿，暂时性轻微血小板减少症（Ⅰ型），暂时性 AST（GOT）、ALT（GPT）升高，罕见皮肤坏死，脱发，过敏反应，注射部位以外的出血；很少见过敏样反应，严重的免疫介导型血小板减少症（Ⅱ型）伴动、静脉血栓或血栓栓塞
特殊人群用药	肝肾功能不全患者：严重肝肾功能不全慎用 妊娠与哺乳期妇女：不推荐妊娠期妇女使用；哺乳期妇女慎用
药典	Eur. P.
国家处方集	CNF
其他推荐依据	
■ 药品名称	磺达肝癸钠　Fondaparinux
适应证	用于进行下肢重大骨科手术患者预防静脉血栓栓塞事件的发生；无指征进行紧急（<120 分钟）PCI 的不稳定型心绞痛或非 ST 段抬高心肌梗死（NSTEMI）的治疗；使用溶栓或初始不接受其他形式再灌注治疗的 ST 段抬高心肌梗死（STEMI）治疗
制剂与规格	注射液（钠盐）[保(乙)]：0. 5ml：2. 5mg
用法与用量	皮下注射： 1. 常规一次 2. 5mg，一日 1 次。STEMI 患者的首剂应静脉给药 2. 肌酐清除率为 20～50ml/min 的手术患者：剂量减至一次 1. 5mg，一日 1 次 疗程：手术患者在术后 6 小时开始给予，至少持续到术后 5～9 天；进行髋关节骨折手术者应考虑将使用时间再延长 24 天；急性冠状动脉综合征患者在诊断后应尽早开始治疗，直至出院或最长 8 天
注意事项	1. 下列情况慎用：出血危险高的患者（如血小板<50×10^9/L、胃肠道活动性溃疡疾病）、近期颅内出血或脑、脊髓或眼科手术后不久，以及老年、体重<50kg、肌酐清除率明显降低 2. 本品在 17 岁以下患者中的安全性和疗效尚没有研究 3. 不能通过肌内注射给予 4. 磺达肝癸钠是一种人工合成的、活化因子Ⅹ选择性抑制剂，不能灭活凝血酶（活化因子Ⅱ），对血小板没有作用
禁忌	禁用于已知对磺达肝癸钠或本品中任何赋形剂成分过敏；具有临床意义的活动性出血；急性细菌性心内膜炎；肌酐清除率<20ml/min 的严重肾脏损害
不良反应	常见出血（血肿、血尿、咯血、齿龈出血）；不常见贫血，呼吸困难，皮疹，瘙痒
特殊人群用药	肝肾功能不全患者：严重肝功能受损使用本药不需要进行剂量调整 儿童：不推荐用于 17 岁以下患者

续 表

	老年人：老年患者由于肾功能通常随年龄增加而降低，出血风险会增加时，应慎用本药 妊娠与哺乳期妇女：除非明确需要，不应用于妊娠期妇女；哺乳期妇女治疗期间停止授乳
药典	
国家处方集	CNF
其他推荐依据	

第五章

抗血小板聚集药

■ 药品名称	阿司匹林 Aspirin
适应证	抑制下列情况下的血小板黏附和聚集：不稳定型心绞痛、急性心肌梗死、动脉血管术后，预防大脑一过性血流减少。也用于解热镇痛（常用于感冒、流感及各种原因的发热、头痛、牙痛、月经痛、神经痛、肌肉痛、术后钝痛等）、抗炎、抗风湿（急性风湿热、风湿性关节炎和类风湿关节炎）
制剂与规格	阿司匹林肠溶片[基,保(甲)]：①25mg；②50mg；③100mg 阿司匹林肠溶胶囊[保(甲)]：①75mg；②100mg；③150mg 阿司匹林精氨酸盐粉针：①0.5g（相当于阿司匹林 0.25g）；②1g（相当于阿司匹林 0.5g）。用于解热镇痛 阿司匹林赖氨酸盐粉针：①0.25g（相当于阿司匹林 0.14g）；②0.5g（相当于阿司匹林 0.28g）；③0.9g（相当于阿司匹林 0.5g）。用于解热镇痛
用法与用量	心脑血管疾病一级预防：一次 75~100mg，一日 1 次心脑血管疾病二级预防：一次 75~150mg，一日 1 次急性心肌梗死、冠状动脉内药物洗脱支架植入术后：1 个月内，建议一次 300mg，一日 1 次。以上肠溶片不可掰开或嚼服急性冠状动脉综合征急诊 PCI 术前：顿服 300mg，应使用非肠溶片或嚼服肠溶片。用于解热、镇痛，一次 0.3~0.6g，一日 3 次，必要时每 4 小时 1 次；用于抗炎、抗风湿，一日 3~6g，分 4 次服用
注意事项	1. 交叉过敏，对本药过敏也可能对其他非甾体抗炎药过敏 2. 下列情况慎用：对其他镇痛药、抗炎药或抗风湿药过敏；花粉性鼻炎、鼻息肉或慢性呼吸道感染（特别是过敏性症状）者；同时使用抗凝药物（低剂量肝素治疗除外）；支气管哮喘；慢性或复发性胃或十二指肠病变；葡萄糖-6-磷酸脱氢酶缺陷者（偶见引起溶血性贫血）、痛风（可影响排尿酸药的作用，小剂量时可能引起尿酸滞留）
禁忌	对本品或含水杨酸的物质过敏，胃、十二指肠溃疡，出血倾向（出血体质）禁用
不良反应	1. 消化系统：恶心、呕吐、上腹部不适、疼痛、溃疡、胃肠出血、ALT（GPT）及 AST（GOT）水平升高 2. 血液系统：凝血酶原减少、凝血时间延长、贫血、粒细胞减少、血小板减少、出血倾向 3. 中枢神经系统：头晕、头痛、耳鸣、听力下降、精神障碍等 4. 呼吸系统：呼吸困难（阿司匹林哮喘）、鼻息肉、肺水肿 5. 内分泌系统：血尿酸增高 6. 皮肤：过敏、味觉异常、脱发、皮疹 7. 其他：水杨酸中毒
特殊人群用药	肝肾功能不全患者：严重的肝功能障碍慎用，肝功能减退时可加重肝毒性反应，加重出血倾向，肝功能不全和肝硬化患者易出现肾脏不良反应；肾损害时慎用，肾衰竭时可有加重肾毒性的危险 儿童：儿童或青少年服用可能发生少见但致命的 Reye 综合征 老年人：肾功能下降时容易出现不良反应

续 表

	妊娠与哺乳期妇女：本品易于通过胎盘屏障。动物实验在妊娠早期3个月应用本品可致畸胎，在妊娠后期3个月长期大量应用本品可使妊娠期延长，有增加过期产综合征及产前出血的危险。在妊娠的最后2周应用，可增加胎儿出血或新生儿出血的危险，在妊娠晚期长期用药也有可能使胎儿动脉导管收缩或早期闭锁，导致新生儿持续性肺动脉高压及心力衰竭。本品可在乳汁中排泄，长期大剂量用药时婴儿有可能产生不良反应
药典	Eur. P.、Chin. P.、Jpn. P.、USP、Viet. P.
国家处方集	CNF
其他推荐依据	
■ 药品名称	双嘧达莫 Dipyridamole
适应证	用于缺血性心脏病、血栓栓塞性疾病
制剂与规格	双嘧达莫片[保(甲)]：25mg
用法与用量	口服：一次25~50mg，一日3次，餐前1小时服用
注意事项	1. 下列情况慎用：低血压、有出血倾向者 2. 严重冠状动脉病变患者使用后缺血可能加重（窃血现象） 3. 与肝素合用可能引起出血倾向 4. 不宜与葡萄糖以外的其他药物混合注射
禁忌	对本品过敏者禁用
不良反应	胃肠道反应、头痛、眩晕、疲劳、皮疹、潮红
特殊人群用药	妊娠与哺乳期妇女：未在孕妇中做适当的对照研究，仅当确有必要方可用于妊娠期妇女；哺乳期妇女慎用
药典	Eur. P.、Chin. P.、Jpn. P.、USP
国家处方集	CNF
其他推荐依据	
■ 药品名称	氯吡格雷 Clopidogrel
适应证	用于心肌梗死（数天至35天以内）、缺血性脑卒中（7天至6个月内）、确诊的外周动脉性疾病、急性冠状动脉综合征
制剂与规格	硫酸氯吡格雷片[基,保(乙)]：①25mg；②75mg
用法与用量	口服：一次75mg，一日1次。非ST段抬高性急性冠状动脉综合征（不稳定型心绞痛或非Q波心肌梗死）：单次负荷量300mg开始，然后一日1次75mg连续服药（联合阿司匹林一日75~325mg），推荐阿司匹林不超过100mg。ST段抬高性急性心肌梗死：以负荷量氯吡格雷开始，然后一日1次75mg连续服药，合用阿司匹林，可合用或不合用溶栓剂。年龄超过75岁时，不使用负荷剂量。症状出现后尽早开始联合治疗，至少用药4周。冠状动脉内药物支架植入后，应持续服用一日1次，每次75mg，不少于1年，并应与阿司匹林100mg/d联合应用

续　表

注意事项	1. 下列情况慎用：创伤、外科手术或其他病理状态使出血危险性增加者，接受阿司匹林、非甾体抗炎药、肝素、血小板糖蛋白Ⅱb/Ⅲa 抑制药或溶栓药物治疗者，出血性疾病（尤其是胃肠及眼内疾病）者 2. 用药期间监测异常的出血情况、白细胞和血小板计数。择期手术且无需抗血小板治疗者，术前 1 周停用本药 3. 合用质子泵抑制药可能影响疗效
禁忌	对本品过敏、严重肝功损害患者、活动性病理性出血（如活动性消化性溃疡或颅内出血）、哺乳期妇女禁用
不良反应	偶见胃肠道反应（腹痛、消化不良、便秘或腹泻）、皮疹、皮肤黏膜出血；罕见白细胞减少和粒细胞缺乏
特殊人群用药	肝肾功能不全患者：严重肝功能损害患者禁用；肾功能不全时不需要调整剂量，但经验有限，需慎用 妊娠与哺乳期妇女：妊娠期间避免使用；哺乳期妇女禁用
药典	
国家处方集	CNF
其他推荐依据	
■ 药品名称	替罗非班　Tirofiban
适应证	与肝素联用于冠状动脉综合征，以及该类患者进行冠状动脉血管成形术或冠状动脉内斑块切除术，以防治其心脏缺血并发症
制剂与规格	注射液[保(乙)]：①50ml：12.5mg；②100ml：5mg 粉针剂：5mg
用法与用量	血管成形术/动脉内斑块切除术，可与肝素联用，从同一液路输入：按体重，起始剂量为 10μg/kg，在 3 分钟内静推，而后以每分 0.15μg/kg 的速率维持滴注 36 小时。如果激活凝血时间小于 180 秒应撤掉动脉鞘管。肌酐清除率< 30ml/min 者，剂量应减少 50%
注意事项	1. 血浆清除率< 30ml/min（包括需要血液透析）的患者，剂量应减少 50% 2. 以下情况慎用：1 年内出血；已知的凝血障碍、血小板异常或血小板减少病史；1 年内的脑血管病史 1 个月内的外科手术或严重躯体创伤史：未控制的高血压［收缩压> 180mmHg 和/或舒张压> 110mmHg］，急性心包炎；出血性视网膜病；慢性血液透析 3. 仅供静脉使用。本品可与肝素联用，从同一液路输入。必须注意避免长时间负荷输入 GPⅡb/Ⅲa 受体阻断剂
禁忌	禁用于对本品任何成分过敏者；有活动性内出血、颅内出血史、颅内肿瘤、动静脉畸形及动脉瘤；主动脉夹层；既往使用替罗非班出现血小板减少的患者
不良反应	出血，如颅内出血、腹膜后出血、心包积血、肺出血和脊柱硬膜外血肿、致死性出血；急性和/或严重血小板计数减少可伴有寒战、轻度发热或出血并发症；过敏反应、恶心、发热、头痛以及血红蛋白、血细胞比容下降
特殊人群用药	肝肾功能不全患者：轻中度肝功能不全者不需调整剂量 儿童：不宜使用 妊娠与哺乳期妇女：妊娠安全性不确定，妊娠期妇女使用应权衡利弊。哺乳期妇女权衡利弊决定中断哺乳还是中断药物治疗

续 表

药典	
国家处方集	CNF
其他推荐依据	
■ 药品名称	贝前列素 Beraprost
适应证	用于改善慢性动脉闭塞性疾病引起的溃疡、间歇性跛行、疼痛和冷感等症状
制剂与规格	贝前列素钠片[保(乙)]：20μg
用法与用量	口服：一日 120μg，分 3 次于餐后服用
注意事项	下列患者慎用：正在使用抗凝血药、抗血小板药、血栓溶解剂的患者，月经期的妇女，有出血倾向及其因素的患者
禁忌	妊娠期妇女和出血性疾病患者禁用
不良反应	可有出血倾向（包括脑出血、消化道出血、眼底出血等）、颜面潮红、头痛等
特殊人群用药	妊娠与哺乳期妇女：妊娠期妇女禁用
药典	
国家处方集	CNF
其他推荐依据	

第六章

围手术期镇痛药

■ 药品名称	芬太尼 Fentanyl
适应证	用于麻醉前给药及诱导麻醉，并作为辅助用药与全身麻醉及局部麻醉药合用于各种手术。与氟哌利多2.5mg和本品0.05mg的混合液，麻醉前给药，能使患者安静，对外界环境漠不关心，但仍能合作；用于手术前、后及术中等各种剧烈疼痛
制剂与规格	枸橼酸芬太尼注射液[保(甲)]：①1ml：0.05mg；②2ml：0.1mg[基]；③10ml：0.5g（均以芬太尼计）芬太尼透皮贴剂[保(乙)]：①每贴2.5mg；②每贴5mg
用法与用量	成人静脉注射：全身麻醉时初量，①小手术按体重1~2μg/kg；②大手术按体重2~4μg/kg；③全身麻醉同时吸入氧化亚氮按体重1~2μg/kg 成人麻醉前或手术后镇痛：按体重肌内或静脉注射0.7~1.5μg/kg 儿童镇痛：2~12岁按体重2~3μg/kg 成人手术后镇痛：硬膜外给药，初量0.1mg，加0.9%氯化钠注射液稀释到8ml，每2~4小时可重复，维持量一次为初量的一半
注意事项	1. 下列情况慎用：心律失常、慢性梗阻性肺部疾患，呼吸储备力降低及脑外伤昏迷、颅内压增高、脑肿瘤等易陷入呼吸抑制的患者，运动员 2. 按麻醉药品管理 3. 硬膜外注入本品镇痛时，可有全身瘙痒，而且仍有呼吸频率减慢和潮气量减小的可能，处理应及时 4. 本品务必在单胺氧化酶抑制药停用14天以上方可给药，而且应先试用小剂量（1/4常用量），否则会发生严重不良反应甚至死亡
禁忌	支气管哮喘、呼吸抑制、呼吸道梗阻、对本品特别敏感的患者及重症肌无力患者禁用
不良反应	1. 严重不良反应为呼吸抑制、窒息、肌肉僵直及心动过缓，如不及时治疗，可发生呼吸停止、循环抑制及心脏停搏等 2. 一般不良反应为眩晕、视物模糊、恶心、呕吐、低血压、胆管括约肌痉挛、喉痉挛及出汗等。偶有肌肉抽搐。本品有成瘾性
特殊人群用药	肝肾功能不全患者：慎用 老年人：首次剂量应适当减量 妊娠与哺乳期妇女：妊娠期妇女慎用
药典	Eur. P.、Chin. P.、Jpn. P.、USP
国家处方集	CNF
其他推荐依据	

续 表

■ 药品名称	瑞芬太尼 Remifentanil
适应证	用于全麻诱导和全麻中维持镇痛
制剂与规格	注射用瑞芬太尼[基,保(乙)]：①1mg；②2mg；③5mg
用法与用量	麻醉诱导：本品只能用于静脉给药。给药前须用以下注射液之一溶解并定量稀释成25μg/ml、50μg/ml或250μg/ml浓度的溶液：①灭菌注射用水；②5%葡萄糖注射液；③0.9%氯化钠注射液；④5%葡萄糖氯化钠注射液；⑤0.45%氯化钠注射液。本品应与麻醉、催眠药（如丙泊酚、硫喷妥、咪达唑仑、氧化亚氮、七氟烷或氟烷）一并给药，用于诱导麻醉。成人按0.5~1.0μg/kg的剂量持续静脉滴注。也可在滴注前给予0.5~1.0μg/kg的初始剂量静推，静推时间应大于60秒 气管插管患者的麻醉维持：给药速率可以在2~5分钟增加25%~100%或减小25%~50%。患者反应麻醉过浅时，每隔2~5分钟给予0.5~1.0μg/kg剂量静脉推注给药，以加深麻醉深度
注意事项	1. 下列情况慎用：运动员、心律失常、慢性梗阻性肺部疾患、呼吸储备力降低及脑外伤昏迷、颅内压增高、脑肿瘤等易陷入呼吸抑制的患者 2. 按照麻醉药品管理 3. 禁与单胺氧化酶抑制药合用；本品务必在单胺氧化酶抑制药停用14天以上方可给药，而且应先试用小剂量 4. 本品处方中含有甘氨酸，因而不能于硬膜外和鞘内给药 5. 禁与血、血清、血浆等血制品经同一路径给药
禁忌	已知对本品中各种组分或其他芬太尼类药物过敏的患者禁用；重症肌无力及易致呼吸抑制患者禁用；支气管哮喘患者禁用
不良反应	1. 常见恶心、呕吐、呼吸抑制、心动过缓、低血压和肌肉强直，上述不良反应在停药或降低输注速度后几分钟内即可消失 2. 临床中还发现有寒战、发热、晕眩、视觉障碍、头痛、呼吸暂停、瘙痒、心动过速、高血压、激动、低氧血症、癫痫、皮肤潮红与过敏 3. 较少见：便秘、腹部不适、口干、胃食管反流、吞咽困难、肠梗阻。心肌缺血、晕厥、肌肉强直、胸痛。咳嗽、呼吸困难、支气管痉挛、喉痉挛、喘鸣、鼻充血、胸腔积液、肺水肿、焦虑、不自主运动、震颤等
特殊人群用药	肝肾功能不全患者：肝肾功能受损的患者不需调整剂量；肝肾功能严重受损的患者对瑞芬太尼呼吸抑制的敏感性增强，使用时应监测 儿童：2~12岁儿童用药与成人一致；2岁以下儿童不推荐使用 老年人：65岁以上老年患者用药时，初始剂量为成人剂量的一半，持续静滴给药数量应酌减 妊娠与哺乳期妇女：本品可通过胎盘屏障，产妇应用时有引起新生儿呼吸抑制的危险；孕妇用药应权衡利弊。本品能经母乳排泄，因而哺乳期妇女不推荐使用；在必须使用时应权衡利弊
药典	
国家处方集	CNF
其他推荐依据	

续　表

■ 药品名称	舒芬太尼　Sufentanil
适应证	用于气管内插管，使用人工呼吸的全身麻醉；作为复合麻醉的镇痛用药；作为全身麻醉大手术的麻醉诱导和维持用药
制剂与规格	舒芬太尼注射液[保(乙)]：①1ml：75μg（相当于舒芬太尼 50μg）；②2ml：150μg（相当于舒芬太尼 100μg）；③5ml：375μg（相当于舒芬太尼 250μg）
用法与用量	成人： 1. 当作为复合麻醉的一种镇痛成分应用时：按体重 0.1～5.0μg/kg 作静脉推注，或者加入输液管中，在 2～10 分钟内滴完。当临床表现显示镇痛效应减弱时，可按体重 0.15～0.70μg/kg 追加维持剂量 2. 在以本品为主用于静脉给药的全身麻醉诱导时，用药总量可为 8～30μg/kg，当临床表现显示镇痛效应减弱时可按体重 0.35～1.40μg/kg 追加维持剂量 儿童：用于 2～12 岁儿童以本品为主的全身麻醉诱导和维持中总量建议为 10～20μg/kg。如果临床表现镇痛效应降低时，可给予追加剂量 1～2μg/kg
注意事项	1. 下列情况慎用：甲状腺功能低下、肺部疾患、老年人、肥胖，酒精中毒和使用过其他已知对中枢神经系统有抑制作用的药物的患者，在使用本品时均需特别注意，其用药量应酌情给予。建议对这些患者做较长时间的术后观察 2. 本品按麻醉药品管理 3. 大剂量给予本品以后可产生显著的呼吸抑制并持续至术后，可用特异性阻断药纳洛酮逆转其呼吸抑制作用，必要时重复给药 4. 舒芬太尼可导致肌肉僵直，包括胸壁肌肉的僵直，可使用苯二氮䓬类药物及肌松药对抗 5. 在麻醉诱导期间可以加用氟哌利多，以防止恶心和呕吐的发生 6. 对接受过阿片类药物治疗或有过阿片类滥用史的患者，则可能需要使用较大的剂量
禁忌	对本品或其他阿片类药物过敏者禁用。分娩期间或实施剖宫产手术期间婴儿剪断脐带之前，静脉内禁用本品。本品禁用于新生儿、妊娠期和哺乳期妇女。在使用舒芬太尼前 14 日内用过单胺氧化酶抑制药者、急性肝卟啉症者、重症肌无力患者禁用。因用其他药物而存在呼吸抑制者或患有呼吸抑制疾病者禁用。低血容量、低血压患者禁用
不良反应	典型的阿片样症状，如呼吸抑制、呼吸暂停、骨骼肌强直（胸壁肌强直）、肌阵挛、低血压、心动过缓、恶心、可呕吐和眩晕、缩瞳和尿潴留。在注射部位偶有瘙痒和疼痛。其他较少见的不良反应有：喉痉挛、过敏反应和心搏停止，偶尔可出现术后恢复期的呼吸再抑制
特殊人群用药	肝肾功能不全患者：慎用 儿童：新生儿禁用 老年人：慎用 妊娠与哺乳期妇女：禁用
药典	Eur. P.、USP
国家处方集	CNF
其他推荐依据	

续 表

■ 药品名称	曲马多 Tramadol
适应证	用于癌症疼痛，骨折或术后疼痛等各种急、慢性疼痛
制剂与规格	盐酸曲马多片[保(乙)]：50mg
用法与用量	口服：一次 50~100mg，必要时可重复，日剂量不超过 400mg
注意事项	1. 对阿片类药物敏感者、有心脏疾病患者慎用 2. 对阿片类药依赖、有头部损伤、休克、不明原因的神志模糊、呼吸中枢及呼吸功能异常、颅内压升高的患者，应用本品应特别小心 3. 不得与单胺氧化酶抑制剂同用 4. 长期使用不能排除产生耐药性或药物依赖性的可能 5. 有药物滥用或依赖性倾向的患者只能短期使用
禁忌	禁用于对曲马多及其赋形剂过敏者；妊娠期妇女；1 岁以下儿童；乙醇、镇静剂、镇痛剂、阿片类或者精神类药物急性中毒患者；正在接受单胺氧化酶抑制药治疗或在过去 14 日服用过此类药物者。本品不得用于戒毒治疗
不良反应	1. 常见恶心、呕吐、便秘、口干、头晕、嗜睡、出汗 2. 少见过敏反应、低血压、心动过速、胃肠功能紊乱、头痛、视觉异常、情绪不稳、欣快、活动减退、功能亢进、认知和感觉障碍、惊厥、精神错乱、药物依赖性、幻觉、戒断综合征、瘙痒、皮疹、荨麻疹、血管神经性水肿、排尿障碍、尿潴留、呼吸困难、支气管痉挛、呼吸抑制 3. 罕见高血压和心动过缓
特殊人群用药	肝肾功能不全患者：慎用 儿童：1 岁以下儿童禁用 老年人：慎用 妊娠与哺乳期妇女：妊娠期妇女禁用；哺乳期妇女使用时约有 0.1%剂量可经乳汁分泌，故单次应用不必中断授乳
药典	Eur. P. 、Chin. P.
国家处方集	CNF
其他推荐依据	
■ 药品名称	布桂嗪 Bucinnazine
适应证	适用于手术后疼痛、癌痛
制剂与规格	盐酸布桂嗪片：①30mg；②60mg 盐酸布桂嗪注射液：①1ml：50mg；②2ml：100mg
用法与用量	口服： 1. 成人：一次 30~60mg，一日 3~4 次 2. 儿童：一次 1mg/kg，疼痛剧烈时用量可酌增 皮下或肌内注射：成人，一次 50~100mg，一日 1~2 次。疼痛剧烈时用量可酌增。首次及总量可以不受常规剂量的限制
注意事项	本品为国家特殊管理的麻醉药品

续　表

禁忌	对本品过敏者禁用
不良反应	少数患者可见有恶心、眩晕或困倦、黄视、全身发麻感等，停药后可消失。本品引起依赖性的倾向与吗啡类药相比为低，据临床报道，连续使用本品，可产生耐受性和成瘾，故不可滥用
特殊人群用药	儿童：尚不明确 老年人：尚不明确 妊娠与哺乳期妇女：尚不明确
药典	Chin. P.
国家处方集	CNF
其他推荐依据	
■ 药品名称	对乙酰氨基酚　Paracetamol
适应证	缓解轻度至中度疼痛
制剂与规格	对乙酰氨基酚片[保(甲)]：①0. 1g；②0. 3g；③0. 5g[基] 对乙酰氨基酚控释片[保(乙)]：0. 65g 对乙酰氨基酚混悬液[基]：15ml∶1. 5g
用法与用量	口服： 1. 成人：一次 0. 3g~0. 6g，一日 3~4 次；一日量不超过 2g，不宜超过 10 天 2. 儿童：按体重一次 10~15mg/kg，每 4~6 小时 1 次。或按体表面积一天 1. 5g/m^2，分次服，每 4~6 小时 1 次；12 岁以下的小儿每 24 小时不超过 5 次量
注意事项	1. 不宜大量或长期用药，以防引起造血系统和肝肾功能损害 2. 长期大剂量用药应定期进行肝肾功能和血象检查
禁忌	严重肝肾功能不全患者及对本品过敏者禁用
不良反应	常规剂量下的不良反应很少，少见恶心、呕吐、出汗、腹痛、皮肤苍白等；罕见过敏性皮炎（皮疹、皮肤瘙痒等）、粒细胞缺乏、血小板减少、高铁血红蛋白血症、贫血、肝肾功能损害和胃肠道出血等
特殊人群用药	肝肾功能不全患者：肝病者尽量避免长期使用；肾功能不全者长期大量使用本品有增加肾脏毒性的危险，故建议减量使用 儿童：3 岁以下儿童因其肝、肾功能发育不全慎用 妊娠与哺乳期妇女：慎用
药典	Eur. P. 、Chin. P. 、Jpn. P. 、USP、Viet. P.
国家处方集	CNF
其他推荐依据	
■ 药品名称	布洛芬　Ibuprofen
适应证	急性疼痛如手术后、创伤后、劳损后、原发性痛经、牙痛、头痛等
制剂与规格	布洛芬片剂[基,保(甲)]：①0. 1g；②0. 2g

续 表

	布洛芬胶囊[保(甲)]：①0.1g；②0.2g[基] 布洛芬缓释胶囊[基,保(乙)]：0.3g 布洛芬口服液[保(乙)]：10ml：0.1g 布洛芬混悬液[基]：100ml：2g 布洛芬滴剂：15ml：600mg
用法与用量	成人：轻中度疼痛：胶囊，一次0.2~0.4g，每4~6小时1次。一日最大剂量为2.4g；缓释剂型，一次0.3g，一日2次 儿童用量：一次按体重5~10mg/kg，一日3次；儿童日最大剂量为2.0g
注意事项	1. 对阿司匹林或其他非甾体抗炎药过敏者对本品可有交叉过敏反应 2. 本品可能增加胃肠道出血的风险并导致水钠潴留 3. 避免本品与小剂量的阿司匹林同用以防后者减效 4. 有消化道溃疡病史、支气管哮喘、心功能不全、高血压、血友病或其他出血性疾病、有骨髓功能减退病史的患者慎用 5. 长期用药时应定期检查血象及肝、肾功能
禁忌	禁用于活动性消化性溃疡；对阿司匹林或其他非甾体抗炎药过敏者；服用此类药物诱发哮喘、鼻炎或荨麻疹患者；严重肝病患者及中重度肾功能不全者
不良反应	常规剂量下的不良反应很少，少见恶心、呕吐、出汗、腹痛、皮肤苍白等；罕见过敏性皮炎（皮疹、皮肤瘙痒等）、粒细胞缺乏、血小板减少、高铁血红蛋白血症、贫血、肝肾功能损害和胃肠道出血等
特殊人群用药	肝肾功能不全患者：轻度肾功能不全者可使用最小有效剂量并密切监测肾功能和水钠潴留情况；严重肝病患者及中重度肾功能不全者禁用 妊娠与哺乳期妇女：尽量避免使用
药典	Eur. P.、Chin. P.、Jpn. P.、USP、Viet. P.
国家处方集	CNF
其他推荐依据	
■ 药品名称	塞来昔布 Celecoxib
适应证	缓解骨关节炎，类风湿关节炎，强直性脊柱炎的肿痛症状，缓解手术前后的急性疼痛
制剂与规格	塞来昔布胶囊[保(乙)]：①100mg；②200mg
用法与用量	口服：成人一次400mg，一日1次，疗程不超过7天
注意事项	1. 本品导致胃肠黏膜损伤而引起消化性溃疡和出血的风险较其他传统非甾体抗炎药为少。适用于有消化性溃疡、肠道溃疡、胃肠道出血病史者 2. 有心血管风险患者慎用 3. 本品长期服用可引起血压升高、水钠潴留、水肿等。故长期服用宜监测血压、血象、肝肾功能 4. 有支气管哮喘病史、过敏性鼻炎、荨麻疹病史者慎用 5. 服用本品时不能停服因防治心血管病所需服用的小剂量阿司匹林，但两者同服会增加胃肠道不良反应
禁忌	对磺胺过敏者、对阿司匹林或其他非甾体类抗炎药物过敏或诱发哮喘者及对本品过敏者、有心肌梗死史或脑卒中史者、严重心功能不全者及重度肝功能损害、孕妇及哺乳期妇女均禁用本品

续 表

不良反应	1. 常见胃肠胀气、腹痛、腹泻、消化不良、咽炎、鼻窦炎；由于水钠潴留可出现下肢水肿、头痛、头晕、嗜睡、失眠 2. 少见口炎、便秘、心悸、疲乏、四肢麻木、肌肉痉挛、血压升高 3. 偶见 ALT（GPT）、AST（GOT）升高 4. 罕见味觉异常、脱发 5. 非常罕见癫痫恶化
特殊人群用药	肝肾功能不全患者：有中度肝肾损害者，本品剂量应减低而慎用 妊娠与哺乳期妇女：禁用
药典	
国家处方集	CNF
其他推荐依据	
■ 药品名称	氟比洛芬 Flurbiprofen
适应证	术后及癌症的镇痛
制剂与规格	氟比洛芬酯注射液[保(乙)]：5ml：50mg
用法与用量	通常成人每次静脉给予氟比洛芬酯 50mg，尽可能缓慢给药（1 分钟以上），根据需要使用镇痛泵，必要时可重复应用。并根据年龄、症状适当增减用量
注意事项	1. 以下情况慎用：有消化道溃疡既往史的患者，有出血倾向、血液系统异常或有既往史的患者，心功能不全或有既往史的患者及高血压患者，有过敏史患者，有支气管的患者 2. 尽量避免与其他的非甾体抗炎药合用 3. 不能用于发热患者的解热和腰痛症患者的镇痛
禁忌	消化道溃疡患者，严重的肝、肾及血液系统功能障碍患者，严重的心力衰竭、高血压患者，对本制剂成分有过敏史的患者，阿司匹林哮喘或有既往史的患者，正在使用依洛沙星、洛美沙星、诺氟沙星的患者禁用
不良反应	1. 严重不良反应：罕见休克、急性肾衰竭、肾病综合征、胃肠道出血、伴意识障碍的抽搐、再生障碍性贫血等 2. 一般的不良反应注射部位：偶见注射部位疼痛及皮下出血；消化系统：有时出现恶心、呕吐，转氨酶升高，偶见腹泻，罕见胃肠出血；精神和神经系统：有时出现发热，偶见头痛、倦怠、嗜睡、畏寒；循环系统：偶见血压上升、心悸；皮肤：偶见瘙痒、皮疹等过敏反应；血液系统：罕见血小板减少，血小板功能低下
特殊人群用药	肝肾功能不全患者：肝肾功能不全或有既往史的患者慎用 儿童：不宜使用 老年人：要特别当心老年患者出现不良反应，要从小剂量开始慎重给药 妊娠与哺乳期妇女：妊娠妇女应用的安全性尚未确立，尽量不在妊娠末期应用；应用本品过程中避免授乳（可能会转移到母乳中）
药典	Eur. P.、Jpn. P.、USP
国家处方集	CNF
其他推荐依据	

续 表

■ 药品名称	洛索洛芬 Loxoprofen
适应证	类风湿关节炎、骨关节炎等疾病的消炎与镇痛、手术后的镇痛
制剂与规格	洛索洛芬钠片[保(乙)]：60mg 洛索洛芬钠胶囊[保(乙)]：60mg
用法与用量	口服：不宜空腹服药，成人一次顿服 60mg，应随年龄及症状适宜增减。但原则上一日 2 次，一日最大剂量不超过 180mg，或遵医嘱
注意事项	1. 以下情况慎用：有消化道溃疡既往史的患者，血液异常或有其既往史患者，心功能异常患者，有过敏史患者，支气管哮喘患者，高龄者 2. 用于急性疾患时，应考虑急性炎症、疼痛及发热程度而给药 3. 原则上避免长期使用同一药物 4. 有长期使用非甾体抗炎药可导致女性暂时性不孕的报道 5. 伴有高热的高龄者或合并消耗性疾患的患者，密切观察病情
禁忌	有消化性溃疡、严重血液学异常和肝肾功能损害、心功能不全者，对本品成分有过敏反应者、阿司匹林哮喘者、妊娠晚期妇女禁用
不良反应	1. 严重不良反应：休克、溶血性贫血、史-约综合征、急性肾衰竭、肾病综合征、间质性肺炎、消化道出血、肝功能障碍、黄疸、哮喘发作 2. 其他不良反应：皮疹、瘙痒感、荨麻疹、腹痛、胃部不适感、食欲减退、恶心及呕吐、腹泻、便秘、胃灼热、口内炎、消化不良、嗜睡、头痛、贫血、白细胞计数减少、血小板减少、嗜酸性粒细胞增加、肝酶升高、水肿、心悸、面部潮红
特殊人群用药	肝肾功能不全患者：肝损害或有其既往史患者慎用；肾损害或有其既往史患者慎用 妊娠与哺乳期妇女：妊娠期妇女用药应权衡利弊，妊娠晚期妇女禁用；哺乳期妇女用药时停止授乳
药典	Jpn. P.
国家处方集	CNF
其他推荐依据	
■ 药品名称	氯诺昔康 Lornoxicam
适应证	用于急性轻度至中度疼痛
制剂与规格	氯诺昔康片：8mg
用法与用量	口服：一日 8～16mg。如需反复用药，一日最大剂量为 16mg
注意事项	以下情况慎用：有胃肠道出血或十二指肠溃疡病史者，凝血障碍者，老年人及哮喘患者
禁忌	已知对非甾体抗炎药（如阿司匹林）过敏者、由水杨酸诱发的支气管哮喘者、急性胃肠出血或急性胃或肠溃疡者、严重心功能不全者、严重肝功能不全者、血小板计数明显减低者、妊娠和哺乳期妇女、年龄<18 岁者禁用
不良反应	常见头晕、头痛、胃肠功能障碍（如胃痛、腹泻、消化不良、恶心和呕吐）
特殊人群用药	肝肾功能不全患者：肝肾功能受损者慎用，严重肝功能不全者禁用 儿童：年龄<18 岁者禁用 妊娠与哺乳期妇女：禁用

续　表

药典	Jpn. P.
国家处方集	CNF
其他推荐依据	
■ 药品名称	帕瑞昔布　Parecoxib
适应证	用于手术后疼痛的短期治疗
制剂与规格	注射用帕瑞昔布钠[保(乙)]：①20mg；②40mg（以帕瑞昔布钠计）
用法与用量	1. 静脉或肌内注射推荐剂量为40mg，随后视需要间隔6～12小时给予20mg或40mg，每天总剂量不超过80mg。肌内注射应选择深部肌内缓慢推注。疗程不超过3天 2. 可使用氯化钠溶液9mg/ml（0.9%）、葡萄糖注射液50g/L（5%）、氯化钠4.5mg/ml（0.45%）和葡萄糖50g/L（5%）注射液作为溶媒 3. 对于老年患者（≥65岁）不必进行剂量调整。对于体重低于50kg的老年患者，本品的初始剂量应减至常规推荐剂量的一半且每日最高剂量应减至40mg 4. 肝肾功能损伤者：中度肝功能损伤者应慎用，剂量应减至常规用量的一半，且每日最高剂量降至40mg。对肾功能损伤者不必调整剂量
注意事项	1. 具有发生心血管事件的高危因素者（如高血压、高血脂、糖尿病、吸烟）、服用其他非甾体抗炎药或阿司匹林或有过胃肠道疾病病史者（如溃疡或胃肠道出血）、脱水患者、口服华法林或其他口服抗凝血药者慎用 2. 建议临床连续使用不超过3天 3. 治疗期间不能停止抗血小板治疗
禁忌	对本品有过敏史者；有严重药物过敏史，尤其是皮肤反应，如史-约综合征、中毒性表皮坏死松解症、多形性红斑等，或已知对磺胺类药物超敏者；活动性消化道溃疡或胃肠道出血；支气管痉挛、急性鼻炎、鼻息肉、血管神经性水肿、荨麻疹以及服用阿司匹林或非甾体抗炎药（包括COX-2抑制药）后出现其他过敏反应的患者；处于妊娠后1/3孕程或正在哺乳者；严重肝功能损伤（血清白蛋白<25g/L或Child-Pugh评分≥10）；炎症性肠病；充血性心力衰竭；冠状动脉旁路移植术后用于治疗术后疼痛；已确定的缺血性心脏疾病，外周动脉血管和/或脑血管疾病
不良反应	1. 常见术后贫血、低钾血症、焦虑、失眠、感觉减退、高血压、低血压、呼吸功能不全、咽炎、眼干燥症、消化不良、胃肠气胀、瘙痒、背痛、少尿、外周水肿、肌酐升高 2. 胸骨伤口异常浆液状引流物，伤口感染、血小板减少、脑血管疾病、心动过缓、高血压加重、胃及十二指肠溃疡、淤斑、ALT（GPT）和AST（GOT）升高，血液尿素氮升高 3. 罕见：急性肾衰竭、心肌梗死、充血性心力衰竭、腹痛、恶心、呕吐、呼吸困难、心动过速和史-约综合征 4. 非常罕见：多形红斑，剥脱性皮炎及超敏反应（包括过敏反应和血管性水肿）
特殊人群用药	儿童：不推荐使用 妊娠与哺乳期妇女：妊娠期妇女不推荐在妊娠前2/3阶段或分娩期使用本品；哺乳期妇女不宜使用本品
药典	Jpn. P.
国家处方集	CNF
其他推荐依据	

第七章

糖皮质激素

■ 药品名称	泼尼松　Prednisone
适应证	用于系统性红斑狼疮、肾病综合征
制剂与规格	泼尼松片[基,保(甲)]：5mg
用法与用量	1. 初始足量：一日 1mg/kg，口服 8 周，必要时可延长至 12 周；局灶节段性肾小球硬化患者应延长至 3~4 个月 2. 缓慢减量：足量治疗后每 2~3 周减原用量的 10%，当减至 20mg/d 左右时症状易反复，应更加缓慢减量 3. 长期维持：最后以最小有效剂量（10mg/d）再维持半年左右。可采取全日量顿服或在维持用药期间两日量隔日 1 次顿服，以减轻激素的副作用。活动性弥漫性狼疮肾炎伴近期内肾功能显著恶化者，冲击后常规泼尼松一日 0.8~1.0mg/kg（一日最大量不宜超过 60mg），连续 8 周，此后逐渐减量，直至一日 7.5mg 左右维持
注意事项	1. 患有高血压、糖尿病、胃肠溃疡、精神病、青光眼等患者慎用 2. 对长期应用本品者，在手术时及术后 3~4 日常需酌增用量，以防肾上腺皮质功能不全。一般外科患者应尽量不用，以免影响伤口愈合
禁忌	禁用于对糖皮质激素过敏者；活动性肺结核者；严重精神疾病、癫痫、活动性消化性溃疡、糖尿病、新近胃肠吻合手术、骨折、创伤修复期、角膜溃疡、未能控制的感染、较重的骨质疏松者；未进行抗感染治疗的急性化脓性眼部感染者 泼尼松滴眼剂对急性化脓性眼部感染、急性单纯疱疹病毒性角膜炎，牛痘、水痘及其他大多数角膜病毒感染者禁用
不良反应	长期超生理剂量的应用，可出现并发感染、向心性肥胖、满月脸、紫纹、皮肤变薄、肌无力、肌萎缩、低血钾、水肿、恶心、呕吐、高血压、糖尿病、痤疮、多毛、感染、胰腺炎、伤口愈合不良、骨质疏松、诱发或加重消化道溃疡、儿童生长抑制、诱发精神症状等
特殊人群用药	妊娠与哺乳期妇女：妊娠期妇女慎用
药典	Eur. P.、USP
国家处方集	CNF
其他推荐依据	

■ 药品名称	甲泼尼龙　Methylprednisolone
适应证	用于狼疮性肾炎代替泼尼松
制剂与规格	甲泼尼龙片[保(甲)]：①2mg；②4mg[基] 甲泼尼龙醋酸酯注射液[保(乙)]：①1ml：20mg；②1ml：40mg 注射用甲泼尼龙琥珀酸钠[基,保(乙)]：①40mg；②500mg

续　表

用法与用量	水肿严重、有肝功能损害或泼尼松疗效不佳时，可用甲泼尼龙代替泼尼松，4mg 甲泼尼龙相当于 5mg 泼尼松。活动性弥漫性狼疮肾炎伴近期内肾功能显著恶化者，可用甲泼尼龙冲击治疗，一次 500~1000mg，一日 1 次，静脉滴注，3 日为 1 个疗程，必要时 2 周后可重复 1 次
注意事项	1. 治疗期间不应接种天花疫苗，以免引起神经系统并发症 2. 注意用药时可能掩蔽感染症状或并发新感染
禁忌	肾上腺皮质激素过敏者、有严重精神病史、癫痫、活动性消化性溃疡、新近胃肠吻合术者、肾上腺皮质功能亢进、严重骨质疏松、青光眼、严重糖尿病者禁用
不良反应	大剂量可致心律失常
特殊人群用药	妊娠与哺乳期妇女：慎用
药典	Eur. P. 、Jpn. P. 、USP
国家处方集	CNF
其他推荐依据	
■ 药品名称	泼尼松龙　Prednisolone
适应证	用于肾病综合征
制剂与规格	泼尼松龙磷酸酯钠注射液：5ml：125mg 泼尼松龙注射液[保(乙)]：5ml：125mg
用法与用量	水肿严重、有肝功能损害或泼尼松疗效不佳时，可用泼尼松龙（等剂量）口服或静脉滴注替代泼尼松
注意事项	1. 对长期应用本品的患者，在手术时及术后 3~4 日常需酌增用量，以防肾上腺皮质功能不足。一般外科患者应尽量不用，以免影响伤口愈合 2. 与抗菌药物并用于细菌感染疾病时，应在抗菌药使用之后使用，而停药则应在停用抗菌药物之前，以免掩盖症状，延误治疗，尤其对结核病活动期者慎用 3. 本品因其盐皮质激素活性很弱，故不适用于原发性肾上腺皮质功能不全症 4. 急性化脓关节炎者不宜进行关节内注射 5. 见《糖皮质激素类药物临床应用指导原则》
禁忌	禁用于对糖皮质激素过敏者；活动性肺结核者；未进行抗感染治疗的急性化脓性眼部感染者；妊娠期妇女；严重精神疾病、癫痫、活动性消化性溃疡、糖尿病、新近胃肠吻合手术、骨折、创伤修复期、角膜溃疡、未能控制的感染、较重的骨质疏松者
不良反应	长期超生理剂量的应用，可出现并发感染、向心性肥胖、满月脸、紫纹、皮肤变薄、肌无力、肌萎缩、低血钾、水肿、恶心、呕吐、高血压、糖尿病、痤疮、多毛、感染、胰腺炎、伤口愈合不良、骨质疏松、诱发或加重消化道溃疡、儿童生长抑制、诱发精神症状等
特殊人群用药	肝肾功能不全患者：肝肾功能不全者、肾结石者慎用 妊娠与哺乳期妇女：妊娠期妇女禁用
药典	Eur. P. 、Chin. P. 、Jpn. P. 、Viet. P.
国家处方集	CNF
其他推荐依据	

第八章

免疫抑制剂

■ 药品名称	环磷酰胺　Cyclophosphamide
适应证	活动性系统性红斑狼疮、狼疮肾炎、精神神经性狼疮、系统性血管炎
制剂与规格	环磷酰胺片[基,保(甲)]：50mg 复方环磷酰胺片：环磷酰胺 50mg，人参茎叶总皂苷 50mg 注射用环磷酰胺粉针剂[基,保(甲)]：①0.1g；②0.2g；③0.5g
用法与用量	成人： 1. 活动性系统性红斑狼疮、狼疮肾炎：静脉注射，按体表面积一次 500~1000mg/m^2，每3~4 周 1 次；或静脉注射一次 200mg，隔日 1 次，疗程约 6 个月，以后每 3 个月 1 次。口服，一日 100mg，一次服，维持期量减半，一日或隔日 1 次，疗程遵医嘱 2. 系统性血管炎活动期：静脉注射，一次 200mg，一日或隔日 1 次。疗程遵医嘱 儿童常用量：口服，一日 1~3mg/kg
注意事项	1. 下列情况慎用：周围血白细胞计数和/或血小板低下、骨髓抑制、感染尚未控制、肝肾功能损害、痛风病史、泌尿道结石史、放化疗病史 2. 用药期间定期监测血尿常规、肝肾功能和血清尿酸水平 3. 环磷酰胺水溶液仅能稳定 2~3 小时，需现用现配 4. 本品对骨髓抑制的严重程度与使用剂量相关
禁忌	白细胞计数和/或血小板低下者、肝肾功能中重度损害者、对本品过敏者禁用；妊娠妇女（本品有致突变、致畸作用，可造成胎儿死亡或先天畸形）与哺乳期妇女（本品可由乳汁排出）禁用
不良反应	1. 心血管系统：本品常规剂量不产生心脏毒性，大剂量（120~240mg/kg）可能引起出血性心肌坏死（包括病灶部位出血、冠状血管炎等），甚至在停药后 2 周仍可出现心力衰竭 2. 胃肠道：可有食欲减退、恶心、呕吐，停药后 2~3 日可消失。也可见口腔炎 3. 肝脏：可造成肝脏损害，引起肝细胞坏死、肝小叶中心充血，并伴 AST（GOT）及 ALT（GPT）升高 4. 泌尿生殖系统：大剂量给药时，可引起肾出血、膀胱纤维化及出血性膀胱炎、肾盂积水、膀胱尿道反流。用于白血病或淋巴瘤治疗时，易发生高尿酸血症及尿酸性肾病。此外，本品可引起生殖毒性，如停经或精子缺乏 5. 呼吸系统：偶有肺纤维化，个别报道有肺炎 6. 皮肤：可有皮肤及指甲色素沉着、黏膜溃疡、荨麻疹、脱发、药物性皮炎。偶见指甲脱落 7. 代谢/内分泌系统：大剂量给药（50mg/kg）并同时给予大量液体时，可产生水中毒 8. 其他：可有视物模糊；长期使用可致继发性肿瘤；用药后偶见发热、过敏反应
特殊人群用药	肝肾功能不全患者：肝肾功能中重度损害者禁用 妊娠与哺乳期妇女：禁用
药典	Eur. P.、Chin. P.、Jpn. P.、USP
国家处方集	CNF

续　表

其他推荐依据	
■ 药品名称	吗替麦考酚酯　Mycophenolate Mofetil
适应证	用于肾病综合征、IgA 肾病、狼疮肾炎、抗中性粒细胞胞质抗体相关性小血管炎肾损害等肾脏疾病
制剂与规格	吗替麦考酚酯胶囊[保(乙)]：①250mg[基]；②500mg 吗替麦考酚酯分散片[基]：①250mg[保(乙)]；②500mg 注射用吗替麦考酚酯：500mg
用法与用量	1. 肾病综合征：常用量为一日 1.5～2.0g，分 2 次口服，共用 3～6 个月，减量维持半年 2. IgA 肾病：一次 0.75g，一日 2 次 3. 狼疮肾炎：一次 0.75g，一日 2 次 4. 抗中性粒细胞胞质抗体相关性小血管炎肾损害：一次 0.75g，一日 2 次
注意事项	1. 心严重功能不全者慎用 2. 在用药期间宜定期（每 1～3 个月）监测血常规、肝功能等 3. 肾病属于超适应证用药，此用法用量参见国家处方集
禁忌	对吗替麦考酚酯和麦考酚酸有超敏反应者禁用；吗替麦考酚酯静脉制剂禁用于对聚山梨醇酯 80（吐温 80）有超敏反应的患者
不良反应	1. 消化系统：结肠炎（有时由巨细胞病毒属引起），胰腺炎 2. 免疫抑制紊乱：严重的威胁生命的感染如脑膜炎和感染性心内膜炎偶有报道，有证据表明一定类型的感染如结核和非典型微生物感染有较高的发生频率 3. 呼吸系统：肺间质异常，包括致命的肺纤维化少有报道，但在移植后服用吗替麦考酚酯胶囊的患者中如出现呼吸困难、呼吸衰竭等肺部症状时，应考虑从此方面加以诊断
特殊人群用药	肝肾功能不全患者：肝肾严重功能不全者慎用；严重慢性肾功能损害（肾小球滤过率<25ml/min）者应避免使用超过一次 1g，一日 2 次的剂量 儿童：接受肝脏同种异体移植的儿童患者安全性及有效性尚未确定 老年人：与年轻人相比，老年人可能不良反应更多，剂量选择慎重 妊娠与哺乳期妇女：妊娠期妇女避免使用；哺乳期妇女不宜用
药典	Eur. P.
国家处方集	CNF
其他推荐依据	
■ 药品名称	环孢素　Ciclosporin
适应证	用于经其他免疫抑制剂治疗无效的狼疮肾炎、难治性肾病综合征等自身免疫性疾病
制剂与规格	环孢素胶囊[基,保(甲)]：①10mg；②25mg；③50mg；④100mg 环孢素注射液[保(甲)]：5ml：250mg 环孢素口服液（微乳化溶液）[基,保(甲)]：50ml：5g
用法与用量	下列剂量范围仅作为用药的指南。环孢素血浓度的常规监测是很重要的，该结果可用来决定本品的剂量，以达到预期的血药浓度。除了某些情况需静脉滴注外，对大部分病例，推荐口服治疗口服：①成人：狼疮肾炎、难治性肾病综合征，初剂量一日 4～5mg/kg，分

续　表

	2~3 次，出现明显疗效后缓慢减量至一日 2~3mg/kg，疗程 3~6 个月以上；②儿童：用量可按或稍高于成人剂量比例计算
注意事项	1. 下列情况下慎用：高钾血症、感染、肠道吸收不良和本品不耐受者 2. 用药期间，定期检测肝、肾功能和监测血药浓度，以调整用药剂量。还应定期检查血压、血脂、血钾和镁 3. 肾病属于超适应证用药，此用法用量参加国家处方集
禁忌	对环孢素及任何赋形剂过敏、严重肝肾损害、未控制的高血压、感染及恶性肿瘤者，孕妇和哺乳期妇女禁用
不良反应	1. 常见厌食、恶心、呕吐、齿龈增生伴出血、疼痛等 2. 少见惊厥；本品尚可引起 ALT（GPT）及 AST（GOT）升高、胆汁淤积、高胆红素血症、高血糖、多毛症、手震颤、高尿酸血症伴血小板减少、溶血性贫血、四肢感觉异常、下肢痛性痉挛等 3. 罕见胰腺炎、白细胞减少、雷诺综合征、糖尿病、血尿等
特殊人群用药	肝肾功能不全患者：慎用 儿童：用量可按或稍大于成人剂量计算 老年人：因易合并肾功能不全，故应慎用本品 妊娠与哺乳期妇女：妊娠期妇女慎用；本品由乳汁分泌，对哺乳的婴儿可产生高血压、肾毒性、恶性肿瘤等潜在危险，故服用本品的母亲不得授乳
药典	Eur. P. 、Chin. P. 、Jpn. P. 、USP
国家处方集	CNF
其他推荐依据	
■ 药品名称	**硫唑嘌呤　Azathioprine**
适应证	用于系统性红斑狼疮、皮肌炎、系统性血管炎及其他自身免疫性结缔组织病及难治性特发性血小板减少性紫癜
制剂与规格	硫唑嘌呤片[基,保(甲)]：①50mg；②100mg
用法与用量	口服： 1. 用于自身免疫性疾病：成人常用量一次 100mg，一日 1 次，病情缓解后一次 50mg，一日 1 次；小儿常用量，一次按体重 1~3mg/kg，一日 1 次 2. 用于难治性特发性血小板减少性紫癜：一日 1~3mg/kg，1 次或分次服用，有效后酌减
注意事项	周围全血细胞计数检查以检测骨髓抑制征象
禁忌	对硫唑嘌呤和巯嘌呤过敏者，妊娠或准备妊娠的妇女及哺乳期妇女禁用
不良反应	1. 生殖系统：对精子、卵子有一定的损伤，使用时应注意 2. 消化系统：厌食、恶心、呕吐等常见；偶可致胰腺炎；肝脏毒性亦较常见 3. 血液：可出现白细胞计数及血小板减少、巨红细胞血症、贫血。大剂量及用药过久时可有严重骨髓抑制，甚至出现再生障碍性贫血 4. 其他：可继发感染、脱发、黏膜溃疡、腹膜出血、视网膜出血、肺水肿等
特殊人群用药	肝肾功能不全患者：原有肝肾功能不全者降低用药剂量 老年人：降低用药剂量 妊娠与哺乳期妇女：准备妊娠的妇女及哺乳期妇女不宜使用

续　表

药典	Eur. P. 、Chin. P. 、Jpn. P. 、USP
国家处方集	CNF
其他推荐依据	
■ 药品名称	他克莫司　Tacrolimus
适应证	难治性肾病综合征，用于预防肝、肾脏移植术后排斥反应，治疗肝脏及肾脏移植术后应用其他免疫抑制药无法控制的排斥反应
制剂与规格	他克莫司胶囊[保(乙)]：①0.5mg；②1mg；③5mg 他克莫司注射液：1ml：5mg
用法与用量	口服：成人常用诱导剂量为一日 4~6mg，分 2 次空腹服用，持续半年；常用维持剂量为一日 2~4mg，分 2 次空腹服用，维持时间为半年，血液浓度应维持在 5~10mg/ml 静脉注射：肾移植患者，一日 0.05~0.10mg/kg，24 小时持续滴注，患者情况允许即改口服
注意事项	1. 注射制剂内含有聚乙烯氢化蓖麻油，能引起过敏反应 2. 肾病属于超适应证用药，此用法用量参见国家处方集
禁忌	对本品或其他大环内酯类药物过敏者、妊娠及哺乳期妇女禁用
不良反应	1. 对病毒、细菌、真菌和/或原虫感染的易感性增加 2. 整个治疗期间都会出现肾功能异常（血肌酶升高、尿素氮升高、尿量减少） 3. 内分泌系统：高血糖和糖尿病 4. 中枢神经系统：频发震颤、头痛、感觉异常和失眠，大多数为中等程度，不影响日常活动；其他如不安、焦虑和情绪不稳等单独出现或同时出现。伴肝功能损害者出现重度神经症状的危险性高，用潜在的神经毒药物和感染都可导致这些症状 5. 心血管系统：常出现高血压，血药浓度超过 25ng/ml 时出现肥厚性心肌病，剂量减少或停药后可以恢复 6. 血液系统：贫血、凝血、血小板减少、白细胞增生或减少和全血细胞减少症 7. 高血钾或低血钾、低血镁、高血尿酸、胃肠道症状（如便秘、脱水）、肝功能检查异常和黄疸、关节痛、肌痛和淋巴细胞增生等
特殊人群用药	肝肾功能不全者：肾衰竭患者或肾透析的患者不需要调整剂量。但如果本药引起肾功能异常，则需调整剂量 儿童：2 岁以下的儿童患者在用本品前应做有关 ENV 血清学方面的检查 老年人：应与其他成人剂量相同 妊娠与哺乳期妇女：禁用
药典	
国家处方集	CNF
其他推荐依据	
■ 药品名称	雷公藤多苷　Tripterysium Glucosides
适应证	用于类风湿关节炎、银屑病关节炎、系统性红斑狼疮、肾病综合征
制剂与规格	雷公藤多苷片[基]：10mg

续 表

用法与用量	口服：成人正常量一日 60mg，分 3 次餐后口服，控制症状后减量，维持量一日 20~30mg，分次口服
注意事项	1. 本品影响生育功能，对男女均有影响，故服此药应避孕。拟生育者必须停药 3 个月以上 2. 在用本品过程中应定期监测血象和肝肾功能，必要时停药 3. 对各种风湿性疾病，应用本品必须在医师指导下进行
禁忌	孕妇及哺乳期妇女、严重心血管病、肝肾和造血系统病变和功能障碍者禁用
不良反应	1. 生殖系统：本品可致女性月经减少，停经。对高龄妇女可致绝经；对男性可致精子活力降低，数量减少，停药后部分人群可恢复正常 2. 消化系统：可引起恶心、呕吐、腹痛、腹泻、食欲减退等症状 3. 皮肤黏膜：可出现皮肤变薄、色素沉着、皮疹、口腔溃疡、痤疮、指甲变薄 4. 血液系统：有骨髓抑制作用，可引起白细胞计数及血小板减少，但少见 5. 其他：偶引起心悸、胸闷、心律失常、AST（GOT）及 ALT（GPT）升高、肾肌酐清除率下降。少部分患者可引起头晕、头痛、失眠、脱发等
特殊人群用药	儿童：慎用 老年人：应适当减量 妊娠与哺乳期妇女：禁用
药典	
国家处方集	CNF
其他推荐依据	

第九章

促红细胞生成素

■ 药品名称	重组人促红素　Recombinant Human Erythropoietin
适应证	用于肾功能不全所致贫血，包括透析和非透析患者
制剂与规格	重组人促红素注射液[保(乙)]：①1ml：1500IU；②1ml：2000IU[基]；③1ml：3000IU[基]；④1ml：4000IU；⑤1ml：6000IU
用法与用量	治疗期： 1. 血液透析患者推荐初始剂量每周100~150U/kg，分2~3次给药 2. 非透析患者推荐初始剂量每周75~100U/kg，分2~3次给药。若每周血细胞比容增加少于0.5vol%，可于4周后按15~30U/kg增加剂量，最高不超过每周增加30U/kg。血细胞比容应增加到30~33vol%，但不宜超过36vol%。（34vol%）维持期：如果血细胞比容达到30~33vol%和/或血红蛋白达到100~110g/L，则进入维持治疗阶段，推荐将剂量调整到治疗剂量的2/3，然后每2~4周检查血细胞比容以调整剂量。避免红细胞生成过速，维持血细胞比容和血红蛋白的适当水平
注意事项	下列情况下慎用：心肌梗死、肺梗死、脑梗死、卟啉病者
禁忌	难以控制的高血压，对本品过敏者禁用
不良反应	静脉给药约10%患者可出现自限性的流感样症状。偶有轻微的皮疹和荨麻疹。慢性肾衰竭患者在治疗早期，当血细胞比容（HCT）上升过快时，可出现血压升高及癫痫发作
特殊人群用药	老年人：注意监测血压及血细胞比容，并适当调整剂量及给药次数 妊娠与哺乳期妇女：用药安全性尚不清楚，不宜使用
药典	
国家处方集	CNF
其他推荐依据	

第十章

粒细胞集落刺激因子

■ 药品名称	重组人粒细胞集落刺激因子 Recombinant Human Granulocyte Colony-stimulating Factor (rhG-CSF)
适应证	自身免疫性中性粒细胞减少症和慢性中性粒细胞减少症
制剂与规格	重组人粒细胞集落刺激因子注射液[保(乙)]：①3ml：75μg；②6ml：150μg；③2ml：300μg 重组人粒细胞集落刺激因子冻干剂：①50μg；②100μg；③250μg；④300μg
用法与用量	成年患者中性粒细胞低于1×10^9/L时，1μg/kg，一日1次；儿童患者中性粒细胞低于1×10^9/L时，1μg/kg，一日1次；中性粒细胞数回升至5×10^9/L以上时，酌情减量或停止给药
注意事项	1. 本品应在化疗药物给药结束后24~48小时开始使用 2. 下列情况慎用：髓性白血病而不伴有白细胞严重低下的患者，镰状红细胞性贫血病患者
禁忌	对本品及对大肠埃希菌表达的其他制剂过敏者禁用；严重肝、肾、心、肺功能障碍者，骨髓中幼稚细胞未显著减少的髓性白血病及外周血中存在幼稚细胞的髓性白血病患者禁用
不良反应	1. 肌肉骨骼系统：如肌肉酸痛、骨痛、腰痛、胸痛 2. 消化系统：如胃肠道紊乱、AST（GOT）及ALT（GPT）升高 3. 其他：如发热、头痛、乏力、皮疹、脱发、碱性磷酸酶和乳酸脱氢酶升高、注射部位反应及白细胞增多 4. 极少数会出现休克、间质性肺炎、急性呼吸窘迫综合征、幼稚细胞增多
特殊人群用药	儿童：慎用，并给予适当监测 老年人：慎用 妊娠与哺乳期妇女：一般不建议应用，哺乳期妇女用药前应停止授乳
药典	
国家处方集	CNF
其他推荐依据	

第十一章

止血药

■ 药品名称	血凝酶　Hemocoagulase
适应证	用于需减少流血或用于止血的各种医疗情况；也可用来预防出血，如手术前用药，可避免或减少手术部位及手术后出血
制剂与规格	注射用血凝酶：1kU（进口血凝酶 1kU 为国产血凝酶 1U）
用法与用量	外科手术：术前 1 天晚肌内注射 1kU，术前 1 小时肌内注射 1kU，术前 15 分钟静注 1kU，术后 3 天，每天肌内注射 1kU
注意事项	1. 播散性血管内凝血及血液病所致的出血不宜使用 2. 防止用药过量，否则其止血作用会降低 3. 用药期间应监测患者的出、凝血时间
禁忌	对本药或同类药物过敏者、有血栓病史者禁用
不良反应	偶见过敏样反应
特殊人群用药	妊娠与哺乳期妇女：妊娠期妇女不宜使用
药典	
国家处方集	CNF
其他推荐依据	

第十二章

肠内肠外营养与调节水、电解质、酸碱平衡药

■ 药品名称	葡萄糖 Glucose
适应证	用于补充能量和体液、低血糖症、高钾血症、高渗溶液用作组织脱水剂、配制腹膜透析液
制剂与规格	注射液[保(甲)]：①10ml：0.5g；②20ml：1g[基]；③500ml：25g[基]；④500ml：50g[基]；⑤500ml：125g[基]；⑥20ml：10g[基]；⑦100ml：50g[基]；⑧250ml：125g[基]
用法与用量	静滴： 1. 补充热能，应根据所需热能计算葡萄糖用量，一般可给予10%～25%葡萄糖注射液静滴，并同时补充体液 2. 静脉营养治疗时，在非蛋白质热能中，葡萄糖供能高于脂肪供能，必要时每5～10g葡萄糖加入胰岛素1U。低血糖症重者可予以50%葡萄糖静脉注射
注意事项	1. 应用高渗葡萄糖溶液时选用大静脉滴注 2. 水肿及严重心肾功能不全、肝硬化腹水者，易致水潴留，应控制输注量，心功能不全者尤其应该控制滴速
禁忌	糖尿病酮症酸中毒未控制者、高血糖非酮症性高渗状态禁用
不良反应	静脉炎；高浓度葡萄糖注射液外渗可致局部肿痛；反应性低血糖，高血糖非酮症昏迷，长期单纯补给葡萄糖时易出现低钾、低钠及低磷血症，原有心功能不全者补液过快可致心悸、心律失常，甚至急性左心衰竭，1型糖尿病患者应用高浓度葡萄糖时偶有发生高钾血症
特殊人群用药	儿童：补液过快、过多，可致心悸、心律失常，甚至急性左心衰竭 老年人：补液过快、过多，可致心悸、心律失常，甚至急性左心衰竭 妊娠与哺乳期妇女：分娩时注射过多葡萄糖，可刺激胎儿胰岛素分泌，发生产后婴儿低血糖
药典	USP、Eur. P.、Chin. P.
国家处方集	CNF
其他推荐依据	
■ 药品名称	葡萄糖氯化钠 Glulose and Sodium Chloride
适应证	补充热能和体液、用于各种原因引起的进食不足或大量体液丢失
制剂与规格	注射液（葡萄糖/氯化钠）[保(甲)]：①100ml：5g/0.9g[基]；②100ml：10g/0.9g[基]；③250ml：12.5g/2.25g[基]；④250ml：25g/2.25g[基]；⑤500ml：25g/4.5g[基]；⑥500ml：50g/4.5g[基]；⑦1000ml：50g/9g
用法与用量	同时考虑葡萄糖和氯化钠的用法与用量

续　表

注意事项	同葡萄糖和氯化钠。5%葡萄糖与0.9%氯化钠混合液或10%葡萄糖与0.9%氯化钠混合液
禁忌	禁用于脑、肾、心脏功能不全者；血浆蛋白过低者；糖尿病及酮症酸中毒未控制患者；高渗性脱水患者；高血糖非酮症性高渗状态
不良反应	见葡萄糖
特殊人群用药	儿童：补液量和速度应严格控制 老年人：补液量和速度应严格控制 妊娠及哺乳期妇女：分娩时注射过多葡萄糖，可刺激胎儿胰岛素分泌，发生产后婴儿低血糖
药典	USP、Eur. P.、Chin. P.
国家处方集	CNF
其他推荐依据	
■ 药品名称	氯化钠　Sodium Chloride
适应证	用于各种原因所致的低渗性、等渗性和高渗性脱水，高渗性非酮症糖尿病昏迷，低氯性代谢性碱中毒；外用可冲洗眼部、伤口等；浓氯化钠主要用于各种原因所致的水中毒及严重的低钠血症
制剂与规格	注射液[基,保(甲)]：① 50ml：0.45g；② 100ml：0.9g；③ 250ml：2.25g；④ 500ml：4.5g；⑤1000ml：9g 浓氯化钠注射液[保(甲)]：10ml：1g
用法与用量	静滴： 1. 高渗性脱水：所需补液总量（L）=［血钠浓度（mmol/L）-142］/血钠浓度（mmol/L）×0.6×体重（kg），第一日补给半量，余量在以后2~3日内补给，并根据心肺肾功能酌情调节。在治疗开始的48小时内，血 Na^+ 浓度每小时下降不超过0.5mmol/L。若患者存在休克，先予氯化钠注射液，并酌情补充胶体，待休克纠正，血钠> 155mmol/L，血浆渗透浓度> 350mOsm/L，可予低渗氯化钠注射液。待血浆渗透浓度< 330mOsm/L，改用0.9%氯化钠注射液 2. 等渗性脱水：原则给予等渗溶液，但应注意防止高氯血症出现 3. 低渗性脱水：血钠低于120mmol/L或出现中枢神经系统症状时，给予3%~5%氯化钠注射液缓慢滴注，在6小时内将血钠浓度提高至120mmol/L以上。待血钠回升至120~125mmol/L以上，可改用等渗溶液或等渗溶液中酌情加入高渗葡萄糖注射液或10%氯化钠注射液 4. 低氯性碱中毒：给予0.9%氯化钠注射液或复方氯化钠注射液（林格液）500~1000ml，以后根据碱中毒情况决定用量
注意事项	1. 根据临床需要，检查血清中的钠、钾、氯离子浓度；血液中酸碱浓度平衡指标，肾功能及血压和心肺功能 2. 浓氯化钠不可直接静脉注射或滴注，应加入液体稀释后应用 3. 下列情况慎用：水肿性疾病，如肾病综合征、肝硬化、腹水、充血性心力衰竭、急性左心衰竭、脑水肿及特发性水肿等，急性肾衰竭少尿期，慢性肾衰竭尿量减少而对利尿药反应不佳者；高血压；低钾血症
禁忌	妊娠高血压者禁用

续 表

不良反应	输液容量过多和滴速过快，可致水钠潴留，引起水肿、血压升高、心率加快、胸闷、呼吸困难、急性左心衰竭。不适当给予高渗氯化钠可致高钠血症。过多、过快输注低渗氯化钠，可致溶血及脑水肿
特殊人群用药	儿童：补液量和速度应严格控制 老年人：补液量和速度应严格控制
药典	USP、Eur. P.、Chin. P.
国家处方集	CNF
其他推荐依据	
■ 药品名称	复方氯化钠溶液（林格液） Ringer's Solution
适应证	各种原因所致的失水，包括低渗性、等渗性和高渗性失水；高渗性非酮症糖尿病昏迷；低氯性代谢性碱中毒
制剂与规格	注射液（100ml 含氯化钠 0.85g、氯化钾 0.03g、氯化钙 0.003g）[保(甲)]：①250ml[基]；②500ml[基]；③1000ml
用法与用量	静滴，剂量视病情需要及体重而定。常用剂量，一次 500~1000ml。低氯性碱中毒，根据碱中毒量情况决定用量
注意事项	同氯化钠
禁忌	同氯化钠
不良反应	同氯化钠
特殊人群用药	同氯化钠
药典	USP、Eur. P.、Chin. P.
国家处方集	CNF
其他推荐依据	
■ 药品名称	乳酸钠林格液 Solution Ringer's Lactated
适应证	调节体液、电解质及酸碱平衡药；用于代谢性酸中毒或有代谢性酸中毒的脱水病例
制剂与规格	注射液[基,保(甲)]：500ml（含氯化钠 1.5g、氯化钾 0.75g、氯化钙 0.05g、乳酸钠 1.55g）
用法与用量	静滴，成人一次 500~1000ml，按年龄体重及症状不同可适当增减。给药速度：成人每小时 300~500ml
注意事项	1. 酗酒、水杨酸中毒、Ⅰ型糖原贮积病时有发生乳酸性酸中毒倾向，不宜再用乳酸钠纠正酸碱平衡 2. 糖尿病患者服用双胍类药物（尤其是苯乙双胍），阻碍肝脏对乳酸的利用，易引起乳酸中毒
禁忌	同氯化钠
不良反应	同氯化钠
特殊人群用药	同氯化钠

续　表

药典	USP、Eur. P.、Chin. P.
国家处方集	CNF
其他推荐依据	
■ 药品名称	氯化钾　Potassium Chloride
适应证	用于防治低钾血症，治疗洋地黄中毒引起的频发性、多源性早搏或快速心律失常
制剂与规格	注射液[保(甲)]：①10ml：1g；②10ml：1.5g[基]
用法与用量	静滴： 1. 成人：将10%氯化钾注射液10~15ml加入5%葡萄糖注射液500ml中滴注。一般补钾浓度不超过3.4g/L（45mmol/L），速度不超过0.75g/h（10mmol/h），一日补钾量为3.0~4.5g（40~60mmol）；在体内缺钾引起严重快速室性异位心律失常时，钾盐浓度可升高至0.5%~1.0%，滴速可达1.5g/h（20mmol/h），补钾总量可达一日10g或以上；如病情危急，补钾浓度和速度可超过上述规定。但需严密动态观察血钾及心电图等，防止高钾血症发生 2. 儿童：一日剂量按体重0.22g/kg（3.0mmol/kg）或按体表面积3.0g/m^2计算
注意事项	1. 本品严禁直接静脉注射 2. 用药期间需作以下随访检查：血钾、血镁、血钠、血钙、酸碱平衡指标、心电图、肾功能和尿量
禁忌	高钾血症者，急、慢性肾功能不全者忌用
不良反应	1. 本品可刺激静脉内膜引起疼痛 2. 滴注速度较快、应用过量或原有肾功能损害时，应注意发生高钾血症 3. 口服偶见胃肠道刺激症状，如恶心、呕吐、咽部不适、胸痛（食管刺激）、腹痛、腹泻，甚至消化性溃疡及出血。在空腹、剂量较大及原有胃肠道疾病者更易发生
特殊人群用药	肝肾功能不全患者：慢性肾功能不全者慎用 老年人：老年人肾脏清除K^+功能下降，应用钾盐时较易发生高钾血症 妊娠与哺乳期妇女：妊娠期妇女用药资料尚不明确
药典	USP、Eur. P.、Chin. P.
国家处方集	CNF
其他推荐依据	
■ 药品名称	门冬氨酸钾镁　Potassium Aspartate and Magnesium Aspartate
适应证	用于低钾血症，低钾及洋地黄中毒引起的心律失常、心肌炎后遗症、慢性心功能不全及急、慢性肝炎的辅助治疗
制剂与规格	片剂（钾/镁）[保(乙)]：36mg/11.8mg 口服液（钾/镁）：①10ml：103mg/34mg；②5ml：103mg/34mg 注射液（钾/镁）[保(乙)]：①10ml：114mg/42mg；②20ml：228mg/82mg
用法与用量	口服，一次1~2片或一次1支口服液，一日3次。静滴，一次10~20ml，一日1次加入5%葡萄糖注射液250ml或500ml中缓慢滴注，或遵医嘱
注意事项	不宜与保钾利尿药合用

续 表

禁忌	高血钾、高血镁、严重肾功能损害及三度房室传导阻滞患者禁用，心源性休克（血压低于90mmHg）禁用
不良反应	滴注速度太快可引起高钾血症和高镁血症，还可出现恶心、呕吐、面部潮红、胸闷、血压下降，偶见血管刺激性疼痛，极少数可出现心率减慢，减慢滴速或停药后即可恢复。大剂量应用可能引起腹泻
特殊人群用药	儿童：无可靠数据表明本品对儿童有任何毒害作用 老年人：老年人肾脏清除能力下降，应慎用 妊娠及哺乳期妇女：慎用
药典	
国家处方集	CNF
其他推荐依据	
■ 药品名称	碳酸氢钠　Sodium Biocarbonate
适应证	用于代谢性酸中毒、碱化尿液以预防尿酸性肾结石、减少磺胺药的肾毒性及急性溶血时防止血红蛋白沉积在肾小管
制剂与规格	碳酸氢钠片[基,保(甲)]：①0.3g；②0.5g 碳酸氢钠注射液[保(甲)]：①10ml：0.5g[基]；②100ml：5g；③250ml：12.5g[基]
用法与用量	成人： 1. 用于制酸：口服，一次0.5~1.0g，一日3次，餐前服用 2. 碱化尿液：口服，首次4g，以后每4小时1~2g，静脉滴注，2~5mmol/kg，4~8小时滴注完毕 3. 代谢性酸中毒：口服，一次0.5~2.0g，一日3次静脉滴注所需剂量按下式计算：补碱量（mmol）=（-2.3-实际测得的BE值）×0.25×体重（kg），或补碱量（mmol）=正常的CO_2CP-实际测得的CO_2CP（mmol）×0.25×体重（kg），一般先给计算剂量的1/3~1/2，4~8小时内滴注完毕 儿童： 1. 用于制酸：6岁以下儿童尚无统一标准剂量，6~12岁者一次0.5g，半小时可重复1次 2. 碱化尿液：口服，一日按体重1~10mmol/kg 3. 代谢性酸中毒：参考成人剂量
注意事项	1. 下列情况慎用：少尿或无尿、钠潴留并有水肿时、原发性高血压 2. 下列情况不做静脉内用药：碱中毒、各种原因导致的大量胃液 3. 长期或大量应用可致代谢性碱中毒，并且钠负荷过高引起水肿等
禁忌	禁用于吞食强酸中毒时的洗胃
不良反应	大量注射、存在肾功能不全或长期应用时可出现心律失常、肌肉痉挛、疼痛、异常疲倦虚弱、呼吸减慢、口内异味、尿频、尿急、持续性头痛、食欲减退、恶心呕吐等
特殊人群用药	妊娠与哺乳期妇女：妊娠期妇女应慎用；本品可经乳汁分泌，但对婴儿的影响尚无有关资料
药典	Eur. P.、USP
国家处方集	CNF
其他推荐依据	

续 表

■ 药品名称	混合糖电解质注射液 Carbohydrate and Electrolyte Injection
适应证	不能口服给药或口服给药不能充分摄取时，补充和维持水分和电解质，并补给能量
制剂与规格	混合糖电解质注射液：500ml
用法与用量	缓慢静脉滴注：通常成人每次 500~1000ml。给药速度（按葡萄糖计），通常成人每小时不得超过 0.5g/kg。根据年龄、症状及体重等不同情况可酌量增减
注意事项	1. 以下患者必须谨慎给药：心功能不全的患者、因闭塞性尿路疾病引起的尿量减少的患者、糖尿病患者 2. 对于只能通过使用胰岛素控制血糖的患者（胰岛素依赖性糖尿病），建议使用葡萄糖制剂；配置时，磷酸根离子和碳酸根离子会产生沉淀，所以不能混入含有磷酸盐及碳酸盐的制剂；给药前：尿液量最好在每天 500ml 或每小时 20ml 以上，寒冷季节应注意保持一定体温后再用药，包装启封后立刻使用，残液严禁使用
禁忌	有严重肝功能障碍和肾功能障碍的患者、电解质代谢异常的患者、高钾血症（尿液过少、肾上腺皮质功能减退、严重灼伤及氮质血症等）、高钙血症患者、高磷血症患者、高镁血症患者、遗传性果糖不耐受者
不良反应	快速大量给药时，可能出现水肿、血压升高、心率加快、胸闷、呼吸困难甚至急性左心衰竭。静脉滴注浓度较高，速度较快或静脉较细时，易刺激静脉内膜引起疼痛。滴注速度较快或原有肾功能损害时，应注意发生高钾血症
特殊人群用药	肝肾功能不全患者：肾功能不全的患者慎用 儿童：尚不明确 老年人：通常高龄患者的生理功能降低，易于引起水分、电解质异常及高血糖，所以应减慢给药速度，并密切观察 妊娠与哺乳期妇女：尚不明确
药典	
国家处方集	CNF
其他推荐依据	

第十三章

血管紧张素酶抑制剂

■ 药品名称	卡托普利 Captopril
适应证	用于高血压、心力衰竭、高血压急症
制剂与规格	卡托普利片[基,保(甲)]：①12. 5mg；②25mg 卡托普利胶囊[保(甲)]：25mg 卡托普利滴丸[保(甲)]：6. 25mg 卡托普利注射液：①1ml∶25mg；②2ml∶50mg 注射用卡托普利：①12. 5mg；②25mg；③50mg
用法与用量	口服： 1. 成人常用量：高血压，初始剂量一次12. 5mg，一日2~3次，按需要1~2周内增至一次50mg，一日2~3次 2. 儿童常用量：降压初始剂量，按体重一次0. 3mg/kg，一日3次，必要时每8~24小时增加0. 3mg/kg 静脉注射：需个体化给药，常用量，一次25mg，溶于10%葡萄糖注射液20ml，缓慢静脉注射10分钟，随后用50mg溶于10%葡萄糖注射液500ml，静脉滴注1小时
注意事项	下列情况慎用：自身免疫性疾病如严重系统性红斑狼疮、骨髓抑制、脑动脉或冠状动脉供血不足、血钾过高、肾功能不全、主动脉瓣狭窄、严格饮食限制钠盐或进行透析者
禁忌	对本品或其他血管紧张素转换酶抑制药过敏、双侧肾动脉狭窄、有血管神经性水肿史、妊娠期妇女
不良反应	常见皮疹、心悸、心动过速、胸痛、咳嗽、味觉迟钝；少见蛋白尿、眩晕、头痛、晕厥、血管性水肿、心律失常、面部潮红或苍白、白细胞与粒细胞减少
特殊人群用药	肝肾功能不全患者：肾功能不全时谨慎使用并监测，更易出现高钾血症或其他不良反应 儿童：仅限于其他降压治疗无效时 老年人：老年人对降压作用较敏感，应用本品需酌减剂量 妊娠与哺乳期妇女：妊娠期妇女禁用；可分泌入乳，哺乳期妇女需权衡利弊
药典	Eur. P. 、Chin. P. 、Jpn. P. 、USP
国家处方集	CNF
其他推荐依据	
■ 药品名称	依那普利 Enalapril
适应证	用于原发性高血压、肾性高血压
制剂与规格	马来酸依那普利片[基,保(甲)]：①2. 5mg；②5mg；③10mg

续　表

	马来酸依那普利胶囊[保(甲)]：①5mg；②10mg
用法与用量	口服： 1. 原发性高血压：初始剂量一次 5~10mg，一日 1 次，维持剂量一次 10~20mg，一日 1 次，最大剂量一日 40mg，分 1~2 次服 2. 肾性高血压：初始剂量，一次 5mg 或以下，一日 1 次，根据需要调整剂量服用利尿药时应提前 2~3 天停用利尿药，或减小初始剂量
注意事项	1. 下列情况慎用：主动脉瓣狭窄、肥厚型心肌病 2. 在用药期间，应定期监测白细胞计数和肾功能
禁忌	对本品过敏、双侧肾动脉狭窄、有血管神经性水肿史禁用
不良反应	常见头晕、头痛、疲乏、咳嗽；少见肌肉痉挛、口干、恶心、呕吐、腹泻、便秘、消化不良、心悸、心动过速、阳痿、直立性低血压、失眠、神经过敏、感觉异常、皮疹；罕见血管神经性水肿、男子女性型乳房
特殊人群用药	肝肾功能不全患者：肝功能不全时应密切监测肝功能；肾功能不全时谨慎使用并监测，更易出现高钾血症或其他不良反应 儿童：儿童无需调整剂量；新生儿和肾小球滤过率< 30ml/min 的儿童患者中不推荐使用 妊娠与哺乳期妇女：哺乳期妇女慎用
药典	Eur. P. 、Chin. P. 、USP
国家处方集	CNF
其他推荐依据	
■ 药品名称	贝那普利　Benazepril
适应证	用于高血压
制剂与规格	盐酸贝那普利片[保(乙)]：①5mg；②10mg
用法与用量	口服：高血压，初始剂量一次 10mg，一日 1 次，疗效不佳时可加至一日 20mg，最大剂量为一次 40mg，一日 1 次服用利尿药时，提前 2~3 天停用利尿药或减小初始剂量至一次 5mg，一日 1 次
注意事项	1. 下列情况慎用：主动脉瓣狭窄、二尖瓣狭窄 2. 用药期间应检测患者肝功能
禁忌	对本品过敏、双侧肾动脉狭窄、有血管神经性水肿史禁用
不良反应	见卡托普利
特殊人群用药	肝肾功能不全患者：肝功能不全时应密切监测肝功能 老年人：伴有心力衰竭、冠状动脉及脑动脉硬化患者使用时均应注意 妊娠与哺乳期妇女：妊娠期妇女不宜使用；不建议哺乳期服用本药
药典	
国家处方集	CNF
其他推荐依据	

续 表

■ 药品名称	赖诺普利 Lisinopril
适应证	用于高血压
制剂与规格	赖诺普利片[保(乙)]：①5mg[基]；②10mg[基]；③20mg 赖诺普利胶囊[基,保(乙)]：①5mg；②10mg
用法与用量	口服：高血压，初始剂量，一次 10mg，一日 1 次，维持剂量，一次 20~40mg，一日 1 次，最大剂量，一次 80mg，一日 1 次服用利尿药时提前 2~3 天停用利尿药或减小初始剂量，至一次 5mg，一日 1 次
注意事项	下列情况慎用：肾功能损害、急性心肌梗死
禁忌	禁用于对本药或其他 ACEI 过敏；有血管神经性水肿史；双侧肾动脉狭窄；肾移植后；主动脉或二尖瓣狭窄；肥厚型心肌病；原发性醛固酮增多症；妊娠、哺乳期妇女及儿童
不良反应	常见头痛、头晕、疲乏、嗜睡、恶心、咳嗽；可见低血压、心悸、周围性水肿、皮疹、胃炎、便秘、焦虑、失眠、关节及肌肉痛、哮喘、血管神经性水肿及肾损害
特殊人群用药	肝肾功能不全患者：肾功能不全时谨慎使用并监测，易出现高钾血症或其他不良反应 老年人：按肾功能及血压控制情况调整剂量 妊娠与哺乳期妇女：妊娠期妇女不宜使用；哺乳期妇女避免使用
药典	
国家处方集	CNF
其他推荐依据	
■ 药品名称	雷米普利 Ramipril
适应证	用于原发性高血压、非糖尿病肾病
制剂与规格	雷米普利片[保(乙)]：①1. 25mg；②2. 5mg；③5mg；④10mg
用法与用量	口服： 1. 高血压：初始剂量一次 2. 5mg，一日 1 次，晨服，根据需要 3 周后增加剂量，维持剂量一次 2. 5~5. 0mg，一日 1 次，最大剂量为一日 10mg 2. 非糖尿病肾病：初始剂量，一次 1. 25mg，一日 1 次，2~3 周后剂量加倍，维持剂量一日 5mg，肌酐清除率小于 60ml/min 时，最大剂量为一日 5mg 3. 心脑血管疾病二级预防：初始剂量，一次 2. 5mg，一日 1 次，1 周后剂量加倍，3 周后维持剂量一日 10mg 服用利尿药时应提前 2~3 天停用或减少利尿药并减小初始剂量
注意事项	1. 下列情况慎用：肾损害、低血容量、高钾血症、瓣膜狭窄，麻醉前、期间或刚刚结束后，严重难治性高血压，老年人，周围血管疾病或弥漫性动脉粥样硬化者 2. 服用利尿药时，应提前 2~3 天停用或减少利尿药并初始剂量减半
禁忌	禁用于对本药或其他 ACEI 过敏；有血管神经性水肿史；双侧肾动脉狭窄；肾移植后；主动脉或二尖瓣狭窄；肥厚型心肌病；原发性醛固酮增多症；妊娠、哺乳期妇女及儿童
不良反应	见卡托普利

续 表

特殊人群用药	老年人：同时使用利尿药，有充血性心力衰竭或肝肾功能不全的老年患者应慎用本品 妊娠与哺乳期妇女：禁用
药典	Eur. P. 、USP
国家处方集	CNF
其他推荐依据	
■ 药品名称	培哚普利 Perindopril
适应证	用于高血压
制剂与规格	培哚普利片[保(乙)]：①2mg；②4mg（以培哚普利叔丁胺盐计）
用法与用量	口服：餐前服用 1. 原发性高血压：一次 4mg，一日 1 次，酌情在 3~4 周逐渐增量，最大剂量一次 8mg，一日 1 次 2. 肾性高血压：初始剂量，一次 2mg，一日 1 次，后根据病情调整剂量
注意事项	以下情况慎用：动脉硬化、严重心力衰竭（心功能Ⅳ级）、胰岛素依赖型糖尿病
禁忌	禁用于对本品过敏；双侧肾动脉狭窄；有血管神经性水肿史；妊娠 4~9 个月孕妇；哺乳期妇女；先天性半乳糖血症；葡萄糖和半乳糖吸收障碍综合征、缺乏乳糖酶的患者
不良反应	可见头痛、疲倦、眩晕、情绪或睡眠紊乱、痛性痉挛、低血压、皮疹、胃痛、食欲缺乏、恶心、腹痛、味觉异常、干咳、血管神经性水肿、蛋白尿、高钾血症
特殊人群用药	肝肾功能不全患者：肝功能不全时应密切监测肝功能；肾衰竭患者应降低剂量，定期监测血钾和血肌酐水平 老年人：开始治疗前应检查肾功能和血钾 妊娠与哺乳期妇女：妊娠早期不推荐使用，妊娠中、晚期（4~9 个月）时禁用；哺乳期妇女禁用
药典	Eur. P.
国家处方集	CNF
其他推荐依据	
■ 药品名称	福辛普利 Fosinopril
适应证	用于高血压
制剂与规格	福辛普利钠片[保(乙)]：①10mg；②20mg；③40mg
用法与用量	口服：高血压，初始剂量，一次 10mg，一日 1 次，4 周后根据需要加量，维持剂量一日 10~40mg 同时服用利尿药时提前 2~3 天停用利尿药或在给予本品后监测几小时直至血压稳定
注意事项	1. 下列情况慎用：自身免疫性疾病、骨髓抑制、脑或冠状动脉供血不足、血钾过高、肾功能障碍、肝功能障碍、严格饮食控制钠盐或进行透析治疗者 2. 在用药期间随访检查
禁忌	对本品过敏、双侧肾动脉狭窄、有血管神经性水肿史、妊娠期和哺乳期妇女

续 表

不良反应	常见头痛、头晕、疲乏、嗜睡、恶心、咳嗽；少见症状性低血压、直立性低血压、晕厥、心悸、周围性水肿、皮疹、皮炎、便秘、胃炎、焦虑、失眠、感觉异常、关节痛、肌痛、哮喘；罕见血管神经性水肿
特殊人群用药	肝肾功能不全患者：肝功能障碍、肾功能障碍者慎用 儿童：不推荐用于儿童患者 老年人：不需要降低剂量 妊娠与哺乳期妇女：禁用
药典	
国家处方集	CNF
其他推荐依据	
■ 药品名称	咪达普利 Imidapril
适应证	用于原发性高血压、肾实质性病变所致继发性高血压
制剂与规格	盐酸咪达普利片[保(乙)]：①2. 5mg；②5mg；③10mg
用法与用量	口服：一次 5～10mg，一日 1 次，严重高血压及肾实质性病变继发性高血压初始剂量，为一次 2. 5mg，一日 1 次
注意事项	1. 下列情况慎用：严重肾功能障碍、双侧肾动脉狭窄或单侧肾动脉狭窄、脑血管障碍及高龄患者、肝功能不全者 2. 重症高血压患者、行血液透析、服用利尿药的患者、进行低盐疗法较严重的患者需从小剂量开始用药
禁忌	禁用于对本品过敏；双侧肾动脉狭窄；有血管神经性水肿史；妊娠或可能妊娠的妇女；用葡萄糖硫酸纤维素吸附器进行治疗的患者；用丙烯腈甲烯丙基磺酸钠膜（AN69）进行血液透析的患者
不良反应	见卡托普利
特殊人群用药	肝肾功能不全患者：肾功能不全时谨慎使用并监测，更易出现高钾血症或其他不良反应；肝功能不全患者慎用 老年人：从低剂量开始（如 2. 5mg），边观察患者状态边慎重用药 妊娠与哺乳期妇女：妊娠或可能妊娠的妇女禁用；哺乳期妇女慎用本药，必须用药时停止授乳
药典	
国家处方集	CNF
其他推荐依据	
■ 药品名称	西拉普利 Cilazapril
适应证	用于原发性高血压、肾性高血压
制剂与规格	西拉普利片：2. 5mg

续　表

用法与用量	口服： 1. 原发性高血压：初始剂量一次 1mg，一日 1 次，维持剂量一次 2.5~5.0mg，一日 1 次。服用利尿药时，提前 2~3 天停用利尿药并减少初始剂量至一次 0.5mg，一日 1 次 2. 肾性高血压：初始剂量一次 0.25~0.50mg，一日 1 次，维持剂量按个体调整
注意事项	1. 肝硬化、严重肾功能损害、低钠和血容量不足者慎用 2. 服用利尿药时，提前 2~3 天停用利尿药并将初始剂量减半
禁忌	禁用于对本品过敏；双侧肾动脉狭窄；腹水；主动脉瓣狭窄；心脏流出道阻塞；孕妇
不良反应	可见头痛、头晕、乏力、低血压、消化不良、恶心、皮疹、干咳、血管神经性水肿
特殊人群用药	肝肾功能不全患者：肾功能不全时谨慎使用并监测，可根据患者的肌酐清除率而减少剂量；更易出现高钾血症或其他不良反应 儿童：禁用 老年人：对使用较大剂量利尿药的老年慢性心力衰竭患者开始使用应严格按推荐的 0.5mg 起始剂量用药 妊娠与哺乳期妇女：哺乳期妇女避免使用；妊娠期妇女禁用
药典	Eur. P.
国家处方集	CNF
其他推荐依据	

第十四章

血管紧张素受体阻断剂

■ 药品名称	氯沙坦　Losartan
适应证	用于原发性高血压
制剂与规格	氯沙坦钾片[保(乙)]：①50mg；②100mg 氯沙坦钾胶囊[保(乙)]：50mg 氯沙坦钾氢氯噻嗪片[保(乙)]：内含氯沙坦钾 50mg，氢氯噻嗪 12.5mg
用法与用量	口服：一次 50mg，一日 1 次。部分患者剂量可增加到一次 100mg，一日 1 次；血管容量不足的患者，初始剂量一次 25mg、一日 1 次 氯沙坦钾氢氯噻嗪一日 1 次，一次 1 片。对反应不足的患者，剂量可增加至一日 1 次，一次 2 片，此剂量为一日最大服用剂量。本品可与食物同服或单独服用
注意事项	以下情况慎用：血管容量不足的患者、肾功能不全肾功能依赖于肾素-血管紧张素-醛固酮系统活性的患者、双侧肾动脉狭窄或只有单侧肾脏肾动脉狭窄的患者
禁忌	对本品任何成分过敏者禁用
不良反应	可见乏力、胸痛、水肿；心悸、心动过速；腹痛、腹泻、消化不良、恶心、食欲缺乏；背痛、肌肉痉挛；头晕、头痛、失眠；咳嗽、鼻充血；偶有面部水肿、发热、直立性低血压、晕厥、心绞痛、二度房室传导阻滞、心肌梗死、心律失常、焦虑、共济失调、脱发、皮炎、光敏感、瘙痒、皮疹、荨麻疹、视物模糊、阳痿。大剂量应用可引起高钾血症
特殊人群用药	肝肾功能不全患者：肝功能不全患者应该考虑使用较低剂量 儿童：已在 1 个月至 16 岁的儿童中建立本品抗高血压的应用，不推荐肾小球滤过率＜30ml/min 和肝脏受损的儿童使用本品 妊娠与哺乳期妇女：妊娠期妇女在妊娠中期和后期用药时，可引起正在发育的胎儿损伤，甚至死亡；哺乳期妇女停止授乳或停用药物
药典	
国家处方集	CNF
其他推荐依据	
■ 药品名称	缬沙坦　Valsartan
适应证	用于轻、中度原发性高血压
制剂与规格	缬沙坦胶囊[保(甲)]：①40mg；②80mg[基]；③160mg 缬沙坦片[保(甲)]：40mg 缬沙坦分散片[保(甲)]：①40mg；②80mg 缬沙坦氢氯噻嗪胶囊[保(乙)]：内含缬沙坦 80mg，氢氯噻嗪 12.5mg

续　表

用法与用量	口服：一次 80mg，一日 1 次。降压不佳者，一次 160mg，一日 1 次，或加用利尿药 缬沙坦氢氯噻嗪一次 1 片（80/12.5mg），一日 1 次
注意事项	低钠或血容量不足患者注意避免出现低血压
禁忌	对本品任何成分过敏者、孕妇禁用
不良反应	少见直立性血压改变；偶见轻度头痛、头晕、疲乏、腹痛、干咳、血钾增高、中性粒细胞减少、血红蛋白和血细胞比容降低、血肌酐和转氨酶增高；有腹泻、鼻炎、咽炎、关节痛、恶心
特殊人群用药	肝肾功能不全患者：不需要调整剂量 妊娠与哺乳期妇女：哺乳期妇女不宜使用；妊娠期妇女禁用
药典	
国家处方集	CNF
其他推荐依据	
■ 药品名称	厄贝沙坦　Irbesartan
适应证	用于原发性高血压
制剂与规格	厄贝沙坦片[保(乙)]：①75mg；②150mg；③300mg 厄贝沙坦分散片[保(乙)]：75mg 厄贝沙坦胶囊[保(乙)]：①75mg；②150mg 厄贝沙坦氢氯噻嗪片[保(乙)]：①厄贝沙坦 150mg，氢氯噻嗪 12.5mg；②厄贝沙坦 300mg，氢氯噻嗪 12.5mg
用法与用量	口服：初始剂量，一次 150mg，一日 1 次，根据病情可增至一次 300mg，一日 1 次，进行血液透析和年龄超过 75 岁的患者，初始剂量一次 75mg，一日 1 次，单独使用氢氯噻嗪或厄贝沙坦 150mg 不能有效控制血压的患者，可用厄贝沙坦氢氯噻嗪 150/12.5mg 复方，一日 1 次，单独使用厄贝沙坦 300mg 或使用 150/12.5mg 复方不能有效控制血压的患者可用本品 300/12.5mg 复方，一日 1 次，空腹或进餐时使用，不推荐一日剂量大于 300/25mg，必要时，本品可以合用其他抗高血压药
注意事项	1. 以下情况慎用：血容量不足患者、肾血管性高血压、主动脉和二尖瓣狭窄、肥厚型梗阻性心肌病 2. 不推荐原发性醛固酮增多症患者使用本品
禁忌	对本品过敏、妊娠 4~9 个月及哺乳期妇女禁用
不良反应	常见眩晕、呕吐、疲劳、直立性眩晕、直立性低血压；偶见心动过速、潮红、咳嗽、腹泻、消化不良、胃灼热、性功能障碍、胸痛；罕见皮疹、荨麻疹、血管神经性水肿、高钾血症、头痛、耳鸣、味觉缺失、肝功能异常、肝炎、肌痛、关节痛、肾功能损害
特殊人群用药	肝肾功能不全患者：肾功能损害患者无需调整剂量 儿童：本品用于儿童的安全性和疗效尚未建立 老年人：尽管 75 岁以上老年人可考虑起始剂量为 75mg，但通常对老年人不需要调整剂量 妊娠与哺乳期妇女：妊娠早期 3 个月最好不使用本品，妊娠的 4~9 个月及哺乳期妇女禁用
药典	USP

续 表

国家处方集	CNF
其他推荐依据	
■ 药品名称	坎地沙坦 Candesartan
适应证	用于原发性高血压
制剂与规格	坎地沙坦酯片[保(乙)]：①4mg；②8mg；③12mg 坎地沙坦酯胶囊[保(乙)]：①4mg；②8mg 坎地沙坦酯分散片[保(乙)]：4mg
用法与用量	口服：一次 4~8mg，一日 1 次，必要时可增加剂量至一次 12mg，一日 1 次
注意事项	1. 以下情况慎用：双侧或单侧肾动脉狭窄患者、高钾血症患者、有药物过敏史患者 2. 不推荐原发性醛固酮增多症患者使用本品
禁忌	对本品过敏、妊娠或可能妊娠的妇女、严重肝功能不全、肾功能不全、胆汁淤积患者禁用
不良反应	1. 心血管系统：可见头晕、蹒跚、心悸、发热 2. 精神神经系统：头痛、头重、失眠、嗜睡 3. 胃肠道：恶心、呕吐、食欲缺乏、胃部不适、剑突下疼痛、口腔炎 4. 肝脏：ALT（GPT）、AST（GOT）、乳酸脱氢酶升高 5. 血液系统：贫血、白细胞减少、白细胞增多、嗜酸性粒细胞增多 6. 泌尿系统：尿素氮及肌酐升高，出现蛋白尿 7. 皮肤：可见湿疹、皮疹及瘙痒等过敏反应及血管神经性水肿 8. 其他：倦怠、乏力、鼻出血、尿频、水肿等
特殊人群用药	肝肾功能不全患者：肝功能不全患者慎用，严重肝功能不全、肾功能不全患者禁用 老年人：慎用 妊娠与哺乳期妇女：妊娠或可能妊娠的妇女禁用；哺乳期妇女避免用药，必须服药时，应停止授乳
药典	USP
国家处方集	CNF
其他推荐依据	
■ 药品名称	替米沙坦 Telmisartan
适应证	用于原发性高血压
制剂与规格	替米沙坦片[保(乙)]：①20mg；②40mg；③80mg 替米沙坦胶囊[保(乙)]：①20mg；②40mg
用法与用量	口服：应个体化给药，初始剂量一次 40mg，一日 1 次，若用药后未达到理想血压可加大剂量，最大剂量为一次 80mg，一日 1 次
注意事项	以下情况慎用：双侧肾动脉狭窄或单侧功能性肾动脉狭窄、血容量不足患者、血管张力以及肾功能主要依赖于肾素-血管紧张素-醛固酮系统活性的患者、主动脉瓣或二尖瓣狭窄、肥厚型梗阻性心肌病、缺血性心血管疾病、轻中度肝功能不全

续　表

禁忌	禁用于对本品过敏者；妊娠中、末期及哺乳期妇女；胆汁淤积胆管阻塞性疾病患者；严重肝功能不全患者；严重肾功能不全患者（肌酐清除率< 30ml/min）
不良反应	见坎地沙坦
特殊人群用药	肝肾功能不全患者：严重肝功能不全禁用；肾功能不全禁用 儿童：18 岁以下患者慎用 老年人：不需要调整剂量 妊娠与哺乳期妇女：禁用
药典	
国家处方集	CNF
其他推荐依据	
■ 药品名称	奥美沙坦　Telmisartan
适应证	用于高血压
制剂与规格	奥美沙坦酯片[保(乙)]：①20mg；②40mg
用法与用量	口服：通常起始剂量一次 20mg，一日 1 次，2 周治疗后仍需进一步降低血压的患者，剂量可增至一次 40mg，一日 1 次
注意事项	以下情况慎用：双侧肾动脉狭窄或单侧功能性肾动脉狭窄；血容量不足患者
禁忌	对本品所含成分过敏者，妊娠中、晚期妇女禁用
不良反应	少见头晕、背痛、支气管炎、肌酸激酶升高，腹泻、头痛、血尿，高血糖症、高三酰甘油血症，流感样症状，咽炎、鼻炎和鼻窦炎；偶见咳嗽、胸痛、乏力、疼痛、外周性水肿、眩晕、腹痛、消化不良、肠胃炎、恶心、心动过速、高胆固醇血症、高脂血症、高尿酸血症、关节疼痛、关节炎、肌肉疼痛、骨骼疼痛、皮疹和面部水肿
特殊人群用药	妊娠与哺乳期妇女：目前尚不清楚是否可以经母乳分泌，因为对哺乳新生儿有潜在的不良反应，哺乳期妇女需权衡利弊；妊娠中、晚期妇女禁用
药典	
国家处方集	CNF
其他推荐依据	

第十五章

钙离子阻断剂

■ 药品名称	硝苯地平 Nifedipine
适应证	用于高血压
制剂与规格	硝苯地平片[基,保(甲)]：①5mg；②10mg 硝苯地平缓释片[保(甲)]：①10mg；②20mg[基] 硝苯地平控释片[保(甲)]：①30mg；②60mg 硝苯地平胶囊[保(甲)]：①5mg；②10mg 硝苯地平缓释胶囊[保(甲)]：20mg 硝苯地平胶丸：①5mg；②10mg 硝苯地平注射液：5ml：2.5mg
用法与用量	口服： 1. 片剂、胶囊剂、胶丸：初始剂量一次 10mg，一日 3 次，维持剂量一次 10~20mg，一日 3 次；冠状动脉痉挛者可一次 20~30mg，一日 3~4 次，单次最大剂量 30mg，一日最大剂量 120mg 2. 缓释片剂、缓释胶囊剂：一次 10~20mg，一日 2 次，单次最大剂量 40mg，一日最大剂量 120mg 3. 控释片剂：一次 30mg，一日 1 次。缓控释制剂一般不可掰开或嚼服 静脉滴注：遮光，一次 2.5~5.0mg，加入 5%葡萄糖注射液 250ml 稀释后在 4~8 小时缓慢滴入，最大剂量一日 15~30mg，可重复使用 3 天，以后改为口服制剂
注意事项	1. 终止服药应缓慢减量 2. 影响驾车和操作机械的能力 3. 严重主动脉瓣狭窄者慎用
禁忌	对硝苯地平过敏者，心源性休克，哺乳期妇女禁用
不良反应	常见面部潮红、头晕、头痛、恶心、下肢肿胀、低血压、心动过速；较少见呼吸困难；罕见胸痛、晕厥、胆石症、过敏性肝炎
特殊人群用药	肝肾功能不全患者：严重肝功能不全时减少剂量 儿童：禁用 老年人：用药应从小剂量开始 妊娠与哺乳期妇女：禁用
药典	Eur. P.、Chin. P.、Jpn. P.、USP
国家处方集	CNF
其他推荐依据	
■ 药品名称	尼群地平 Nitrendipine
适应证	用于高血压

续　表

制剂与规格	尼群地平片[基,保(甲)]：10mg 尼群地平胶囊[保(乙)]：10mg 尼群地平软胶囊[保(乙)]：10mg 尼群地平贴片：50mg
用法与用量	口服：初始剂量一次 10mg，一日 1 次，以后可调整为一次 10mg，一日 2~3 次或一次 20mg，一日 2 次
注意事项	在用药期间须定期测量血压、心电图，少数接受 β 受体阻滞剂者加用此药后出现心力衰竭，有主动脉瓣狭窄的患者危险性更大
禁忌	对本品过敏，严重主动脉瓣狭窄禁用
不良反应	较少见头痛、面部潮红；少见头晕、恶心、低血压、足踝部水肿、心绞痛发作；过敏者可见过敏性肝炎、皮疹、剥脱性皮炎
特殊人群用药	肝肾功能不全患者：肝功能不全时慎用；肾功能不全对本品影响较小，但应慎用 老年人：老年人应减少剂量，服用 β 受体阻断剂者应慎重加用本品，并从小剂量开始。推荐老年人初始剂量为一日 10mg 妊娠与哺乳期妇女：本品在妊娠期妇女中应用的研究尚不充分，尚未发生不良事件，但应注意不良反应
药典	Eur. P. 、Chin. P.
国家处方集	CNF
其他推荐依据	
■ 药品名称	氨氯地平　Amlodipine
适应证	用于高血压
制剂与规格	苯磺酸氨氯地平片[保(甲)]：①2. 5mg；②5mg[基]；③10mg（以氨氯地平计，下同） 苯磺酸氨氯地平分散片[保(甲)]：5mg 苯磺酸氨氯地平胶囊[保(甲)]：5mg 马来酸氨氯地平片[基,保(甲)]：5mg 甲磺酸氨氯地平片[保(甲)]：5mg L-门冬氨酸氨氯地平片[保(甲)]：5mg
用法与用量	口服：初始剂量，一次 5mg，一日 1 次，最高剂量一次 10mg，一日 1 次，与其他抗高血压药合用时，一次 2. 5mg，一日 1 次
注意事项	1. 与二氢吡啶类药物有交叉过敏 2. 下列情况慎用：心力衰竭者、严重肝功能不全
禁忌	对二氢吡啶类药物或本品任何成分过敏者，重度主动脉狭窄，严重低血压禁用
不良反应	可见因血管扩张导致的头晕、头痛、潮红、低血压、心动过速、外周水肿；较少见心悸、恶心及其他胃肠不适、精神抑郁；少见心绞痛、心动过缓、直立性低血压；过敏反应可见药疹、发热、肝功能异常
特殊人群用药	肝肾功能不全患者：肝功能不全时慎用；肾功能损害可采用正常剂量 老年人：老年人宜从小剂量开始，逐渐增量

续 表

	妊娠与哺乳期妇女：本品在妊娠期妇女中应用的研究尚不充分，尚未发生问题，应注意不良反应；孕妇只在非常必要时使用
药典	
国家处方集	CNF
其他推荐依据	
■ 药品名称	非洛地平 Felodipine
适应证	用于高血压
制剂与规格	非洛地平片[保(甲)]：①2.5mg[基]；②5mg[基]；③10mg 非洛地平缓释片[保(乙)]：①2.5mg[基]；②5mg[基]；③10mg 非洛地平缓释胶囊[保(乙)]：2.5mg
用法与用量	口服：初始剂量一次2.5mg，一日2次；维持剂量一次5mg或10mg，一日1次；必要时可进一步增加剂量 缓释片、缓释胶囊：初始剂量一次5mg，一日1次，维持剂量一次5mg或10mg，一日1次；可根据患者反应减少或增加剂量 本品不可掰开或嚼服
注意事项	1. 下列情况慎用：低血压患者、肝肾功能不全、心功能不全 2. 服药期间注意监测血压
禁忌	对本品任何成分过敏者，不稳定型心绞痛，失代偿性心力衰竭，急性心肌梗死，妊娠期妇女禁用
不良反应	可常见头痛、皮肤潮红、周围性水肿；少见心动过缓、心悸、眩晕、感觉异常、恶心、腹痛、皮疹、瘙痒、疲劳；罕见晕厥、呕吐、关节痛、肌痛、性功能障碍、荨麻疹；非常罕见齿龈增生、牙龈炎、肝药酶增加、皮肤过敏反应、白细胞分裂性血管炎、尿频、过敏反应等
特殊人群用药	肝肾功能不全患者：肝功能不全时减少剂量并注意监测血压；肾功能不全不需要调整剂量 老年人：需减少剂量并注意监测 妊娠与哺乳期妇女：妊娠期妇女禁用；可泌入乳汁，哺乳期妇女停药或停止授乳
药典	Eur. P.、Chin. P.、USP
国家处方集	CNF
其他推荐依据	
■ 药品名称	拉西地平 Lacidipine
适应证	用于高血压
制剂与规格	拉西地平片[保(乙)]：①4mg；②6mg
用法与用量	口服：初始剂量，一次4mg，一日1次，晨服更佳；根据患者反应，3~4周后可加量至一次6~8mg，一日1次
注意事项	下列情况慎用：新发心肌梗死、不稳定型心绞痛、心脏储备力差、QT间期延长

续　表

禁忌	对本品过敏、严重主动脉瓣狭窄、心源性休克、急性心肌梗死禁用
不良反应	常见头痛、皮肤潮红、水肿、眩晕和心悸；少见无力、皮疹（包括红斑和瘙痒）、胃肠道不适、恶心、多尿、肌肉痉挛、情绪障碍、心绞痛加重、齿龈增生
特殊人群用药	肝肾功能不全患者：肝功能不全时慎用，需减小剂量；肾功能不全无需调整剂量 老年人：初始剂量为一次 2mg，一日 1 次，必要时可增至一日 4~6mg，一日 1 次 妊娠与哺乳期妇女：孕妇应权衡利弊，临娩妇女慎用；本品可分泌入乳，哺乳期妇女避免使用
药典	BP
国家处方集	CNF
其他推荐依据	
■ 药品名称	尼卡地平　Nicardipine
适应证	用于高血压
制剂与规格	盐酸尼卡地平片[保(乙)]：10mg（以盐酸尼卡地平计，下同） 盐酸尼卡地平缓释片[保(乙)]：①20mg；②40mg 盐酸尼卡地平缓释胶囊[保(乙)]：40mg 注射用盐酸尼卡地平[保(乙)]：①5mg；②10mg；③20mg 盐酸尼卡地平注射液[保(乙)]：①2ml：2mg；②5ml：5mg；③10ml：10mg 盐酸尼卡地平葡萄糖注射液（尼卡地平/葡萄糖）：①100ml：10mg/5.5g；②250ml：25mg/12.5g 盐酸尼卡地平氯化钠注射液（尼卡地平/氯化钠）：①100ml：10mg/0.9g；②100ml：20mg/0.9g
用法与用量	口服：初始剂量，一次 20mg，一日 3 次；维持剂量，一次 20~40mg，一日 3 次；增加剂量前至少连续给药 3 日以上 缓释片、缓释胶囊：一次 40mg，一日 2 次 静脉滴注：用氯化钠注射液或 5% 葡萄糖注射液稀释，配成浓度为 0.01%~0.02%（1ml 中含盐酸尼卡地平 0.1~0.2mg）后使用
注意事项	1. 下列情况慎用：卒中史、主动脉瓣狭窄、心力衰竭、青光眼、急性脑梗死和脑缺血患者、孕妇和儿童 2. 在用药期间应定期监测血压、心率、心电图
禁忌	禁用于对本品过敏；颅内出血尚未完全止血；脑卒中急性期颅内压增高；重度主动脉瓣狭窄或二尖瓣狭窄；急性心功能不全，心源性休克
不良反应	常见足踝部水肿、头晕、头痛、面部潮红；另见心悸、心动过速、乏力、失眠、恶心、呕吐、便秘、腹泻、腹痛、食欲缺乏、皮疹、感觉异常、尿频、粒细胞减少、抑郁、阳痿及注射部位可出现疼痛、发红等
特殊人群用药	肝肾功能不全患者：严重肝功能不全时半衰期延长，可能需要减少剂量；中度肾功能不全时，小剂量开始使用 儿童：慎用 老年人：应从低剂量开始 妊娠与哺乳期妇女：妊娠期妇女慎用；本品可分泌入乳，哺乳期妇女避免使用

续 表

药典	
国家处方集	CNF
其他推荐依据	
■ 药品名称	乐卡地平 Lercanidipine
适应证	用于轻、中度原发性高血压
制剂与规格	盐酸乐卡地平片[保(乙)]：10mg
用法与用量	口服：餐前 15 分钟服用，一次 10mg，一日 1 次，根据患者反应可增至一次 20mg，一日 1 次
注意事项	下列情况慎用：行透析治疗、心脏病或需安装起搏器者
禁忌	禁用于对二氢吡啶类过敏、左心室流出道梗阻、未控制的充血性心力衰竭、不稳定型心绞痛、严重肾脏或肝脏疾病、急性心肌梗死
不良反应	可见面部潮红、踝部水肿、心悸、心动过速、头痛、眩晕、胃肠道反应、皮疹、疲劳、嗜睡、肌痛、低血压
特殊人群用药	肝肾功能不全患者：轻度至中度肝肾功能不全需要适当调整剂量 儿童：不宜服用 妊娠与哺乳期妇女：不宜服用
药典	
国家处方集	CNF
其他推荐依据	
■ 药品名称	巴尼地平 Barnidipine
适应证	用于原发性高血压、肾性高血压
制剂与规格	盐酸巴尼地平缓释胶囊：①10mg；②15mg
用法与用量	口服：早餐后服用，不可咬破或打开胶囊，初始剂量一次 10mg，一日 1 次，维持剂量，一次 10mg 或 15mg，一日 1 次
注意事项	1. 服用本品可影响驾车和机械操作的能力 2. 停用本品应缓慢减量并注意观察
禁忌	对本品过敏者、孕妇或可能妊娠的妇女禁用
不良反应	可见面部潮红、踝部水肿、心悸、心动过速、头痛、眩晕、胃肠道反应、皮疹、疲劳、嗜睡、肌痛、低血压
特殊人群用药	肝肾功能不全患者：严重肝肾功能不全时慎用 老年人：应从低剂量开始，密切观察 妊娠与哺乳期妇女：哺乳期妇女应避免服用本品，必须服用时，应停止授乳
药典	

续　表

国家处方集	CNF
其他推荐依据	
■ 药品名称	西尼地平　Cilnidipine
适应证	用于高血压患者的治疗
制剂与规格	西尼地平片[保(乙)]：①5mg；②10mg 西尼地平胶囊[保(乙)]：5mg
用法与用量	口服：成年人的初始剂量为一次 5mg，一日 1 次，早餐后服用。根据患者的临床反应，可将剂量增加，最大可增至一次 10mg，一日 1 次，早餐后服用
注意事项	本品可引起血压过低等症状，故禁用于从事高空作业、驾驶车辆及操作机器等工作者
禁忌	禁用于对本品及其中任何成分过敏者、妊娠及哺乳期妇女、对其他钙通道阻滞药过敏者、高度主动脉狭窄的患者
不良反应	1. 血液系统：可见血小板减少、白细胞计数和中性粒细胞异常等 2. 心血管系统：可见心悸、胸痛、低血压、心电图异常等 3. 神经系统：可见头痛、头晕、眩晕、嗜睡、失眠、手颤动、健忘等 4. 消化系统：可见口渴、腹痛、腹胀、呕吐、便秘、黄疸及肝 ALT（GPT）、AST（GOT）上升等肝功能异常 5. 过敏反应：表现为瘙痒、药疹、皮肤红肿等
特殊人群用药	肝肾功能不全患者：肝功能不全、慢性肾功能不全者慎用 老年人：对于老年患者不能过度降压，故应从低剂量开始，并注意观察患者用药后的反应 妊娠与哺乳期妇女：禁用
药典	
国家处方集	CNF
其他推荐依据	
■ 药品名称	贝尼地平　Benidipine
适应证	用于原发性高血压
制剂与规格	盐酸贝尼地平片[保(乙)]：①2mg；②4mg；③8mg
用法与用量	口服：早餐后服用，一次 2~4mg，一日 1 次，效果不佳时可增至一次 8mg，一日 1 次，高龄患者初始剂量一次 2mg，一日 1 次，重症高血压患者，一次 4~8mg，一日 1 次
注意事项	可影响驾车和机械操作能力
禁忌	对本品过敏、心源性休克、孕妇或可能妊娠的妇女、哺乳期妇女禁用
不良反应	见乐卡地平
特殊人群用药	肝肾功能不全患者：严重肝功能不全者慎用 老年人：应从小剂量（一日 2mg）开始并注意观察 妊娠与哺乳期妇女：孕妇或可能妊娠的妇女、哺乳期妇女禁用

续 表

药典	
国家处方集	CNF
其他推荐依据	
■ 药品名称	维拉帕米 Verapamil
适应证	原发性高血压
制剂与规格	盐酸维拉帕米片[基,保(甲)]：40mg 盐酸维拉帕米缓释片[保(乙)]：①120mg；②180mg；③240mg 盐酸维拉帕米缓释胶囊[保(乙)]：①120mg；②180mg；③240mg 注射用盐酸维拉帕米[保(甲)]：①5mg；②10mg 盐酸维拉帕米注射液[基,保(甲)]：2ml：5mg
用法与用量	成人：口服，普通制剂与规格：①心绞痛，一次 80~120mg，一日 3 次；②心律失常，慢性心房纤颤服用洋地黄者，一日 240~320mg，分 3~4 次；预防阵发性室上性心动过速，未服用洋地黄者，一日 240~480mg，分 3~4 次；③原发性高血压，一次 40~80mg，一日 3 次。最大使用剂量一日 480mg。缓释制剂与规格：原发性高血压，初始剂量一次 120~180mg，一日 1 次。未达疗效时，在上一剂量 24 小时后增加剂量，可按下列方式进行：①一日清晨 240mg；②一日清晨和傍晚各 1 次 180mg；③一日清晨 1 次 240mg，傍晚 1 次 120mg；④每 12 小时 1 次 240mg。缓释片剂不可掰开或嚼服儿童：普通制剂与规格，心律失常，年龄 1~5 岁，按体重一日 4~8mg/kg，分 3 次，或每 8 小时 40~80mg；大于 5 岁，每 6~8 小时 80mg 静脉注射：必须在持续心电监测和血压监测下，缓慢静脉注射至少 2 分钟，初始剂量 5~10mg（或 0. 075~0. 15mg/kg），稀释后缓慢静脉注射至少 2 分钟。如初反应不满意，首剂 15~30 分钟后再给 1 次 5~10mg 或 0. 15mg/kg 静脉滴注：加入氯化钠注射液或 5% 葡萄糖注射液中静脉滴注，每小时 5~10mg，一日总量不超过 50~100mg
注意事项	1. 下列情况慎用并需进行严密的医疗监护，如一度房室传导阻滞、低血压、心动过缓、严重肝功能损害、伴有 QRS 增宽（>12 秒）的室性心动过速、进行性肌营养不良、急性心肌梗死、与 β 肾上腺素受体阻断药合用 2. 用药期间定期检查血压
禁忌	对本品过敏，急性心肌梗死并发心动过缓、低血压、左侧心力衰竭，病态窦房结综合征，严重的心脏传导功能障碍（如窦房传导阻滞、二或三度房室传导阻滞），预激综合征并发心房扑动或心房颤动，充血性心力衰竭禁用
不良反应	常见便秘；偶见恶心、头晕、头痛、面部潮红、疲乏、神经衰弱、足踝水肿、皮肤瘙痒、红斑、皮疹，血管性水肿；罕见过敏、肌肉痛、关节痛、感觉异常；长期用药后出现齿龈增生，男性乳腺发育；静脉或大剂量给药可能出现低血压，心力衰竭，心动过缓，心脏传导阻滞，心脏停搏
特殊人群用药	肝肾功能不全患者：肝功能不全者慎用；严重肝功能不全时，口服给予正常剂量的 30%，静脉给药时作用时间延长，反复用药可能导致蓄积。肾功能不全患者禁用 老年人：老年人清除半衰期可能延长且易发生肝或肾功能不全，建议老年人从小剂量开始服用 妊娠与哺乳期妇女：妊娠期妇女避免使用，哺乳期妇女服用本品期间应暂停授乳
药典	Eur. P. 、Chin. P. 、Jpn. P. 、USP

续 表

国家处方集	CNF
其他推荐依据	
■ 药品名称	地尔硫䓬 Diltiazem
适应证	用于高血压
制剂与规格	盐酸地尔硫䓬片[基,保(甲)]：30mg（以盐酸地尔硫䓬计，下同） 盐酸地尔硫䓬缓释片[保(乙)]：①30mg；②60mg；③90mg 盐酸地尔硫䓬缓释胶囊[保(乙)]：①60mg；②90mg；③120mg；④180mg；⑤240mg 盐酸地尔硫䓬控释胶囊[保(乙)]：①90mg；②120mg；③150mg 盐酸地尔硫䓬注射液[保(乙)]：①1ml：10mg；②2ml：10mg；③10ml：10mg；④10ml：50mg 注射用盐酸地尔硫䓬[保(乙)]：①10mg；②50mg
用法与用量	口服： 1. 初始剂量，一次 30mg，一日 4 次，餐前及睡前服药，每 1~2 天增加一次剂量。维持剂量，一日 90~360mg 2. 缓释片、缓释胶囊：初始剂量，一次 60~120mg，一日 2 次。维持剂量，一日 240~360mg。本品不可掰开或嚼服 3. 控释胶囊：一次 90~150mg，一日 1 次。本品不可掰开或嚼服 静脉注射：注射用盐酸地尔硫䓬用 5ml 以上的氯化钠注射液或 5%葡萄糖注射液溶解 1. 室上性心动过速：单次静脉注射 10mg，约 3 分钟缓慢静脉注射，根据情况适当增减 2. 手术时异常高血压的急救处置：单次静脉注射 10mg，约 1 分钟内缓慢静脉注射，根据情况适当增减；静脉滴注，每分钟 5~15μg/kg，血压达目标值后，根据情况调节滴注速度 静脉滴注： 1. 高血压急症：每分钟 5~15μg/kg。血压达目标值后，根据情况调节滴注速度 2. 不稳定型心绞痛：每分钟 1~5μg/kg。从小剂量开始，根据情况增减，最大速度为每分钟 5μg/kg
注意事项	1. 下列情况慎用：充血性心力衰竭、心肌病、急性心肌梗死、心动过缓、一度房室传导阻滞、低血压、伴有预激综合征的房颤或房扑患者、正使用 β 受体阻断剂者 2. 长期给药应定期监测肝肾功能
禁忌	禁用于对本品过敏、病态窦房结综合征（未安起搏器）、二或三度房室传导阻滞（未安装起搏器）、收缩压低于 90mmHg、充血性心力衰竭、严重低血压、心源性休克、急性心肌梗死或肺充血、严重心肌病、心房扑动或心房颤动合并房室旁路通道、室性心动过速
不良反应	常见的不良反应有水肿、头痛、恶心、眩晕、皮疹、乏力；其他可见心绞痛、心律失常、房室传导阻滞、低血压、感觉异常、食欲缺乏、呕吐、腹泻；罕见急性肝损害，停药后可恢复；暂时性皮肤反应等
特殊人群用药	肝肾功能不全患者：需要减少剂量，慎用 老年人：应从低剂量开始 妊娠与哺乳期妇女：可分泌入乳且近于血药浓度，必需使用时须停止授乳
药典	Eur. P.、Chin. P.、Jpn. P.、USP
国家处方集	CNF
其他推荐依据	

第十六章

β受体阻断剂

■ 药品名称	普萘洛尔　Propranolol
适应证	用于高血压
制剂与规格	盐酸普萘洛尔片[基,保(甲)]：10mg 盐酸普萘洛尔缓释片[保(乙)]：①40mg；②80mg 盐酸普萘洛尔缓释胶囊[保(乙)]：40mg 盐酸普萘洛尔注射液[保(乙)]：5ml∶5mg 注射用盐酸普萘洛尔[保(乙)]：①2mg；②5mg
用法与用量	口服：高血压，初始剂量一次10mg，一日3~4次，可单独使用或与利尿药合用。剂量应逐渐增加，一日最大剂量200mg 静脉注射：①成人，缓慢注射一次1~3mg，必要时5分钟后可重复，总量5mg；②儿童，按体重一次0.01~0.10mg/kg，缓慢注入（大于10分钟），不宜超过1mg
注意事项	1. 下列情况慎用：过敏史、充血性心力衰竭、糖尿病、肺水肿、甲状腺功能减退、雷诺综合征或其他周围血管疾病等 2. 用药期间应定期检查血常规、血压、心功能、肝肾功能等 3. 冠心病患者使用本品不宜骤停，否则可出现心绞痛、心肌梗死或室性心动过速 4. 甲状腺功能亢进患者用本品也不可骤停，否则使甲状腺功能亢进症状加重
禁忌	禁用于支气管哮喘、心源性休克、二或三度房室传导阻滞、重度心力衰竭、窦性心动过缓
不良反应	眩晕、头晕、支气管痉挛、呼吸困难、充血性心力衰竭、神志模糊（尤见于老年人）、精神抑郁、反应迟钝、发热、咽痛等症状
特殊人群用药	肝肾功能不全患者：肝功能不全、肾功能衰退患者慎用 老年人：因老年人对药物代谢与排泄能力低，应适当调节剂量 妊娠与哺乳期妇女：可通过胎盘进入胎儿内，妊娠期妇女慎用；可少量从乳汁分泌，故哺乳期妇女慎用
药典	
国家处方集	CNF
其他推荐依据	

■ 药品名称	阿替洛尔　Atenolol
适应证	用于高血压
制剂与规格	阿替洛尔片[保(甲)]：①12.5mg[基]；②25mg[基]；③50mg[基]；④100mg
用法与用量	口服： 1. 成人：初始剂量，一次6.25~12.50mg，一日2次，按需要及耐受量渐增至50~200mg

续　表

	2. 儿童：初始剂量，按体重一次 0.25～0.50mg/kg，一日 2 次
注意事项	1. 下列情况慎用：有慢性阻塞性肺部疾病的高血压患者 2. 本品可改变因血糖降低而引起的心动过速 3. 有心力衰竭症状的患者用本品时，与洋地黄或利尿药合用，如心力衰竭症状仍存在，应逐渐减量使用
禁忌	禁用于二或三度房室传导阻滞；心源性休克、病窦综合征及严重窦性心动过缓、支气管哮喘患者
不良反应	可见低血压、心动过缓、头晕、四肢冰冷、疲劳、乏力、肠胃不适、精神抑郁、脱发、血小板减少症、银屑病样皮肤反应、银屑病恶化、皮疹及干眼、心脏传导阻滞
特殊人群用药	肝肾功能不全患者：肾功能不全患者需调整剂量 儿童：注意监测心律、血压 老年人：用药时所需剂量可以减少，尤其是肾功能衰退的患者 妊娠与哺乳期妇女：妊娠期妇女慎用；哺乳期妇女服用时应谨慎小心
药典	Eur. P.、Chin. P.、USP
国家处方集	CNF
其他推荐依据	
■ 药品名称	美托洛尔　Metoprolol
适应证	用于高血压
制剂与规格	酒石酸美托洛尔片[保(甲)]：①25mg[基]；②50mg[基]；③100mg 酒石酸美托洛尔缓释片[保(乙)]：100mg 酒石酸美托洛尔控释片[保(乙)]：①25mg；②50mg；③100mg 酒石酸美托洛尔胶囊[保(甲)]：①25mg；②50mg 琥珀酸美托洛尔缓释片[保(乙)]：①47.5mg；②95mg
用法与用量	口服：高血压：普通片剂一次 100～200mg，一日 2 次；缓控释制剂一次 47.5～95.0mg，一日 1 次；控释制剂一日 0.1g，早晨顿服或遵医嘱
注意事项	1. 下列情况慎用：低血压、心脏功能不全、慢性阻塞性肺部疾病 2. 嗜铬细胞瘤应先行使用 α 受体阻断药 3. 对于要进行全身麻醉的患者，至少在麻醉前 48 小时停用
禁忌	禁用于重度或急性心力衰竭、二或三度房室传导阻滞、失代偿性心力衰竭（肺水肿、低灌注和低血压）、有临床意义的窦性心动过缓或病态窦房结综合征、心源性休克、末梢循环灌注不良、严重的周围血管疾病、哮喘及喘息性支气管炎、治疗室上性快速心律失常时，收缩压＜110mmHg 的患者不宜采用酒石酸美托洛尔静脉给药
不良反应	可见心率减慢、心脏传导阻滞、血压降低、心力衰竭加重、外周血管痉挛导致的四肢冰冷或脉搏不能触及、雷诺现象、疲乏和眩晕、抑郁、头痛、多梦、失眠、幻觉、恶心、胃痛、便秘、腹泻、气急、关节痛、瘙痒、腹膜后腔纤维变性、耳聋、眼痛等
特殊人群用药	肝肾功能不全患者：肝脏功能不全患者慎用 妊娠与哺乳期妇女：对胎儿和新生儿产生不利影响，尤其易致心动过缓，妊娠期妇女不宜使用

续 表

药典	USP
国家处方集	CNF
其他推荐依据	
■ 药品名称	比索洛尔 Bisoprolol
适应证	用于高血压
制剂与规格	富马酸比索洛尔片[基,保(甲)]：①2.5mg；②5mg 富马酸比索洛尔胶囊[基,保(甲)]：①2.5mg；②5mg
用法与用量	口服：高血压，一次5mg，一日1次，轻度高血压患者可以从2.5mg开始治疗，可增至一次10mg，一日1次
注意事项	1. 下列情况慎用：支气管痉挛；与吸入型麻醉药合用；血糖浓度波动较大的糖尿病患者及酸中毒患者；严格禁食者；有严重过敏史，正在进行脱敏治疗；一度房室传导阻滞；变异性心绞痛；外周动脉阻塞型疾病；患有银屑病或有银屑病家族史的患者等 2. 使用本品可能掩盖甲状腺毒症的症状
禁忌	禁用于对本品过敏、急性心力衰竭或处于心力衰竭失代偿期需用静脉注射正性肌力药物治疗的患者、心源性休克、二度和三度房室传导阻滞、病态窦房结综合征、窦房阻滞、心动过缓（心率< 60次/分钟）、血压过低（收缩压< 100mmHg）、严重支气管哮喘或严重慢性梗阻性肺疾病、外周动脉阻塞性疾病晚期和雷诺病、未经治疗的嗜铬细胞瘤，代谢性酸中毒者
不良反应	可见轻度乏力、胸闷、头晕、心动过缓、嗜睡、心悸、头痛和下肢水肿、腹泻、便秘、恶心、腹痛、红斑、瘙痒、血压明显下降、脉搏缓慢或房室传导阻滞、麻刺感或四肢冰凉、肌肉无力、肌肉痛性痉挛及泪少、对伴有糖尿病的年老患者，其糖耐量可能降低，并掩盖低血糖表现
特殊人群用药	儿童：尚无儿童应用本品的经验，因此儿童避免使用 老年人：用药时不需要调整剂量 妊娠与哺乳期妇女：可能损害孕妇和/或胎儿（新生儿），孕妇慎用；不建议哺乳期妇女使用
药典	USP
国家处方集	CNF
其他推荐依据	
■ 药品名称	倍他洛尔 Betaxolol
适应证	用于高血压、心绞痛、心律失常（口服剂型）
制剂与规格	盐酸倍他洛尔片：①10mg；②20mg；③40mg
用法与用量	口服：一次20mg，一日1次
注意事项	下列情况慎用：哮喘、慢性阻塞性支气管病、心力衰竭、心动过缓、周围血管疾病、肺功能不全、甲状腺功能减退、糖尿病、治疗过的嗜铬细胞瘤性高血压、银屑病和有过敏史者停药时须经1~2周，逐渐减少剂量停药

续　表

禁忌	禁用于对本品过敏者，支气管哮喘；严重慢性阻塞性肺疾病，明显心力衰竭；心源性休克；经治疗未能控制的心功能不全；心动过缓；严重的变异型心绞痛；低血压；严重的周围血管疾病；未经治疗的嗜铬细胞瘤性高血压
不良反应	疲乏、四肢冷、心率减慢、胃功能紊乱、性欲降低、心力衰竭、血压突然降低、支气管痉挛、低血糖、雷诺现象、皮疹
特殊人群用药	妊娠与哺乳期妇女：慎用
药典	Eur. P. 、USP
国家处方集	CNF
其他推荐依据	
■ 药品名称	拉贝洛尔　Labetalol
适应证	用于各种类型高血压
制剂与规格	盐酸拉贝洛尔片[保(乙)]：①50mg[基]；②100mg[基]；③200mg 盐酸拉贝洛尔注射液：①2ml：25mg；②5ml：50mg；③10ml：50mg 注射用盐酸拉贝洛尔：①25mg；②50mg
用法与用量	口服：一次 100mg，一日 2～3 次，2～3 天后根据需要加量。常用维持量为一次 200～400mg，一日 2 次。饭后服。一日最大剂量 2400mg 静脉注射：一次 25～50mg，加 10%葡萄糖注射液 20ml，于 5～10 分钟缓慢注射，如降压效果不理想可于 15 分钟后重复 1 次，直至产生理想的降压效果。总剂量不应超过 200mg 静脉滴注：本品 100mg，加 5%葡萄糖注射液或氯化钠注射液 250ml，以每分钟 1～4mg 的速度滴注，取得较好效果后停止滴注，有效剂量为 50～200mg，但对嗜铬细胞瘤患者可能需 300mg 以上
注意事项	下列情况慎用：有严重过敏史、慢性心力衰竭、糖尿病、甲状腺功能减退、肺气肿或非过敏性支气管炎、雷诺病或周围血管疾病者
禁忌	病态窦房结综合征、心脏传导阻滞（二或三度房室传导阻滞）未经安装起搏器的患者、重度或急性心力衰竭、心源性休克患者、脑出血、支气管哮喘、对本品过敏者禁用
不良反应	可见眩晕、乏力、幻觉、恶心、消化不良、腹痛、腹泻，口干、头皮麻刺感、心动过速、急性肾衰竭、瘙痒、乏力，胸闷、直立性低血压
特殊人群用药	肝肾功能不全患者：慎用 儿童：儿童安全性尚不明确，忌用静脉注射 老年人：老年人用药生物利用度高，因此可适当减少用药剂量 妊娠与哺乳期妇女：孕妇忌用静脉注射，口服制剂与规格可安全有效地用于妊娠高血压，不影响胎儿生长发育；哺乳期妇女慎用，忌静脉注射
药典	Eur. P. 、USP
国家处方集	CNF
其他推荐依据	

续　表

■ 药品名称	卡维地洛　Carvedilol
适应证	用于原发性高血压
制剂与规格	卡维地洛片[保(乙)]：①3. 125mg；②6. 25mg；③10mg；④12. 5mg；⑤20mg；⑥25mg
用法与用量	口服：高血压，开始 2 日，一次 12. 5mg，一日 1 次，以后一次 25mg，一日 1 次。最大剂量一日 50mg，分 1~2 次服用
注意事项	1. 密切监测肾功能，发生肾功能减退应减量或停药 2. 下列情况慎用：糖尿病患者；伴有糖尿病的充血性心力衰竭患者；伴有低血压（收缩压< 100mmHg）的充血性心力衰竭患者；有支气管痉挛倾向的患者、慢性阻塞性肺疾病患者，外周血管疾病的患者，变异性心绞痛患者
禁忌	禁用于对本品任何成分过敏者；纽约心脏病协会分级为Ⅳ级的失代偿性心力衰竭，需使用静脉正性肌力药的患者；哮喘患者、伴有支气管痉挛的慢性阻塞性肺疾病（COPD）患者；严重肝功能异常；二或三度房室传导阻滞、严重心动过缓（心率< 50 次/分钟）、病窦综合征（包括窦房阻滞）；心源性休克；严重低血压（收缩压< 85mmHg）；手术前 48 小时内
不良反应	常见头晕、头痛、水肿、房室传导阻滞、心动过缓、低血压、使原有间歇性跛行或雷诺现象患者症状加重、恶心、呕吐、腹痛、腹泻、便秘；偶见肾功能损害和肝功能异常；罕见过敏反应
特殊人群用药	肝肾功能不全患者：严重肝功能异常禁用 老年人：老年人应用该药时，应从低剂量（10mg）开始，并注意密切观察 妊娠与哺乳期妇女：妊娠或可能妊娠的妇女禁用；哺乳期妇女应避免使用，如需服用应停止母乳喂养
药典	Eur. P.
国家处方集	CNF
其他推荐依据	
■ 药品名称	阿罗洛尔　Arotinolol
适应证	用于原发性高血压病（轻至中度）
制剂与规格	盐酸阿罗洛尔片[保(乙)]：①5mg；②10mg
用法与用量	口服：原发性高血压（轻、中度），一次 10mg，一日 2 次，根据患者年龄、症状等进行增减，最大剂量一日 30mg
注意事项	1. 在用药期间，需定期检查心功能 2. 下列情况慎用：充血性心力衰竭、特发性低血糖、控制不充分的糖尿病患者、长时间禁食者、低血压、心动过缓、一度房室传导阻滞、末梢血循环障碍（雷诺病、间歇性跛行） 3. 手术前 48 小时内不宜给药
禁忌	明显窦性心动过缓、二或三度房室传导阻滞、窦房传导阻滞、病态窦房结综合征、糖尿病性酮症、代谢性酸中毒、有可能出现支气管哮喘或支气管痉挛、心源性休克、肺动脉高压所致右心衰竭、充血性心力衰竭、未治疗的嗜铬细胞瘤、妊娠期妇女或有妊娠可能的妇女、对本药有过敏史者禁用

续　表

不良反应	常见头晕、头痛、水肿、房室传导阻滞、心动过缓、低血压、使原有间歇性跛行或雷诺现象患者症状加重、恶心、呕吐、腹痛、腹泻、便秘；偶见肾功能损害和肝功能异常；罕见过敏反应
特殊人群用药	肝肾功能不全患者：严重肝功能、肾功能障碍的患者慎用 老年人：用药时应从小剂量（如一次 5mg）开始，慎重给药，老年患者一般不宜过度降压，且用药易引起血压过度下降和心动过缓，需停药时，应缓慢减量 妊娠与哺乳期妇女：避免使用
药典	Jpn. P.
国家处方集	CNF
其他推荐依据	
■ 药品名称	艾司洛尔　Esmolol
适应证	用于高血压
制剂与规格	盐酸艾司洛尔注射液[保(乙)]：①2ml：0. 2g[基]；②10ml：0. 25g；③10ml：0. 1g[基]
用法与用量	静脉注射或静脉滴注：围手术期高血压，初始剂量按体重 1mg/kg，30 秒内静脉注射，继续以 1 分钟 0. 15mg/kg 的速度静脉滴注，最大维持量为 1 分钟 0. 3mg/kg，逐渐控制剂量，同室上性心动过速治疗
注意事项	1. 用药期间应定期监测血压、心律、心功能变化 2. 糖尿病患者应用时应小心，本品可掩盖低血糖反应 3. 高浓度给药（＞10mg/ml）会造成严重的静脉反应，包括血栓性静脉炎，20mg/ml 的浓度在血管外可造成严重的局部反应，甚至坏死，故应尽量经大静脉给药 4. 治疗高血压的用量通常较治疗心律失常用量大
禁忌	支气管哮喘或有支气管哮喘病史、严重慢性阻塞性肺疾病、窦性心动过缓、二或三度房室传导阻滞、难治性心功能不全、心源性休克、对本品过敏者禁用
不良反应	1. 心血管系统：低血压、心动过缓、传导阻滞、外周灌注不足的症状 2. 神经系统：头痛、头晕、嗜睡、乏力、惊厥等 3. 呼吸、消化系统：气管痉挛、呼吸困难、消化不良、腹部不适、恶心、呕吐、便秘、口干等 4. 注射部位发生炎症反应：水肿、红斑、烧灼感、血栓性静脉炎和外渗性皮肤坏死
特殊人群用药	肝肾功能不全患者：肾衰竭患者半衰期延长，注意监测 老年人：慎用
药典	
国家处方集	CNF
其他推荐依据	
■ 药品名称	噻吗洛尔　Timolol
适应证	用于原发性高血压病
制剂与规格	噻吗洛尔片：①5mg；②10mg 马来酸噻吗洛尔片：①2. 5mg；②5mg

续 表

用法与用量	口服：高血压，初始剂量一次2.5~5.0mg，一日2~3次，根据心率及血压变化增减剂量，维持量通常为一日20~40mg，一日最大剂量60mg。增加药物剂量的间期至少为7天
注意事项	以下情况慎用：自发性低血糖患者及接受胰岛素或口服降糖药治疗的患者，不宜单独用于治疗闭角型青光眼，心功能损害者避免与钙通道阻滞药合用，心脑血管供血不足患者，轻中度慢性阻塞性肺病，支气管痉挛或有支气管痉挛病史的患者
禁忌	支气管哮喘或有支气管哮喘病史、严重慢性阻塞性肺疾病、窦性心动过缓、二或三度房室传导阻滞、心源性休克、难治性心功能不全、对本品过敏者及小儿禁用
不良反应	可见眼灼烧感和刺痛、心动过缓、头晕、重症肌无力的症状加重、感觉异常、嗜睡、失眠、噩梦、抑郁、精神错乱、幻觉、支气管痉挛、呼吸衰竭、呼吸困难、鼻出血、咳嗽、上呼吸道感染、掩盖糖尿病患者应用胰岛素或降糖药后低血糖症状
特殊人群用药	肝肾功能不全患者：减量 儿童：小儿禁用 妊娠与哺乳期妇女：本品已在母乳中发现，由于在哺乳中有严重不良反应的潜在性存在，哺乳期妇女慎用
药典	Eur. P.、Chin. P.、USP
国家处方集	CNF
其他推荐依据	

第十七章

其他治疗药物

■ 药品名称	参芎葡萄糖注射液 Salivae Miltiorrhizae Ligustrazine Hydrochloride and Glucose Injection
适应证	用于闭塞性脑血管疾病及其他缺血性血管疾病，有文献报道本品可用于慢性肾衰竭、维持性血液透析等
制剂与规格	注射剂：100ml：丹参素 20mg，盐酸川芎嗪 100mg
用法与用量	静脉滴注，每天 1 次，每次 100~200ml，或遵医嘱，儿童及老年患者应遵医嘱
注意事项	1. 静脉滴注速度不宜过快 2. 糖尿病患者用药可在医师指导下使用 3. 本品不宜与碱性注射剂配伍
禁忌	1. 对本品过敏者禁用 2. 脑出血及有出血倾向的患者忌用
不良反应	未发现明显的不良反应，偶见有皮疹
特殊人群用药	儿童：尚不明确 老年人：老年不稳定心绞痛患者按规定使用一疗程（14 天），治疗前后血尿常规、血糖、血脂、肝功能无明显变化；30 例平均年龄 66 岁慢性肺心病患者按规定使用本品 10~14 天未见不良反应。其他疾病的老年患者在使用本品的过程中，按规定用法用量均未见有明显不良反应报道，建议老年患者在医师的指导下使用 妊娠与哺乳期妇女：尚不明确
药典	
国家处方集	
其他推荐依据	Li Y, Shen L, Chen R, et al. Effects of Salivae Miltiorrhizae Liguspyragine Hydrochloride and Glucose Injectionon the Levels of Main Platelet Thrombin Receptors in Chronic Haemodialysis Patients [J]. Chin J Integr Med, 2011, 17 (8): 625-630.

第十八章

肾脏疾病中成药治疗用药

■ 药品名称	济生肾气丸 Jisheng Shenqi Wan
药物组成	肉桂、附子（制）、牛膝、熟地黄、山茱萸（制）、山药、茯苓、泽泻、车前子、牡丹皮
功能与主治	温肾化气，利水消肿。用于肾阳不足、水湿内停所致的肾虚水肿、腰膝酸重、小便不利、痰饮咳喘
临床应用	1. 水肿：由肾阳衰弱，气化不利所致，症见面浮身肿，腰以下尤甚，按之凹陷不起，心悸，气促，畏寒，神疲，腰部酸胀，小便不利，舌淡，脉沉细；慢性肾炎见上述证候者 2. 腰痛：由肾阳亏虚，腰府失养所致，症见腰膝酸软，畏寒，四肢欠温，少气乏力，夜尿频多，舌淡，脉沉细；腰肌劳损见上述证候者 3. 喘嗽：由肾阳不足，摄纳无权所致，症见喘促日久，气息短促，呼多吸少，动则喘甚，气不得续，咳嗽时轻时重，常因咳甚而尿出，或尿后余沥，面青肢冷，脉微细或沉弱；慢性气管炎见上述证候者
制剂与规格	大蜜丸[基,保(甲)]：每丸重 9g
用法与用量	口服。水蜜丸一次 6g，小蜜丸一次 9g，大蜜丸一次 1 丸，一日 2~3 次
注意事项	1. 湿热壅盛、风水泛滥水肿者慎用 2. 本品含附子有毒，不可过量久用 3. 服药期间饮食宜清淡，宜低盐饮食 4. 本品含钾量高，与保钾利尿药螺内酯、氨苯蝶啶合用时，应防止高钾血症；避免与磺胺类药物同时使用
禁忌	尚不明确
不良反应	尚不明确
特殊人群用药	妊娠与哺乳期妇女：孕妇慎用
药典	Chin. P.（2020 年版）
其他推荐依据	
■ 药品名称	龙胆泻肝丸（颗粒、口服液） Longdan Xiegan Wan（Keli，Koufuye）
药物组成	龙胆、黄芩、栀子（炒）、盐车前子、泽泻、木通、酒当归、地黄、柴胡、炙甘草
功能与主治	清肝胆，利湿热。用于肝胆湿热，头晕目赤，耳鸣耳聋，耳肿疼痛，胁痛口苦，尿赤涩痛，湿热带下
临床应用	1. 眩晕头痛：因肝胆实火上炎而致，症见头痛，眩晕，面红，目赤，烦躁易怒，口苦而干，耳鸣耳聋，舌红苔黄，脉弦数；原发性高血压病、神经性头痛、偏头痛见上述证候者

续　表

	2. 暴风客热：因外感风热，客入肝经，上攻头目而致，症见目赤肿痛，头痛，口苦，烦躁易怒，小便黄赤，大便秘结，舌红苔黄，脉弦数；急性结膜炎见上述证候者 3. 耳鸣耳聋：因情志所伤，肝郁化火，上扰耳窍而致，症见耳鸣如风雷声，耳聋时轻时重，每于郁怒之后加重，头痛，眩晕，心烦易怒，舌红苔黄，脉弦数；神经性耳聋见上述证候者 4. 脓耳　因肝胆湿热，蕴结耳窍所致，症见耳内流脓，色黄而稠，耳内疼痛，听力减退，舌红苔黄，脉弦数；化脓性中耳炎见上述证候者 5. 耳疖：多因肝胆湿热，上结耳道，郁结肌肤经络，气滞血瘀而致，症见耳肿疼痛，口苦咽干，小便黄赤，大便秘结，舌红苔黄，脉弦数；外耳道疖肿见上述证候者 6. 胁痛：因肝胆湿热，肝失疏泄，经络不通而致，症见胁痛，口苦，胸闷纳呆，恶心呕吐，目赤或目黄身黄，小便黄赤，舌红苔黄，脉弦滑数；急性黄疸性肝炎、急性胆囊炎、带状疱疹见上述证候者 7. 淋证：因肝胆湿热下注，膀胱气化失司而致，症见小便赤涩热痛，淋沥不畅，小腹急满，口苦而干，舌红苔黄腻，脉弦滑数；急性肾盂肾炎、急性膀胱炎、尿道炎、急性前列腺炎见上述证候者 8. 带下阴痒：因肝胆湿热下注而致，症见带下色黄，稠黏臭秽，外阴瘙痒难忍，阴汗腥臭，口苦口干，舌红苔黄腻，脉弦数；外阴炎、阴道炎、急性盆腔炎见上述证候者
制剂与规格	1. 丸剂[保(甲)]：大蜜丸每丸重 6g；水丸每 100 粒重 6g 2. 颗粒剂[保(甲)]：每袋装 6g 3. 口服液：每支装 10ml
用法与用量	1. 丸剂：口服。水丸一次 3~6g，一日 2 次；大蜜丸一次 1~2 丸，一日 2 次 2. 颗粒剂：温开水送服。一次 4~8g，一日 2 次 3. 口服液：口服。一次 10ml，一日 3 次
注意事项	1. 脾胃虚寒者慎用 2. 服药期间忌食辛辣、油腻食物 3. 对于体质壮实者，亦应中病即止，不可久用 4. 高血压剧烈头痛，服药后头痛不见减轻，伴有呕吐、神志不清，或口眼歪斜、瞳仁不等症状的高血压危象者，应立即停药并采取相应急救措施 5. 用本品治疗急性结膜炎时，可配合外滴眼药；治疗化脓性中耳炎时，服药期间宜配合清洗耳道；治疗阴道炎时，亦可使用清洗剂冲洗阴道
禁忌	对本品过敏者禁用
不良反应	尚不明确
特殊人群用药	老年人：体弱年老者慎用 妊娠与哺乳期妇女：孕妇慎用
药典	Chin. P.（2020 年版）
其他推荐依据	
■ 药品名称	**肾炎灵胶囊　Shenyanling Jiaonang**
药物组成	猪苓、茯苓、车前子（盐炒）、赤芍、栀子、大蓟、小蓟、地榆、马齿苋、茜草、当归、川芎、旱莲草、女贞子、狗脊（烫）、地黄、山药

续 表

功能与主治	清热利尿，凉血止血，滋阴补肾。用于下焦湿热，热迫血行，肾阴不足所致的浮肿、腰痛、尿频、尿血；慢性肾炎见上述证候者
临床应用	1. 尿血：因肾阴不足，气化不行，湿热蕴结，热迫血行所致，症见尿血，尿频，腰膝痛，神疲乏力，舌红苔黄腻，脉细数；慢性肾炎见上述证候者 2. 水肿：因肾阴不足，气化失司，水湿泛溢所致，症见下肢浮肿，腰膝痛，神疲乏力，小便不利，或有尿血，舌红苔黄，脉细数；慢性肾炎见上述证候者
制剂与规格	胶囊剂：每粒装 0.25g
用法与用量	胶囊剂：口服。一次 6~7 粒，一日 3 次
注意事项	1. 脾胃阳虚水肿慎用 2. 脾肾两虚，血失统摄所致尿血者慎用 3. 服药期间宜低盐饮食，忌烟酒及辛辣、油腻食物
禁忌	孕妇禁用
不良反应	尚不明确
特殊人群用药	妊娠与哺乳期妇女：孕妇禁用
药典	
其他推荐依据	国家药典委员会. 中华人民共和国药典临床用药须知（2010 年版）：中药成方制剂卷［M］. 北京：中国医药科技出版社，2011.

■ 药品名称	复肾宁片 Fushenning Pian
药物组成	车前子、萹蓄、栀子、黄柏（盐）、知母（盐）、大黄（制）、益母草、牡丹皮、附子（炙）、甘草
功能与主治	清热利湿，通阳化瘀。用于湿热下注、瘀血阻滞所致的热淋，症见尿频、尿急、尿痛、腰痛；急慢性尿路感染（急慢性膀胱炎、急慢性肾盂肾炎）见上述证候者
临床应用	热淋：因湿热下注、瘀血阻滞所致，症见尿频、尿急、尿痛、口干口苦，大便干结，腰痛，舌有紫点或紫斑，苔黄，脉数；急慢性尿路感染（急慢性膀胱炎、急慢性肾盂肾炎）见上述证候者
制剂与规格	片剂：每片 0.3g
用法与用量	片剂：口服。一次 6 片，一日 3 次
注意事项	1. 脾肾两亏之淋证者慎用 2. 脾胃虚寒者慎用 3. 服药期间忌烟酒及辛辣食物 4. 服药期间注意多饮水，避免劳累
禁忌	孕妇禁用
不良反应	尚不明确
特殊人群用药	妊娠与哺乳期妇女：孕妇禁用
药典	

续　表

其他推荐依据	国家药典委员会．中华人民共和国药典临床用药须知（2010年版）：中药成方制剂卷［M］．北京：中国医药科技出版社，2011.
■ 药品名称	肾舒颗粒　Shenshu Keli
药物组成	白花蛇舌草、瞿麦、海金沙藤、大青叶、黄柏、淡竹叶、萹蓄、茯苓、地黄、甘草
功能与主治	清热解毒，利尿通淋。用于下焦湿热所致的热淋，症见尿频、尿急、尿痛；尿道炎、膀胱炎，急、慢性肾盂肾炎见上述证候者
临床应用	热淋：因湿热蕴结下焦，膀胱气化不利所致，症见尿色黄赤，灼热涩痛，小便频数、短急，或痛引腰腹，发热，苔黄腻，脉滑数；尿路感染见上述证候者
制剂与规格	颗粒剂[保(乙)]：每袋15g
用法与用量	开水冲服。一次30g，一日3次。小儿酌减或遵医嘱
注意事项	1. 肝郁气滞，脾肾亏虚所致的淋证慎用 2. 不可过量、久用 3. 服药期间宜多饮水，避免劳累 4. 服药期间不宜进食辛辣、油腻和煎炸类食物
禁忌	孕妇禁用
不良反应	尚不明确
特殊人群用药	妊娠与哺乳期妇女：孕妇禁用
药典	
其他推荐依据	
■ 药品名称	石淋通片　Shilintong Pian
药物组成	广金钱草
功能与主治	清热利尿，通淋排石。用于湿热下注所致的热淋、石淋，症见尿频、尿急、尿痛或尿有砂石；尿路结石、肾盂肾炎见上述证候者
临床应用	1. 热淋：因湿热下注膀胱所致。症见小便短数，尿色黄赤，淋沥涩痛，口咽干燥，舌苔黄腻，脉滑数；下尿路感染见上述证候者 2. 石淋：因下焦湿热，煎熬尿液，结为砂石所致，症见小便短数，尿色黄赤，小便艰涩，尿时疼痛，甚至尿中带血或小便突然中断，腰腹疼痛，舌红，脉弦；尿路结石见上述证候者
制剂与规格	片剂：每片含干浸膏0.12g
用法与用量	口服。一次5片，一日3次
注意事项	1. 本品对肝郁气滞，脾肾两虚，膀胱气化不利所致的淋证慎用 2. 双肾结石或结石直径≥1.5cm，或结石嵌顿时间长者慎用，或根据需要配合其他治疗方法 3. 治疗期间不宜进食辛辣、油腻和煎炸类食物，可多饮水，配合适量运动
禁忌	尚不明确
不良反应	有服用本品牙痛的个案报道，以及过敏性皮疹的文献报道

续 表

特殊人群用药	尚不明确
药典	Chin. P. （2020 年版）
其他推荐依据	国家药典委员会．中华人民共和国药典用药须知（2010 年版）：中药成方制剂卷［M］．北京：中国医药科技出版社．2011
■ 药品名称	五淋化石丸 Wulin Huashi Wan
药物组成	广金钱草、海金沙、车前子、石韦、琥珀、沙牛、鸡内金、泽泻、延胡索（醋制）、黄芪、甘草
功能与主治	利湿通淋，化石止痛。用于淋证、癃闭；尿路感染、尿路结石、前列腺炎、乳糜尿见上述证候者
临床应用	1. 热淋：因湿热下注，蕴结膀胱所致。症见尿黄赤，淋沥灼热，频数涩痛，小腹拘急，大便干结，苔黄腻，脉滑数；尿路感染见上述证候者 2. 石淋：湿热蕴结下焦，煎熬尿液所致。症见小便艰涩，尿数频急，尿中带血，尿道窘迫疼痛，小腹拘急或腰腹疼痛难忍，甚至尿夹砂石，舌红，脉弦或弦数；尿路结石见上述证候者 3. 精浊：因湿热流注精室，湿热搏结，黏滞壅阻所致。症见尿道口米泔样或糊状浊物，会阴不适、睾丸疼痛，阴茎或痒或痛，小便淋涩不利，腰胀痛，脉滑数；慢性前列腺炎见上述证候者
制剂与规格	丸剂：每 10 丸重 2.5g（相当于处方总药量 3g）
用法与用量	口服。一次 5 丸，一日 3 次
注意事项	1. 脾肾亏虚的气淋、劳淋者慎用 2. 双肾结石或结石直径≥1.5cm 或结石嵌顿时间长的病例慎用，或根据需要配合其他治疗方法 3. 治疗期间宜增加饮水，避免憋尿，适量运动。不宜进食辛辣、油腻和煎炸类食物
禁忌	孕妇禁用
不良反应	尚不明确
特殊人群用药	妊娠与哺乳期妇女：孕妇禁用
药典	
其他推荐依据	国家药典委员会．中华人民共和国药典临床用药须知（2010 年版）：中药成方制剂卷［M］．北京：中国医药科技出版社，2011.
■ 药品名称	五苓散（片） Wuling San（Pian）
药物组成	泽泻、茯苓、猪苓、炒白术、肉桂
功能与主治	温阳化气，利湿行水。用于阳不化气、水湿内停所致的水肿，症见小便不利、水肿腹胀、呕逆泄泻、渴不思饮
临床应用	1. 水肿：因阳气不足，膀胱气化无力而致水湿内停所致，症见小便不利，肢体水肿，腹胀不适，呕逆泄泻，渴不思饮；慢性肾炎见上述证候者

续　表

	2. 蓄水证：因外感表证未尽，病邪随经入里，影响膀胱气化功能，症见发汗后，微热，口渴不欲饮，小便不利，脉浮；尿潴留见上述证候者 3. 痰饮：由水湿内蓄于下，夹气上攻所致，症见脐下悸动，头眩，吐涎沫，短气而咳，小便不利，舌苔白腻，脉濡 4. 泄泻：由脾胃湿困，清气不升，浊气不降所致，症见泄泻如水或稀薄，呕吐，身重，体倦，或兼烦渴，小便不利，舌苔白腻，脉沉缓；慢性肠炎见上述证候者
制剂与规格	1. 散剂[保(甲)]：①每袋重 7g；②每袋重 9g[基] 2. 片剂[基,保(甲)]：每片重 0.35g
用法与用量	1. 散剂：口服。一次 6~9g，一日 2 次 2. 片剂：口服。一次 4~5 片，一日 3 次
注意事项	1. 湿热下注，气滞水停，风水泛溢所致的水肿者慎用 2. 因痰热犯肺、湿热下注或阴虚津少所致之喘咳、泄泻、小便不利不宜使用 3. 服药期间不宜进食辛辣、油腻和煎炸类食物 4. 孕妇慎用
禁忌	尚不明确
不良反应	尚不明确
特殊人群用药	妊娠与哺乳期妇女：孕妇慎用
药典	Chin. P. （2020 年版）
其他推荐依据	国家药典委员会. 中华人民共和国药典临床用药须知（2010 年版）：中药成方制剂卷［M］. 北京：中国医药科技出版社，2011.
■ 药品名称	血塞通软胶囊　Xuesaitong Ruanjiaonang
药物组成	三七总皂苷
功能与主治	活血祛瘀，通脉活络。用于瘀血闭脉络证的中风中经络恢复期，症见偏瘫，半身不遂，口舌歪斜，舌强言蹇或不语。或用于心血瘀阻型冠心病心绞痛，症见胸闷，胸痛，心慌，舌紫暗或有瘀斑
临床应用	1. 中风：用于瘀阻脑络所致的中风，症见偏瘫，半身不遂，口舌歪斜，偏身麻木，舌强言蹇或不语，舌质暗，脉涩；脑卒中见上述证候者 2. 胸痹：用于瘀阻心脉所致的胸痹心痛，症见胸闷，胸痛，甚则胸痛彻背，痛处固定不移，入夜尤甚，心悸气短，舌紫暗，或有瘀斑，脉弦涩；冠心病、心绞痛见上述证候者
制剂与规格	软胶囊剂：每粒装 0.33g（含三七总皂苷 60mg）
用法与用量	口服，一次 2 粒，一日 2 次
注意事项	尚不明确
禁忌	孕妇禁用
不良反应	尚不明确
特殊人群用药	肝肾功能不全患者：尚不明确 儿童：尚不明确

续 表

	老年人：尚不明确 妊娠与哺乳期妇女：妊娠期妇女禁用，哺乳期妇女用药尚不明确
药典	
其他推荐依据	李新杰，武玮，郭新红，等．血塞通软胶囊联合缬沙坦对早期糖尿病肾病患者炎性因子的影响［J］．中国全科医学，2016，19（S1）：409-411.
■ 药品名称	**海马补肾丸 Haima Bushen Wan**
药物组成	熟地黄、鲜雀肉（带头去嘴爪）、驴肾、狗肾、鹿筋、干海米、附子（制）、肉苁蓉（酒制）、覆盆子、母丁香、淫羊藿（制）、山药、党参、核桃仁、补骨脂（盐制）、茴香（盐制）、菟丝子、沙苑子（盐炒）、当归、山茱萸（酒制）、牛膝、枸杞子、五味子（酒制）、茯苓、人参、鹿茸、黄芪、龙骨（煅）、海马、海蛆、狗脊、肉桂、甘草、蛤蚧、豹骨（制）、杜仲（炭）
功能与主治	滋阴补肾，强壮健脑。用于身体衰弱，气血两亏，肾气不足，面黄肌瘦，心跳气短，腰酸腿痛，健忘虚喘
临床应用	1. 阳痿：由肾阳不足所致，症见阳痿，面色无华，头晕目眩，腰膝酸软，形寒肢冷，小便清长，大便不实，舌淡苔白，脉沉细弱 2. 遗精：由肾虚精关不固所致，症见梦遗日久，或滑精，形寒肢冷，或余淋不尽，舌淡嫩有齿痕，苔白滑，脉沉细
制剂与规格	丸剂：每 10 粒重 2.7g
用法与用量	口服，一次 10 粒，一日 2 次
注意事项	孕妇慎用
禁忌	尚不明确
不良反应	尚不明确
特殊人群用药	肝肾功能不全患者：尚不明确 儿童：尚不明确 老年人：尚不明确 妊娠与哺乳期妇女：孕妇慎用
药典	
其他推荐依据	徐迎年．海马补肾丸［J］．开卷有益-求医问药，2015（2）：51.
■ 药品名称	**金水宝胶囊（片）Jinshuibao Jiaonang（Pian）**
药物组成	发酵虫草菌粉（Cs-4）
功能与主治	补益肺肾，秘精益气。用于肺肾两虚，精气不足，久咳虚喘，神疲乏力，不寐健忘，腰膝痠软，月经不调，阳痿早泄；慢性支气管炎、慢性肾功能不全、高脂血症、肝硬化见上述证候者
临床应用	可用于慢性肾功能不全，也有用于慢性肾衰竭、糖尿病肾病的文献报道
制剂与规格	胶囊剂[基,保(乙)]：每粒装 0.33g 片剂[基,保(乙)]：每片重 0.42g（含发酵虫草菌粉 0.25g）

续 表

用法与用量	1. 胶囊剂：口服。一次3粒，一日3次；用于慢性肾功能不全者，一次6粒，一日3次；或遵医嘱 2. 片剂：口服。一次4片，一日3次；用于慢性肾功能不全者，一次8片，一日3次；或遵医嘱
注意事项	尚不明确
禁忌	尚不明确
不良反应	尚不明确
特殊人群用药	尚不明确
药典	Chin. P
其他推荐依据	《中成药治疗优势病种临床应用指南》标准化项目组．中成药治疗慢性肾脏病3~5期（非透析）临床应用指南（2020年）．中国中西医结合杂志 2021，41（3）：261-272.
■ 药品名称	肾康宁颗粒（片） Shenkangning Keli（Pian）
药物组成	黄芪、丹参、茯苓、泽泻、益母草、淡附片、锁阳、山药
功能主治	补脾温肾，渗湿活血。用于脾肾阳虚、血瘀湿阻所致的水肿，症见浮肿、乏力、腰膝冷痛；慢性肾炎见上述证候者
临床应用	水肿：由脾肾阳虚、水湿瘀血阻滞所致。症见下肢浮肿，乏力，腰膝冷痛、夜尿多，舌淡胖略紫，苔薄白而润，脉细弱或沉细，慢性肾炎见上述证候者；此外有报道用于治疗慢性肾功能衰竭见上述证候者
制剂与规格	颗粒剂[保(乙)]：每袋装5g 薄膜衣片[保(乙)]：①每片重0.31g；②每片重0.33g 糖衣片[保(乙)]：片芯重0.3g
用法与用量	颗粒剂：开水冲服。一次1袋，一日3次 片剂：口服。一次5片，一日3次
注意事项	1. 肝肾阴虚及湿热下注所致水肿者慎用 2. 服药期间宜低盐饮食，忌烟酒及生冷油腻食物 3. 孕妇慎用
禁忌	尚不明确
不良反应	尚不明确
特殊人群用药	肝肾功能不全患者：尚不明确 儿童：尚不明确 老年人：尚不明确 妊娠与哺乳期妇女：孕妇慎用
药典	Chin. P.（2020年版）
其他推荐依据	郭丽娟．肾康宁颗粒治疗慢性肾炎36例的临床疗效观察［J］．慢性病学杂志，2014，15（4）：316-317.

第十九章

手术预防用抗菌药物

第一节　抗菌药物预防性应用的基本原则*

一、非手术患者抗菌药物的预防性应用

（一）预防用药目的

预防特定病原菌所致的或特定人群可能发生的感染。

（二）预防用药基本原则

1. 用于尚无细菌感染征象但暴露于致病菌感染的高危人群。
2. 预防用药适应证和抗菌药物选择应基于循证医学证据。
3. 应针对一种或二种最可能细菌的感染进行预防用药，不宜盲目地选用广谱抗菌药或多药联合预防多种细菌多部位感染。
4. 应限于针对某一段特定时间内可能发生的感染，而非任何时间可能发生的感染。
5. 应积极纠正导致感染风险增加的原发疾病或基础状况。可以治愈或纠正者，预防用药价值较大；原发疾病不能治愈或纠正者，药物预防效果有限，应权衡利弊决定是否预防用药。
6. 以下情况原则上不应预防使用抗菌药物：普通感冒、麻疹、水痘等病毒性疾病；昏迷、休克、中毒、心力衰竭、肿瘤、应用肾上腺皮质激素等患者；留置导尿管、留置深静脉导管以及建立人工气道（包括气管插管或气管切口）患者。

（三）对某些细菌性感染的预防用药指征与方案

在某些细菌性感染的高危人群中，有指征的预防性使用抗菌药物，预防对象和推荐预防方案，见附录1：抗菌药物在预防非手术患者某些特定感染中的应用。此外，严重中性粒细胞缺乏（$ANC \leq 0.1 \times 10^9/L$）持续时间超过7天的高危患者和实体器官移植及造血干细胞移植的患者，在某些情况下也有预防用抗菌药物的指征，但由于涉及患者基础疾病、免疫功能状态、免疫抑制剂等药物治疗史等诸多复杂因素，其预防用药指征及方案需参阅相关专题文献。

二、围手术期抗菌药物的预防性应用

围手术期抗菌药物预防用药，应根据手术切口类别（表1-1）、手术创伤程度、可能的污染细菌种类、手术持续时间、感染发生机会和后果严重程度、抗菌药物预防效果的循证医学证据、对细菌耐药性的影响和经济学评估等因素，综合考虑决定是否预防用抗菌药物。但抗菌药物的预防性应用并不能代替严格的消毒、灭菌技术和精细的无菌操作，也不能代替术中保温和血糖控制等其他预防措施。

---

*内容引自：《关于印发抗菌药物临床应用指导原则（2015年版）的通知》（国卫办医发〔2015〕43号）

1. 清洁手术（Ⅰ类切口）：手术脏器为人体无菌部位，局部无炎症、无损伤，也不涉及呼吸道、消化道、泌尿生殖道等人体与外界相通的器官。手术部位无污染，通常不需预防用抗菌药物。但在下列情况时可考虑预防用药：①手术范围大、手术时间长、污染机会增加；②手术涉及重要脏器，一旦发生感染将造成严重后果者，如头颅手术、心脏手术等；③异物植入手术，如人工心瓣膜植入、永久性心脏起搏器放置、人工关节置换等；④有感染高危因素如高龄、糖尿病、免疫功能低下（尤其是接受器官移植者）、营养不良等患者。

2. 清洁-污染手术（Ⅱ类切口）：手术部位存在大量人体寄殖菌群，手术时可能污染手术部位引致感染，故此类手术通常需预防用抗菌药物。

3. 污染手术（Ⅲ类切口）：已造成手术部位严重污染的手术。此类手术需预防用抗菌药物。

4. 污秽-感染手术（Ⅳ类切口）：在手术前即已开始治疗性应用抗菌药物，术中、术后继续，此不属预防应用范畴。

表 1-1　手术切口类别

切口类别	定义
Ⅰ类切口（清洁手术）	手术不涉及炎症区，不涉及呼吸道、消化道、泌尿生殖道等人体与外界相通的器官
Ⅱ类切口（清洁-污染手术）	上、下呼吸道，上、下消化道，泌尿生殖道手术，或经以上器官的手术，如经口咽部手术、胆道手术、子宫全切除术、经直肠前列腺手术，以及开放性骨折或创伤手术等
Ⅲ类切口（污染手术）	造成手术部位严重污染的手术，包括：手术涉及急性炎症但未化脓区域；胃肠道内容物有明显溢出污染；新鲜开放性创伤但未经及时扩创；无菌技术有明显缺陷如开胸、心脏按压者
Ⅳ类切口（污秽-感染手术）	有失活组织的陈旧创伤手术；已有临床感染或脏器穿孔的手术

注：1. 本指导原则均采用以上分类。而目前我国在病案首页中将手术切口分为Ⅰ类、Ⅱ类、Ⅲ类，其Ⅰ类与本指导原则中Ⅰ类同，Ⅱ类相当于本指导原则中Ⅱ类、Ⅲ类，Ⅲ类相当于本指导原则中Ⅳ类。参考本指导原则时应注意两种分类的区别。

2. 病案首页 0 类系指体表无切口或经人体自然腔道进行的操作以及经皮腔镜操作，其预防用药参考附录 3。

（一）抗菌药物品种选择

1. 根据手术切口类别、可能的污染菌种类及其对抗菌药物敏感性、药物能否在手术部位达到有效浓度等综合考虑。

2. 选用对可能的污染菌针对性强、有充分的预防有效的循证医学证据、安全、使用方便及价格适当的品种。

3. 应尽量选择单一抗菌药物预防用药，避免不必要的联合使用。预防用药应针对手术路径中可能存在的污染菌。如心血管、头颈、胸腹壁、四肢软组织手术和骨科手术等经皮肤的手术，通常选择针对金黄色葡萄球菌的抗菌药物。结肠、直肠和盆腔手术，应选用针对肠道革兰阴性菌和脆弱拟杆菌等厌氧菌的抗菌药物。

4. 头孢菌素过敏者，针对革兰阳性菌可用万古霉素、去甲万古霉素、克林霉素；针对革兰阴性杆菌可用氨曲南、磷霉素或氨基糖苷类。

5. 对某些手术部位感染会引起严重后果者，如心脏人工瓣膜置换术、人工关节置换术等，若术前发现有耐甲氧西林金黄色葡萄球菌（MRSA）定植的可能或者该机构 MRSA 发生率高，可选用万古霉素、去甲万古霉素预防感染，但应严格控制用药持续时间。

6. 不应随意选用广谱抗菌药物作为围手术期预防用药。鉴于国内大肠埃希菌对氟喹诺酮类药物耐药率高，应严格控制氟喹诺酮类药物作为外科围手术期预防用药。

7. 常见围手术期预防用抗菌药物的品种选择，见附录 2：抗菌药物在围手术期预防应用的品种选择。

（二）给药方案

1. 给药方法：给药途径大部分为静脉输注，仅有少数为口服给药。静脉输注应在皮肤、黏膜切开前0.5~1小时内或麻醉开始时给药，在输注完毕后开始手术，保证手术部位暴露时局部组织中抗菌药物已达到足以杀灭手术过程中沾染细菌的药物浓度。万古霉素或氟喹诺酮类等由于需输注较长时间，应在手术前1~2小时开始给药。

2. 预防用药维持时间：抗菌药物的有效覆盖时间应包括整个手术过程。手术时间较短（<2小时）的清洁手术术前给药一次即可。如手术时间超过3小时或超过所用药物半衰期的2倍以上，或成人出血量超过1500ml，术中应追加一次。清洁手术的预防用药时间不超过24小时，心脏手术可视情况延长至48小时。清洁-污染手术和污染手术的预防用药时间亦为24小时，污染手术必要时延长至48小时。过度延长用药时间并不能进一步提高预防效果，且预防用药时间超过48小时，耐药菌感染机会增加。

三、侵入性诊疗操作患者的抗菌药物的预防应用

随着放射介入和内镜诊疗等微创技术的快速发展和普及，我国亟待规范诊疗操作患者的抗菌药物预防应用。根据现有的循证医学证据、国际有关指南推荐和国内专家的意见，对部分常见特殊诊疗操作的预防用药提出了建议，见附录3：特殊诊疗操作抗菌药物预防应用的建议。

第二节　第一代头孢菌素类

■ 药品名称	头孢唑林　Cefazolin
□ 其他名称	新泰林
抗菌谱与适应证	第一代头孢菌素类。除肠球菌属、耐甲氧西林葡萄球菌属外，对其他革兰阳性球菌均有良好抗菌活性，肺炎链球菌和溶血性链球菌对其高度敏感，对部分大肠埃希菌、奇异变形杆菌和肺炎克雷伯菌有良好抗菌活性。临床用于敏感菌所致的呼吸道感染、尿路感染、皮肤软组织感染、骨和关节感染、肝胆系统感染、感染性心内膜炎、败血症及眼、耳、鼻、咽喉部感染；外科手术预防用药
制剂与规格	注射用头孢唑林钠[保(甲)]：①0.5g[基]；②1g[基]；③1.5g；④2g 注射用五水头孢唑林钠[保(甲乙)]：①0.5g[基]；②1g[基]；③1.5g；④2g
用法与用量	成人常用剂量：一次0.5~1g，一日2~4次，严重感染可增至一日6g，分2~4次静脉给予，或遵医嘱 用于预防外科手术后感染时，一般为术前0.5~1小时肌内注射或静脉给药1g，手术时间超过6小时者术中加用0.5~1g，术后每6~8小时给药0.5~1g，至手术后24小时止 儿童：一日50~100mg/kg，分2~3次静脉缓慢推注，静脉滴注或肌内注射
注意事项	1. 交叉过敏反应：对青霉素过敏患者应用本品时应根据患者情况充分权衡利弊后决定 2. 对诊断的干扰：应用本品和其他头孢菌素的患者抗球蛋白（Coombs）试验可出现阳性；孕妇产前应用这类药物，此阳性反应也可出现于新生儿。当应用本品的患者尿中头孢类含量超过10mg/ml时，以磺基水杨酸进行尿蛋白测定可出现假阳性反应。以硫酸铜法测定尿糖可呈假阳性反应。血清丙氨酸氨基转移酶、门冬氨酸氨基转移酶、碱性磷酸酶和血尿素氮在应用本品过程中皆可升高。如采用Jaffe反应进行血清和尿肌酐值测定时可有假性增高

续　表

	3. 有胃肠道疾病史者，特别是溃疡性结肠炎、局限性肠炎或抗菌药物相关性结肠炎（头孢菌素类很少产生假膜性结肠炎）者和有肾功能减退者应慎用头孢菌素类
禁忌	对头孢菌素过敏者及有青霉素过敏性休克或即刻反应史者禁用本品
不良反应	应用头孢唑林的不良反应发生率低，静脉注射发生的血栓性静脉炎和肌内注射区域疼痛均较头孢噻吩少而轻。药疹发生率为 1.1%，嗜酸性粒细胞增多的发生率为 1.7%，单独以药物热为表现的过敏反应仅偶有报道。本品与氨基糖苷类抗菌药合用是否增加后者的肾毒性尚不能肯定。临床上本品无肝损害现象，但个别患者可出现暂时性血清氨基转移酶、碱性磷酸酶升高。肾功能减退患者应用高剂量（每日 12g）的头孢唑林时可出现脑反应。白念珠菌二重感染偶见
特殊人群用药	肝肾功能不全患者：因本品部分在肝脏代谢，因此肝功能损害患者应慎用；对肾功能减退患者应在减少剂量情况下谨慎使用；肾功能减退者的肌酐清除率>50ml/min 时，仍可按正常剂量给药；与庆大霉素或其他肾毒性抗菌药合用有增加肾损害的危险性 儿童：早产儿及 1 个月以下的新生儿不推荐应用本品 老年人：本品在老年人中消除半衰期较年轻人明显延长，应按肾功能适当减量或延长给药间期 妊娠与哺乳期妇女：头孢菌素类可经乳汁排出，哺乳期妇女应用头孢菌素类虽尚无发生问题报道，但其应用仍须权衡利弊后决定
药典	Chin. P.
国家处方集	CNF
推荐依据	单爱莲，马序竹，童荣生，等.《抗菌药物超说明书专家共识》解读［J］. 中国临床药理学杂志，2015，24（31）：2489-2491.
■ 药品名称	头孢拉定　Cefradine
抗菌谱与适应证	第一代头孢菌素，适用于外科手术预防用药
制剂与规格	注射用头孢拉定：①0. 5g；②1. 0g
用法与用量	静脉给药，常规单次剂量：1～2g
注意事项	应用头孢拉定的患者以硫酸铜法测定尿糖时可出现假阳性反应
禁忌	对头孢菌素过敏者及有青霉素过敏性休克或即刻反应史者禁用
不良反应	恶心、呕吐、腹泻、上腹部不适等胃肠道反应较为常见
特殊人群用药	肝肾功能不全患者：头孢拉定主要经肾排出，肾功能减退者需减少剂量或延长给药间期 儿童：慎用 老年人：肾功能减退的老年患者应适当减少剂量或延长给药时间 妊娠与哺乳期肝肾功能不全者妇女：孕妇及哺乳期肝肾功能不全者妇女慎用，妊娠安全性分级为 B 级，哺乳期肝肾功能不全者妇女应用时需权衡利弊
药典	USP、Eur. P.、Chin. P.
国家处方集	CNF
其他推荐依据	
■ 药品名称	头孢硫脒　Cefathiamidine
抗菌谱与适应证	第一代头孢菌素，适用于外科手术预防用药

续 表

制剂与规格	注射用头孢硫脒[保(乙)]：①0.5g；②1.0g；③2.0g
用法与用量	静脉滴注，一次2g，一日2~4次
注意事项	1. 有胃肠道疾病史者，特别是溃疡性结肠炎、局限性肠炎或抗生素相关性结肠炎者应慎用 2. 应用本品的患者抗球蛋白试验可出现阳性
禁忌	对头孢菌素类抗生素过敏者或对青霉素过敏性休克者禁用
不良反应	偶见荨麻疹、哮喘、瘙痒、寒战、高热、血管神经性水肿、非蛋白氮、ALT（GPT）及AST（GOT）升高
特殊人群用药	肝肾功能不全患者：肾功能减退者须适当减量 老年人：老年患者肾功能减退，应用时须适当减量 妊娠与哺乳期肝肾功能不全者妇女：妊娠早期妇女慎用；授乳妇女使用需权衡利弊
药典	Chin. P.
国家处方集	CNF
其他推荐依据	

第三节 第二代头孢菌素类

■ 药品名称	头孢呋辛钠 Cefuroxime Sodium
抗菌谱与适应证	第二代头孢菌素，适用于颅脑手术，周围血管外科手术，胃十二指肠手术，阑尾手术，结、直肠手术，肝胆系统手术，胸外科手术、心脏大血管手术，泌尿外科手术，应用人工植入物的骨科手术，妇科手术的预防用药
制剂与规格	注射用头孢呋辛钠：①0.25g[基]；②0.5g[基]；③0.75g[基]；④1.0g；⑤1.5g[基]；⑥2.0g；⑦2.25g；⑧2.5g；⑨3.0g
用法与用量	静脉给药，常规单次剂量：1.5g
注意事项	1. 对青霉素类药物过敏者，慎用 2. 使用时应注意监测肾功能，特别是对接受高剂量的重症患者 3. 肾功能不全者应减少一日剂量 4. 头孢呋辛能引起抗生素相关性肠炎，应警惕。抗生素相关性肠炎诊断确立后，应给予适宜的治疗。轻度者停药即可，中、重度者应给予液体、电解质、蛋白质补充，并需选用对梭状芽胞杆菌有效的抗生素类药物治疗 5. 有报道少数患儿使用本品时出现轻、中度听力受损
禁忌	对头孢菌素过敏者及有青霉素过敏性休克史者禁用
不良反应	过敏反应（皮疹、瘙痒、荨麻疹等），局部反应（血栓性静脉炎），胃肠道反应（腹泻，恶心、抗生素相关性肠炎等）等

续　表

特殊人群用药	肝肾功能不全患者：严重肝肾功能不全者慎用 儿童：5岁以下小儿禁用 老年人：老年患者口服本药，不必根据年龄调整剂量 妊娠与哺乳期肝肾功能不全者妇女：妊娠安全性分级为B级；授乳妇女用药应权衡利弊，如需使用，应暂停授乳
药典	USP、Eur. P.、Chin. P.
国家处方集	CNF
其他推荐依据	
■ 药品名称	头孢替安　Cefotiam
抗菌谱与适应证	第二代头孢菌素，适用于颅脑手术，周围血管外科手术，胃十二指肠手术，阑尾手术，结、直肠手术，肝胆系统手术，胸外科手术、心脏大血管手术，泌尿外科手术，应用人工植入物的骨科手术，妇科手术的预防用药
制剂与规格	注射用盐酸头孢替安[保(乙)]：①0.5g；②1g
用法与用量	静脉给药，常规单次剂量：1~2g
注意事项	1. 有胃肠道疾病史者，特别是溃疡性结肠炎、局限性肠炎或抗生素相关性结肠炎者慎用 2. 本品可引起血象改变，严重时应立即停药
禁忌	对头孢菌素过敏者及有青霉素过敏性休克史者禁用
不良反应	偶见过敏、胃肠道反应、血象改变及一过性AST（GOT）及ALT（GPT）升高；可致肠道菌群改变，造成维生素B和维生素K缺乏；偶可致继发感染；大量静脉注射可致血管和血栓性静脉炎
特殊人群用药	肝肾功能不全患者：肾功能不全者应减量并慎用 儿童：早产儿和新生儿使用本药的安全性尚未确定 老年人：老年患者用药剂量应按其肾功能减退情况酌情减量 妊娠与哺乳期肝肾功能不全者妇女：孕妇或可能已妊娠的妇女、授乳妇女应权衡利弊后用药
药典	USP、Eur. P.、Chin. P.
国家处方集	CNF
其他推荐依据	
■ 药品名称	头孢美唑　Cefmetazole
抗菌谱与适应证	第二代头霉素类，性能类似第二代头孢菌素，适用于颅脑手术，周围血管外科手术，胃十二指肠手术，阑尾手术，结、直肠手术，肝胆系统手术，胸外科手术、心脏大血管手术，泌尿外科手术，应用人工植入物的骨科手术，妇科手术的预防用药
制剂与规格	注射用头孢美唑钠[保(乙)]：①1g；②2g
用法与用量	静脉给药，常规单次剂量：1~2g

续 表

注意事项	1. 下述患者慎用：对青霉素类抗生素有过敏史者，或双亲、兄弟姐妹等亲属属于过敏体质者，严重肾损害者（有可能出现血药浓度升高、半衰期延长），经口摄食不足患者或非经口维持营养者、全身状态不良者（通过摄食，可能出现维生素K缺乏）等 2. 给药期间及给药后至少1周内避免饮酒
禁忌	对本品有过敏性休克史者禁用
不良反应	过敏反应（如皮疹、瘙痒、荨麻疹、红斑、发热），罕见休克、肝功能异常等
特殊人群用药	肝肾功能不全患者：严重肝功能、肾功能障碍者慎用 儿童：早产儿、新生儿慎用 老年人：慎用 妊娠与哺乳期肝肾功能不全者妇女：慎用
药典	USP、Eur. P.、Chin. P.
国家处方集	CNF
其他推荐依据	

第四节 第三代头孢菌素类

■ 药品名称	头孢曲松 Ceftriaxone
抗菌谱与适应证	第三代头孢菌素，适用于颅脑手术，结、直肠手术，有反复感染史患者的肝胆系统手术，胸外科手术，应用人工植入物的骨科手术，妇科手术的预防用药
制剂与规格	注射用头孢曲松钠[保(甲)]：①0.25g；②0.5g；③0.75g；④1.0g；⑤1.5g；⑥2.0g；⑦3.0g；⑧4.0g
用法与用量	静脉给药，成人：每24小时1~2g或每12小时0.5~1.0g，最高剂量一日4g。小儿常用量，按体重一日20~80mg/kg
注意事项	1. 对青霉素过敏患者应用本品时应根据患者情况充分权衡利弊后决定。有青霉素过敏性休克或即刻反应者，不宜再选用头孢菌素类 2. 有胃肠道疾病史者，特别是溃疡性结肠炎、局限性肠炎或抗生素相关性结肠炎（头孢菌素类很少产生抗生素相关性肠炎）者应慎用
禁忌	1. 禁用于对本品及其他头孢菌素抗生素过敏的患者。有青霉素过敏性休克史的患者避免应用本品 2. 头孢曲松不得用于高胆红素血症的新生儿和早产儿的治疗。体外研究显示头孢曲松可从血清蛋白结合部位取代胆红素，从而引起这些患者的胆红素脑病 3. 在新生儿中，不得与补钙治疗同时进行，否则可能导致头孢曲松的钙盐沉降的危险
不良反应	胃肠道反应、过敏反应等

续　表

特殊人群用药	儿童：出生体重< 2kg 的新生儿使用本药的安全性尚未确定。本药可将胆红素从血清白蛋白上置换下来，患有高胆红素血症的新生儿（尤其是早产儿），应避免使用本药 老年人：除非患者虚弱、营养不良或有重度肾功能损害时，老年人应用头孢曲松一般不需调整剂量 妊娠与哺乳期肝肾功能不全者妇女：妊娠安全性分级为 B 级；哺乳期肝肾功能不全者妇女权衡利弊后应用
药典	USP、Eur. P.、Chin. P.
国家处方集	CNF
其他推荐依据	
■ 药品名称	头孢噻肟　Cefotaxime
抗菌谱与适应证	第三代头孢菌素，适用于颅脑手术，结、直肠手术，有反复感染史患者的肝胆系统手术，胸外科手术，应用人工植入物的骨科手术，妇科手术的预防用药
制剂与规格	注射用头孢噻肟钠[保(甲)]：①0.5g；②1g；③2g
用法与用量	1. 成人静脉给药一日 2~6g，分 2~3 次给药 2. 儿童：静脉给药：新生儿一次 50mg/kg；7 日内新生儿每 12 小时 1 次；7~28 日新生儿每 8 小时 1 次
注意事项	1. 有胃肠道疾病者慎用 2. 用药前须确定是否需进行过敏试验 3. 本品与氨基糖苷类抗生素不可同瓶滴注
禁忌	对头孢菌素类药物过敏者及有青霉素过敏性休克史者禁用
不良反应	不良反应发生率低（3%~5%），包括皮疹和药物热、静脉炎、腹泻、恶心、呕吐、食欲缺乏等
特殊人群用药	肝肾功能不全患者：严重肾功能减退患者应用本药时须根据肌酐清除率调整剂量 儿童：婴幼儿不宜做肌内注射 老年人：老年患者应根据肾功能适当减量 妊娠与哺乳期肝肾功能不全者妇女：妊娠安全性分级为 B 级；哺乳期肝肾功能不全者妇女用药时宜暂停授乳
药典	USP、Eur. P.、Chin. P.
国家处方集	CNF
其他推荐依据	
■ 药品名称	头孢哌酮　Cefoperazone
抗菌谱与适应证	第三代头孢菌素，适用于有反复感染史患者的肝胆系统手术的预防用药
制剂与规格	注射用头孢哌酮钠：①0.5g；②1.0g；③1.5g；④2.0g
用法与用量	1. 成人：一次 1~2g，每 12 小时 1 次 2. 儿童：一日 50~200mg/kg，分 2~3 次给药

续 表

注意事项	1. 肝病、胆道梗阻严重或同时有肾功能减退者，用药剂量应予以适当调整 2. 部分患者可引起维生素 K 缺乏和低凝血酶原血症，用药期间应进行出血时间、凝血酶原时间监测
禁忌	对头孢菌素类药物过敏者及有青霉素过敏性休克史者禁用
不良反应	皮疹较为多见；少数患者尚可发生腹泻、腹痛；嗜酸性粒细胞增多，轻度中性粒细胞减少；暂时导性 AST（GOT）及 ALT（GPT）、碱性磷酸酶、尿素氮或血肌酐升高等
特殊人群用药	儿童：新生儿和早产儿用药须权衡利弊 妊娠与哺乳期肝肾功能不全者妇女：妊娠安全性分级为 B 级；哺乳期肝肾功能不全者妇女用药时宜暂停授乳
药典	USP、Eur. P.、Chin. P.
国家处方集	CNF
其他推荐依据	
■ **药品名称**	**头孢哌酮舒巴坦**
抗菌谱与适应证	第三代头孢菌与含 β-内酰胺酶抑制剂适用于有反复感染史患者的肝胆系统手术的预防用药
制剂与规格	注射用头孢哌酮钠舒巴坦钠（1∶1）[保(乙)]：①1.0g；②2.0g
用法与用量	成人：一次 2~4g，每 12 小时 1 次
注意事项	接受 β-内酰胺类或头孢菌素类抗生素治疗的患者可发生严重的及偶可发生的致死性过敏反应。一旦发生过敏反应，应立即停药并给予适当的治疗
禁忌	对头孢菌素过敏者及有青霉素过敏性休克史者禁用
不良反应	皮疹较为多见；少数患者尚可发生腹泻、腹痛；嗜酸性粒细胞增多，轻度中性粒细胞减少；暂时性 AST（GOT）及 ALT（GPT）、碱性磷酸酶、尿素氮或血肌酐升高等
特殊人群用药	肝肾功能不全患者：根据患者情况调整用药剂量 儿童：新生儿和早产儿用药须权衡利弊 老年人：老年人呈生理性的肝功能、肾功能减退，因此应慎用本药并需调整剂量 妊娠与哺乳期肝肾功能不全者妇女：妊娠安全性分级为 B 级；哺乳期肝肾功能不全者妇女用药时宜暂停授乳
药典	USP、Eur. P.、Chin. P.
国家处方集	CNF
其他推荐依据	

第五节　其他类别抗菌药物

■ 药品名称	环丙沙星　Ciprofloxacin
抗菌谱与适应证	适用于泌尿外科手术预防用药
制剂与规格	环丙沙星注射液[保(甲)]：100ml∶0.2g 环丙沙星葡萄糖注射液[保(乙)]：100ml∶0.2g 乳酸环丙沙星注射液：①100ml∶0.1g；②100ml∶0.2g；③250ml∶0.25g 乳酸环丙沙星 0.9%氯化钠注射液：①100ml∶0.2g；②200ml∶0.4g 注射用乳酸环丙沙星：①0.2g；②0.4g
用法与用量	一次 0.1~0.2g，每 12 小时 1 次
注意事项	1. 宜空腹服用 2. 患中枢神经系统疾病者（如癫痫、脑动脉硬化患者）慎用
禁忌	对环丙沙星及任何一种氟喹诺酮类药过敏的患者禁用；孕妇、哺乳期肝肾功能不全者妇女及 18 岁以下者禁用
不良反应	胃肠道反应较为常见，可表现为腹部不适或疼痛、腹泻、恶心或呕吐；中枢神经系统反应可有头晕、头痛、嗜睡或失眠；过敏反应有皮疹、皮肤瘙痒、面部潮红、胸闷等
特殊人群用药	肝肾功能不全患者：慎用 儿童：18 岁以下患者禁用 老年人：应减量给药 妊娠与哺乳期肝肾功能不全者妇女：禁用
药典	USP、Eur. P.、Chin. P.
国家处方集	CNF
其他推荐依据	
■ 药品名称	甲硝唑　Metronidazole
抗菌谱与适应证	适用于经口咽部黏膜切口的大手术，阑尾手术，结、直肠手术，涉及阴道的妇科手术
制剂与规格	甲硝唑注射液[保(甲)]：①20ml∶100mg；②100ml∶0.2g；③100ml∶0.5g；④250ml∶0.5g；⑤250ml∶1.25g 甲硝唑葡萄糖注射液[保(乙)]：250ml，内含甲硝唑 0.5g、葡萄糖 12.5g 注射用甲硝唑磷酸二钠：0.915g
用法与用量	静脉给药，常规单次剂量：0.5g
注意事项	1. 出现运动失调或其他中枢神经系统症状时应停药 2. 用药期间应戒酒，饮酒后出现腹痛、呕吐、头痛等症状
禁忌	对本药或其他硝基咪唑类药物过敏或有过敏史者、活动性中枢神经系统疾病者、血液病者、孕妇及哺乳期肝肾功能不全者妇女禁用

续 表

不良反应	1. 消化系统：恶心、呕吐、食欲缺乏、腹部绞痛，一般不影响治疗 2. 神经系统：头痛、眩晕，偶有感觉异常、肢体麻木、共济失调、多发性神经炎等，大剂量可致抽搐 3. 少数病例发生荨麻疹、面部潮红、瘙痒、膀胱炎、排尿困难、口中金属味及白细胞减少等，均属可逆性，停药后自行恢复
特殊人群用药	肝肾功能不全患者：肝功能不全患者慎用 老年人：老年患者应注意监测血药浓度并调整剂量 妊娠与哺乳期肝肾功能不全者妇女：孕妇及哺乳期肝肾功能不全者妇女禁用，妊娠安全性分级为 B 级
药典	USP、Eur. P.、Chin. P.
国家处方集	CNF
其他推荐依据	
■ 药品名称	克林霉素 Clindamycin
抗菌谱与适应证	适用于对 β-内酰胺类抗菌药物过敏者，预防葡萄球菌、链球菌感染的外科手术
制剂与规格	盐酸克林霉素注射液[保(甲)]：①4ml∶0.3g；②8ml∶0.6g；③2ml∶0.3g 注射用盐酸克林霉素[保(甲)]：0.5g 克林霉素磷酸酯注射液[保(甲)]：①2ml∶0.3g；②4ml∶0.6g 注射用克林霉素磷酸酯[保(甲)]：①0.3g；②0.6g；③1.2g
用法与用量	静脉给药，常规单次剂量：0.6~0.9g
注意事项	1. 有胃肠疾病或病史者，特别是溃疡性结肠炎、克罗恩病或假膜性肠炎患者、有哮喘或其他过敏史者慎用 2. 本品不能通过血-脑脊液屏障，故不能用于脑膜炎 3. 不同细菌对本品的敏感性可有相当大的差异，故药敏试验有重要意义
禁忌	本品与林可霉素有交叉耐药性，对克林霉素或林可霉素有过敏史者禁用
不良反应	1. 消化系统：恶心、呕吐、食欲缺乏、腹部绞痛，一般不影响治疗 2. 血液系统：偶可发生白细胞计数减少、中性粒细胞计数减少、嗜酸性粒细胞增多和血小板减少等 3. 少数病例发生荨麻疹、潮红、瘙痒、膀胱炎、排尿困难、口中金属味及白细胞减少等，均属可逆性，停药后自行恢复
特殊人群用药	肝肾功能不全患者：肝功能不全者、严重肾功能障碍者慎用 儿童：新生儿禁用，4 岁以内儿童慎用，16 岁以内儿童应用应注意重要器官功能监测 老年人：老年患者用药时需密切观察 妊娠与哺乳期肝肾功能不全者妇女：孕妇应用需充分权衡利弊，FDA 妊娠安全性分级为 B 级；哺乳期肝肾功能不全者妇女慎用，用药时宜暂停授乳
药典	USP、Eur. P.、Chin. P.
国家处方集	CNF
其他推荐依据	

续 表

■ 药品名称	氨曲南 Aztreonam
抗菌谱与适应证	适用于对 β-内酰胺类抗菌药物过敏者，预防革兰阴性杆菌感染的外科手术
制剂与规格	注射用氨曲南[保(乙)]：①0.5g；②1.0g；③2.0g
用法与用量	静脉给药，常规单次剂量：1~2g
注意事项	1. 氨曲南与青霉素之间无交叉过敏反应，但对青霉素、头孢菌素过敏及过敏体质者仍需慎用 2. 有不同程度的抗生素相关性肠炎
禁忌	对氨曲南有过敏史者禁用
不良反应	常见为恶心、呕吐、腹泻及皮肤过敏反应等
特殊人群用药	老年人：老年人用药剂量应按其肾功能减退情况酌情减量 妊娠与哺乳期肝肾功能不全者妇女：妊娠安全性分级为 B 级，哺乳期肝肾功能不全者妇女使用时应暂停授乳
药典	USP、Eur. P.、Chin. P.
国家处方集	CNF
其他推荐依据	
■ 药品名称	万古霉素 Vancomycin
抗菌谱与适应证	适用于耐甲氧西林葡萄球菌检出率高的医疗机构进行工人材料植入手术（如人工心脏瓣膜置换、永久性心脏起搏器置入、人工关节置换等）预防感染
制剂与规格	注射用盐酸万古霉素[保(乙)]：①0.5g（50 万 U）；②1.0g（100 万 U）
用法与用量	静脉给药，一次 1g，每 12 小时给药 1 次
注意事项	1. 听力减退或有耳聋病史者慎用 2. 不宜肌内注射，静脉滴注时尽量避免药液外漏，且应经常更换注射部位，滴速不宜过快 3. 在治疗过程中应监测血药浓度
禁忌	对万古霉素过敏者，严重肝肾功能不全者，孕妇及哺乳期肝肾功能不全者妇女禁用
不良反应	休克、过敏样症状、急性肾功能不全等
特殊人群用药	肝肾功能不全患者：严重肝肾功能不全者禁用 儿童：儿童（尤其是低体重出生儿、新生儿）应监测血药浓度，慎重给药 老年人：老年患者确有指征使用时必须调整剂量或调整用药间隔 妊娠与哺乳期肝肾功能不全者妇女：禁用
药典	USP、Eur. P.、Chin. P.
国家处方集	CNF
其他推荐依据	

续 表

■ 药品名称	去甲万古霉素 Norvancomycin
抗菌谱与适应证	适用于耐甲氧西林葡萄球菌检出率高的医疗机构进行工人材料植入手术（如人工心脏瓣膜置换、永久性心脏起搏器置入、人工关节置换等）预防感染
制剂与规格	注射用盐酸去甲万古霉素[保(乙)]：①0.4g（40万U）；②0.8g（80万U）
用法与用量	静脉给药，一次400~800mg，每12小时给药1次
注意事项	1. 听力减退或有耳聋病史者慎用 2. 不可肌内注射或静脉注射 3. 治疗期间应定期检查听力，检查尿液中蛋白、管型、细胞数及测定尿相对密度等
禁忌	对本药或万古霉素类抗生素过敏者禁用
不良反应	可出现皮疹、恶心、静脉炎等；可引致耳鸣、听力减退、肾功能损害等
特殊人群用药	肝肾功能不全患者：肾功能不全患者慎用，如有应用指征时需在治疗药物浓度监测下，根据肾功能减退程度减量应用 儿童：新生儿、婴幼儿用药必须充分权衡利弊 老年人：用于老年患者有引起耳毒性与肾毒性的危险（听力减退或丧失）。老年患者即使肾功能测定在正常范围内，使用时应采用较小治疗剂量 妊娠与哺乳期肝肾功能不全者妇女：妊娠期患者避免应用；哺乳期肝肾功能不全者妇女慎用
药典	Chin. P.
国家处方集	CNF
其他推荐依据	

注：1. Ⅰ类切口手术常用预防抗菌药物为第一代头孢菌素：头孢唑林或头孢拉定等。
2. Ⅰ类切口手术常用预防抗菌药物单次使用剂量：头孢唑林1~2g；头孢拉定1~2g；头孢呋辛1.5g；头孢曲松1~2g；甲硝唑0.5g；其他详见具体药品表单。头孢菌素应在30分钟内滴完。
3. 对β-内酰胺类抗菌药物过敏者，可选用克林霉素预防葡萄球菌、链球菌感染，可选用氨曲南预防革兰阴性杆菌感染。必要时可联合使用。
4. 耐甲氧西林葡萄球菌检出率高的医疗机构，如进行人工材料植入手术（如人工心脏瓣膜置换、永久性心脏起搏器置入、人工关节置换等），也可选用万古霉素或去甲万古霉素预防感染。

第二十章

治疗用抗感染药物

第一节 青霉素类

■ 药品名称	青霉素 Benzylpenicillin
抗菌谱与适应证	适用于溶血性链球菌、肺炎链球菌、不产青霉素酶葡萄球菌的感染；炭疽、破伤风、气性坏疽等梭状芽胞杆菌感染及梅毒、钩端螺旋体病、回归热、白喉。与氨基糖苷类药物联合用于治疗草绿色链球菌心内膜炎。亦可用于流行性脑脊髓膜炎、放线菌病、淋病、樊尚咽峡炎、莱姆病、鼠咬热、李斯特菌病、除脆弱拟杆菌以外的厌氧菌感染。风湿性心脏病或先天性心脏病患者手术前预防用药
制剂与规格	注射用青霉素钠[保(甲)]：①0.12g（2 万 U）；②0.24g（40 万 U）[基]；③0.48g（80 万 U）[基]；④0.6g（100 万 U）；⑤0.96g（160 万 U）[基]；⑥2.4g（400 万 U） 注射用青霉素钾[保(甲)]：①0.125g（20 万 U）；②0.25g（40 万 U）[基]；③0.5g（80 万 U）[基]；④0.625g（100 万 U）
用法与用量	1. 肌内注射：成人：一日（80~200）万 U，分 3~4 次给药；小儿：按体重 2.5 万 U/kg，每 12 小时给药 1 次 2. 静脉滴注：成人：一日（200~2000）万 U，分 2~4 次给药；小儿每日按体重（5~20）万 U/kg，分 2~4 次给药
注意事项	1. 应用前询问药物过敏史并进行青霉素皮肤试验 2. 对一种青霉素过敏者可能对其他青霉素类药物、青霉胺过敏，有哮喘、湿疹、花粉症、荨麻疹等过敏性疾病患者应慎用 3. 大剂量使用时应定期检测电解质
禁忌	有青霉素类药物过敏史或青霉素皮肤试验阳性患者禁用
不良反应	青霉素过敏反应较常见，包括荨麻疹等各类皮疹、白细胞计数减少、间质性肾炎、哮喘发作等和血清病样反应
特殊人群用药	肝肾功能不全患者：轻、中度肾功能损害者使用常规剂量不需减量，严重肾功能损害者应延长给药间隔或调整剂量 妊娠与哺乳期肝肾功能不全者妇女：妊娠期妇女给药属 FDA 妊娠风险 B 级；哺乳期肝肾功能不全者妇女用药时宜暂停授乳
药典	USP、Eur. P.、Chin. P.
国家处方集	CNF
其他推荐依据	

续 表

■ 药品名称	青霉素 V Phenoxymethylpenicillin
抗菌谱与适应证	1. 青霉素敏感菌株所致的轻、中度感染，包括链球菌所致的扁桃体炎、咽喉炎、猩红热、丹毒等 2. 肺炎球菌所致的支气管炎、肺炎、中耳炎、鼻窦炎及敏感葡萄球菌所致的皮肤软组织感染等 3. 螺旋体感染和作为风湿热复发和感染性心内膜炎的预防用药
制剂与规格	青霉素 V 钾片[保(甲)]：①100 万 U；②60 万 U；③0. 25g（40 万 U）；④0. 5g（80 万 U）
用法与用量	口服：①成人：链球菌感染：一次 125~250mg，每 6~8 小时 1 次，疗程 10 日。肺炎球菌感染：一次 250~500mg，每 6 小时 1 次，疗程至退热后至少 2 日。葡萄球菌感染、螺旋体感染：一次250~500mg，每6~8 小时 1 次。预防风湿热复发：一次 250mg，一日 2 次。预防心内膜炎：在拔牙或上呼吸道手术前 1 小时口服 2g，6 小时后再加服 1g（27kg 以下小儿剂量减半）。②小儿：按体重，一次 2. 5~9. 3mg/kg，每 4 小时 1 次；或一次 3. 75~14mg/kg，每 6 小时 1 次；或一次 5. 0~18. 7mg/kg，每 8 小时 1 次
注意事项	1. 对头孢菌素类药物过敏者及有哮喘、湿疹、花粉症、荨麻疹等过敏性疾病患者应慎用 2. 患者一次开始服用前，必须先进行青霉素皮试 3. 长期或大剂量服用者，应定期检查肝肾功能、造血系统功能和检测血清钾或钠
禁忌	青霉素皮试阳性反应者、对青霉素类药物过敏者及传染性单核细胞增多症患者禁用
不良反应	常见恶心、呕吐、上腹部不适、腹泻等胃肠道反应及黑毛舌；皮疹、荨麻疹等过敏反应
特殊人群用药	肝肾功能不全患者：肾功能减退者应根据血浆肌酐清除率调整剂量或给药间期 老年人：老年患者应根据肾功能情况调整用药剂量或用药间期 妊娠与哺乳期肝肾功能不全者妇女：妊娠期妇女给药属 FDA 妊娠风险 B 级；哺乳期肝肾功能不全者妇女慎用或用药时暂停授乳
药典	USP、Eur. P.
国家处方集	CNF
其他推荐依据	
■ 药品名称	普鲁卡因青霉素 Procaine Benzylpenicillin
抗菌谱与适应证	1. 与青霉素相仿，但由于血药浓度较低，故仅限于青霉素高度敏感病原体所致的轻、中度感染，如 A 组链球菌所致的扁桃体炎、猩红热、肺炎链球菌肺炎、青霉素敏感金黄色葡萄球菌所致皮肤软组织感染、樊尚咽峡炎等 2. 可用于治疗钩端螺旋体病、回归热和早期梅毒等
制剂与规格	注射用普鲁卡因青霉素[保(乙)]：①40 万 U［普鲁卡因青霉素 30 万 U，青霉素钠（钾）10 万 U］；②80 万 U［普鲁卡因青霉素 60 万 U，青霉素钠（钾）20 万 U］
用法与用量	肌内注射，每次（40~80）万 U，每日 1~2 次
注意事项	1. 哮喘、湿疹、花粉症、荨麻疹等过敏性疾病患者应慎用本品 2. 应用前需详细询问药物过敏史并进行青霉素、普鲁卡因皮肤试验
禁忌	有青霉素类药物或普鲁卡因过敏史者禁用；青霉素或普鲁卡因皮肤试验阳性患者禁用
不良反应	过敏反应（如荨麻疹、间质性肾炎、白细胞计数减少等）；赫氏反应和治疗矛盾；二重感染等

续　表

特殊人群用药	妊娠与哺乳期肝肾功能不全者妇女：妊娠期妇女给药属 FDA 妊娠风险 B 级；哺乳期肝肾功能不全者妇女用药时宜暂停授乳
药典	USP、Eur. P.、Chin. P.
国家处方集	CNF
其他推荐依据	
■ 药品名称	苄星青霉素　Benzathine Benzylpenicillin
抗菌谱与适应证	用于预防风湿热、治疗各期梅毒也可用于控制链球菌感染的流行
制剂与规格	注射用苄星青霉素[基,保(甲)]：①30 万 U；②60 万 U；③120 万 U
用法与用量	肌内注射：成人，一次（60~120）万 U，2~4 周 1 次；小儿一次（30~60）万 U，2~4 周 1 次
注意事项	同青霉素
禁忌	有青霉素类药物过敏史者或青霉素皮肤试验阳性患者禁用
不良反应	过敏反应（同青霉素）；二重感染等
特殊人群用药	妊娠与哺乳期肝肾功能不全者妇女：妊娠期妇女给药属 FDA 妊娠风险 B 级；哺乳期肝肾功能不全者妇女用药时宜暂停授乳
药典	USP、Eur. P.、Chin. P.
国家处方集	CNF
其他推荐依据	
■ 药品名称	阿莫西林　Amoxicillin
抗菌谱与适应证	适用于治疗敏感菌所致的下列感染：①中耳炎、鼻窦炎、咽炎、扁桃体炎等上呼吸道感染；②急性支气管炎、肺炎等下呼吸道感染；③泌尿、生殖道感染；④皮肤、软组织感染；⑤适用于治疗急性单纯性淋病；⑥尚可用于治疗伤寒、伤寒带菌者及钩端螺旋体病；⑦亦可与克拉霉素、兰索拉唑联合治疗幽门螺杆菌感染
制剂与规格	片剂[基,保(甲)]：①0. 125g；②0. 25g 胶囊[基,保(甲)]：①0. 125g；②0. 25g 干混悬剂[基,保(甲)]：袋装，①0. 125g；②0. 25g。瓶装，①1. 25g；②2. 5g 颗粒剂[保(甲)]：125mg 注射用阿莫西林钠：①0. 5g；②2g
用法与用量	口服：成人一次 0. 5g，每 6~8 小时 1 次，日剂量不超过 4g；小儿每日按体重 20~40mg/kg，每 8 小时 1 次；3 个月以下婴儿：一日 30mg/kg，每 12 小时 1 次 肌内注射或稀释后静脉滴注：成人一次 0. 5~1g，每 6~8 小时 1 次；小儿一日 50~100mg/kg，分3~4 次给药 肾功能不全时剂量：肌酐清除率为 10~30ml/min 者，一次 0. 25~0. 50g，每 12 小时 1 次；肌酐清除率< 10ml/min 者，一次 0. 25~0. 50g，每 24 小时 1 次 透析时剂量：每次血液透析后应补充给予 1g 剂量
注意事项	1. 巨细胞病毒感染、淋巴细胞白血病、淋巴瘤等患者不宜使用 2. 传染性单核细胞增多症患者应避免使用 3. 哮喘、湿疹、花粉症、荨麻疹等过敏性疾病史者慎用

续 表

禁忌	有青霉素类药物过敏史者或青霉素皮肤试验阳性患者禁用
不良反应	恶心、呕吐、腹泻及抗生素相关性肠炎等胃肠道反应；皮疹、药物热和哮喘等过敏反应；贫血、血小板减少、嗜酸性粒细胞增多等
特殊人群用药	肝肾功能不全患者：肾功能严重损害者慎用 老年人：老年人用药时可能需要调整剂量 妊娠与哺乳期肝肾功能不全者妇女：妊娠期妇女应仅在确有必要时应用本品；由于乳汁中可分泌少量阿莫西林，哺乳期肝肾功能不全者妇女服用后可能导致婴儿过敏
药典	Eur. P、Chin. P.
国家处方集	CNF
其他推荐依据	
■ 药品名称	磺苄西林 Sulbenicillin
抗菌谱与适应证	适用于敏感的铜绿假单胞菌、某些变形杆菌属以及其他敏感革兰阴性菌所致肺炎、尿路感染、复杂性皮肤软组织感染和败血症等。对本品敏感菌所致腹腔感染、盆腔感染宜与抗厌氧菌药物联合应用
制剂与规格	注射用磺苄西林钠：1.0g∶100 万 U
用法与用量	静脉滴注或静脉注射；中度感染成人一日剂量 8g，重症感染或铜绿假单胞菌感染时剂量需增至一日 20g，分 4 次静脉给药；儿童根据病情每日剂量按体重 80~300mg/kg，分 4 次给药
注意事项	1. 使用本品前需详细询问药物过敏史并进行青霉素皮肤试验，呈阳性反应者禁用 2. 对一种青霉素过敏者可能对其他青霉素类药物、青霉胺过敏
禁忌	有青霉素类药物过敏史者或青霉素皮肤试验阳性患者禁用
不良反应	过敏反应较常见，包括皮疹、发热等，偶见过敏性休克，一旦发生必须就地抢救，保持气道畅通、吸氧并给予肾上腺素、糖皮质激素等治疗措施；恶心、呕吐等胃肠道反应；实验室检查异常包括白细胞或中性粒细胞减少，ALT（GPT）及 AST（GOT）一过性增高等
特殊人群用药	肝肾功能不全患者：严重肝肾功能不全者慎用 妊娠与哺乳期肝肾功能不全者妇女：妊娠期妇女应仅在确有必要时应用本品
药典	Chin. P.
国家处方集	CNF
其他推荐依据	
■ 药品名称	替卡西林 Ticarcillin
抗菌谱与适应证	对大肠埃希菌、奇异变形杆菌、普通变形杆菌等肠杆菌属、流感嗜血杆菌、沙门菌属、铜绿假单胞菌等具有良好的抗菌活性。①适用于治疗敏感菌所致的下呼吸道感染、骨和骨关节感染、皮肤及软组织感染、尿路感染及败血症等；②与氨基糖苷类、喹诺酮类等抗菌药联用，可用于治疗铜绿假单胞菌所致感染
制剂与规格	注射用替卡西林钠：①0.5g；②1g；③3g；④6g

续　表

用法与用量	成人：肌内注射：泌尿系统感染，一次1g，一日4次；静脉给药：一日200~300mg/kg，分次给药 儿童：①静脉给药：一日200~300mg/kg，分次给药；②婴儿：一日225mg/kg，分次给药；③对7日龄以下新生儿：一日150mg/kg，分次给药
注意事项	对头孢菌素类药物过敏者、凝血功能异常者慎用
禁忌	对本品或其他青霉素类过敏者禁用
不良反应	低钾血症及出血时间延长；皮疹、瘙痒、药物热等过敏反应较多见
特殊人群用药	肝肾功能不全患者：严重肝肾功能不全者慎用 妊娠与哺乳期肝肾功能不全者妇女：妊娠期妇女慎用，妊娠安全性分级为B级；哺乳期肝肾功能不全者妇女慎用
药典	USP、Eur. P.
国家处方集	CNF
其他推荐依据	
■ 药品名称	注射用哌拉西林　Piperacillin for Injection
抗菌谱与适应证	1. 治疗铜绿假单胞菌和敏感革兰阴性杆菌所致的各种感染，如败血症、尿路感染、呼吸道感染、胆道感染、腹腔感染、盆腔感染以及皮肤、软组织感染等 2. 与氨基糖苷类药联用治疗粒细胞减少症免疫缺陷患者的感染
制剂与规格	注射用哌拉西林钠（按哌拉西林计）[基,保(甲)]：①0.5g；②1g；③2g
用法与用量	成人：中度感染一日8g，分2次给药；严重感染一次3~4g，每6小时1次。一日最大剂量不可超过24g 儿童：①婴幼儿和12岁以下儿童：一日100~200mg/kg；②新生儿：体重<2kg者：出生后第1周内，一次50mg/kg，每12小时1次；1周以上，一次50mg/kg，每8小时1次；体重2kg以上者：出生后第1周内，一次50mg/kg，每8小时1次；1周以上，一次50mg/kg，每6小时1次
注意事项	1. 有出血史者，溃疡性结肠炎、克罗恩病或假膜性肠炎者，体弱者慎用 2. 哌拉西林不可加入碳酸氢钠溶液中静脉滴注
禁忌	对青霉素、头孢菌素或其他β-内酰胺类抗生素过敏或有过敏史者禁用
不良反应	青霉素类药物过敏反应较常见；局部注射部位疼痛、血栓性静脉炎等；腹泻、稀便、恶心、呕吐等
特殊人群用药	肝肾功能不全患者：慎用 儿童：12岁以下儿童的用药安全性剂量尚未正式确定，应慎用 老年人：慎用 妊娠与哺乳期肝肾功能不全者妇女：妊娠期妇女应仅在确有必要时才能使用本药，妊娠安全性分级为B级；哺乳期肝肾功能不全者妇女用药应权衡利弊或暂停授乳
药典	USP、Eur. P.、Chin. P.
国家处方集	CNF
其他推荐依据	

续 表

■ 药品名称	注射用阿洛西林 Azlocillin for Injection
抗菌谱与适应证	敏感的革兰阳性及革兰阴性菌（包括铜绿假单胞菌）所致的呼吸道、泌尿道、生殖器官、胆道、胃肠道、败血症、脑膜炎、心内膜炎等严重感染，手术、烧伤后感染，骨、皮肤及软组织感染
制剂与规格	注射用阿洛西林钠[保(乙)]：①0.5g；②1g；③2g；④3g
用法与用量	成人：一日6~10g，严重病例可增至10~16g，分2~4次滴注。儿童：一次75mg/kg，一日2~4次 婴儿及新生儿：一次100mg/kg，一日2~4次
注意事项	参照药品说明书
禁忌	对青霉素类抗生素过敏者禁用
不良反应	恶心、呕吐、腹泻及抗生素相关性肠炎等胃肠道反应；皮疹，药物热和哮喘等过敏反应
特殊人群用药	肝肾功能不全患者：肾功能减退患者应适当降低用量 老年人：老年患者肾功能减退，须调整剂量 妊娠与哺乳期肝肾功能不全者妇女：妊娠安全性分级为B级；哺乳期肝肾功能不全者妇女应权衡利弊用药
药典	Pol. P.
国家处方集	CNF
其他推荐依据	

第二节　头孢菌素类

一、第一代头孢菌素类

■ 药品名称	头孢唑林 Cefazolin
□ 其他名称	新泰林
抗菌谱与适应证	第一代头孢菌素类。除肠球菌属、耐甲氧西林葡萄球菌属外，对其他革兰阳性球菌均有良好抗菌活性，肺炎链球菌和溶血性链球菌对其高度敏感，对部分大肠埃希菌、奇异变形杆菌和肺炎克雷伯菌有良好抗菌活性。临床用于敏感菌所致的呼吸道感染、尿路感染、皮肤软组织感染、骨和关节感染、肝胆系统感染、感染性心内膜炎、败血症及眼、耳、鼻、咽喉部感染；外科手术预防用药
制剂与规格	注射用头孢唑林钠[保(甲)]：①0.5g[基]；②1g[基]；③1.5g；④2g 注射用五水头孢唑林钠[保(甲)]：①0.5g[基]；②1g[基]；③1.5g；④2g
用法与用量	成人常用剂量：一次0.5~1.0g，一日2~4次，严重感染可增至一日6g，分2~4次静脉给予，或遵医嘱 用于预防外科手术后感染时，一般为术前0.5~1小时肌内注射或静脉给药1g，手术时间超过6小时者术中加用0.5~1.0g，术后每6~8小时给药0.5~1.0g，至手术后24小时止 儿童：一日50~100mg/kg，分2~3次静脉缓慢推注，静脉滴注或肌内注射

续　表

注意事项	1. 交叉过敏反应：对青霉素过敏患者应用本品时应根据患者情况充分权衡利弊后决定 2. 对诊断的干扰：应用本品和其他头孢菌素的患者抗球蛋白（Coombs）试验可出现阳性；孕妇产前应用这类药物，此阳性反应也可出现于新生儿。当应用本品的患者尿中头孢类含量超过 10mg/ml 时，以磺基水杨酸进行尿蛋白测定可出现假阳性反应。以硫酸铜法测定尿糖可呈假阳性反应。血清丙氨酸氨基转移酶、门冬氨酸氨基转移酶、碱性磷酸酶和血尿素氮在应用本品过程中皆可升高。如采用 Jaffe 反应进行血清和尿肌酐值测定时可有假性增高 3. 有胃肠道疾病史者，特别是溃疡性结肠炎、局限性肠炎或抗菌药物相关性结肠炎（头孢菌素类很少产生假膜性结肠炎）者和有肾功能减退者应慎用头孢菌素类
禁忌	对头孢菌素类药物过敏者及有青霉素过敏性休克或即刻反应史者禁用本品
不良反应	应用头孢唑林的不良反应发生率低，静脉注射发生的血栓性静脉炎和肌内注射区域疼痛均较头孢噻吩少而轻。药疹发生率为 1.1%，嗜酸性粒细胞增多的发生率为 1.7%，单独以药物热为表现的过敏反应仅偶有报道。本品与氨基糖苷类抗菌药合用是否增加后者的肾毒性尚不能肯定。临床上本品无肝损害现象，但个别患者可出现暂时性血清氨基转移酶、碱性磷酸酶升高。肾功能减退患者应用高剂量（每日 12g）的头孢唑林时可出现脑反应。白念珠菌二重感染偶见
特殊人群用药	肝肾功能不全患者：因本品部分在肝脏代谢，因此肝功能损害患者应慎用；对肾功能减退患者应在减少剂量情况下谨慎使用；肾功能减退者的肌酐清除率>50ml/min 时，仍可按正常剂量给药；与庆大霉素或其他肾毒性抗菌药合用有增加肾损害的危险性 儿童：早产儿及 1 个月以下的新生儿不推荐应用本品 老年人：本品在老年人中消除半衰期较年轻人明显延长，应按肾功能适当减量或延长给药间期 妊娠与哺乳期妇女：头孢菌素类可经乳汁排出，哺乳期妇女应用头孢菌素类虽尚无发生问题报道，但其应用仍须权衡利弊后决定
药典	Chin. P.
国家处方集	CNF
医保目录	部分省份【保（乙）】 【保（甲）】
基本药物目录	【基】
推荐依据	单爱莲，马序竹，童荣生，等.《抗菌药物超说明书专家共识》解读［J］. 中国临床药理学杂志，2015，24（31）：2489-2491.
■ 药品名称	头孢拉定　Cefradine
抗菌谱与适应证	第一代头孢菌素。适用于治疗敏感菌所致的轻、中度感染，如急性咽炎、扁桃体炎、中耳炎、支气管炎急性发作、肺炎等呼吸道感染、泌尿生殖道感染及皮肤软组织感染等
制剂与规格	头孢拉定胶囊[基,保(甲)]：①0.25g；②0.5g 头孢拉定片[基,保(甲)]：①0.25g；②0.5g 头孢拉定颗粒[保(乙)]：①0.125g；②0.25g 头孢拉定干混悬剂：①0.125g；②0.25g；③1.5g；④3g 注射用头孢拉定[保(乙)]：①0.5g；②1g
用法与用量	1. 成人：口服给药，一次 0.25~0.5g，每 6 小时 1 次；严重感染时可增至一次 1g，一日最高剂量为 4g。肌内注射及静脉给药，一次0.5~1.0g，每 6 小时 1 次。一日最高剂量为 8g 2. 儿童：口服给药，一次 6.25~12.5mg/kg，每 6 小时 1 次。肌内注射及静脉给药，1 周岁以上小儿，一次 12.5~25.0mg/kg，每 6 小时 1 次

续 表

	3. 肌酐清除率> 20ml/min 时，其推荐剂量为每 6 小时 0.5g；肌酐清除率为 5~20ml/min 时，其剂量为每 6 小时 0.25g；肌酐清除率< 5ml/min 时，其剂量为每 12 小时 0.25g
注意事项	应用头孢拉定的患者以硫酸铜法测定尿糖时可出现假阳性反应
禁忌	对头孢菌素过敏者及有青霉素过敏性休克或即刻反应史者禁用
不良反应	恶心、呕吐、腹泻、上腹部不适等胃肠道反应较为常见
特殊人群用药	肝肾功能不全患者：头孢拉定主要经肾排出，肾功能减退者需减少剂量或延长给药间期 儿童：慎用 老年人：肾功能减退的老年患者应适当减少剂量或延长给药时间 妊娠与哺乳期肝肾功能不全者妇女：慎用。妊娠安全性分级为 B 级，哺乳期肝肾功能不全者妇女应用时需权衡利弊
药典	USP、Eur. P.、Chin. P.
国家处方集	CNF
其他推荐依据	
■ 药品名称	**注射用头孢硫脒 Cefathiamidine for Injection**
抗菌谱与适应证	第一代头孢菌素。用于敏感菌所引起呼吸系统、肝胆系统、五官、尿路感染及心内膜炎、败血症
制剂与规格	注射用头孢硫脒[保(乙)]：①0.5g；②1g；③2g
用法与用量	1. 成人：肌内注射，一次 0.5~1g，一日 4 次；静脉滴注，一次 2g，一日 2~4 次 2. 儿童：肌内注射，一日 50~150mg/kg，分 3~4 次给药；静脉滴注，一日 50~100mg/kg，分 2~4 次给药
注意事项	1. 有胃肠道疾病史者，特别是溃疡性结肠炎、局限性肠炎或抗生素相关性结肠炎者应慎用 2. 应用本品的患者抗球蛋白试验可出现阳性
禁忌	对头孢菌素类抗生素过敏者或对青霉素过敏性休克者禁用
不良反应	偶见荨麻疹、哮喘、瘙痒、寒战、高热、血管神经性水肿、非蛋白氮、ALT（GPT）及 AST（GOT）升高
特殊人群用药	肝肾功能不全患者：肾功能减退者须适当减量 老年人：老年患者肾功能减退，应用时须适当减量 妊娠与哺乳期肝肾功能不全者妇女：妊娠早期妇女慎用；哺乳期肝肾功能不全者妇女慎用，用药需权衡利弊
药典	
国家处方集	CNF
其他推荐依据	
■ 药品名称	**头孢氨苄 Cefalexin**
抗菌谱与适应证	第一代口服头孢菌素。用于金黄色葡萄球菌、大肠埃希菌、肺炎杆菌、流感杆菌等敏感菌所致的下列感染：

续　表

	1. 扁桃体炎、扁桃体周炎、咽喉炎、支气管炎、肺炎、支气管扩张感染以及手术后胸腔感染 2. 急性及慢性肾盂肾炎、膀胱炎、前列腺炎及泌尿生殖系感染 3. 中耳炎、外耳炎、鼻窦炎 4. 上颌骨周炎、上颌骨骨膜炎、上颌骨骨髓炎、急性腭炎、牙槽脓肿、根尖性牙周炎、智齿周围炎、拔牙后感染 5. 睑腺炎、睑炎、急性泪囊炎 6. 毛囊炎、疖、丹毒、蜂窝织炎、脓疱、痈、痤疮感染、皮下脓肿、创伤感染、乳腺炎、淋巴管炎等
制剂与规格	头孢氨苄胶囊[基,保(甲)]：①125mg；②250mg 头孢氨苄片[基,保(甲)]：①125mg；②250mg 头孢氨苄颗粒[基,保(甲)]：①50mg；②125mg 头孢氨苄干混悬剂：1.5g 头孢氨苄泡腾片：125mg
用法与用量	1. 成人：口服，一般剂量一次 250~500mg，每 6 小时 1 次。一日最高剂量为 4g。单纯性膀胱炎、单纯皮肤软组织感染以及链球菌咽峡炎一次 500mg，每 12 小时 1 次 2. 儿童：口服，一日 25~50mg/kg，一日 4 次。皮肤软组织感染及链球菌咽峡炎一次 12.5~50mg/kg，每 12 小时 1 次
注意事项	有胃肠道疾病史者，特别是溃疡性结肠炎、局限性肠炎或抗生素相关性结肠炎者应慎用
禁忌	对头孢菌素过敏者及有青霉素过敏性休克或即刻反应史者禁用
不良反应	恶心、呕吐、腹泻和腹部不适较为多见；皮疹、药物热等过敏反应
特殊人群用药	肝肾功能不全患者：慎用 儿童：6 岁以下小儿慎用 老年人：老年患者应根据肾功能情况调整用药剂量或用药间期 妊娠与哺乳期肝肾功能不全者妇女：妊娠早期妇女慎用；授乳妇女慎用，用药需权衡利弊
药典	USP、Eur. P.、Chin. P.
国家处方集	CNF
其他推荐依据	
■ 药品名称	头孢羟氨苄　Cefadroxil
抗菌谱与适应证	第一代口服头孢菌素。主要用于敏感菌所致的尿路感染、呼吸道感染、皮肤软组织感染、骨关节感染
制剂与规格	头孢羟氨苄胶囊[保(乙)]：①0.125g；②0.25g；③0.5g 头孢羟氨苄片[保(乙)]：①0.125g；②0.25g 头孢羟氨苄颗粒[保(乙)]：①0.125g；②0.25g
用法与用量	1. 成人：口服，一次 0.5~1.0g，一日 2 次。肾功能不全者首次给予 1g 负荷剂量，然后根据肌酐清除率（Ccr）调整剂量。Ccr 为 25~50ml/min 者，一次 0.5g，每 12 小时 1 次；Ccr 为 10~25ml/min 者，一次 0.5g，每 24 小时 1 次；Ccr 为 0~10ml/min 者，一次 0.5g，每 36 小时 1 次 2. 儿童：口服，一次 15~20mg/kg，一日 2 次。A 组溶血性链球菌咽炎或扁桃体炎：一次 15mg/kg，每 12 小时 1 次，共 10 日

续 表

注意事项	有胃肠道疾病史者，特别是溃疡性结肠炎、局限性肠炎或抗生素相关性结肠炎者应慎用
禁忌	对头孢菌素过敏者及有青霉素过敏性休克或即刻反应史者禁用
不良反应	以恶心、上腹部不适等胃肠道反应为主；少数患者尚可发生皮疹等过敏反应
特殊人群用药	肝肾功能不全患者：慎用 老年人：老年患者肾功能减退，用药时需调整剂量 妊娠与哺乳期肝肾功能不全者妇女：妊娠安全性分级为 B 级；哺乳期肝肾功能不全者妇女须权衡利弊后应用
药典	USP
国家处方集	CNF
其他推荐依据	

二、第二代头孢菌素类

■ 药品名称	头孢呋辛 Cefuroxim
抗菌谱与适应证	第二代注射用头孢菌素。对革兰阳性球菌的活性与第一代头孢菌素相似或略差，但对葡萄球菌和革兰阴性杆菌产生的β-内酰胺酶显得相当稳定。适用于治疗敏感菌或敏感病原体所致的下列感染：①呼吸系统感染；②泌尿生殖系统感染；③骨和关节感染；④皮肤软组织感染；⑤预防手术感染；⑥其他，如败血症、脑膜炎等严重感染
制剂与规格	注射用头孢呋辛钠：①0. 25g[基]；②0. 5g[基]；③0. 75g[基]；④1. 0g；⑤1. 5g[基]；⑥2. 0g；⑦2. 25g；⑧2. 5g；⑨3. 0g
用法与用量	深部肌内注射，静脉注射或滴注 1. 成人为每 8 小时 0. 75～1. 5g，疗程 5～10 日。对于生命受到威胁的感染或罕见敏感菌所引起的感染，每 6 小时 1. 5g 2. 预防手术感染：术前 0. 5～1 小时静脉注射 1. 5g，若手术时间过长，则每隔 8 小时静脉或肌内注射 0. 75g 3. 儿童：3 个月以上患儿，按体重一日 50～100mg/kg，分 3～4 次给药。重症感染，按体重一日用量不低于 0. 1g/kg，但不能超过成人使用的最高剂量 4. 肾功能不全患者应根据肌酐清除率调整
注意事项	1. 对青霉素药物过敏者慎用 2. 使用时应注意监测肾功能，特别是对接受高剂量的重症患者
禁忌	对头孢菌素过敏者及有青霉素过敏性休克史者禁用
不良反应	过敏反应（皮疹、瘙痒、荨麻疹等），局部反应（血栓性静脉炎），胃肠道反应（腹泻、恶心、抗生素相关性肠炎等）等
特殊人群用药	肝肾功能不全患者：严重肝肾功能不全者慎用 儿童：5 岁以下小儿禁用 老年人：老年患者口服本药，不必根据年龄调整剂量 妊娠与哺乳期肝肾功能不全者妇女：妊娠安全性分级为 B 级；授乳妇女用药应权衡利弊，如需使用，应暂停授乳

续　表

药典	USP、Eur. P.、Chin. P.
国家处方集	CNF
其他推荐依据	
■ 药品名称	注射用头孢替安　Cefotiam for Injection
抗菌谱与适应证	第二代注射用头孢菌素。用于敏感菌所致的肺炎、支气管炎、胆道感染、腹膜炎、尿路感染以及手术和外伤所致的感染和败血症
制剂与规格	注射用盐酸头孢替安[保(乙)]：①0.5g；②1g
用法与用量	肌内注射或静脉给药。成人：一日 1~2g，分 2~4 次给予；败血症时可增至一日 4g。儿童：一日 40~80mg/kg，分 3~4 次给予，重症感染时可增至一日 160mg/kg。肌酐清除率≥16.6ml/min 者，不需调整剂量；肌酐清除率<16.6ml/min 者，每 6~8 小时用量应减为常用剂量的 75%
注意事项	1. 有胃肠道疾病史者，特别是溃疡性结肠炎、局限性肠炎或抗生素相关性结肠炎者慎用 2. 本品可引起血象改变，严重时应立即停药
禁忌	对头孢菌素过敏者及有青霉素过敏性休克史者禁用
不良反应	偶见过敏、胃肠道反应、血象改变及一过性 AST（GOT）及 ALT（GPT）升高；可致肠道菌群改变，造成维生素 B 和维生素 K 缺乏；偶可致继发感染；大量静脉注射可致血管和血栓性静脉炎
特殊人群用药	肝肾功能不全患者：肾功能不全者应减量并慎用 儿童：早产儿和新生儿使用本药的安全性尚未确定 老年人：老年患者用药剂量应按其肾功能减退情况酌情减量 妊娠与哺乳期肝肾功能不全者妇女：孕妇或可能妊娠的妇女、授乳妇女应权衡利弊后用药
药典	USP、Jpn. P.
国家处方集	CNF
其他推荐依据	
■ 药品名称	注射用头孢尼西　Cefonicid for Injection
抗菌谱与适应证	适用于敏感菌引起的下列感染：下呼吸道感染、尿路感染、败血症、皮肤软组织感染、骨和关节感染，也可用于手术预防感染。在外科手术前单剂量注射 1g 头孢尼西可以减少由于手术过程中污染或潜在污染而导致的术后感染发生率。在剖宫产手术中使用头孢尼西（剪断脐带后）可以减少某些术后感染发生率
制剂与规格	注射用头孢尼西钠：①0.5g；②1.0g
用法与用量	肾功能正常患者： 1. 一般轻度至中度感染：成人每日剂量为 1g，每 24 小时 1 次；在严重感染或危及生命的感染中，可每日 2g，每 24 小时给药 1 次 2. 无并发症的尿路感染：每日 0.5g，每 24 小时 1 次 3. 手术预防感染：手术前 1 小时单剂量给药 1g，术中和术后没有必要再用。必要时如关节成形手术或开胸手术可重复给药 2 天；剖宫产手术中，应脐带结扎后才给予本品。疗程依病情而定

续 表

	肾功能不全患者：对于肾功能损害患者使用本品必须严格依据患者的肾功能损害程度调整剂量。初始剂量为7.5mg/kg，维持剂量应根据肌酐清除率进行调整，患者在进行透析之后，无须再追加剂量
注意事项	1. 有青霉素过敏史或其他药物过敏病史者应慎用。对麻醉药过敏患者禁止使用利多卡因作为溶剂 2. 本品治疗开始和治疗中可引起肠道紊乱，严重的导致假膜性肠炎，出现腹泻时应引起警惕。一旦出现，轻度停药即可，中、重度患者应给予补充电解质、蛋白质以及适当的抗生素（如万古霉素）治疗 3. 重症患者在大剂量给药或合用氨基糖苷类抗生素治疗时，必须经常注意肾功能情况
禁忌	对头孢菌素类抗生素过敏者禁用
不良反应	1. 对青霉素过敏患者也可能对本品过敏 2. 长期使用任何广谱抗生素都可能导致其他非敏感菌过度生长，可诱发二重感染
特殊人群用药	肝肾功能不全患者：肾脏或肝脏损害患者在使用该药物时，应加倍小心
药典	USP、Eur. P.、Chin. P.
国家处方集	
其他推荐依据	
■ 药品名称	头孢呋辛酯 Cefuroxime Axetil
抗菌谱与适应证	第二代口服头孢菌素。适用于溶血性链球菌、金黄色葡萄球菌（耐甲氧西林株除外）及流感嗜血杆菌、大肠埃希菌、肺炎克雷伯菌、奇异变形杆菌等肠杆菌科细菌敏感菌株所致成人急性咽炎或扁桃体炎、急性中耳炎、上颌窦炎、慢性支气管炎急性发作、急性支气管炎、单纯性尿路感染、皮肤软组织感染及无并发症淋病奈瑟菌性尿道炎和宫颈炎。儿童咽炎或扁桃体炎、急性中耳炎及脓疱病等
制剂与规格	头孢呋辛酯片[基,保(甲)]：①0.125g；②0.25g
用法与用量	口服。①成人：一般一日0.5g；下呼吸道感染患者一日1g；单纯性下尿路感染患者一日0.25g。均分2次服用。单纯性淋球菌尿道炎单剂疗法剂量为1g；②5~12岁小儿：急性咽炎或急性扁桃体炎，按体重一日20mg/kg，分2次服用，一日不超过0.5g；急性中耳炎、脓疱病，按体重一日30mg/kg，分2次服用，一日不超过1g
注意事项	1. 有胃肠道疾病史者，特别是溃疡性结肠炎、局限性肠炎或抗生素相关性结肠炎者慎用 2. 应于餐后服用，以增加吸收，提高血药浓度，并减少胃肠道反应
禁忌	对本品及其他头孢菌素类过敏者、有青霉素过敏性休克或即刻反应史者及胃肠道吸收障碍者禁用
不良反应	常见腹泻、恶心和呕吐等胃肠反应；少见皮疹、药物热等过敏反应
特殊人群用药	肝肾功能不全患者：肾功能减退及肝功能损害者慎用 儿童：5岁以下小儿禁用胶囊剂、片剂，宜服用头孢呋辛酯干混悬液 老年人：85岁以上的老年患者的血浆消除半衰期可延至约3.5小时，因此应在医师指导下根据肾功能情况调整用药剂量或用药间期 妊娠与哺乳期肝肾功能不全者妇女：仅在有明确指征时，孕妇方可慎用；哺乳期肝肾功能不全者妇女应慎用或暂停授乳
药典	USP、Eur. P.、Chin. P.、Jpn. P.

续 表

国家处方集	CNF
其他推荐依据	

三、第三代头孢菌素类

■ 药品名称	注射用头孢唑肟 Ceftizoxime for Injection
抗菌谱与适应证	第三代注射用头孢菌素。用于治疗由敏感菌引起的下呼吸道感染、胆道感染、腹腔感染、盆腔感染。尿路感染、脑膜炎、皮肤软组织感染、骨和关节感染、败血症、感染性心内膜炎及创伤、烧伤、烫伤后的严重感染
制剂与规格	注射用头孢唑肟钠[保(乙)]：①0.5g；②1g；③2g
用法与用量	静脉滴注。成人：一次 1~2g，每8~12 小时 1 次；严重感染，剂量可增至一次 3~4g，每 8 小时 1 次。治疗非复杂性尿路感染，一次 0.5g，每 12 小时 1 次。儿童：6 个月及 6 个月以上的婴儿和儿童常用量，按体重一次 50mg/kg，每 6~8 小时 1 次。肾功能损害的患者在给予 0.5~1.0g 的首次负荷剂量后，需根据其损害程度调整剂量
注意事项	1. 青霉素类过敏史患者，有指征应用本品时，必须充分权衡利弊后在严密观察下慎用 2. 有胃肠道疾病病史者，特别是结肠炎患者慎用
禁忌	对本品及其他头孢菌素过敏者禁用
不良反应	皮疹、瘙痒和药物热等变态反应、腹泻、恶心、呕吐、食欲缺乏等
特殊人群用药	儿童：6 个月以下小儿使用本药的安全性和有效性尚未确定 老年人：老年患者常伴有肾功能减退，应适当减少剂量或延长给药时间 妊娠与哺乳期肝肾功能不全者妇女：妊娠期妇女仅在有明确指征时应用，妊娠安全性分级为 B 级；哺乳期肝肾功能不全者妇女应用本药时应暂停授乳
药典	USP
国家处方集	CNF
其他推荐依据	
■ 药品名称	注射用头孢噻肟 Cefotaxime for Injection
抗菌谱与适应证	第三代注射用头孢菌素。用于敏感细菌所致的肺炎及其他下呼吸道感染、尿路感染、脑膜炎、败血症、腹腔感染、盆腔感染、皮肤软组织感染、生殖道感染、骨和关节感染等。头孢噻肟可以作为小儿脑膜炎的选用药物
制剂与规格	注射用头孢噻肟钠[保(甲)]：①0.5g；②1g；③2g
用法与用量	肌内注射或静脉给药。成人：肌内注射 0.5~2.0g，每 8~12 小时 1 次。静脉给药一日 2~6g，分 2~3 次给药；严重感染者，每 6~8 小时 2~3g，一日最高剂量为 12g。无并发症的肺炎链球菌肺炎或急性尿路感染：每 12 小时 1g。儿童：静脉给药，新生儿一次 50mg/kg，7 日内新生儿每 12 小时 1 次，7~28 日新生儿每 8 小时 1 次
注意事项	1. 有胃肠道疾病者慎用 2. 用药前须确定是否需进行过敏试验 3. 本品与氨基糖苷类抗生素不可同瓶滴注

续 表

禁忌	对头孢菌素类药物过敏者及有青霉素过敏性休克或即刻反应史者禁用
不良反应	不良反应发生率低，3%~5%。有皮疹和药物热、静脉炎、腹泻、恶心、呕吐、食欲缺乏等
特殊人群用药	肝肾功能不全患者：严重肾功能减退患者应用本药时须根据肌酐清除率调整减量 儿童：婴幼儿不宜做肌内注射 老年人：老年患者应根据肾功能适当减量 妊娠与哺乳期肝肾功能不全者妇女：妊娠安全性分级为 B 级；哺乳期肝肾功能不全者妇女用药时宜暂停授乳
药典	USP、Eur. P.、Chin. P.
国家处方集	CNF
其他推荐依据	
■ 药品名称	注射用头孢曲松 Ceftriaxone for Injection
抗菌谱与适应证	第三代注射用头孢菌素。用于敏感致病菌所致的下呼吸道感染、尿路、胆道感染，以及腹腔感染、盆腔感染、皮肤软组织感染、骨和关节感染、败血症、脑膜炎等及手术期感染预防。本品单剂可治疗单纯性淋病
制剂与规格	注射用头孢曲松钠：①0. 25g；②0. 5g；③0. 75g；④1g；⑤1. 5g；⑥2g；⑦3g；⑧4g
用法与用量	成人：肌内注射或静脉给药，每 24 小时 1~2g 或每 12 小时 0. 5~1. 0g。最高剂量一日 4g。 小儿：常用量静脉给药，按体重一日 20~80mg/kg
注意事项	1. 对青霉素过敏患者应用本品时应根据患者情况充分权衡利弊后决定。有青霉素过敏性休克或即刻反应者，不宜再选用头孢菌素类 2. 有胃肠道疾病史者，特别是溃疡性结肠炎、局限性肠炎或抗生素相关性结肠炎（头孢菌素类很少产生抗生素相关性肠炎）者应慎用
禁忌	1. 禁用于对本品及其他头孢菌素抗生素过敏的患者。有青霉素过敏性休克史的患者避免应用本品 2. 头孢曲松不得用于高胆红素血症的新生儿和早产儿的治疗。体外研究显示头孢曲松可从血清蛋白结合部位取代胆红素，从而引起这些患者的胆红素脑病 3. 在新生儿中，不得与补钙治疗同时进行，否则可能导致头孢曲松的钙盐沉淀的危险
不良反应	胃肠道反应、过敏反应等
特殊人群用药	儿童：出生体重＜2kg 的新生儿使用本药的安全性尚未确定。本药可将胆红素从血清白蛋白上置换下来，患有高胆红素血症的新生儿（尤其是早产儿），应避免使用本药 老年人：除非患者虚弱、营养不良或有重度肾功能损害时，老年人应用头孢曲松一般不需调整剂量 妊娠与哺乳期肝肾功能不全者妇女：妊娠安全性分级为 B 级；哺乳期肝肾功能不全者妇女应权衡利弊后应用
药典	USP、Eur. P.、Chin. P.
国家处方集	CNF
其他推荐依据	

续　表

■ 药品名称	注射用头孢哌酮　Cefoperazone for Injection
抗菌谱与适应证	第三代注射用头孢菌素。用于治疗敏感菌所致的呼吸道感染、泌尿道感染、胆道感染、皮肤软组织感染、败血症、脑膜炎、创伤及手术后感染。与抗厌氧菌药联用，用于治疗敏感菌所致的腹膜炎、盆腔感染
制剂与规格	注射用头孢哌酮钠：①0.5g；②1g；③1.5g；④2g
用法与用量	肌内注射或静脉给药。成人：一般感染：一次1~2g，每12小时1次；严重感染：一次2~3g，每8小时1次。一日剂量不宜超过9g，但免疫缺陷患者伴严重感染时剂量可增至一日12g。儿童：一日50~200mg/kg，分2~3次给药
注意事项	1. 肝病、胆道梗阻严重或同时有肾功能减退者，用药剂量应予以适当调整 2. 部分患者可引起维生素K缺乏和低凝血酶原血症，用药期间应进行出血时间、凝血酶原时间监测
禁忌	对头孢菌素类药物过敏者及有青霉素过敏性休克史者禁用
不良反应	皮疹较为多见；少数患者尚可发生腹泻、腹痛；嗜酸性粒细胞计数增多，轻度中性粒细胞计数减少；暂时性AST（GOT）及ALT（GPT）、碱性磷酸酶、尿素氮或血肌酐升高等
特殊人群用药	儿童：新生儿和早产儿用药须权衡利弊 妊娠与哺乳期肝肾功能不全者妇女：妊娠安全性分级为B级；哺乳期肝肾功能不全者妇女用药时宜暂停授乳
药典	USP、Eur. P.、Chin. P.
国家处方集	CNF
其他推荐依据	
■ 药品名称	注射用头孢他啶　Ceftazidime for Injection
抗菌谱与适应证	第三代注射用头孢菌素。用于敏感革兰阴性杆菌所致的败血症、下呼吸道感染、腹腔和胆道感染、复杂性尿路感染和严重皮肤软组织感染等。对于由多种耐药革兰阴性杆菌引起的免疫缺陷者感染、医院内感染以及革兰阴性杆菌或铜绿假单胞菌所致中枢神经系统感染尤为适用
制剂与规格	注射用头孢他啶[保(乙)]：①0.25g；②0.5g[基]；③1g[基]；④2g
用法与用量	静脉注射或静脉滴注。①败血症、下呼吸道感染、胆道感染等，一日4~6g，分2~3次静脉滴注或静脉注射；②泌尿系统感染和重度皮肤软组织感染等，一日2~4g，分2次静脉滴注或静脉注射；③对于某些危及生命的感染、严重铜绿假单胞菌感染和中枢神经系统感染，可酌情增量至一日0.15~0.20g/kg，分3次静脉滴注或静脉注射；④婴幼儿常用剂量为一日30~100mg/kg，分2~3次静脉滴注
注意事项	在应用头孢他啶治疗前应仔细询问对头孢菌素类、青霉素类或其他药物的过敏反应史
禁忌	禁用于对本品及其他头孢菌素过敏的患者
不良反应	感染和侵袭性疾病，血液和淋巴系统紊乱，免疫系统紊乱等
特殊人群用药	肝肾功能不全患者：肾功能不全患者用药时，剂量需根据肾功能的降低程度而相应减少 儿童：早产儿及2个月以内新生儿慎用

续 表

	妊娠与哺乳期肝肾功能不全者妇女：妊娠初期和妊娠早期3个月妇女应慎用，妊娠安全性分级为B级；哺乳期肝肾功能不全者妇女须权衡利弊后用药
药典	USP、Eur. P.、Chin. P.
国家处方集	CNF
其他推荐依据	
■ 药品名称	头孢克肟 Cefixime
抗菌谱与适应证	第三代口服头孢菌素。用于敏感菌所致的咽炎、扁桃体炎、急性支气管炎和慢性支气管炎急性发作、中耳炎、尿路感染、单纯性淋病等
制剂与规格	头孢克肟片[保(乙)]：①0.05g；②0.1g 头孢克肟分散片[保(乙)]：0.1g 头孢克肟咀嚼片[保(乙)]：①0.05g；②0.1g 头孢克肟胶囊[保(乙)]：①0.05g；②0.1g 头孢克肟颗粒[保(乙)]：0.05g
用法与用量	口服。成人：一次50~100mg，一日2次；严重感染时，可增加至一次200mg，一日2次。儿童：体重30kg以下一次1.5~3.0mg/kg，一日2次；严重感染时，一次6mg/kg，一日2次
注意事项	1. 因有出现休克等过敏反应的可能，应详细询问过敏史 2. 下列患者应慎重使用：对青霉素类抗生素有过敏史者；本人或血缘亲属中有易发生支气管哮喘、皮疹、荨麻疹等过敏症状体质者；经口给药困难或非经口摄取营养者、恶病质等患者
禁忌	对头孢克肟及其成分或其他头孢菌素类药物过敏者禁用
不良反应	主要不良反应有腹泻等消化道反应、皮疹等皮肤症状、临床检查值异常，包括肝功能指标升高、嗜酸性粒细胞计数增多等
特殊人群用药	肝肾功能不全患者：严重的肾功能障碍者应根据肾功能状况适当减量，给药间隔应适当增大 儿童：6个月以下儿童使用本药的安全性和有效性尚未确定 老年人：老年人使用本药的血药浓度峰值和AUC可较年轻人分别高26%和20%，老年患者可以使用本品 妊娠与哺乳期肝肾功能不全者妇女：妊娠安全性分级为B级；哺乳期肝肾功能不全者妇女使用时应暂停授乳
药典	USP、Eur. P.
国家处方集	CNF
其他推荐依据	
■ 药品名称	头孢泊肟酯 Cefpodoxime Proxetil
抗菌谱与适应证	第三代口服头孢菌素。适用于敏感菌引起的下列轻至中度感染：①呼吸系统感染；②泌尿、生殖系统感染；③皮肤及皮肤附件感染：如毛囊炎、疖、痈、丹毒、蜂窝织炎、淋巴管（结）炎、化脓性甲沟（周）炎、皮下脓肿、汗腺炎、感染性粉瘤、肛周脓肿等；④耳鼻喉感染：中耳炎、鼻窦炎等；⑤其他：乳腺炎等

续　表

制剂与规格	头孢泊肟酯片：①100mg；②200mg 头孢泊肟酯分散片：100mg 头孢泊肟酯胶囊：100mg 头孢泊肟酯颗粒：40mg 头孢泊肟酯干混悬剂：①50mg；②100mg
用法与用量	餐后口服。成人：上呼吸道感染；一次 0.1g，一日 2 次，疗程 5~10 天；下呼吸道感染：慢性支气管炎急性发作：一次 0.2g，一日 2 次，疗程 10 天；急性社区获得性肺炎：一次 0.2g，一日 2 次，疗程 14 天；单纯性泌尿道感染：一次 0.1g，一日 2 次，疗程 7 天；急性单纯性淋病：单剂 0.2g；皮肤和皮肤软组织感染：一次 0.4g，一日 2 次，疗程 7~14 天。儿童：急性中耳炎：每日剂量 10mg/kg，一次 5mg/kg，每 12 小时 1 次，疗程 10 天。每日最大剂量不超过 0.4g。扁桃体炎、鼻窦炎：每日剂量 10mg/kg，一次 5mg/kg，每 12 小时 1 次，疗程 5~10 天。每日最大剂量不超过 0.2g
注意事项	1. 避免与抗酸药、H_2受体阻断药、质子泵抑制药同时服用 2. 下列患者应慎重使用：易引起支气管哮喘、荨麻疹、湿疹等过敏症状体质的患者，全身营养状态不佳者
禁忌	对头孢菌素类药物过敏者及有青霉素过敏性休克或即刻反应史者禁用
不良反应	严重不良反应包括休克、严重肠炎等，其他不良反应包括腹泻等消化道反应、皮疹等过敏反应等
特殊人群用药	肝肾功能不全患者：严重的肾功能损害者应慎用，如必须使用时，应调节给药剂量和给药间隔 老年人：老年患者多见生理功能降低，易出现不良反应及维生素 K 缺乏引起的出血倾向，应慎用 妊娠与哺乳期肝肾功能不全者妇女：妊娠安全性分级为 B 级；哺乳期肝肾功能不全者妇女使用时应停止授乳或换用其他药物
药典	USP、Jpn. P.
国家处方集	CNF
其他推荐依据	

四、第四代头孢菌素类

■ 药品名称	注射用头孢吡肟　Cefepime for Injection
抗菌谱与适应证	第四代头孢菌素。用于治疗敏感菌所致的下列中、重度感染： 1. 下呼吸道感染，如肺炎、支气管炎等 2. 泌尿系统感染 3. 非复杂性皮肤或皮肤软组织感染 4. 复杂性腹腔内感染 5. 妇产科感染 6. 其他，如败血症、儿童脑脊髓膜炎及中性粒细胞减少性发热患者的经验治疗
制剂与规格	注射用盐酸头孢吡肟[保(乙)]：①0.5g；②1g

续 表

用法与用量	肌内注射或静脉滴注。成人：一次 1~2g，每 12 小时 1 次；轻、中度感染：一次 0.5~1.0g，每 12 小时 1 次；重度泌尿道感染：一次 2g，每 12 小时 1 次；严重感染、中性粒细胞减少性发热的经验治疗：一次 2g，每 8 小时 1 次。儿童：对 2 月龄至 12 岁儿童或体重<40kg 的患儿：最大剂量不可超过成人剂量，按体重一次 40mg/kg，每 12 小时 1 次，疗程 7~14 日
注意事项	1. 可诱发抗生素相关性肠炎 2. 有胃肠道疾患，尤其是肠炎患者慎用
禁忌	禁用于对头孢吡肟或 *L*-精氨酸，头孢菌素类药物，青霉素或其他 β-内酰胺类抗生素有过敏反应的患者
不良反应	常见腹泻，皮疹和注射局部反应，如静脉炎，注射部位疼痛和炎症；其他可见呕吐、恶心、过敏、瘙痒等
特殊人群用药	肝肾功能不全患者：肝肾功能不全患者应监测凝血酶原时间；对肾功能不全的患者，用量应根据肾功能调整 儿童：对 13 岁以下儿童的疗效尚不明确，须慎用 老年人：老年患者使用本药的半衰期延长，且 65 岁及以上老年患者的药物总清除率下降 妊娠与哺乳期肝肾功能不全者妇女：妊娠安全性分级为 B 级；哺乳期肝肾功能不全者妇女应慎用或用药时暂停授乳
药典	USP、Jpn. P.
国家处方集	CNF
其他推荐依据	

第三节　其他 β-内酰胺类

■ 药品名称	注射用头孢美唑　Cefmetazole for Injection
抗菌谱与适应证	第二代注射用头霉素类，抗菌活性与第二代头孢菌素相近。适用于葡萄球菌、大肠埃希菌、克雷伯菌、变形杆菌、脆弱拟杆菌、消化球菌等所致的下列感染：①呼吸道感染；②尿路感染；③胆管炎、胆囊炎；④腹膜炎；⑤女性生殖系统感染；⑥败血症；⑦颌骨周围蜂窝织炎、颌炎
制剂与规格	注射用头孢美唑钠[保(乙)]：①1g；②2g
用法与用量	静脉给药。成人：一日 1~2g，分 2 次给药；重度感染剂量可至一日 4g，分 2~4 次静脉滴注。儿童：一日 25~100mg/kg，分 2~4 次给药；重度感染一日 150mg/kg，分 2~4 次静脉滴注。肾功能不全者本药血药浓度升高，半衰期延长，应调整用量
注意事项	1. 下述患者慎用：对青霉素类抗生素有过敏史者，或双亲、兄弟姐妹等血缘亲属属于过敏体质者，严重肾损害者（有可能出现血药浓度升高、半衰期延长），经口摄食不足患者或非经口维持营养者、全身状态不良者（通过摄食，可能出现维生素 K 缺乏）等 2. 给药期间及给药后至少 1 周内避免饮酒
禁忌	对本品有过敏性休克史者禁用

续　表

不良反应	过敏反应（如皮疹、瘙痒、荨麻疹、红斑、发热），罕见休克，肝功能异常等
特殊人群用药	儿童：早产儿、新生儿慎用 老年人：慎用 妊娠与哺乳期肝肾功能不全者妇女：妊娠安全性分级为 B 级。哺乳期肝肾功能不全者妇女慎用
药典	USP
国家处方集	CNF
其他推荐依据	
■ 药品名称	注射用头孢西丁　Cefoxitin for Injection
抗菌谱与适应证	第二代注射用头霉素类。适用于治疗敏感菌所致的下呼吸道、泌尿生殖系统、骨、关节、皮肤软组织、心内膜感染以及败血症。尤适用于需氧菌和厌氧菌混合感染导致的吸入性肺炎、糖尿病患者下肢感染及腹腔或盆腔感染
制剂与规格	注射用头孢西丁钠[保(乙)]：①1g；②2g
用法与用量	肌内注射或静脉给药。成人，一次 1~2g，每 6~8 小时 1 次。①单纯感染：每 6~8 小时 1g，一日总量3~4g；②中、重度感染：每 4 小时 1g 或每 6~8 小时 2g，一日总量 6~8g；③严重感染：每 4 小时 2g 或每 6 小时 3g，一日总量 12g；④肾功能不全者首次剂量为 1~2g，此后按其肌酐清除率制订给药方案
注意事项	1. 青霉素过敏者慎用 2. 有胃肠疾病史（特别是结肠炎）者慎用 3. 本品与氨基糖苷类抗生素配伍时，会增加肾毒性
禁忌	对本品及头孢菌素类抗生素过敏者禁用
不良反应	最常见的为局部反应，静脉注射后可出现血栓性静脉炎，肌内注射后可有局部硬结压痛；偶见变态反应、低血压、腹泻等
特殊人群用药	肝肾功能不全患者：肾功能损害者慎用 儿童：3 个月以内婴儿不宜使用本药 妊娠与哺乳期肝肾功能不全者妇女：妊娠安全性分级为 B 级；授乳妇女应权衡利弊后用药
药典	USP、Eur. P.
国家处方集	CNF
其他推荐依据	
■ 药品名称	注射用头孢米诺　Cefminox for Injection
抗菌谱与适应证	第三代头霉素类，抗菌活性与第三代头孢菌素相近。用于治疗敏感菌所致的下列感染：①呼吸系统感染；②腹腔感染；③泌尿生殖系统感染：肾盂肾炎、膀胱炎、盆腔腹膜炎、子宫附件炎、子宫内感染、子宫旁组织炎；④其他：败血症等
制剂与规格	注射用头孢米诺钠[保(乙)]：①0. 5g；②1g；③1. 5g；④2g
用法与用量	静脉给药。成人：一次 1g，一日 2 次。败血症和重症感染，一日 6g，分 3~4 次给药。儿童：一次 20mg/kg，一日 3~4 次

续 表

注意事项	1. 对β-内酰胺类抗生素有过敏史的患者慎用 2. 本人或双亲、兄弟为支气管哮喘、皮疹、荨麻疹等过敏体质者慎用 3. 用药期间及用药后至少1周避免饮酒
禁忌	对头孢米诺或头孢烯类抗生素过敏的患者禁用
不良反应	严重不良反应包括休克、全血细胞减少症、假膜性肠炎、史-约综合征、中毒性表皮坏死症、急性肾衰竭、溶血性贫血、间质性肺炎、肺嗜酸性粒细胞浸润症、变态反应（如皮疹、发红、瘙痒、发热）等
特殊人群用药	肝肾功能不全患者：肾功能不全者可调整剂量使用，严重肾功能损害患者慎用 儿童：新生儿、早产儿的用药安全尚未确定，满月后的小儿可参照体重用药 老年人：老年患者有可能出现维生素K缺乏引起的出血倾向 妊娠与哺乳期肝肾功能不全者妇女：孕妇、哺乳期肝肾功能不全者妇女用药应权衡利弊
药典	Jpn. P.
国家处方集	CNF
其他推荐依据	
■ 药品名称	注射用拉氧头孢 Latamoxef for Injection
抗菌谱与适应证	第三代注射用头霉素类，抗菌性能与第三代头孢菌素相近。适用于治疗敏感菌所致的下列感染：
	1. 呼吸系统感染，如肺炎、支气管炎、支气管扩张症继发感染、肺脓肿、脓胸等 2. 消化系统感染，如胆囊炎、胆管炎等 3. 腹腔内感染，如肝脓肿、腹膜炎等 4. 泌尿生殖系统感染 5. 骨、关节、皮肤和软组织感染等 6. 其他严重感染，如败血症、脑膜炎等
制剂与规格	注射用拉氧头孢钠[保(乙)]：①1g；②2g
用法与用量	静脉给药。成人：一次0.5~1.0g，一日2次。重度感染，一日剂量可增加至4g。儿童：一日60~80mg/kg，分3~4次给药。危重病例剂量可递增至一日150mg/kg
注意事项	1. 对青霉素有过敏史者、胆道阻塞患者慎用 2. 大量静脉注射应选择合适部位，缓慢注射，以减轻对管壁的刺激及减少静脉炎的发生
禁忌	对本品过敏者禁用
不良反应	常见皮疹、荨麻疹、瘙痒、恶心、呕吐、腹泻、腹痛等；少见过敏性休克，偶见AST（GOT）及ALT（GPT）升高，停药后均可自行消失
特殊人群用药	肝肾功能不全患者：严重肾功能不全者慎用 儿童：新生儿、早产儿慎用 妊娠与哺乳期肝肾功能不全者妇女：妊娠安全性分级为C级；哺乳期肝肾功能不全者妇女慎用
药典	Jpn. P.
国家处方集	CNF

续　表

其他推荐依据	
■ 药品名称	注射用舒巴坦　Sulbactam for Injection
抗菌谱与适应证	β-内酰胺酶抑制剂，与青霉素类或头孢菌素类药合用，治疗敏感菌所致的尿路感染、肺部感染、支气管感染、胆道感染、腹腔和盆腔感染、耳鼻喉科感染、皮肤软组织感染、骨和关节感染、周围感染、败血症等
制剂与规格	注射用舒巴坦[保(乙)]：①0. 25g；②0. 5g；③1. 0g
用法与用量	舒巴坦与氨苄青霉素以 1∶2 剂量比应用。一般感染，成人剂量为舒巴坦每日 1~2g，氨苄西林每日 2~4g，一日量分 2~3 次，静脉滴注或肌注；轻度感染可舒巴坦每日 0. 5g，氨苄青霉素 1g，分 2 次，静脉滴注或肌注；重度感染可增大剂量至每日舒巴坦 3~4g，氨苄青霉素 6~8g，一日量分 3~4 次，静脉滴注
注意事项	1. 本品必须和 β-内酰胺类抗生素联合使用，单独使用无效 2. 本品配成溶液后必须及时使用，不宜久置 3. 当与青霉素类药物合用时，用药前须做青霉素皮肤试验，阳性者禁用
禁忌	对青霉素类药物过敏者禁用
不良反应	注射部位疼痛、皮疹，静脉炎、腹泻、恶心等反应偶有发生。偶见一过性嗜酸性粒细胞增多，血清 ALT、AST 升高等。极个别患者发生剥脱性皮炎、过敏性休克
特殊人群用药	肝肾功能不全患者：肾功能减退者，根据血浆肌酐清除率调整用药 老年人：老年患者肾功能减退，须调整剂量
	妊娠与哺乳期肝肾功能不全者妇女：妊娠及哺乳期肝肾功能不全者妇女应用仍须权衡利弊
药典	USP、Eur. P.、Chin. P.、Jpn. P.
国家处方集	CNF
其他推荐依据	
■ 药品名称	注射用氨曲南　Aztreonam for Injection
抗菌谱与适应证	单环 β-内酰胺类，适用于治疗敏感需氧革兰阴性菌所致的多种感染，如败血症、下呼吸道感染、尿路感染、腹腔内感染、子宫内膜炎、盆腔炎、术后伤口及烧伤、溃疡等皮肤软组织感染等
制剂与规格	注射用氨曲南[保(乙)]：①0. 5g；②1. 0g；③2. 0g
用法与用量	肌内注射或静脉给药。成人：泌尿道感染，一次 0. 5~1. 0g，每 8~12 小时 1 次；中度感染，一次 1~2g，每 8~12 小时 1 次；危重患者或由铜绿假单胞菌所致的严重感染，一次 2g，每 6~8 小时 1 次，一日最大剂量不宜超过 8g。肾功能不全时剂量：应根据肌酐清除率调整剂量；每次血液透析后，除维持量外，应另给予起始量的 1/8
注意事项	1. 氨曲南与青霉素之间无交叉过敏反应，但对青霉素、头孢菌素过敏及过敏体质者仍需慎用 2. 有不同程度的抗生素相关性肠炎
禁忌	对氨曲南有过敏史者禁用
不良反应	常见为恶心、呕吐、腹泻及皮肤过敏反应等

续　表

特殊人群用药	儿童：婴幼儿的安全性尚未确立应慎用 老年人：老年人用药剂量应按其肾功能减退情况酌情减量 妊娠与哺乳期肝肾功能不全者妇女：妊娠安全性分级为B级，哺乳期肝肾功能不全者妇女使用时应暂停授乳
药典	USP、Jpn. P.
国家处方集	CNF
其他推荐依据	

第四节　碳青霉烯类

■ 药品名称	注射用亚胺培南西司他丁　Imipenem and Cilastatin for Injection
抗菌谱与适应证	对大多数革兰阳性、革兰阴性的需氧菌和厌氧菌有抗菌作用。适用于治疗敏感革兰阳性菌及革兰阴性杆菌所致的严重感染（如败血症、感染性心内膜炎、下呼吸道感染、腹腔感染、盆腔感染、皮肤软组织感染、骨和关节感染、尿路感染）以及多种细菌引起的混合感染
制剂与规格	注射用亚胺培南西司他丁钠（1∶1）[保(乙)]：①0.5g；②1g；③2g
用法与用量	静脉滴注。成人：轻度感染，每6小时0.25g；中度感染，一次1g，一日2次；严重感染，每8小时1g。日最高剂量不超过4g。儿童：体重＜40kg，一次15mg/kg，每6小时1次。一日总剂量不超过2g。肾功能不全时剂量：肌酐清除率为30～70ml/min者，每6～8小时用
	0.5g；肌酐清除率为20～30ml/min者，每8～12小时用0.25～0.50g；肌酐清除率＜20ml/min者，每12小时用0.25g。透析时建议血液透析后补充1次用量
注意事项	1. 患过胃肠道疾病尤其是结肠炎的患者，需慎用 2. 有癫痫史或中枢神经系统功能障碍者发生痉挛、意识障碍等不良反应增加
禁忌	本品禁用于对本品任何成分过敏的患者
不良反应	局部反应（红斑、局部疼痛和硬结、血栓性静脉炎）；过敏反应/皮肤（皮疹、瘙痒、荨麻疹、多形性红斑、史-约综合征等）；胃肠道反应（恶心、呕吐、腹泻）等
特殊人群用药	肝肾功能不全患者：严重肾功能不全患者应根据肌酐清除率调节用量 儿童：婴儿及肾功能不全的儿童使用本药须权衡利弊 妊娠与哺乳期肝肾功能不全者妇女：妊娠安全性分级为C级，哺乳期肝肾功能不全者妇女使用时应暂停授乳
药典	USP、Eur. P.、Jpn. P.
国家处方集	CNF
其他推荐依据	

续 表

■ 药品名称	注射用帕尼培南倍他米隆 Panipenem Betamipron for Injection
抗菌谱与适应证	用于敏感的金黄色葡萄球菌、表皮葡萄球菌、大肠埃希菌、肺炎杆菌、流感杆菌、阴沟杆菌、变形杆菌、枸橼酸杆菌、类杆菌属、铜绿假单胞菌等所致的下列感染：①呼吸系统感染；②腹腔感染；③泌尿、生殖系统感染；④眼科感染、皮肤、软组织感染；⑤耳、鼻、喉感染；⑥骨、关节感染；⑦其他严重感染，如败血症、感染性心内膜炎等
制剂与规格	注射用帕尼培南倍他米隆（1∶1）：①250mg（以帕尼培南计）；②500mg（以帕尼培南计）
用法与用量	静脉滴注：成人，一日 1g，分 2 次给药；重症或顽固性感染疾病，剂量可增至一日 2g，分 2 次静滴，儿童，一日 30~60mg/kg，分 3 次静滴；重症或顽固性感染疾病，剂量可增至一日 100mg/kg，分 3~4 次静滴。一日总量不超过 2g
注意事项	1. 既往对碳青霉烯类、青霉素类及头孢菌素类等抗生素有过敏体质者，经口摄食物不足患者或非经口维持营养患者，全身状态不良者需慎用 2. 推荐使用前需进行皮试 3. 本品禁止与丙戊酸钠合并使用
禁忌	既往对本品的成分发生过休克反应或正在使用丙戊酸钠的患者
不良反应	腹泻、恶心、呕吐，肝功能损害，皮疹，抽搐等；临床检验值异常，如 ALT（GPT）及 AST（GOT）上升，嗜酸性粒细胞计数增多等
特殊人群用药	肝肾功能不全患者：严重肾功能损害患者慎用 儿童：用药的安全性尚未确定，早产儿、新生儿不宜使用 老年人：慎用 妊娠与哺乳期肝肾功能不全者妇女：孕妇用药的安全性尚未确定，用药应权衡利弊；对授乳的影响尚不明确
药典	Jpn. P.
国家处方集	CNF
其他推荐依据	
■ 药品名称	注射用厄他培南 Ertapenem for Injection
抗菌谱与适应证	用于敏感菌引起的下列感染： 1. 社区获得性肺炎 2. 复杂性皮肤和/或皮下组织感染 3. 复杂性腹部感染 4. 复杂性泌尿道感染 5. 急性盆腔感染
制剂与规格	注射用厄他培南[保(乙)]：1g
用法与用量	13 岁及以上患者中的常用剂量为 1g，每日 1 次。3 个月至 12 岁患者中的剂量是 15mg/kg，每日 2 次（每天不超过 1g）。静脉输注给药，最长可使用 14 天；肌内注射给药，最长可使用 7 天

续 表

注意事项	1. 治疗以前必须向患者仔细询问有关对青霉素、头孢菌素、其他β-内酰胺类抗生素及其他过敏原的过敏情况 2. 肌内注射本品时应避免误将药物注入血管 3. 已知或怀疑中枢神经系统障碍（包括）癫痫病史者慎用
禁忌	1. 对本品中任何成分或对同类的其他药物过敏者 2. 由于使用盐酸利多卡因作为稀释剂，所以对酰胺类局麻药过敏的患者、伴有严重休克或心脏传导阻滞的患者禁止肌内注射本品
不良反应	最常见的有腹泻、输药静脉的并发症、恶心和头痛；常见的有头痛、静脉炎、血栓性静脉炎、腹泻、恶心、呕吐、皮疹、阴道炎；偶见的有头晕、嗜睡、失眠、癫痫发作等
特殊人群用药	儿童：不推荐用于儿童脑膜炎患者 妊娠与哺乳期肝肾功能不全者妇女：妊娠安全性分级为 B 级；哺乳期肝肾功能不全者妇女使用时应权衡利弊
药典	USP、Eur. P.、Jpn. P.
国家处方集	CNF
其他推荐依据	
■ 药品名称	**法罗培南 Faropenem**
抗菌谱与适应证	用于由葡萄球菌、链球菌、肺炎球菌、肠球菌、柠檬酸杆菌、肠杆菌、消化链球菌、拟杆菌等所致的下列感染：①泌尿系统感染；②呼吸系统感染；③子宫附件炎、子宫内感染、前庭大腺炎；④浅表性皮肤感染症、深层皮肤感染症、痤疮；⑤淋巴管炎、淋巴结炎、乳腺炎、肛周脓肿、外伤、烫伤和手术创伤等继发性感染
制剂与规格	法罗培南钠片[保(乙)]：①0.15g；②0.2g 法罗培南钠胶囊[保(乙)]：0.1g
用法与用量	口服。成人：①浅表性皮肤感染症、深层皮肤感染症等轻度感染：一次 150~200mg，一日 3 次；②肺炎、肺脓肿、肾盂肾炎、膀胱炎、前列腺炎、睾丸炎、中耳炎、鼻窦炎：一次 200~300mg，一日 3 次。老年人剂量：老年患者应从一次 150mg 开始用药
注意事项	1. 对青霉素类、头孢菌素类或碳青霉烯类药有过敏史者慎用
	2. 本人或亲属为易于发生支气管哮喘、皮疹、荨麻疹等过敏反应体质者慎用 3. 经口摄取不良的患者或正接受非口服营养疗法患者、全身状态不良患者（有时会出现维生素 K 缺乏症）慎用
禁忌	对本品过敏者禁用
不良反应	常见腹泻、腹痛、稀便、皮疹、恶心、ALT（GPT）及 AST（GOT）升高、嗜酸性粒细胞增多；偶见休克、过敏样症状、急性肾功能不全、假膜性肠炎、史-约综合征、中毒性表皮坏死症、间质性肺炎、肝功能不全、黄疸、粒细胞缺乏症、横纹肌溶解症
特殊人群用药	儿童：儿童的安全性尚未确立 老年人：老年患者用药可能因维生素 K 缺乏而发生出血倾向，应慎用 妊娠与哺乳期肝肾功能不全者妇女：孕妇用药应权衡利弊；哺乳期肝肾功能不全者用药应避免授乳
药典	Jpn. P.

续 表

国家处方集	CNF
其他推荐依据	

第五节 β-内酰胺类复方制剂

■ 药品名称	阿莫西林克拉维酸钾 Amoxicillin and Clavulanate Potassium
抗菌谱与适应证	1. 上呼吸道感染：鼻窦炎、扁桃体炎、咽炎等 2. 下呼吸道感染：急性支气管炎、慢性支气管炎急性发作、肺炎、肺脓肿和支气管合并感染等 3. 泌尿系统感染：膀胱炎、尿道炎、肾盂肾炎、前列腺炎、盆腔炎、淋病奈瑟菌尿路感染 4. 皮肤和软组织感染：疖、脓肿、蜂窝织炎、伤口感染、腹内脓毒症等 5. 其他感染：中耳炎、骨髓炎、败血症、腹膜炎和手术后感染等
制剂与规格	阿莫西林克拉维酸钾片[保(甲)]：①375mg；②1g 阿莫西林克拉维酸钾分散片[保(甲)]：①156. 25 mg；②228. 5mg 阿莫西林克拉维酸钾咀嚼片[保(甲)]：228. 5mg 阿莫西林克拉维酸钾颗粒[保(甲)]：①156. 25 mg；②187. 5mg；③228. 5 mg 阿莫西林克拉维酸钾干混悬剂[保(甲)]：①1g∶156. 25mg；②1. 5g∶228. 5mg；③2g∶156. 25mg 阿莫西林克拉维酸钾混悬液[保(甲)]：①5ml∶228mg；②5ml∶312. 5mg 注射用阿莫西林钠克拉维酸钾[保(乙)]：①0. 6g；②1. 2g
用法与用量	1. 口服。成人：轻至中度感染，一次 375mg，每 8 小时 1 次，疗程 7~10 日；肺炎及其他中度或严重感染，一次 625mg，每 8 小时 1 次，疗程 7~10 日。3 个月以下婴儿：每 12 小时 15mg/kg。儿童（40kg 以下）：一般感染，每 12 小时 25mg/kg，或每 8 小时 20mg/kg；严重感染，每 12 小时 45mg/kg，或每 8 小时 40mg/kg，疗程 7~10 日。儿童（40kg 以上）：可按成人剂量给药 2. 静脉滴注。成人及 12 岁以上儿童：一次 1. 2g，一日2~3 次，疗程 7~14 日；严重感染者可增加至一日 4 次。3 个月以下婴儿：一次 30mg/kg，每 12 小时 1 次，随后加至每 8 小时 1 次。3 个月至 12 岁儿童：一次 30mg/kg，一日 2~3 次，疗程 7~14 日
注意事项	1. 对头孢菌素类药物过敏者及有哮喘、湿疹、花粉症、荨麻疹等过敏性疾病史者慎用 2. 长期使用本品，应定期检查肝功能、肾功能、造血系统功能和检测血清钾或钠
禁忌	青霉素皮试阳性反应者、对本品及其他青霉素类药物过敏者及传染性单核细胞增多症患者禁用；孕妇禁用
不良反应	少数患者可见恶心、呕吐、腹泻等胃肠道反应；偶见荨麻疹、皮疹；可见过敏性休克、药物热和哮喘等
特殊人群用药	肝肾功能不全患者：严重肝功能障碍者、中度或中度肾功能障碍者慎用，肾功能减退者应根据肌酐清除率调整剂量 老年人：老年患者应根据肾功能情况调整剂量 妊娠与哺乳期肝肾功能不全者妇女：孕妇禁用；哺乳期肝肾功能不全者妇女慎用或用药期间暂停授乳
药典	USP、Eur. P.、Chin. P.、Jpn. P.

续 表

国家处方集	CNF
其他推荐依据	
■ 药品名称	注射用氨苄西林钠舒巴坦钠 Ampicillin Sodium and Sulbactam Sodium for Injection
抗菌谱与适应证	1. 用于治疗敏感菌（包括产β-内酰胺酶菌株）所致的呼吸道感染、肝胆系统感染、泌尿系统感染、皮肤软组织感染 2. 用于治疗需氧菌与厌氧菌混合感染（特别是腹腔感染和盆腔感染）
制剂与规格	注射用氨苄西林钠舒巴坦钠[保(乙)]：①0.75g（氨苄西林钠0.5g、舒巴坦钠0.25g）；②1.5g（氨苄西林钠1g、舒巴坦钠0.5g）；③2.25g（氨苄西林1.5g、舒巴坦0.75g）；④3g（氨苄西林钠2g、舒巴坦钠1g）
用法与用量	深部肌内注射、静脉注射或静脉滴注。成人一次1.5~3.0g，每6小时1次。肌内注射一日剂量不超过6g，静脉用药一日剂量不超过12g（舒巴坦一日剂量最高不超过4g）。儿童按体重一日100~200mg/kg，分次给药
注意事项	1. 传染性单核细胞增多症、巨细胞病毒感染、淋巴细胞白血病、淋巴瘤等患者不宜应用 2. 下列患者应慎用：有哮喘、湿疹、花粉症、荨麻疹等过敏性疾病史者
禁忌	禁用于对任何青霉素类抗生素有过敏反应史的患者
不良反应	注射部位疼痛、过敏性反应和过敏性休克、胃肠道反应（恶心、呕吐、腹泻等）、皮肤反应（瘙痒、皮疹）等
特殊人群用药	肝肾功能不全患者：肾功能减退者应根据血浆肌酐清除率调整剂量 老年人：老年患者肾功能减退，需调整剂量 妊娠与哺乳期肝肾功能不全者妇女：孕妇及哺乳期肝肾功能不全者妇女应用仍须权衡利弊
药典	USP、Eur. P.、Chin. P.、Jpn. P.
国家处方集	CNF
其他推荐依据	
■ 药品名称	注射用替卡西林钠克拉维酸钾 Ticarcillin Disodium and Clavulanate Potassium for Injection
抗菌谱与适应证	适用于治疗敏感菌所致的败血症、腹膜炎、呼吸道感染、胆道感染、泌尿系统感染、骨和关节感染、术后感染、皮肤和软组织感染、耳鼻喉感染等
制剂与规格	注射用替卡西林钠克拉维酸钾[保(乙)]：①1.6g（替卡西林钠1.5g、克拉维酸钾0.1g）；②3.2g（替卡西林钠3g、克拉维酸钾0.2g）
用法与用量	1. 成人：静脉滴注，一次1.6~3.2g，每6~8小时1次；最大剂量，一次3.2g，每4小时1次 2. 肾功能不全时剂量：肌酐清除率>30ml/min者，每8小时3.2g；肌酐清除率为10~30ml/min者，每8小时1.6g；肌酐清除率<10ml/min者，每16小时1.6g 3. 儿童：小儿用量，一次80mg/kg，每6~8小时1次 4. 早产儿及足月新生儿：一次80mg/kg，每12小时1次
注意事项	1. 对头孢菌素过敏者、凝血功能异常者慎用 2. 注射用溶液应随用随配，配制好的注射液应立即使用 3. 与氨基糖苷类抗生素合用治疗，两种药物应分别给药

续 表

禁忌	对β-内酰胺类抗生素过敏者禁用
不良反应	低钾血症及出血时间延长；皮疹、瘙痒、药物热等过敏反应较多见；可发生胃肠道反应
特殊人群用药	肝肾功能不全患者：严重肝肾功能不全患者慎用 老年人：老年患者肾功能减退，须调整剂量 妊娠与哺乳期肝肾功能不全者妇女：孕妇用药应权衡利弊；可用于哺乳期肝肾功能不全者妇女
药典	USP、Eur. P.、Jpn. P.
国家处方集	CNF
其他推荐依据	
■ 药品名称	注射用哌拉西林舒巴坦 Piperacillinand Sulbactam for Injection
抗菌谱与适应证	用于对哌拉西林耐药对本品敏感的产β-内酰胺酶致病菌引起的感染： 1. 呼吸系统感染（如急性支气管炎、肺炎、慢性支气管炎急性发作、支气管扩张伴感染等） 2. 泌尿生殖系统感染（如单纯型泌尿系感染、复杂型泌尿系感染等）
制剂与规格	注射用哌拉西林钠舒巴坦钠[保(乙)]：①1.25g；②2.5g
用法与用量	1. 成人：静脉滴注一次2.5~5g，每12小时1次；严重或难治性感染时，每8小时1次。一日最大用量不得超过20g（舒巴坦最大剂量为一日4g）。疗程通常为7~14日 2. 肾功能不全时应酌情调整剂量 3. 老年患者剂量酌减
注意事项	1. 用前需做青霉素皮肤试验 2. 哌拉西林可能引起出血，有出血倾向的患者应检查凝血时间、血小板聚集时间和凝血酶原时间 3. 哌拉西林钠与溶栓药合用时可能发生严重出血，不宜同时使用
禁忌	对青霉素类、头孢菌素类或β-内酰胺酶抑制药过敏或对上述药物有过敏史者禁用
不良反应	仅少数患者可能发生，包括胃肠道反应、皮肤反应、变态反应等
特殊人群用药	肝肾功能不全患者：肾功能不全者慎用 老年人：老年患者（>65岁）由于肾功能减退，用药剂量宜酌减 妊娠与哺乳期肝肾功能不全者妇女：用药应权衡利弊
药典	USP、Eur. P.、Chin. P.
国家处方集	CNF
其他推荐依据	
■ 药品名称	注射用哌拉西林钠他唑巴坦钠 Piperacillin Sodium and Tazobactam Sodium for Injection
抗菌谱与适应证	用于对哌拉西林耐药，但对哌拉西林他唑巴坦敏感的产β-内酰胺酶的细菌引起的中、重度感染： 1. 大肠埃希菌和拟杆菌属所致的阑尾炎、腹膜炎 2. 金黄色葡萄球菌所致的中、重度医院获得性肺炎、非复杂性和复杂性皮肤软组织感染 3. 大肠埃希菌所致的产后子宫内膜炎或盆腔炎性疾病 4. 流感嗜血杆菌所致的社区获得性肺炎

续 表

制剂与规格	注射用哌拉西林钠他唑巴坦钠：①1.125g（哌拉西林钠1g、他唑巴坦钠0.125g）；②2.25g（哌拉西林钠2g、他唑巴坦钠0.25g）[基]；③3.375g（哌拉西林钠3g、他唑巴坦钠0.375g）；④4.5g（哌拉西林钠4g、他唑巴坦钠0.5g）[基]
用法与用量	1. 成人：静脉滴注。一般感染，一次3.375g，每6小时1次，或4.5g，每8小时1次，疗程7~10日。医院获得性肺炎，起始量3.375g，每4小时1次，疗程7~14日，也可根据病情及细菌学检查结果进行调整 2. 肾功能不全者应根据肌酐清除率调整剂量 3. 血液透析者一次最大剂量为2.25g，每8小时1次，并在每次血液透析后可追加0.75g
注意事项	1. 有出血史，溃疡性结肠炎、克罗恩病或假膜性肠炎慎用 2. 用药期间应定期检查血清电解质水平、造血功能等
禁忌	对青霉素类、头孢菌素类抗生素或β-内酰胺酶抑制药过敏者禁用
不良反应	皮肤反应（皮疹、瘙痒等）、消化道反应（腹泻、恶心、呕吐等）、过敏反应、局部反应（注射局部刺激反应、疼痛等）
特殊人群用药	肝肾功能不全患者：严重肝功能、肾功能障碍者慎用 妊娠与哺乳期肝肾功能不全者妇女：妊娠安全性分级为B级；哺乳期肝肾功能不全者妇女慎用
药典	USP、Eur. P.、Chin. P.
国家处方集	CNF
其他推荐依据	
■ 药品名称	注射用头孢哌酮舒巴坦 Cefoperazone and Sulbactam for Injection
抗菌谱与适应证	用于治疗敏感细菌所致的下列感染： 1. 呼吸系统感染 2. 腹内感染，如腹膜炎、胆囊炎、胆管炎 3. 泌尿、生殖系统感染，如尿路感染、盆腔炎、子宫内膜炎、淋病等 4. 皮肤、软组织感染 5. 骨、关节感染 6. 其他严重感染，如败血症、脑膜炎等
制剂与规格	注射用头孢哌酮钠舒巴坦钠（1∶1）[保(乙)]：①1g（头孢哌酮钠0.5g、舒巴坦钠0.5g）；②2g（头孢哌酮钠1g、舒巴坦钠1g） 注射用头孢哌酮钠舒巴坦钠（2∶1）[保(乙)]：①1.5g（头孢哌酮钠1g、舒巴坦钠0.5g）；②3g（头孢哌酮钠2g、舒巴坦钠1g）
用法与用量	静脉滴注： 1. 成人：一日2~4g，严重或难治性感染可增至一日8g。分等量每12小时静脉滴注1次。舒巴坦每日最高剂量不超过4g 2. 儿童：常用量一日40~80mg/kg，等分2~4次滴注。严重或难治性感染可增至一日160mg/kg。等分2~4次滴注。新生儿出生第一周内，应每隔12小时给药1次。舒巴坦每日最高剂量不超过80mg/kg
注意事项	接受β-内酰胺类或头孢菌素类抗生素治疗的患者可发生严重的及偶可发生的致死性过敏反应。一旦发生过敏反应，应立即停药并给予适当的治疗

续　表

禁忌	已知对青霉素类，舒巴坦、头孢哌酮及其他头孢菌素类抗生素过敏者禁用
不良反应	皮疹较为多见；少数患者尚可发生腹泻、腹痛；一过性嗜酸性粒细胞计数增多，轻度中性粒细胞计数减少；暂时性 AST（GOT）及 ALT（GPT）、碱性磷酸酶、尿素氮或血肌酐升高等
特殊人群用药	肝肾功能不全患者：根据患者情况调整用药剂量 儿童：新生儿和早产儿用药须权衡利弊 老年人：老年人呈生理性的肝功能、肾功能减退，因此应慎用本药并需调整剂量 妊娠与哺乳期肝肾功能不全者妇女：妊娠安全性分级为 B 级；哺乳期肝肾功能不全者妇女用药时宜暂停授乳
药典	USP、Eur. P.、Chin. P.
国家处方集	CNF
其他推荐依据	

第六节　氨基糖苷类

■ 药品名称	注射用链霉素　Streptomycin for Injection
抗菌谱与适应证	1. 与其他抗结核药联合用于治疗结核分枝杆菌所致的各种结核病或其他分枝杆菌感染 2. 用于治疗土拉菌病，或与其他抗菌药联合用于治疗鼠疫、腹股沟肉芽肿、布鲁菌病、鼠咬热 3. 与青霉素联合用于预防或治疗草绿色链球菌或肠球菌所致的心内膜炎
制剂与规格	注射用硫酸链霉素[保(甲)]：①0.75g（75 万 U）[基]；②1g（100 万 U）[基]；③2g（200 万 U）；④5g（500 万 U）
用法与用量	肌内注射。成人：①结核病：一次 0.5g，每 12 小时 1 次；或一次 0.75g，一日 1 次；②草绿色链球菌心内膜炎：一次 1g，每 12 小时 1 次，连续用药 1 周；然后一次 0.5g，每 12 小时 1
	次，连续用药 1 周；③肠球菌心内膜炎：一次 1g，每 12 小时 1 次，连续用药 2 周；然后一次 0.5g，每 12 小时 1 次，连续用药 4 周；④土拉菌病、鼠疫：一次 0.5~1.0g，每 12 小时 1 次；⑤布鲁菌病：一日 1~2g，分 2 次给药
注意事项	下列情况应慎用链霉素：①脱水，可使血药浓度增高，易产生毒性反应；②第Ⅷ对脑神经损害，因本品可导致前庭神经和听神经损害；③重症肌无力或帕金森病，因本品可引起神经肌肉阻滞作用，导致骨骼肌软弱；④肾功能损害，因本品具有肾毒性
禁忌	对链霉素或其他氨基糖苷类过敏的患者禁用
不良反应	血尿、排尿次数减少或尿量减少、食欲减退、口渴等肾毒性症状，少数可产生血液中尿素氮及肌酐值增高。影响前庭功能时可有步履不稳、眩晕等症状；影响听神经出现听力减退、耳鸣、耳部饱满感

续 表

特殊人群用药	肝肾功能不全患者：肾功能不全患者慎用 儿童：慎用 老年人：老年患者应采用较小治疗量，并且尽可能在疗程中监测血药浓度 妊娠与哺乳期肝肾功能不全者妇女：妊娠安全性分级为D级；哺乳期肝肾功能不全者妇女用药期间暂停授乳
药典	USP、Eur. P.、Chin. P.、Jpn. P.
国家处方集	CNF
其他推荐依据	
■ 药品名称	庆大霉素 Gentamicin
抗菌谱与适应证	1. 适用于治疗敏感革兰阴性杆菌，如大肠埃希菌、克雷伯菌属、肠杆菌属、铜绿假单胞菌以及甲氧西林敏感的葡萄球菌所致的严重感染，如败血症、下呼吸道感染、肠道感染、盆腔感染、腹腔感染、皮肤软组织感染、复杂性尿路感染等。治疗腹腔感染及盆腔感染应与抗厌氧菌药物合用。与青霉素（或氨苄西林）合用治疗肠球菌属感染 2. 用于敏感细菌所致中枢神经系统感染，可鞘内注射作为辅助治疗
制剂与规格	硫酸庆大霉素片（每10mg相当于1万U）[保(乙)]：①20mg；②40mg 硫酸庆大霉素注射液[保(甲)]：①1ml：20mg；②1ml：40mg[基]；③2ml：80mg[基] 硫酸庆大霉素颗粒：10mg
用法与用量	1. 肌内注射、静脉滴注：①成人，一次80mg，或按体重一次1.0~1.7mg/kg，每8小时1次；体重<60kg者，一日1次给药3mg/kg；体重>60kg者，总量不超过160mg，每24小时1次。疗程为7~10日。②小儿，一次2.5mg/kg，每12小时1次；或一次1.7mg/kg，每8小时1次。疗程为7~10日 2. 鞘内及脑室内给药：成人一次4~8mg，小儿（3个月以上）一次1~2mg，每2~3日1次 3. 肾功能减退患者根据肌酐清除率调整剂量
注意事项	1. 下列情况应慎用：①脱水，可使血药浓度增高，易产生毒性反应；②第Ⅷ对脑神经损害，因本品可导致前庭神经和听神经损害；③重症肌无力或帕金森病，因本品可引起神经肌肉阻滞作用，导致骨骼肌软弱；④肾功能损害，因本品具有肾毒性 2. 长期应用可能导致耐药菌过度生长 3. 不宜用于皮下注射；本品有抑制呼吸作用，不得静脉注射
禁忌	对本品或其他氨基糖苷类过敏者禁用
不良反应	用药过程中可能引起听力减退、耳鸣或耳部饱满感等耳毒性反应，影响前庭功能时可发生步态不稳、眩晕。也可能发生血尿、排尿次数显著减少或尿量减少、食欲减退、极度口渴等肾毒性反应。发生率较低者有因神经肌肉阻滞或肾毒性引起的呼吸困难、嗜睡、软弱无力等。偶有皮疹、恶心、呕吐、肝功能减退、白细胞计数减少、粒细胞计数减少、贫血、低血压等
特殊人群用药	肝肾功能不全患者：肾功能不全患者慎用 儿童：慎用 老年人：应采用较小治疗量且尽可能在疗程中监测血药浓度 妊娠与哺乳期肝肾功能不全者妇女：妊娠安全性分级为D级；哺乳期肝肾功能不全者妇女用药期间暂停授乳
药典	USP、Eur. P.

续　表

国家处方集	CNF
其他推荐依据	
■ 药品名称	妥布霉素　Tobramycin
抗菌谱与适应证	1. 适用于铜绿假单胞菌、大肠埃希菌、克雷伯菌属、沙雷菌属所致的新生儿脓毒血症、败血症、中枢神经系统感染、泌尿生殖系统感染、肺部感染、胆道感染、腹腔感染及腹膜炎、骨骼感染、烧伤感染、皮肤软组织感染、急性及慢性中耳炎、鼻窦炎等 2. 与其他抗菌药物联合用于治疗葡萄球菌所致感染（耐甲氧西林菌株感染除外）
制剂与规格	硫酸妥布霉素注射液（每 10mg 相当于 1 万 U）[保(乙)]：2ml：80mg
用法与用量	肌内注射或静脉滴注。成人：一次 1.0~1.7mg/kg，每 8 小时 1 次，疗程 7~14 日。儿童：早产儿或0~7 日小儿，一次 2mg/kg，每 12~24 小时 1 次；大于 7 日小儿，一次 2mg/kg，每 8 小时 1 次
注意事项	1. 前庭功能或听力减退者、脱水、重症肌无力或帕金森病慎用 2. 本品不宜皮下注射；不能静脉注射
禁忌	对本品或其他氨基糖苷类过敏者、本人或家族中有人因使用链霉素引起耳聋或其他耳聋者禁用；肾衰竭者禁用；孕妇禁用
不良反应	发生率较多者有听力减退、耳鸣或耳部饱满感（耳毒性）、血尿、排尿次数显著减少或尿量减少、食欲减退、极度口渴（肾毒性）、步态不稳、眩晕（耳毒性、影响前庭、肾毒性）。发生率较低者有呼吸困难、嗜睡、极度软弱无力（神经肌肉阻滞或肾毒性）。本品引起肾功能减退的发生率较庆大霉素低
特殊人群用药	肝肾功能不全患者：肾功能不全、肝功能异常患者慎用 儿童：儿童慎用 老年人：慎用，老年患者应采用较小治疗量且尽可能在疗程中监测血药浓度 妊娠与哺乳期肝肾功能不全者妇女：孕妇禁用；哺乳期肝肾功能不全者妇女慎用或用药期间暂停授乳
药典	USP
国家处方集	CNF
其他推荐依据	
■ 药品名称	阿米卡星　Amikacin
抗菌谱与适应证	1. 对大肠埃希菌、铜绿假单胞菌及其他假单胞菌、变形杆菌、克雷伯菌、不动杆菌、沙雷杆菌和肠杆菌等敏感革兰阴性杆菌与葡萄球菌属所致严重感染，如下呼吸道感染，腹
	腔感染，胆道感染，骨、关节、皮肤及软组织感染，泌尿系统感染，细菌性心内膜炎，菌血症或败血症等 2. 对庆大霉素、妥布霉素和卡那霉素耐药菌株所致的严重感染
制剂与规格	硫酸阿米卡星注射液[基,保(甲)]：①1ml：100mg（10 万 U）；②2ml：200mg（20 万 U） 注射用硫酸阿米卡星[保(甲)]：200mg
用法与用量	肌内注射或静脉滴注。①成人：单纯性尿路感染：每 12 小时 200mg；其他全身感染：每 8 小时 5mg/kg，或每 12 小时 7.5mg/kg，一日不超过 1.5g；烧伤合并感染：一次 5.0~7.5mg/kg，每 6 小时 1 次；②肾功能不全者根据肌酐清除率调整剂量；③儿童：首剂 10mg/kg，然后每 12 小时 7.5mg/kg

续 表

注意事项	脱水患者、重症肌无力或帕金森患者慎用。其他见链霉素
禁忌	对阿米卡星或其他氨基糖苷类过敏的患者禁用
不良反应	患者可发生听力减退、耳鸣或耳部饱满感，少数患者亦可发生眩晕、步态不稳等症状。听力减退一般于停药后症状不再加重，但个别在停药后可能继续发展至耳聋
特殊人群用药	肝肾功能不全患者：肾功能损害患者慎用 儿童：慎用 老年人：老年患者应用本药后较易产生各种毒性反应 妊娠与哺乳期肝肾功能不全者妇女：孕妇使用前应充分权衡利弊，妊娠安全性分级为 D 级；哺乳期肝肾功能不全者妇女在用药期间暂停授乳
药典	USP、Eur. P.、Chin. P.
国家处方集	CNF
其他推荐依据	
■ 药品名称	注射用奈替米星　Netilmicin for Injection
抗菌谱与适应证	1. 主要适用于治疗敏感革兰阴性杆菌所致的严重感染。如大肠埃希菌、肠杆菌属、变形杆菌、铜绿假单胞菌等所致的下呼吸道感染、复杂性尿路感染、腹腔感染、胃肠感染、骨及关节感染、皮肤软组织感染、烧伤或创伤感染、手术感染、败血症等 2. 与其他抗菌药物联合用于治疗葡萄球菌感染（耐甲氧西林葡萄球菌除外） 3. 某些耐庆大霉素菌株所致严重感染
制剂与规格	注射用硫酸奈替米星[保(乙)]：①1ml（5 万 U）；②2ml（10 万 U）
用法与用量	肌内注射或静脉滴注。成人 1.3～2.2mg/(kg·8h) 或 2～3.25mg/（kg·12h），疗程 7～14 日。一日最高剂量不超过 7.5mg/kg；复杂性尿路感染：一次 1.5～2.0mg/kg，每 12 小时 1 次，疗程 7～14 日。一日最高剂量不超过 7.5mg/kg；肾功能不全者：按照血药浓度进行调整，或根据肌酐清除率计算调整剂量
注意事项	脱水、第Ⅷ对脑神经损害、重症肌无力或帕金森病患者慎用
禁忌	对奈替米星或任何一种氨基糖苷类抗生素过敏或有严重毒性反应者禁用；孕妇和新生儿禁用
不良反应	1. 肾毒性轻微并较少见。常发生于原有肾功能损害者，或应用剂量超过一般常用剂量的感染患者 2. 神经系统毒性：可发生第Ⅷ对脑神经的毒性反应，但本品的毒性发生率较低，程度亦较轻，易发生在原有肾功能损害者，或治疗剂量过高、疗程过长的感染患者，表现为前庭及听力受损的症状，如出现头晕、眩晕、听觉异常等
	3. 其他：偶可出现头痛、全身不适、视觉障碍、心悸、皮疹、发热、呕吐及腹泻等
特殊人群用药	肝肾功能不全患者：肝肾功能损害者慎用 儿童：儿童（尤其是早产儿及新生儿）慎用。新生儿禁用 老年人：老年患者使用时按轻度肾功能减退者减量用药，且尽可能在疗程中监测血药浓度 妊娠与哺乳期肝肾功能不全者妇女：妊娠安全性分级为 D 级，孕妇禁用；哺乳期肝肾功能不全者妇女在用药期间暂停授乳
药典	USP、Eur. P.、Chin. P.

续　表

国家处方集	CNF
其他推荐依据	
■ 药品名称	硫酸依替米星注射液　Etimicin Sulfate Injection
□ 其他名称	悉能
适应证	适用于对其敏感的大肠埃希杆菌、克雷伯氏肺炎杆菌、沙雷氏杆菌属、枸橼酸杆菌、肠杆菌属、不动杆菌属、变形杆菌属、流感嗜血杆菌、铜绿假单胞菌和葡萄球菌等引起的各种感染 临床研究显示本品对以下感染有较好的疗效 呼吸道感染：如急性支气管炎、慢性支气管炎急性发作、社区肺部感染等 肾脏和泌尿生殖系统感染：如急性肾盂肾炎、膀胱炎、慢性肾盂肾炎或慢性膀胱炎急性发作等 皮肤软组织和其它感染：如皮肤及软组织感染，外伤、创伤和手术产后的感染及其他敏感菌感染
制剂与规格	硫酸依替米星注射液【保(乙)】：1ml：50mg（按 $C_{21}H_{43}N_5O_7$ 计算）
用法与用量	静脉滴注 成人推荐剂量： 对于肾功能正常的泌尿系统感染或全身性感染的患者，一次 0.1～0.15g，一日 2 次（每 12 小时1 次），或一次 0.2～0.3g，一日 1 次，稀释于 0.9%氯化钠注射液或 5%葡萄糖注射液 100ml 或 250ml 中静脉滴注，每次滴注 1 小时。疗程为 5～10 日。依据患者的感染程度遵医嘱进行剂量的调整 肾功能受损的患者，不宜使用本品。如必要时应调整使用剂量，并应监测血清中硫酸依替米星的浓度，此外血清肌酐水平及肌酐清除率也是最适合观察肾功能程度的指标 调整使用剂量可采用下述 2 个方案中的一种： 1. 改变给药次数的方案：调整剂量的一种方法是延长 2 次常规给药的间隔时间。由于血清肌酐水平与硫酸依替米星血清半衰期高度相关，因此，实验室检查可提供调整给药间隔的指标。2 次给药的间隔时间（小时）大致等于血清肌酐水平（mg/100ml）乘以 8；例如：一个体重 60kg 的患者，血清肌酐水平为 3.0mg/100ml，该患者使用硫酸依替米星的治疗方案应为：每次剂量为 2mg/kg×60kg 即 120mg，二次间隔时间按血清肌酐水平 3.0（mg/100ml）×8 计算，即 24 小时 2. 改变治疗剂量的方案：在具有肾功能不全的严重全身感染者，可增加硫酸依替米星的给药次数，但应减少治疗剂量。对这类患者，应当测定血清硫酸依替米星浓度 推荐的方法是： （1）在给予常规的首次剂量后，减为每 8 小时给药方法：把常规推荐的剂量除以血清肌酐水平；例如：一个体重 60kg 的患者，首次剂量 120mg，血清肌酐浓度 3.0mg/100ml，该患者使用硫酸依替米星的治疗方案为：一次剂量为（120÷3）即 40mg，每 8 小时 1 次 （2）如果已知肌酐清除率，则每间隔 8 小时所使用的维持剂量可以用以下计算公式： 维持剂量=患者的 CCr/正常的 CCr×常规的维持剂量 注：CCr 为肌酐清除率 上述推荐的剂量计算方法仅用于血清硫酸依替米星水平不能监测时。由于在感染过程中，肾功能随时可发生变化，因此硫酸依替米星的使用剂量也应随时给予调整

续 表

注意事项	1. 在使用本品治疗过程中应密切观察肾功能和第八对颅神经功能的变化，并尽可能进行血药浓度检测，尤其是已明确或怀疑有肾功能减退或衰竭患者、大面积烧伤患者、新生儿、早产儿、婴幼儿和老年患者、休克、心力衰竭、腹水、严重脱水患者及肾功能在短期内有较大波动者 2. 本品属氨基糖苷类抗生素，可能发生神经肌肉阻滞现象。因此对接受麻醉剂、琥珀胆碱、筒箭毒碱或大量输入枸橼酸抗凝剂的血液患者应特别注意，一旦出现神经肌肉阻滞现象应停用本品，静脉内给予钙盐进行治疗 3. 使用本品期间，如出现任何不良反应事件和/或不良反应，请咨询医生 4. 同时使用其他药品，请告知医生
禁忌	对本品及其他氨基糖苷类抗生素过敏者禁用
不良反应	本品系半合成氨基糖苷类抗生素，其不良反应为耳、肾的不良反应，发生率和严重程度与奈替米星相似。个别病例可见尿素氮（BUN）、肌苷（S-Cr）或丙氨酸氨基转移酶（ALT）、门冬氨酸氨基转移酶（AST）、碱性磷酸酶（ALP）等肝肾功能指标轻度升高，但停药后即恢复正常。本品的耳毒性和前庭毒性主要发生于肾功能不全的患者、剂量过大或过量的患者，表现为眩晕、耳鸣等，个别患者电测听力下降，程度均较轻 其他罕见的反应有恶心、皮疹、静脉炎、心悸、胸闷及皮肤瘙痒等
特殊人群用药	儿童：本品属氨基糖苷类抗生素，儿童慎用。或遵医嘱 老年人：由于生理性肾功能的衰退，本品剂量与用药间期需调整。或遵医嘱 孕妇及哺乳期妇女：孕妇使用本品前必须充分权衡利弊。哺乳期妇女在用药期间需暂停哺乳
药典	Chin. P.
国家处方集	
其他推荐依据	李培育．硫酸依替米星对泌尿系统感染的临床疗效观察［J］．深圳中西医结合杂志，2016，26（01）：105-107. DOI：10. 16458/j. cnki. 1007-0893. 2016. 01. 054.
■ 药品名称	新霉素 Neomycin
抗菌谱与适应证	1. 敏感菌所致肠道感染 2. 用于肠道感染和结肠手术前准备
制剂与规格	硫酸新霉素片（以新霉素计）[保(乙)]：①100mg（10万U）；②250mg（25万U）
用法与用量	口服给药。①成人：常用剂量一次250~500mg，一日4次；感染性腹泻，一次8.75mg/kg，每6小时1次，疗程2~3日；结肠手术前准备，每小时700mg，用药4小时；继以每4小时700mg，共24小时；肝性脑病的辅助治疗，一次500~1000mg，每6小时1次，疗程5~6日；②儿童：一日25~50mg/kg，分4次服用
注意事项	下列情况应慎用：脱水、第Ⅷ对脑神经损害、重症肌无力、帕金森病、溃疡性结肠炎及有口腔牙病患者（新霉素可引起口腔刺激或疼痛）
禁忌	对本品及其他氨基糖苷类抗生素过敏者、肠梗阻者禁用
不良反应	1. 可引起食欲减退、恶心、腹泻等 2. 较少发现听力缺乏、耳鸣或耳部饱满感；头晕或步态不稳；尿量或排尿次数显著减少或极度口渴 3. 偶可引起肠黏膜萎缩而导致吸收不良综合征及脂肪性腹泻，甚至抗生素相关性肠炎

续　表

特殊人群用药	肝肾功能不全患者：肾功能损害患者慎用 儿童：慎用 老年人：应采用较小治疗量且尽可能在疗程中监测血药浓度 妊娠与哺乳期肝肾功能不全者妇女：妊娠安全性分级为 D 级；哺乳期肝肾功能不全者妇女用药期间暂停授乳
药典	USP、Eur. P.、Chin. P.、Jpn. P.
国家处方集	CNF
其他推荐依据	
■ 药品名称	异帕米星　Isepamicin
抗菌谱与适应证	用于治疗敏感菌所致肺炎、支气管炎、肾盂肾炎、膀胱炎、腹膜炎、败血症、外伤或烧伤创口感染
制剂与规格	硫酸异帕米星注射液[保(乙)]：①2ml：200mg（20 万 U）；②2ml：400mg（40 万 U）
用法与用量	肌内注射或静脉滴注。成人：一日 400mg，分 1~2 次注射。静脉滴注时一日 400mg，分 1~2 次滴注
注意事项	1. 前庭功能或听力减退者、脱水、依靠静脉高营养维持生命的体质衰弱者、重症肌无力或帕金森病患者慎用 2. 本品不能静脉注射
禁忌	对本品或其他氨基糖苷类及杆菌肽过敏者、本人或家族中有人因使用其他氨基糖苷类抗生素引起耳聋者禁用；肾衰竭者及妊娠期妇女禁用；早产儿、新生儿和婴幼儿禁用
不良反应	常见听力减退、耳鸣或耳部饱满感（耳毒性）、血尿、排尿次数显著减少或尿量减少、食欲减退、极度口渴（肾毒性）、步态不稳、眩晕（耳毒性，影响前庭）、恶心或呕吐（耳毒性，影响前庭；肾毒性）
特殊人群用药	肝肾功能不全患者：严重肝肾功能不全者慎用，肾衰竭者禁用 儿童：儿童慎用。早产儿、新生儿和婴幼儿禁用 老年人：年老体弱者慎用 妊娠与哺乳期肝肾功能不全者妇女：孕妇禁用；哺乳期肝肾功能不全者妇女应慎用或暂停授乳
药典	Jpn. P.
国家处方集	CNF
其他推荐依据	

第七节　四环素类

■ 药品名称	四环素　Tetracycline
抗菌谱与适应证	1. 立克次体病，包括流行性斑疹伤寒、地方性斑疹伤寒、落基山斑疹热、恙虫病和Q热 2. 支原体属感染 3. 回归热 4. 布鲁菌病（与氨基糖苷类联合应用） 5. 霍乱 6. 鼠疫（与氨基糖苷类联合应用） 7. 兔热病
制剂与规格	盐酸四环素片：①0.125g；②0.25g 盐酸四环素胶囊：0.25g 注射用盐酸四环素：①0.125g；②0.25g；③0.5g
用法与用量	1. 口服给药：成人一次0.25~0.50g，每6小时1次；8岁以上小儿一日25~50mg/kg，分4次服用，疗程一般为7~14日 2. 静脉滴注：成人一日1.0~1.5g，分2~3次给药；8岁以上小儿一日10~20mg/kg，分2次给药，一日剂量不超过1g 3. 支原体肺炎、布鲁菌病需3周左右
注意事项	长期用药期间应定期随访检查血常规及肾功能
禁忌	有四环素类药物过敏史者禁用
不良反应	胃肠道症状如恶心、呕吐、上腹不适、腹胀、腹泻等，偶可发生胰腺炎等；可致肝毒性；变态反应，多为斑丘疹和红斑等
特殊人群用药	肝肾功能不全患者：肝肾功能不全者慎用 儿童：8岁以下儿童不宜使用 老年人：慎用 妊娠与哺乳期肝肾功能不全者妇女：孕妇应避免使用本药，如确有指征应用时每日静滴剂量以1g为宜，不应超过1.5g，其血药浓度应保持在15μg/ml以下；妊娠安全性分级为D级。哺乳期肝肾功能不全者妇女用药须权衡利弊或暂停授乳
药典	USP、Eur. P.
国家处方集	CNF
其他推荐依据	
■ 药品名称	土霉素　Oxytetracycline
抗菌谱与适应证	1. 立克次体病，包括流行性斑疹伤寒、地方性斑疹伤寒、落基山斑疹热、恙虫病和Q热 2. 支原体属感染 3. 衣原体属感染，包括鹦鹉热、性病淋巴肉芽肿、非特异性尿道炎、输卵管炎、宫颈炎及沙眼 4. 回归热

续　表

	5. 布鲁菌病（与氨基糖苷类药联用） 6. 霍乱 7. 鼠疫（与氨基糖苷类药联用） 8. 兔热病 9. 软下疳
制剂与规格	土霉素片：0.25g
用法与用量	口服给药：①成人：一次 250~500mg，每 6 小时 1 次；②儿童：8 岁以上患儿，一次 6.25~12.5mg/kg，每 6 小时 1 次
注意事项	1. 长期用药期间应定期随访检查血常规及肝肾功能 2. 口服本品时，宜饮用足量水（约 240ml） 3. 本品宜空腹口服，即餐前 1 小时或餐后 2 小时服用
禁忌	有四环素类药物过敏史者禁用；本品可导致恒牙黄染，牙釉质发育不良和骨生长抑制，8 岁以下小儿禁用；妊娠及哺乳期肝肾功能不全者妇女禁用
不良反应	胃肠道症状如恶心、呕吐、上腹不适、腹胀、腹泻等，偶可发生胰腺炎等；可致肝毒性；变态反应，多为斑丘疹和红斑等；偶可引起溶血性贫血、血小板减少等
特殊人群用药	肝肾功能不全患者：慎用 儿童：8 岁以下小儿禁用 老年人：慎用 妊娠与哺乳期肝肾功能不全者妇女：孕妇应避免使用本药，妊娠安全性分级为 D 级；哺乳期肝肾功能不全者妇女禁用
药典	USP、Eur. P.
国家处方集	CNF
其他推荐依据	
■ 药品名称	**多西环素　Doxycycline**
抗菌谱与适应证	1. 首选药用于：立克次体病、支原体属感染、衣原体属感染、回归热、布鲁菌病（与氨基糖苷类药联用）、霍乱、鼠疫（与氨基糖苷类药联用）、兔热病、软下疳 2. 可用于治疗对青霉素类过敏患者的破伤风、气性坏疽、梅毒、淋病和钩端螺旋体病 3. 中、重度痤疮患者的辅助治疗
制剂与规格	盐酸多西环素片[基,保(甲)]：①50mg；②100mg 盐酸多西环素胶囊[保(甲)]：①250mg；②100mg
用法与用量	口服给药，成人：一般感染，首次 200mg，以后一次 100mg，一日 1~2 次，疗程为 3~7 日；抗寄生虫感染，第 1 日，一次 100mg，每 12 小时 1 次；以后一次 100~200mg，一日 1 次（或一次 50~100mg，每 12 小时 1 次）；淋病奈瑟菌性尿道炎和宫颈炎、沙眼衣原体所致的单纯性尿道炎、宫颈炎或直肠感染，一次 100mg，一日 2 次，疗程至少 7 日；梅毒，一次 150mg，每 12 小时 1 次，疗程至少 10 日
注意事项	1. 应用本品时可能发生耐药菌的过度繁殖。一旦发生二重感染，即停用本品并予以相应治疗 2. 长期用药时应定期随访检查血常规及肝功能

续 表

禁忌	有四环素类药物过敏史者禁用
不良反应	胃肠道症状如恶心、呕吐、上腹不适、腹胀、腹泻等，偶可发生胰腺炎等；可致肝毒性；变态反应，多为斑丘疹和红斑等；偶可引起溶血性贫血、血小板减少等
特殊人群用药	肝肾功能不全患者：原有肝病患者慎用；肾功能减退患者可以应用，不必调整剂量，应用时通常亦不引起血尿素氮的升高 儿童：8 岁以下小儿禁用 妊娠与哺乳期妇女：孕妇不宜使用本药，妊娠安全性分级为 D 级；本药可分泌入乳汁，哺乳期肝肾功能不全者妇女应用时应暂停授乳
药典	USP、Eur. P.
国家处方集	CNF
其他推荐依据	
■ 药品名称	米诺环素　Minocycline
抗菌谱与适应证	用于对本品敏感的葡萄球菌、链球菌、肺炎球菌、淋病奈瑟菌、大肠埃希菌、克雷伯菌、变形杆菌、衣原体、梅毒螺旋体等引起的感染： 1. 浅表性化脓性感染 2. 深部化脓性疾病：乳腺炎、淋巴管（结）炎、骨髓炎、骨炎等 3. 呼吸道感染 4. 痢疾、肠炎、感染性食物中毒、胆管炎、胆囊炎等 5. 泌尿生殖道感染等 6. 败血症、菌血症
制剂与规格	盐酸米诺环素片[保(乙)]：①50mg（5 万 U）[基]；②100mg（10 万 U） 盐酸米诺环素胶囊[基,保(乙)]：①50mg（5 万 U）；②100mg（10 万 U）
用法与用量	口服给药： 1. 成人：每 12 小时 100mg；或每 6 小时 50mg 2. 儿童：8 岁以上儿童，每日 2~4mg/kg，分 1~2 次口服，首剂量 4mg/kg
注意事项	1. 食管通过障碍者、口服吸收不良或不能进食者及全身状态恶化患者（因易引发维生素 K 缺乏症）慎用 2. 用药期间应定期检查肝功能、肾功能
禁忌	对本品及其他四环素类药物过敏者禁用
不良反应	米诺环素引起菌群失调较为多见；消化道反应如食欲减退、恶心、呕吐、腹痛、腹泻、口腔炎、舌炎、肛门周围炎等；影响牙齿和骨发育等
特殊人群用药	肝肾功能不全患者：肝肾功能不全者慎用 儿童：8 岁以下小儿禁用 老年人：老年患者慎用本药，对有肾功能障碍者，推荐减少给药剂量 妊娠与哺乳期肝肾功能不全者妇女：妊娠安全性分级为 D 级；哺乳期肝肾功能不全者妇女须权衡利弊后用药或暂停授乳
药典	USP、Eur. P.、Jpn. P.
国家处方集	CNF

续　表

其他推荐依据	

第八节　大环内酯类

■ 药品名称	红霉素　Erythromycin
抗菌谱与适应证	1. 作为青霉素过敏患者治疗下列感染的替代用药：溶血性链球菌、肺炎链球菌所致的急性扁桃体炎、急性咽炎、鼻窦炎；溶血性链球菌所致的猩红热、蜂窝织炎；白喉及白喉带菌者；气性坏疽、炭疽、破伤风；放线菌病；梅毒；李斯特菌病等 2. 肺炎支原体肺炎、肺炎衣原体肺炎 3. 军团菌病 4. 百日咳 5. 泌尿生殖系统感染 6. 沙眼衣原体结膜炎 7. 空肠弯曲菌肠炎 8. 厌氧菌所致口腔感染
制剂与规格	红霉素片[基,保(甲)]：①0.125g；②0.25g 红霉素软膏[保(甲)]：①1%[基]；②0.5% 红霉素栓剂：①0.1g；②0.2g 红霉素硬脂酸红霉素片[保(甲)]：①0.05g；②0.125g；③0.25g 红霉素硬脂酸红霉素胶囊[保(甲)]：①0.1g；②0.125g 红霉素硬脂酸红霉素颗粒：50mg 注射用乳糖酸红霉素：①0.25g；②0.3g
用法与用量	口服给药： 1. 成人：一日0.75～2g，分3～4次；军团菌病，一日1～4g，分3次服用；风湿热复发的预防，一次250mg，一日2次；感染性心内膜炎的预防，术前1小时口服1g，术后6小时再服用500mg 2. 儿童：一日20～40mg/kg，分3～4次服用 静脉滴注： 1. 成人：一次0.5～1.0g，一日2～3次。军团菌病，一日3～4g，分4次 2. 儿童：一日20～30mg/kg，分2～3次 栓剂直肠给药：成人一次0.1g，一日2次；儿童一日20～30mg/kg
注意事项	用药期间定期随访肝功能
禁忌	对红霉素类药物过敏者禁用
不良反应	胃肠道反应多见，有腹泻、恶心、呕吐、中上腹痛、口舌疼痛等；肝毒性少见，偶见黄疸；过敏性反应表现为药物热、皮疹等
特殊人群用药	肝肾功能不全患者：慎用 妊娠与哺乳期肝肾功能不全者妇女：孕妇用药应权衡利弊，妊娠安全性分级为B级；哺乳期肝肾功能不全者妇女应慎用

续 表

药典	USP、Eur. P.、Chin. P.、Jpn. P.
国家处方集	CNF
其他推荐依据	
■ 药品名称	阿奇霉素 Azithromycin
抗菌谱与适应证	1. 用于化脓性链球菌引起的急性咽炎、急性扁桃体炎以及敏感细菌引起的鼻窦炎、急性中耳炎、急性支气管炎、慢性支气管炎急性发作 2. 用于肺炎链球菌、流感杆菌以及肺炎支原体所致的肺炎 3. 用于衣原体及非多种耐药淋病奈瑟菌所致的尿道炎、宫颈炎及盆腔炎 4. 用于敏感菌所致的皮肤软组织感染
制剂与规格	阿奇霉素片（每100mg相当于10万U）[保(甲)]：①250mg[基]；②500mg 阿奇霉素分散片[保(甲)]：①125mg；②250mg[基] 阿奇霉素胶囊[保(甲)]：①125mg；②250mg[基] 阿奇霉素颗粒[保(甲)]：①100mg[基]；②250mg；③500mg 阿奇霉素干混悬剂：2g∶0.1g 阿奇霉素混悬剂：①0.125g；②0.25g 阿奇霉素糖浆[保(乙)]：25ml∶500mg 注射用乳糖酸阿奇霉素（以阿奇霉素计）[保(乙)]：①125mg；②250mg；③500mg 阿奇霉素注射液[保(乙)]：①2ml∶125mg；②2ml∶250mg；③5ml∶500mg 阿奇霉素葡萄糖注射液[保(乙)]：①100ml（阿奇霉素125mg、葡萄糖5g）；②100ml（阿奇霉素200mg、葡萄糖5g）
用法与用量	口服：饭前1小时或餐后2小时服用。成人：沙眼衣原体、杜克嗜血杆菌或敏感淋球菌所致的性传播疾病，仅需单次口服1g；其他感染的治疗，第一日，0.5g顿服，第2~5日，一日0.25g顿服；或一日0.5g顿服，连服3日；儿童：中耳炎、肺炎，第1日10mg/kg顿服，一日最大量不超过500mg；第2~5日，一日5mg/kg顿服，一日最大量不超过250mg；咽炎、扁桃体炎，一日12mg/kg顿服（一日最大量不超过0.5g），连用5日 静脉滴注：成人社区获得性肺炎，静脉滴注至少2日后转为口服给药，一次500mg，一日1次，7~10日为一疗程；盆腔炎，静脉滴注1~2日后转为口服给药，一次250mg，一日1次，7日为一疗程
注意事项	1. 用药期间如果发生过敏反应（如血管神经性水肿、皮肤反应、Stevens-Johnson综合征及中毒性表皮坏死松解症等），应立即停药，并采取适当措施 2. 进食可影响阿奇霉素的吸收，口服用药需在饭前1小时或餐后2小时服用
禁忌	对阿奇霉素、红霉素或其他任何一种大环内酯类药物过敏者禁用
不良反应	常见反应为胃肠道反应如腹泻、腹痛、稀便、恶心、呕吐等；局部反应如注射部位疼痛、局部炎症等；皮肤反应如皮疹、瘙痒；其他反应如畏食、头晕或呼吸困难等
特殊人群用药	肝肾功能不全患者：严重肝功能不全者、严重肾功能不全者不应使用 儿童：用于6个月以下幼儿中耳炎或社区获得性肺炎及2岁以下小儿咽炎或扁桃体炎的疗效与安全性尚未确定 妊娠与哺乳期肝肾功能不全者妇女：孕妇需充分权衡利弊后用药，妊娠安全性分级为B级；哺乳期肝肾功能不全者妇女需充分权衡利弊后用药
药典	USP、Eur. P.、Chin. P.

续　表

国家处方集	CNF
其他推荐依据	
■ 药品名称	琥乙红霉素　Erythromycin Ethylsuccinate
抗菌谱与适应证	适用于治疗敏感菌或敏感病原体引起的下列感染性疾病： 1. 呼吸系统感染：轻、中度呼吸道感染；肺炎支原体及肺炎衣原体所致的肺炎；白喉（辅助抗毒素作用）；军团菌病；李斯特菌病；百日咳 2. 泌尿生殖系统感染：淋球菌引起的急性盆腔炎；梅毒；沙眼衣原体、衣原体引起的孕期泌尿生殖器感染及成人无并发症的尿道、宫颈或直肠感染等 3. 轻、中度皮肤和软组织感染 4. 其他：肠阿米巴病；空肠弯曲菌肠炎；厌氧菌所致口腔感染；沙眼衣原体结膜炎；放线菌病；猩红热；气性坏疽、炭疽；破伤风。预防风湿热初发或复发；细菌性心内膜炎
制剂与规格	琥乙红霉素片[保(乙)]：①200mg；②400mg
用法与用量	口服给药： 1. 成人：一般用量，每 6 小时 400mg；预防链球菌感染，一次 400mg，一日 2 次；军团菌，一次 400~1000mg，一日 4 次；沙眼衣原体和解脲脲原体引起的尿道炎，一次 800mg，一日 3 次，连服 7 日 2. 儿童：一般感染，一日 30~50mg/kg，分 4 次服用，每 6 小时服 1 次；可每 12 小时服药 1 次，一次服日剂量的一半；也可每 8 小时服药 1 次，一次服日剂量的 1/3；对于更严重的感染，剂量可加倍；百日咳，一次 1.0~12.5mg/kg，一日 4 次，疗程 14 日；肠阿米巴，一日40~50mg/kg，分 4 次服，连服 5~14 日
注意事项	用药期间定期检查肝功能
禁忌	对本品或其他红霉素制剂过敏者、慢性肝病患者、肝功能损害者及孕妇禁用
不良反应	服药数日或 1~2 周后患者可出现乏力、恶心、呕吐、腹痛、皮疹、发热等，有时出现黄疸，停药后常可恢复；胃肠道反应有腹泻、恶心、呕吐、中上腹痛、口舌疼痛、胃纳减退等
特殊人群用药	肝肾功能不全患者：轻度肝功能不全者慎用，严重肝功能不全者禁用 妊娠与哺乳期肝肾功能不全者妇女：孕妇用药应权衡利弊，妊娠安全性分级为 B 级；哺乳期肝肾功能不全者妇女慎用或暂停授乳
药典	USP、Eur. P.、Chin. P.、Jpn. P.
国家处方集	CNF
其他推荐依据	
■ 药品名称	乙酰螺旋霉素　Acetylspiramycin
抗菌谱与适应证	1. 适用于治疗敏感菌所致的呼吸系统感染和皮肤软组织感染，包括：咽炎、扁桃体炎、急性支气管炎、慢性支气管炎急性发作、肺炎、脓皮病、丹毒和猩红热等 2. 适用于治疗敏感菌所致的口腔及耳鼻咽喉科感染，如中耳炎、牙周炎、急性鼻窦炎等 3. 可作为治疗隐孢子虫病以及弓形虫病的选用药物
制剂与规格	乙酰螺旋霉素片：100mg（10 万 U）

续　表

用法与用量	口服给药。成人：一日800~1200mg，分3~4次服；重症一日可用至1600~2000mg；儿童：一日量为20~30mg/kg，分2~4次给药
注意事项	如有变态反应，立即停药
禁忌	对本品、红霉素及其他大环内酯类药物过敏的患者禁用
不良反应	腹痛、恶心、呕吐等胃肠道反应，常发生于大剂量用药时，程度大多轻微，停药后可自行消失。变态反应极少，主要为药疹
特殊人群用药	肝肾功能不全患者：严重肝肾功能不全者慎用 妊娠与哺乳期肝肾功能不全者妇女：本品可透过胎盘屏障，故孕妇慎用，妊娠安全性分级为C级；哺乳期肝肾功能不全者妇女应用时应暂停授乳
药典	Eur. P.、Jpn. P.
国家处方集	CNF
其他推荐依据	
■ 药品名称	克拉霉素　Clarithromycin
抗菌谱与适应证	适用于敏感菌所致下列感染：①耳鼻咽喉感染：急性中耳炎、扁桃体炎、咽炎、鼻窦炎；②下呼吸道感染：急性支气管炎、慢性支气管炎急性发作、肺炎；③皮肤软组织感染：脓疱病、丹毒、蜂窝织炎、毛囊炎、疖及伤口感染；④沙眼衣原体感染的尿道炎及宫颈炎；⑤与其他药物联用，可根除幽门螺杆菌，减低十二指肠溃疡复发率
制剂与规格	克拉霉素片[基,保(乙)]：①125mg；②250mg 克拉霉素分散片[保(乙)]：①50mg；②125mg；③250mg[基] 克拉霉素缓释片：500mg 克拉霉素胶囊[保(乙)]：①125mg；②250mg[基] 克拉霉素颗粒[保(乙)]：①2g：125mg；②2g：100mg 克拉霉素干混悬剂：①1g：125mg；②2g：125mg；③2g：250mg
用法与用量	口服给药。①成人：轻症一次250mg，一日2次；重症，一次500mg，一日2次。疗程5~14日；②儿童：6个月以上的小儿，一般感染可一次7.5mg/kg，一日2次。根据感染的严重程度应连续服用5~10日
注意事项	1. 与红霉素及其他大环内酯类药物之间有交叉过敏和交叉耐药性 2. 可能出现真菌或耐药细菌导致的严重感染 3. 可空腹口服，也可与食物或牛奶同服，与食物同服不影响其吸收
禁忌	对克拉霉素或大环内酯类药物过敏者禁用；孕妇、哺乳期肝肾功能不全者妇女禁用；严重肝功能损害者、水电解质紊乱患者、服用特非那丁者禁用；某些心脏病（包括心律失常、心动过缓、QT间期延长、缺血性心脏病、充血性心力衰竭等）患者禁用
不良反应	主要有口腔异味，腹痛、腹泻、恶心、呕吐等胃肠道反应，头痛，AST及ALT短暂升高
特殊人群用药	肝肾功能不全患者：肝功能不全者、中度至重度肾功能不全者慎用 儿童：6个月以下小儿中的疗效和安全性尚未确定 妊娠与哺乳期肝肾功能不全者妇女：妊娠安全性分级为C级，孕妇禁用；可分泌入乳汁，哺乳期肝肾功能不全者妇女使用应暂停授乳
药典	USP、Eur. P.、Chin. P.、Jpn. P.

续 表

国家处方集	CNF
其他推荐依据	

第九节 酰胺醇类

■ 药品名称	氯霉素 Chloramphenicol
抗菌谱与适应证	1. 用于敏感菌所致伤寒、副伤寒 2. 用于沙门菌属感染的胃肠炎合并败血症 3. 用于耐氨苄西林的B型流感杆菌脑膜炎、青霉素过敏者的肺炎链球菌脑膜炎、脑膜炎球菌脑膜炎及敏感的革兰阴性杆菌脑膜炎 4. 用于需氧菌和厌氧菌混合感染的耳源性脑脓肿 5. 可与氨基糖苷类药联用治疗腹腔感染、盆腔感染以及敏感菌所致的其他严重感染，如败血症及肺部感染 6. 用于Q热、落基山斑疹热、地方性斑疹伤寒和立克次体病
制剂与规格	氯霉素片：0.25g 棕榈氯霉素片：0.05g 氯霉素胶囊：0.25g 棕榈氯霉素颗粒：0.1g 棕榈氯霉素混悬液：1ml：25mg 氯霉素注射液[保(甲)]：①1ml：0.125g；②2ml：0.25g 注射用琥珀氯霉素：①0.125g；②0.25g；③0.5g 氯霉素甘油滴耳液：10ml：0.25g
用法与用量	1. 成人：口服给药一日1.5~3.0g，分3~4次给药；静脉静滴一次0.5~1g，一日2次 2. 儿童：口服给药一日25~50mg/kg，分3~4次给药；新生儿必需用药时，一日不能超过25mg/kg，分4次给药；静脉静滴一日25~50mg/kg，分次给药
注意事项	1. 可能发生不可逆性骨髓抑制，应避免重复疗程使用 2. 体弱患者慎用
禁忌	对本品过敏者禁用；精神病患者禁用；孕妇和哺乳期肝肾功能不全者妇女禁用
不良反应	血液系统反应如贫血、淤点、淤斑、鼻出血等；灰婴综合征；周围神经炎和视神经炎；过敏反应较少见；消化道反应如腹泻、恶心及呕吐等
特殊人群用药	肝肾功能不全患者：肝肾功能损害者慎用
	儿童：新生儿（尤其早产儿）不宜应用本药，确有指征必须用药时应在监测血药浓度条件下使用 老年人：慎用 妊娠与哺乳期肝肾功能不全者妇女：妊娠期尤其是妊娠末期或分娩期禁用，妊娠安全性分级为C级；禁用于哺乳期肝肾功能不全者妇女，必须应用时应暂停授乳
药典	USP、Eur. P.、Chin. P.、Jpn. P.

续 表

国家处方集	CNF
其他推荐依据	

第十节 林可霉素类

■ 药品名称	林可霉素 Lincomycin
抗菌谱与适应证	1. 适用于治疗敏感葡萄球菌属、链球菌属、肺炎球菌及厌氧菌所致的呼吸道感染、腹腔感染、女性生殖道感染、盆腔感染、皮肤软组织感染等 2. 用于对青霉素过敏的或不适于用青霉素类药物的感染性疾病的治疗
制剂与规格	盐酸林可霉素片：①0.25g；②0.5g 盐酸林可霉素胶囊：①0.25g；②0.5g 盐酸林可霉素口服溶液：①10ml：0.5g；②100ml：5g 盐酸林可霉素注射液：[保(甲)]①1ml：0.2g；②2ml：0.6g
用法与用量	1. 成人：口服给药，一日1.5~2.0g，分3~4次给药；肌内注射，一日0.6~1.2g，分次注射；静脉滴注，严重感染时一次0.6~1.0g，每8~12小时1次 2. 儿童：口服给药，一日30~60mg/kg，分3~4次给药；肌内注射，一日10~20mg/kg，分次注射；静脉滴注，剂量同肌内注射，分2~3次给药
注意事项	肠道疾病或有既往史者（特别如溃疡性结肠炎、局限性肠炎或抗生素相关肠炎）、既往有哮喘或其他过敏史者慎用，白念珠菌阴道炎和鹅口疮患者慎用。用药期间需密切注意抗生素相关性肠炎的可能
禁忌	对林可霉素和克林霉素有过敏史的患者禁用；新生儿、深部真菌感染者禁用
不良反应	消化系统反应如恶心、呕吐、腹痛、腹泻等症状，严重者有腹绞痛、腹部压痛、严重腹泻等；偶可发生白细胞计数减少、中性粒细胞计数减低等；过敏反应可见皮疹、瘙痒等；静脉给药可引起血栓性静脉炎，快速滴注可能发生低血压、心电图变化甚至心搏、呼吸停止
特殊人群用药	肝肾功能不全患者：肝功能减退和肾功能严重减退者慎用 儿童：新生儿禁用 老年人：患有严重基础疾病的老年人用药时需密切观察 妊娠与哺乳期肝肾功能不全者妇女：妊娠安全性分级为C级；哺乳期肝肾功能不全者妇女用药时应暂停授乳
药典	USP、Eur. P.、Chin. P.、Jpn. P.
国家处方集	CNF
其他推荐依据	
■ 药品名称	克林霉素 Clindamycin
抗菌谱与适应证	用于革兰阳性菌和厌氧菌引起的感染： 1. 呼吸系统感染

续　表

	2. 泌尿系统感染 3. 厌氧菌所致的妇产科感染如子宫内膜炎、非淋病奈瑟球菌性卵巢-输卵管脓肿、盆腔炎等 4. 皮肤软组织感染 5. 骨、关节感染，如骨髓炎（是金黄色葡萄球菌性骨髓炎的首选治疗药物）、化脓性关节炎 6. 腹腔内感染 7. 其他如心内膜炎、败血症、扁桃体炎和口腔感染等
制剂与规格	盐酸克林霉素胶囊[基,保(甲)]：①75mg；②150mg 注射用盐酸克林霉素[保(甲)]：0.5g 盐酸克林霉素注射液[保(甲)]：①2ml：0.3g；②4ml：0.3g；③8ml：0.6g 注射用克林霉素磷酸酯[保(甲)]：①0.3g；②0.6g；③1.2g 克林霉素磷酸酯注射液[保(甲)]：①2ml：0.3g；②4ml：0.6g；③1ml：0.15g 盐酸克林霉素棕榈酸酯颗粒[保(乙)]：①1g：37.5mg；②2g：75mg；③24g：0.9g 盐酸克林霉素棕榈酸酯分散片[基,保(甲)]：75mg
用法与用量	1. 成人：肌内注射或静脉滴注，一次量不宜超过600mg；中度感染或革兰阳性需氧菌感染，一日0.6~1.2g，分2~4次给药，每12或8或6小时1次；严重感染或厌氧菌感染，一日1.2~2.4g，分2~4次给药，每12或8或6小时1次 2. 轻中度肾功能损害的患者不需调整剂量，无尿及重度肾功能损害患者的剂量应减至正常剂量的一半 3. 中度以上肝功能损害患者应避免使用本药，如确有指征使用时应减量 4. 儿童：用于4周及4周以上患儿。静脉滴注，一日15~25mg/kg，分3~4次给药，每8或6小时1次；重度感染，一日25~40mg/kg，分3~4次给药，每8或6小时1次
注意事项	有胃肠疾病或病史者，特别是溃疡性结肠炎、克罗恩病或假膜性肠炎患者，有哮喘或其他过敏史者慎用
禁忌	本品与林可霉素、克林霉素有交叉耐药性，对克林霉素或林可霉素有过敏史者禁用
不良反应	消化系统反应如恶心、呕吐、腹痛、腹泻等症状，严重者有腹绞痛、腹部压痛、严重腹泻等；偶可发生白细胞计数减少、中性粒细胞计数减低等；过敏反应可见皮疹、瘙痒等；肝肾功能异常；静脉滴注可能引起静脉炎，肌内注射局部可能出现疼痛、硬结和无菌性脓肿；其他如耳鸣、眩晕、念珠菌感染等
特殊人群用药	肝肾功能不全患者：肝功能不全者、严重肾功能障碍者慎用 儿童：新生儿禁用，4岁以内儿童慎用，16岁以内儿童应用时应注意重要器官功能监测 老年人：用药时需密切观察 妊娠与哺乳期肝肾功能不全者妇女：孕妇用药须充分权衡利弊，妊娠安全性分级为B级；授乳妇女慎用，用药时宜暂停授乳
药典	USP、Eur. P.、Chin. P.、Jpn. P.
国家处方集	CNF
其他推荐依据	

第十一节 多肽类抗生素

■ 药品名称	万古霉素 Vancomycin
抗菌谱与适应证	1. 用于耐甲氧西林金黄色葡萄球菌、肠球菌所致严重感染（如心内膜炎、脑膜炎、骨髓炎、肺炎、败血症或软组织感染等）；亦用于对 β-内酰胺类抗生素过敏者的上述严重感染 2. 用于血液透析患者发生葡萄球菌属所致的动静脉分流感染 3. 口服适用于对甲硝唑无效的难辨梭状芽胞杆菌相关性肠炎或葡萄球菌性肠炎
制剂与规格	注射用盐酸万古霉素[保(乙)]：①500mg（50 万 U）；②1000mg（100 万 U） 盐酸万古霉素胶囊：①125mg（12.5 万 U）；②250mg（25 万 U）
用法与用量	1. 成人：口服给药，难辨梭状芽胞杆菌引起的假膜性结肠炎，经甲硝唑治疗无效者一次 125~500mg，每 6 小时 1 次，治疗 5~10 日，每日剂量不宜超过 4g；静脉滴注，通常用盐酸万古霉素每天 2g（效价），可分为每 6 小时 500mg 或每 12 小时 1g，每次静滴在 60 分钟以上，可根据年龄、体重、症状适量增减。老年人每 12 小时 500mg 或每 24 小时 1g，每次静滴在 60 分钟以上 2. 儿童：口服给药，肠道感染一次 10mg/kg，每 6 小时 1 次，治疗 5~10 日。静脉滴注，一次 10mg/kg，每 6 小时 1 次；或一次 20mg/kg，每 12 小时 1 次
注意事项	1. 听力减退或有耳聋病史者慎用 2. 不宜肌内注射，静脉滴注时尽量避免药液外漏，且应经常更换注射部位，滴速不宜过快 3. 在治疗过程中应监测血药浓度 4. 治疗葡萄球菌性心内膜炎，疗程应不少于 4 周
禁忌	对万古霉素过敏者，严重肝肾功能不全者，孕妇及哺乳期肝肾功能不全者妇女禁用
不良反应	休克、过敏样症状、急性肾功能不全等
特殊人群用药	肝肾功能不全患者：严重肝肾功能不全者禁用 儿童：儿童（尤其是低体重出生儿、新生儿）应监测血药浓度，慎重给药 老年人：老年患者确有指征使用时必须调整剂量或调整用药间隔 妊娠与哺乳期肝肾功能不全者妇女：应充分权衡利弊
药典	USP、Eur. P.、Jpn. P.
国家处方集	CNF
其他推荐依据	
■ 药品名称	去甲万古霉素 Norvancomycin
抗菌谱与适应证	1. 可用于对青霉素过敏的肠球菌、棒状杆菌属心内膜炎患者的治疗 2. 可用于对青霉素类或头孢菌素类药过敏，或经上述抗生素治疗无效的严重葡萄球菌所致心内膜炎、骨髓炎、肺炎、败血症或软组织感染患者的治疗 3. 可用于治疗血液透析患者发生葡萄球菌属所致动静脉分流感染
制剂与规格	注射用盐酸去甲万古霉素[保(乙)]：①400mg（40 万 U）；②800mg（80 万 U）

续　表

用法与用量	1. 成人：静脉滴注一日 800~1600mg，分 2~3 次给药 2. 肾功能减退者需减少维持剂量。可延长给药间期，每次剂量不变，或减少每次剂量，给药间期不变 3. 儿童：静脉滴注一日 16~24mg/kg，一次或分次给药
注意事项	1. 听力减退或有耳聋病史者慎用 2. 不可肌内注射或静脉注射 3. 治疗期间应定期检查听力、尿液中蛋白、管型、细胞数及测定尿相对密度等
禁忌	对万古霉素类抗生素过敏者禁用
不良反应	可出现皮疹、恶心、静脉炎等；可引致耳鸣、听力减退，肾功能损害等
特殊人群用药	肝肾功能不全患者：肾功能不全患者慎用，如有应用指征时需在治疗药物浓度监测下，根据肾功能减退程度减量应用 儿童：新生儿、婴幼儿用药必须充分权衡利弊 老年人：用于老年患者有引起耳毒性与肾毒性的危险（听力减退或丧失）。老年患者即使肾功能测定在正常范围内，使用时应采用较小治疗剂量 妊娠与哺乳期肝肾功能不全者妇女：妊娠期患者避免应用；哺乳期肝肾功能不全者妇女慎用
药典	Chin. P.
国家处方集	CNF
其他推荐依据	
■ 药品名称	黏菌素　Colistin
抗菌谱与适应证	用于肠道手术前准备，用于大肠埃希菌性肠炎和对其他药物耐药的菌痢
制剂与规格	硫酸黏菌素片[保(乙)]：①50 万 U；②100 万 U；③300 万 U 硫酸黏菌素颗粒：1g∶100 万 U 注射用黏菌素：50mg
用法与用量	1. 成人：口服一日（100~150）万 U，分 2~3 次服用；肌内注射或静脉滴注，一日（100~150）万 U 2. 儿童：口服一日（2~3）万 U/kg，分 2~3 次服用。肌内注射或静脉滴注一日（2~3）万 U/kg
注意事项	不宜与其他肾毒性药物合用
禁忌	对黏菌素过敏者禁用
不良反应	食欲减退、恶心和呕吐等胃肠道反应和皮疹、瘙痒等过敏反应
特殊人群用药	肝肾功能不全患者：肾功能不全患者慎用 妊娠与哺乳期肝肾功能不全者妇女：孕妇用药应权衡利弊，妊娠安全性分级为 B 级
药典	USP、Eur. P.、Chin. P.、Jpn. P.
国家处方集	CNF
其他推荐依据	

第十二节　其他抗菌药

■ 药品名称	呋喃妥因　Nitrofurantoin
抗菌谱与适应证	1. 用于治疗敏感菌如大肠埃希菌、肠球菌属以及克雷伯菌属、肠杆菌属所致的急性单纯性下尿路感染 2. 也可用于尿路感染的预防
制剂与规格	呋喃妥因片[保(甲)]：50mg 呋喃妥因肠溶胶囊[保(甲)]：50mg
	呋喃妥因栓：①50mg；②100mg
用法与用量	口服给药。①成人：尿路感染，一次 50~100mg，一日 3~4 次；单纯性下尿路感染用低剂量，疗程不低于 1 周，或用至尿培养阴性后至少 3 日，不宜超过 14 日；预防尿路感染，对尿路感染反复发作者，可一日 50~100mg 作预防应用，临睡前服用；②儿童：尿路感染，1 个月以上儿童，一日 5~7mg/kg，分 4 次服；疗程不低于 1 周，或用至尿培养阴性后至少 3 日；预防尿路感染，一日 1mg/kg，临睡前服用
注意事项	1. 宜与食物同服，以减少对胃肠道的刺激 2. 疗程至少 7 日，或继续用药至尿液中细菌清除 3 日以上 3. 葡萄糖-6-磷酸脱氢酶缺乏症患者、周围神经病变者、肺部疾病患者慎用
禁忌	新生儿、孕妇、哺乳期肝肾功能不全者妇女、肾功能减退及对硝基呋喃类药过敏者禁用
不良反应	常见恶心、呕吐、食欲减退和腹泻；少见药物热、皮疹、粒细胞减少等变态反应；偶见头痛、头晕、嗜睡、肌痛等
特殊人群用药	肝肾功能不全患者：肾功能减退者禁用 儿童：新生儿禁用 老年人：慎用，必须使用时宜根据肾功能调整给药剂量。老年患者的前列腺感染不宜使用本药 妊娠与哺乳期肝肾功能不全者妇女：孕妇不宜应用，妊娠晚期妇女禁用，妊娠安全性分级为 B 级；哺乳期肝肾功能不全者妇女用药期间应暂停授乳
药典	Eur. P.、Chin. P.
国家处方集	CNF
其他推荐依据	
■ 药品名称	呋喃唑酮　Furazolidone
抗菌谱与适应证	主要用于治疗细菌性痢疾、肠炎、霍乱。也可用于治疗伤寒、副伤寒、梨形鞭毛虫病和阴道滴虫病。还可与制酸剂等药物合用于治疗幽门螺杆菌所致的胃窦炎
制剂与规格	呋喃唑酮片[保(甲)]：①10mg；②30mg；③100mg
用法与用量	口服给药：肠道感染疗程为 5~7 日，梨形鞭毛虫病疗程为 7~10 日。成人一次 100mg，一日 3~4 次；儿童一日 5~10mg/kg，分 4 次服用

续 表

注意事项	1. 不宜用于溃疡病或支气管哮喘患者 2. 用药期间和停药后 5 日内禁止饮酒 3. 葡萄糖-6-磷酸脱氢酶缺乏症患者、溃疡病患者、支气管哮喘患者慎用
禁忌	对本药或其他硝基呋喃类药过敏者、新生儿、授乳妇女禁用
不良反应	主要有恶心、呕吐、腹泻、头痛、头晕、药物热、皮疹、肛门瘙痒、哮喘、直立性低血压、低血糖、肺浸润等，偶可出现溶血性贫血、黄疸及多发性神经炎
特殊人群用药	肝肾功能不全患者：肾功能不全者慎用 儿童：新生儿禁用 妊娠与哺乳期肝肾功能不全者妇女：妊娠安全性分级为 C 级；哺乳期肝肾功能不全者妇女禁用
药典	USP、BP、Fr. P.
国家处方集	CNF
其他推荐依据	
■ 药品名称	甲硝唑 Metronidazole
抗菌谱与适应证	1. 用于治疗阴道滴虫病 2. 可用于治疗肠道及组织内阿米巴病 3. 可用于治疗小袋虫病和皮肤利什曼病、麦地那龙线虫感染、贾第鞭毛虫病等 4. 适用于治疗各种厌氧菌感染
制剂与规格	甲硝唑注射液[保(甲)]：①20ml：100mg；②100ml：200mg；③100ml：500mg[基]；④250ml：500mg；⑤250ml：1250mg 甲硝唑葡萄糖注射液[保(乙)]：250ml（甲硝唑 0.5g、葡萄糖 12.5g） 甲硝唑片[基,保(甲)]：0.2g 甲硝唑胶囊[基,保(甲)]：0.2g 甲硝唑阴道泡腾片[保(甲)]：0.5g 甲硝唑栓[保(甲)]：①0.5g[基]；②1g 甲硝唑口含片[保(甲)]：①2.5mg；②3mg
用法与用量	1. 成人口服给药：滴虫病，一次 0.2g，一日 4 次，疗程 7 日，可同时使用栓剂。厌氧菌感染，一次 0.5g，一日 3 次，疗程不低于 7 日。一日最大剂量不宜超过 4g 2. 成人静脉滴注：厌氧菌感染，首次剂量为 15mg/kg，继以 7.5mg/kg 维持，一次最大剂量不超过 1g，每 6~8 小时 1 次，疗程不低于 7 日 3. 成人阴道栓剂：用于滴虫病，每晚 0.5g 置入阴道内，连用 7~10 日 4. 儿童口服给药：滴虫病，一日 15~25mg/kg，分 3 次给药，服用 7~10 日。厌氧菌感染，一日 20~50mg/kg 5. 儿童静脉滴注剂量同成人
注意事项	1. 出现运动失调或其他中枢神经系统症状时应停药 2. 用药期间应戒酒，饮酒后出现腹痛、呕吐、头痛等症状
禁忌	对本药或其他硝基咪唑类药物过敏或有过敏史者、活动性中枢神经系统疾病者、血液病者、孕妇及哺乳期肝肾功能不全者妇女禁用
不良反应	1. 消化系统：恶心、呕吐、食欲缺乏、腹部绞痛，一般不影响治疗 2. 神经系统：头痛、眩晕，偶有感觉异常、肢体麻木、共济失调、多发性神经炎等，大剂量可致抽搐

续　表

	3. 少数病例发生荨麻疹、潮红、瘙痒、膀胱炎、排尿困难、口中金属味及白细胞计数减少等，均属可逆性，停药后自行恢复
特殊人群用药	肝肾功能不全患者：肝功能不全患者慎用 老年人：应注意监测血药浓度并调整剂量 妊娠与哺乳期肝肾功能不全者妇女：禁用，妊娠安全性分级为 B 级
药典	USP、Eur. P.、Chin. P.
国家处方集	CNF
其他推荐依据	
■ 药品名称	**替硝唑　Tinidazole**
抗菌谱与适应证	1. 用于治疗多种厌氧菌感染，如败血症、骨髓炎、腹腔感染、盆腔感染、鼻窦炎、支气管感染、肺炎、皮肤蜂窝织炎、口腔感染及术后伤口感染 2. 用于结肠或直肠手术、妇产科手术及口腔手术的术前预防用药 3. 也可用于肠道及肠道外阿米巴病、阴道滴虫病、贾第鞭毛虫病的治疗 4. 还可作为甲硝唑的替代药，用于治疗幽门螺杆菌所致的胃窦炎及消化性溃疡
制剂与规格	替硝唑片[基,保(甲)]：0.5g 替硝唑注射液[保(乙)]：①100ml∶0.4g；②200ml∶0.8g 替硝唑葡萄糖注射液[保(乙)]：①100ml∶0.2g；②100ml∶0.4g；③200ml∶0.4g 替硝唑栓[保(乙)]：0.2g
用法与用量	成人：口服给药：厌氧菌感染，常用量为一次 1g，一日 1 次，首剂加倍，疗程多为 5~6 日，口腔感染时疗程 3 日；外科预防用药，一次 2g，术前 12 小时单次服用。阴道滴虫病、贾第鞭毛虫病，一次 2g，单次服用。必要时 3~5 日可重复 1 次。滴虫感染时也可一次 1g，一日 1 次，首剂加倍，连服 3 日。静脉滴注：厌氧菌感染，一次 0.8g，一日 1 次。疗程为 5~6 日。外科预防用药，总量为 1.6g，分 1~2 次给药，第一次于术前 2 小时，第二次于术中或术后12~24 小时内给药。阴道给药：一次 0.2g，一日 2 次
注意事项	1. 如疗程中发生中枢神经系统不良反应，应及时停药 2. 用药期间不应饮用含乙醇的饮料，因可引起体内乙醇蓄积，干扰乙醇的氧化过程，导致双硫仑样反应，患者可出现腹部痉挛、恶心、呕吐、头痛、面部潮红等 3. 念珠菌感染者应用本品，其症状会加重，需同时抗真菌治疗 4. 治疗阴道滴虫病时，需同时治疗其性伴侣
禁忌	1. 对替硝唑或吡咯类药物过敏患者 2. 有活动性中枢神经疾病和血液病者
不良反应	1. 不良反应少见而轻微，主要为恶心、呕吐、上腹痛、食欲下降及口腔金属味，可有头痛、眩晕、皮肤瘙痒、皮疹、便秘及全身不适 2. 高剂量时也可引起癫痫发作和周围神经病变
特殊人群用药	肝肾功能不全患者：肝功能不全者慎用 儿童：12 岁以下禁用 老年人：用药时应注意监测血药浓度并调整剂量 妊娠与哺乳期肝肾功能不全者妇女：妊娠早期禁用本药，妊娠中、晚期应充分权衡利弊后谨慎使用。FDA 妊娠安全性分级为 C 级。授乳妇女暂停授乳，治疗结束 3 日后方可重新授乳

续　表

药典	USP、Eur. P.、Chin. P.
国家处方集	CNF
其他推荐依据	
■ 药品名称	奥硝唑　Ornidazole
抗菌谱与适应证	1. 用于由厌氧菌感染引起的多种疾病 2. 用于男女泌尿生殖道毛滴虫、贾第鞭毛虫感染引起的疾病（如阴道滴虫病） 3. 用于肠、肝阿米巴病（如阿米巴痢疾、阿米巴肝脓肿） 4. 用于手术前预防感染和手术后厌氧菌感染的治疗 5. 阴道栓用于细菌性阴道病、滴虫性阴道炎
制剂与规格	奥硝唑注射液[保(乙)]：5ml：500mg 注射用奥硝唑[保(乙)]：250mg 奥硝唑氯化钠注射液[保(乙)]：100ml（奥硝唑 250mg、氯化钠 825mg） 奥硝唑葡萄糖注射液[保(乙)]：100ml（奥硝唑 500mg、葡萄糖 5g）
用法与用量	成人：静脉滴注：①厌氧菌感染：手术前后预防感染，术前 1~2 小时滴注 1000mg，术后 12 小时滴注 500mg，术后 24 小时滴注 500mg。治疗厌氧菌引起的感染，初始剂量为 500~1000mg。然后每 12 小时滴注 500mg，连用 3~6 日；②治疗严重阿米巴病：初始剂量为500~1000mg，以后每 12 小时滴注 500mg，连用 3~6 日。阴道给药：一次 500mg，每晚 1 次，连续 5~7 日。儿童：静脉滴注，一日 20~30mg/kg，每 12 小时滴注 1 次，时间为 30 分钟
注意事项	中枢神经系统疾病患者、肝脏疾病患者、多毛性硬化症患者、酗酒者慎用
禁忌	对本药或其他硝基咪唑类药物过敏者、各种器官硬化症、造血功能低下、慢性酒精中毒患者、有脑和脊髓病变的患者禁用
不良反应	1. 消化系统：胃部不适、胃痛、口腔异味 2. 神经系统：头痛及困倦、眩晕、颤抖、运动失调、周围神经病、癫痫发作、痉挛等 3. 过敏反应：皮疹、瘙痒等 4. 局部反应：刺感、疼痛等
特殊人群用药	儿童：慎用，建议 3 岁以下儿童不用 妊娠与哺乳期肝肾功能不全者妇女：建议孕妇（特别是妊娠早期）、哺乳期肝肾功能不全者妇女慎用本药
药典	USP、Eur. P.、Chin. P.
国家处方集	CNF
其他推荐依据	
■ 药品名称	磷霉素　Fosfomycin
抗菌谱与适应证	1. 口服制剂适用于治疗敏感菌所致的单纯性下尿路感染、肠道感染（包括细菌性痢疾）、呼吸道感染、皮肤软组织感染、眼科感染及妇科感染等 2. 注射制剂适用于治疗敏感菌所致的呼吸道感染、尿路感染、皮肤软组织感染等。也可与其他抗菌药联合用于治疗敏感菌所致的严重感染（如败血症、腹膜炎、骨髓炎等）

续 表

制剂与规格	磷霉素钙片[保(乙)]：①0.1g；②0.2g；③0.5g 磷霉素钙胶囊[保(乙)]：0.1g
	磷霉素钙颗粒：0.5g 注射用磷霉素钠[保(乙)]：①1.0g；②2.0g；③4.0g
用法与用量	成人：口服给药，治疗尿路感染等轻症感染，一日2~4g，分3~4次服用。静脉给药，治疗中度或重度系统感染，一日4~12g，严重感染可增至16g，分2~3次静脉滴注或缓慢静脉推注。肌内注射，一日2~8g，分3~4次肌内注射。儿童：口服给药，一日0.05~0.1g/kg，分3~4次服用。静脉滴注，一日0.1~0.3g/kg，分2~3次静脉滴注。肌内注射，一日0.05~0.2g/kg，分3~4次肌内注射
注意事项	1. 静脉滴注速度宜缓慢，静脉滴注时间1~2小时 2. 应用较大剂量时应监测肝功能
禁忌	对磷霉素过敏者、妊娠及哺乳期肝肾功能不全者妇女、5岁以下儿童
不良反应	主要有恶心、食欲减退、腹部不适、稀便或轻度腹泻；偶见皮疹，嗜酸性粒细胞计数增多，红细胞、血小板、白细胞计数降低，头晕、头痛等反应；注射部位静脉炎等
特殊人群用药	肝肾功能不全者：肝肾功能减退者慎用 儿童：5岁以上儿童应减量及慎用 老年人：应酌减剂量并慎用 妊娠与哺乳期肝肾功能不全者妇女：可通过胎盘屏障，迅速进入胎儿循环，但对胎儿的影响尚无足够和严密的对照观察，妊娠安全性分级为B级；哺乳期肝肾功能不全者妇女应避免使用，必须用药时应暂停授乳
药典	Eur. P.、Chin. P.、Jpn. P.
国家处方集	CNF
其他推荐依据	
■ 药品名称	**夫西地酸 Fusidic Acid**
抗菌谱与适应证	1. 用于敏感菌所致的骨髓炎或皮肤、软组织感染 2. 用于其他抗菌药治疗失败的深部感染，如败血症、肺炎、心内膜炎等
制剂与规格	夫西地酸片：250mg 注射用夫西地酸[保(乙)]：①0.125g；②0.5g 夫西地酸混悬液：5ml∶250mg 夫西地酸乳膏[保(乙)]：15g∶0.3g
用法与用量	口服给药：成人：一次500mg，一日3次；重症加倍。对1岁以下患儿：一日50mg/kg，分3次给药。对1~5岁患儿：一次250mg，一日3次。对5~12岁患儿：用法与用量同成人 局部给药：一日2~3次，涂于患处，疗程为7日。治疗疥疮时可根据病情需要延长疗程 静脉注射：成人一次500mg，一日3次；儿童及婴儿一日按体重20mg/kg，分3次给药
注意事项	1. 早产儿、黄疸、酸中毒及严重病弱的新生儿使用时需留意有无胆红素脑病症状 2. 静脉注射时不能与卡那霉素、庆大霉素、万古霉素、头孢噻啶或阿莫西林混合；亦不可与全血、氨基酸溶液或含钙溶液混合
禁忌	对夫西地酸过敏者禁用；妊娠初始3个月内禁用

续　表

不良反应	静脉滴注可能导致血栓性静脉炎和静脉痉挛等
特殊人群用药	肝肾功能不全者：肝功能不全者慎用 儿童：早产儿、严重病弱的新生儿使用时需留意有无胆红素脑病症状
	妊娠与哺乳期肝肾功能不全者妇女：在动物实验中有致胎仔畸形的报道，但目前尚无临床对照研究；可经皮肤吸收，哺乳期肝肾功能不全者妇女禁止局部用于乳房部位的皮肤感染
药典	Eur. P.
国家处方集	CNF
其他推荐依据	
■ 药品名称	利奈唑胺　Linezolid
抗菌谱与适应证	1. 用于由肺炎链球菌（包括多重耐药株）或金黄色葡萄球菌（甲氧西林敏感株）引起的社区获得性肺炎 2. 用于由肺炎链球菌（包括多重耐药株）或金黄色葡萄球菌（甲氧西林敏感和耐药株）引起的医院内获得性肺炎 3. 用于由金黄色葡萄球菌、化脓性链球菌或无乳链球菌引起的复杂性皮肤和皮肤组织感染 4. 用于由金黄色葡萄球菌或化脓性链球菌引起的非复杂性皮肤和皮肤组织感染 5. 用于耐万古霉素的粪肠球菌感染
制剂与规格	利奈唑胺注射液：①100ml：200mg；②300ml：600mg 利奈唑胺片[保(乙)]：①200mg；②600mg 利奈唑胺口服混悬液：5ml：100mg
用法与用量	口服或静脉滴注。①复杂性皮肤或皮肤软组织感染、社区获得性肺炎，包括伴发的菌血症、院内获得性肺炎、甲氧西林耐药金葡菌感染：成人和青少年（12岁及以上）每12小时，600mg。儿童患者（出生至11岁）每8小时，10mg/kg；②万古霉素耐药的屎肠球菌感染，包括伴发的菌血症，成人和青少年（12岁及以上）每8小时，10mg/kg。儿童患者（出生至11岁）每8小时，10mg/kg；③非复杂性皮肤和皮肤软组织感染，成人每12小时口服400mg，青少年每12小时口服600mg；＜5岁，每8小时，10mg/kg口服；5~11岁，每12小时，10mg/kg口服
注意事项	有骨髓抑制病史者、苯丙酮尿症患者、类癌综合征患者、未控制的高血压患者、嗜铬细胞瘤患者、未治疗的甲状腺功能亢进患者慎用
禁忌	对本药过敏者禁用
不良反应	常见失眠、头晕、头痛、腹泻、恶心、呕吐、便秘、皮疹、瘙痒、发热、口腔念珠菌病、阴道念珠菌病、真菌感染等
特殊人群用药	肝肾功能不全者：肾功能不全者慎用 儿童：不推荐本品经验性用于儿童患者的中枢神经系统感染 妊娠与哺乳期肝肾功能不全者妇女：孕妇慎用，妊娠安全性分级为C级；哺乳期肝肾功能不全者妇女慎用
药典	
国家处方集	CNF
其他推荐依据	

续 表

■ 药品名称	小檗碱 Berberine
抗菌谱与适应证	主要用于治疗敏感病原菌所致的胃肠炎、细菌性痢疾等胃肠道感染
制剂与规格	盐酸小檗碱片[保(甲)]：①50mg；②100mg
用法与用量	成人：口服，胃肠道感染，一次0.1~0.3g，一日3次
注意事项	本品静脉注射后可发生严重溶血性贫血和循环障碍，严格禁止静脉给药
禁忌	对本药过敏者禁用；溶血性贫血患者禁用；对葡萄糖-6-磷酸脱氢酶缺乏儿童禁用
不良反应	口服给药时有令人不快的鱼腥味，也偶见皮疹等过敏反应症状，但停药后可自行消退；静脉给药时有出现呼吸困难、过敏性休克的报道
特殊人群用药	妊娠与哺乳期肝肾功能不全者妇女：慎用
药典	Chin. P.、Jpn. P.
国家处方集	CNF
其他推荐依据	
■ 药品名称	利福昔明 Rifaximin
抗菌谱与适应证	治疗由敏感菌所致的肠道感染，包括急慢性肠道感染、腹泻综合征、夏季腹泻、旅行者腹泻和小肠结肠炎等
制剂与规格	利福昔明胶囊[保(乙)]：100mg
用法与用量	口服给药。①成人：一次200mg，一日3~4次；②儿童：6~12岁，一次100~200mg，一日4次；12岁以上儿童，剂量同成人。一般连续用药不宜超过7日
注意事项	长期大剂量用药或肠黏膜受损时，会有极少量（<1%）被吸收，导致尿液呈粉红色
禁忌	对本药或其他利福霉素类药过敏者、肠梗阻者、严重的肠道溃疡性病变者禁用
不良反应	常见恶心、呕吐、腹胀、腹痛；少见荨麻疹、足部水肿等
特殊人群用药	儿童：连续服用本药不能超过7日；6岁以下儿童不要服用本药 妊娠与哺乳期肝肾功能不全者妇女：妊娠期妇女需权衡利弊后用药；哺乳期肝肾功能不全者妇女可在有适当医疗监测的情况下服用本药
药典	USP、Eur. P.、Chin. P.、Jpn. P.
国家处方集	CNF
其他推荐依据	

第十三节 磺胺类与甲氧苄啶

■ 药品名称	磺胺甲噁唑 Sulfamethoxazole
抗菌谱与适应证	1. 治疗敏感菌所致的急性单纯性尿路感染 2. 与甲氧苄啶联用，治疗对其敏感的流感杆菌、肺炎链球菌和其他链球菌所致的中耳炎 3. 与乙胺嘧啶联用，治疗鼠弓形虫引起的弓形虫病 4. 治疗星形奴卡菌病
	5. 作为治疗沙眼衣原体所致宫颈炎、尿道炎、新生儿包含体结膜炎的次选药物 6. 作为治疗杜克雷嗜血杆菌所致软下疳的可选药物 7. 预防敏感脑膜炎球菌所致的流行性脑脊髓膜炎 8. 作为对氯喹耐药的恶性疟疾治疗的辅助用药
制剂与规格	磺胺甲噁唑片：0.5g 复方磺胺甲噁唑片[基,保(甲)]：磺胺甲噁唑 0.4g 和甲氧苄啶 80mg
用法与用量	口服给药： 1. 成人：一般感染，首次剂量为 2g，以后一日 2g，分 2 次服用。治疗尿路感染时疗程至少为7~10 日 2. 肾功能不全患者用量应调整为常用量的 1/2 3. 儿童：2 个月以上患儿的一般感染，首次剂量为 50~60mg/kg（总量不超过 2g），以后一日 50~60mg/kg，分 2 次服用
注意事项	1. 葡萄糖-6-磷酸脱氢酶缺乏者、血卟啉病患者、艾滋病患者、休克患者慎用 2. 治疗中需注意检查：全血象，尿液，肝功能、肾功能
禁忌	对磺胺类药过敏者、巨幼红细胞性贫血患者、孕妇、哺乳期肝肾功能不全者妇女、小于 2 个月的婴儿和重度肝肾功能损害者禁用
不良反应	过敏反应较为常见，可表现为药疹、剥脱性皮炎等；中性粒细胞计数减少或缺乏症、血小板减少症及再生障碍性贫血等
特殊人群用药	肝肾功能不全患者：肝功能、肾功能损害者慎用 儿童：2 个月以下婴儿禁用 老年人：慎用 妊娠与哺乳期肝肾功能不全者妇女：妊娠安全性分级为 C 级，孕妇、授乳妇女禁用
药典	USP、Eur. P.、Chin. P.、Jpn. P.
国家处方集	CNF
其他推荐依据	
■ 药品名称	磺胺嘧啶 Sulfadiazine
抗菌谱与适应证	1. 用于预防、治疗敏感脑膜炎球菌所致的流行性脑膜炎 2. 用于治疗敏感菌所致的急性支气管炎、轻症肺炎、中耳炎及皮肤软组织等感染 3. 用于治疗星形诺卡菌病

续　表

	4. 作为治疗沙眼衣原体所致宫颈炎和尿道炎的次选药物 5. 作为治疗由沙眼衣原体所致的新生儿包含体结膜炎的次选药物 6. 可作为对氯喹耐药的恶性疟疾治疗的辅助用药 7. 与乙胺嘧啶联合用药治疗鼠弓形虫引起的弓形虫病
制剂与规格	磺胺嘧啶片[基,保(甲)]：0.5g 注射用磺胺嘧啶钠[保(甲)]：①0.4g；②1g 磺胺嘧啶混悬液：10%（g/ml）
用法与用量	成人：①口服给药：一般感染，首剂量为2g，以后一次1g，一日2次。治疗流行性脑膜炎，首次量为2g，维持量一次1g，一日4次；②静脉给药：一般感染，一次1~1.5g，一日3次。治疗流行性脑膜炎，首剂量为50mg/kg，维持量一日100mg/kg，分3~4次静脉滴注或缓慢静脉注射。儿童：①口服给药：2个月以上婴儿及儿童的一般感染，首次剂量为50~60mg/kg（总量不超过2g），以后一次25~30mg/kg，一日2次；②静脉给药：一般感染，一日50~75mg/kg，分2次静脉滴注或缓慢静脉注射。流行性脑膜炎，一日100~150mg/kg，分3~4次静脉滴注或缓慢静脉注射
注意事项	葡萄糖-6-磷酸脱氢酶缺乏者、血卟啉病患者、艾滋病患者、休克患者慎用
禁忌	对本药或其他磺胺类药过敏者、严重肝肾功能不全者、孕妇、哺乳期肝肾功能不全者妇女、小于2个月的婴儿禁用
不良反应	过敏反应较为常见，可表现为药疹、剥脱性皮炎等；中性粒细胞计数减少或缺乏症、血小板减少症及再生障碍性贫血等；溶血性贫血及血红蛋白尿；高胆红素血症和新生儿胆红素脑病
特殊人群用药	肝肾功能不全患者：轻、中度肝肾功能损害者慎用 儿童：2个月以下婴儿禁用 老年人：慎用 妊娠与哺乳期肝肾功能不全者妇女：孕妇、授乳妇女禁用，妊娠安全性分级为B级（妊娠早、中期）、D级（妊娠晚期）
药典	USP、Eur. P.、Chin. P.
国家处方集	CNF
其他推荐依据	
■ 药品名称	**甲氧苄啶　Trimethoprim**
抗菌谱与适应证	1. 可单独用于治疗敏感菌所致的急性单纯性尿路感染和细菌性前列腺炎 2. 与磺胺甲噁唑或磺胺嘧啶联用，可用于治疗敏感菌所致的败血症、脑膜炎、中耳炎、肺部感染、急慢性支气管炎、菌痢、尿路感染、肾盂肾炎、肠炎、伤寒等 3. 与磺胺-2,6-二甲氧嘧啶联用，还可用于治疗对氯喹耐药的疟疾
制剂与规格	甲氧苄啶片[保(乙)]：100mg 甲氧苄啶颗粒：1g：50mg
用法与用量	口服给药。①成人：治疗急性单纯性尿路感染，一次0.1g，每12小时1次；或一次0.2g，每12小时1次。疗程为7~10日。预防尿路感染，一次0.1g，一日1次；②肾功能不全者根据肌酐清除率调整剂量。肌酐清除率<15ml/min，不宜使用；③儿童：对6个月至5岁患儿，甲氧苄啶颗粒一次1g（含甲氧苄啶50mg）；一日2次；对6~12岁患儿，甲氧苄啶颗粒一次2g（含甲氧苄啶100mg）；一日2次

续　表

注意事项	1. 由于叶酸缺乏的巨幼细胞贫血或其他血液系统疾病患者慎用 2. 用药期间应定期进行周围血象检查
禁忌	对本药过敏者、早产儿、新生儿、严重肝肾疾病患者、严重血液病患者禁用
不良反应	可出现白细胞减少，血小板减少或高铁血红蛋白性贫血等；过敏反应：可发生瘙痒、皮疹，偶可呈严重的渗出性多形红斑；恶心、呕吐、腹泻等胃肠道反应等
特殊人群用药	肝肾功能不全患者：轻、中度肝肾功能损害者慎用 儿童：早产儿、新生儿、2 个月以下婴儿禁用 老年人：老年患者应减少用量 妊娠与哺乳期肝肾功能不全者妇女：妊娠期间应权衡利弊后用药，妊娠安全性分级为 C 级；哺乳期肝肾功能不全者妇女用药应权衡利弊
药典	USP、Eur. P.、Chin. P.
国家处方集	CNF
其他推荐依据	

第十四节　氟喹诺酮类

■ 药品名称	吡哌酸　PipemidicAcid
抗菌谱与适应证	用于治疗敏感菌所致的尿路感染及肠道感染
制剂与规格	吡哌酸片[保(甲)]：①0. 25g；②0. 5g 吡哌酸胶囊[保(甲)]：0. 25g
用法与用量	口服给药：成人一次 0. 5g，一日总量 1~2g，疗程不宜超过 10 日
注意事项	1. 本品可与饮食同服，以减少胃肠道反应 2. 长期应用，宜定期监测血常规和肝功能、肾功能 3. 有中枢神经系统疾病患者慎用
禁忌	禁用于对本品和萘啶酸过敏的患者；孕妇、哺乳期肝肾功能不全者妇女禁用；18 岁以下小儿及青少年禁用
不良反应	主要为恶心、嗳气、上腹不适、食欲减退、稀便或便秘等胃肠道反应；皮疹或全身瘙痒少见，偶见眩晕、头痛等。停药后可自行恢复
特殊人群用药	肝肾功能不全患者：严重肝功能、肾功能损害者慎用 儿童：婴幼儿及 18 岁以下青少年不宜使用 老年人：应减少用量 妊娠与哺乳期肝肾功能不全者妇女：禁用
药典	USP、Chin. P.、Jpn. P.
国家处方集	CNF
其他推荐依据	

续 表

■ 药品名称	诺氟沙星 Norfloxacin
抗菌谱与适应证	主要用于敏感菌所致的下列感染：泌尿生殖道感染，消化系统感染，呼吸道感染如急性支气管炎、慢性支气管炎急性发作、肺炎，急慢性肾盂肾炎，膀胱炎，伤寒等
制剂与规格	诺氟沙星片[基,保(甲)]：100mg 诺氟沙星胶囊[基,保(甲)]：100mg 诺氟沙星注射液：100ml：200mg 诺氟沙星葡萄糖注射液：100ml（诺氟沙星 200mg、葡萄糖 5g） 诺氟沙星栓：200mg 诺氟沙星药膜：20mg
用法与用量	成人口服给药：①一般用法：一次 100~200mg，一日 3~4 次；②下尿路感染：一次 400mg，一日 2 次；③复杂性尿路感染：剂量同上，疗程 10~21 日；④单纯性淋病奈瑟菌性尿道炎：单次
	800~1200mg；⑤急、慢性前列腺炎：一次 400mg，一日 2 次，疗程 28 日；⑥一般肠道感染：一次300~400mg，一日 2 次，疗程 5~7 日。成人静脉滴注：一日 200mg，分 2 次，急性感染 7~14 日为一疗程，慢性感染 14~21 日为一疗程
注意事项	1. 不宜静脉注射，静脉滴注速度不宜过快 2. 本类药物可引起中、重度光敏反应，应避免过度暴露于阳光 3. 有癫痫病史者、有胃溃疡史者、重症肌无力患者慎用
禁忌	对本药及其他喹诺酮类药过敏者、糖尿病患者、孕妇、哺乳期肝肾功能不全者妇女、18 岁以下儿童禁用
不良反应	胃肠道反应较为常见，可表现为腹部不适或疼痛、腹泻、恶心或呕吐；中枢神经系统反应可有头晕、头痛、嗜睡或失眠；过敏反应有皮疹、皮肤瘙痒、面部潮红、胸闷等
特殊人群用药	肝肾功能不全患者：肝功能、肾功能减退者慎用 儿童：不宜用于 18 岁以下患者。如感染由多重耐药菌引起者，细菌仅对喹诺酮类药呈敏感时，可在充分权衡利弊后应用 老年人：老年患者常有肾功能减退，因本品部分经肾排出，需减量应用 妊娠与哺乳期肝肾功能不全者妇女：妊娠安全性分级为 C 级；哺乳期肝肾功能不全者妇女应用时应停止授乳
药典	USP、Eur. P.、Chin. P.、Jpn. P.
国家处方集	CNF
其他推荐依据	
■ 药品名称	氧氟沙星 Ofloxacin
抗菌谱与适应证	用于敏感菌所致的下列感染： 1. 泌尿生殖系统感染，包括单纯性及复杂性尿路感染、细菌性前列腺炎、淋球菌尿道炎、宫颈炎（包括产酶株所致者）等 2. 呼吸系统感染，包括急性支气管炎、慢性支气管炎急性发作、肺炎及其他肺部感染等 3. 消化系统感染，包括胃肠道、胆道、腹腔的沙门菌属感染等 4. 骨、关节、皮肤软组织感染及败血症 5. 结核病，作为抗结核病的二线药物，多与异烟肼、利福平等合用

续 表

制剂与规格	氧氟沙星片：0.1g 氧氟沙星颗粒：0.1g 氧氟沙星注射液：100ml：200mg 氧氟沙星氯化钠注射液：100ml（氧氟沙星200mg、氯化钠900mg）
用法与用量	口服或静脉给药。成人： 1. 下呼吸道感染：一次300mg，一日2次，疗程7~14日 2. 急性单纯性下尿路感染：一次200mg，一日2次，疗程5~7日 3. 复杂性尿路感染：一次200mg，一日2次，疗程10~14日。缓释片，一次400mg，一日1次，疗程10日 4. 细菌性前列腺炎：一次300mg，一日2次，疗程6周 5. 衣原体宫颈炎或尿道炎：一次300mg，一日2次，疗程7~14日 6. 单纯性淋病：单次口服400mg 7. 铜绿假单胞菌感染或重度感染：一次400mg，一日2次 8. 抗结核：一日300mg，一日1次
注意事项	患有中枢神经系统疾病者（如癫痫、脑动脉硬化者）慎用
禁忌	对本药及其他喹诺酮类药过敏者、妊娠期及哺乳期肝肾功能不全者妇女、18岁以下儿童禁用
不良反应	胃肠道反应较为常见，可表现为腹部不适或疼痛、腹泻、恶心或呕吐；中枢神经系统反应可有头晕、头痛、嗜睡或失眠；过敏反应有皮疹、皮肤瘙痒、面部潮红、胸闷等
特殊人群用药	肝肾功能不全患者：严重肝功能减退者、严重肾功能不全者慎用 儿童：18岁以下患者用药的安全性尚未确立，不宜使用 老年人：老年患者多有肾功能减退，应减量给药 妊娠与哺乳期肝肾功能不全者妇女：妊娠安全性分级为C级；哺乳期肝肾功能不全者妇女全身用药时应暂停授乳
药典	USP、Eur. P.、Chin. P.、Jpn. P.
国家处方集	CNF
其他推荐依据	
■ 药品名称	环丙沙星 Ciprofloxacin
抗菌谱与适应证	可用于敏感菌所致的下列感染： 1. 泌尿生殖系统感染：包括单纯性或复杂性尿路感染、细菌性前列腺炎、淋病奈瑟菌尿道炎、肾盂肾炎、宫颈炎（包括产酶株所致者）等 2. 呼吸系统感染：包括扁桃体炎、咽炎、急性支气管炎及肺部感染等 3. 消化系统感染：包括胃肠道感染、胆囊炎、肛周脓肿等 4. 其他：还可用于骨关节感染、皮肤软组织感染及败血症等
制剂与规格	盐酸环丙沙星片[基,保(甲)]：0.25g 盐酸环丙沙星胶囊[基,保(甲)]：0.25g 乳酸环丙沙星注射液[保(乙)]：①100ml：0.1g；②100ml：0.2g；③250ml：0.25g 注射用乳酸环丙沙星[保(乙)]：0.2g 盐酸环丙沙星栓：0.2g 乳酸环丙沙星阴道泡腾片：0.1g

续 表

用法与用量	成人：口服，①常用量：一日 0.5~1.5g，分 2~3 次口服；②骨、关节感染：一日 1.0~1.5g，分 2~3 次服，疗程不低于 4~6 周；③肺炎、皮肤软组织感染：一日 1.0~1.5g，分 2~3 次服，疗程 7~14 日；④肠道感染：一日 1g，分 2 次服，疗程 5~7 日；⑤伤寒：一日 1.5g，分 2~3 次服，疗程 10~14 日；⑥急性单纯性下尿路感染：一日 0.5g，分 2 次服，疗程 5~7 日；⑦复杂性尿路感染：一日 1g，分 2 次服，疗程 7~14 日。静脉滴注，常用量：一次 0.1~0.2g，每 12 小时 1 次。严重感染或铜绿假单胞菌感染可加大剂量至一次 0.4g，一日 2~3 次
注意事项	1. 宜空腹服用 2. 患中枢神经系统疾病者（如癫痫、脑动脉硬化患者）慎用
禁忌	对环丙沙星及任何一种氟喹诺酮类药过敏的患者禁用；孕妇、哺乳期肝肾功能不全者妇女及 18 岁以下者禁用
不良反应	胃肠道反应较为常见，可表现为腹部不适或疼痛、腹泻、恶心或呕吐；中枢神经系统反应可有头晕、头痛、嗜睡或失眠；过敏反应有皮疹、皮肤瘙痒、面部潮红、胸闷等
特殊人群用药	肝肾功能不全患者：肝肾功能不全患者慎用 儿童：18 岁以下患者禁用 老年人：应减量给药 妊娠与哺乳期肝肾功能不全者妇女：禁用
药典	USP、Eur. P.、Chin. P.
国家处方集	CNF
其他推荐依据	
■ 药品名称	氟罗沙星 Fleroxacin
抗菌谱与适应证	用于敏感菌所致的下列感染： 1. 呼吸系统感染：急性支气管炎，慢性支气管炎急性发作及肺炎等 2. 泌尿生殖系统感染：膀胱炎、肾盂肾炎、前列腺炎、附睾炎、淋病奈瑟菌性尿道炎等 3. 消化系统感染：伤寒沙门菌感染、细菌性痢疾等 4. 其他：皮肤软组织、骨、关节、耳鼻喉、腹腔及盆腔感染
制剂与规格	氟罗沙星片：①100mg；②150mg；③200mg
用法与用量	口服。成人，一次 200mg，一日 1~2 次，一般疗程为 7~14 日。重症患者一次 300~400mg，3~5 日后剂量减至常用量
注意事项	有中枢神经系统疾病（包括脑动脉硬化或抽搐及癫痫史）者慎用
禁忌	对本品或喹诺酮类药物过敏者禁用；妊娠、哺乳期肝肾功能不全者妇女及 18 岁以下儿童禁用
不良反应	胃肠道反应较为常见，可表现为腹部不适或疼痛、腹泻、恶心呕吐、食欲缺乏等；中枢神经系统反应可有头晕、头痛、兴奋、嗜睡或失眠；变态反应有皮疹、皮肤瘙痒等
特殊人群用药	肝肾功能不全患者：肝功能、肾功能损害者慎用 儿童：18 岁以下儿童禁用 老年人：高龄患者慎用 妊娠与哺乳期肝肾功能不全者妇女：禁用
药典	Chin. P.

续　表

国家处方集	CNF
其他推荐依据	
■ 药品名称	吉米沙星　Gemifloxacin
抗菌谱与适应证	1. 慢性支气管炎急性发作 2. 社区获得性肺炎 3. 急性鼻窦炎
制剂与规格	甲磺酸吉米沙星片[保(乙)]：320mg
用法与用量	口服。成人：一次 320mg，一日 1 次，慢性支气管炎急性发作、社区获得性肺炎和急性鼻窦炎的疗程分别为 5 日、7 日和 5 日。不应超过推荐的剂量和疗程
注意事项	1. 以下情况慎用：QT 间期延长、心动过缓、急性心肌缺血等心脏疾病患者，葡萄糖-6-磷酸脱氢酶缺乏症患者，患中枢神经系统疾病者，未治疗的电解质紊乱（低血钾或低血镁）者 2. 用药前后及用药时应当检查或监测：全血细胞计数及白细胞分类、细菌培养及药敏试验、血药浓度监测、尿液分析
禁忌	对本品或其他氟喹诺酮类抗生素过敏者，妊娠及哺乳期肝肾功能不全者妇女，18 岁以下患者禁用
不良反应	可引起头痛、眩晕等中枢神经系统反应；腹泻、恶心、腹痛、呕吐等胃肠道症状；ALT（GPT）、AST（GOT）升高，皮疹等
特殊人群用药	儿童：18 岁以下患者用药的安全性及有效性未确定 妊娠与哺乳期肝肾功能不全者妇女：妊娠安全性分级为 C 级；哺乳期肝肾功能不全者妇女用药应权衡利弊
药典	USP
国家处方集	CNF
其他推荐依据	
■ 药品名称	洛美沙星　Lomefloxacin
抗菌谱与适应证	用于敏感菌所致的下列感染： 1. 泌尿生殖系统感染 2. 呼吸系统感染 3. 消化系统感染，包括肠炎、胆囊炎、肛周脓肿等 4. 如结膜炎、角膜炎、角膜溃疡、泪囊炎等 5. 中耳炎、外耳道炎、鼓膜炎 6. 其他：伤寒、骨和关节、皮肤软组织感染以及败血症等全身感染
制剂与规格	盐酸洛美沙星片：①0. 1g；②0. 2g；③0. 3g；④0. 4g 盐酸洛美沙星胶囊：①0. 1g；②0. 2g 盐酸洛美沙星注射液：①2ml：100mg；②10ml：100mg；③10ml：200mg；④100ml：200mg；⑤250ml：200mg
用法与用量	口服：成人一次 400mg，一日 1 次；或一次 300mg，一日 2 次；急性单纯性尿路感染：一次 400mg，一日 1 次；单纯性淋病：一次 300mg，一日 2 次。静脉滴注：一次 200mg，一日 2 次；尿路感染：一次 100mg，每 12 小时 1 次

续 表

注意事项	1. 中枢神经系统疾病患者（包括脑动脉硬化或癫痫病史者）慎用 2. 本品每次滴注时间不少于 60 分钟 3. 本品可引起光敏反应 4. 当出现皮肤灼热、发红、肿胀、水疱、皮疹、瘙痒及皮炎时应停药
禁忌	对本品或其他氟喹诺酮类抗生素过敏者，妊娠及哺乳期肝肾功能不全者妇女，18 岁以下患者
不良反应	口服时个别患者可出现中上腹部不适、食欲缺乏、恶心、口干、轻微头痛、头晕等症状，偶可出现皮疹、皮肤瘙痒等过敏反应和心悸、胸闷等，偶有 ALT、AST 或尿素氮（BUN）值升高
特殊人群用药	肝肾功能不全患者：肝功能不全者、肾功能减退者慎用 儿童：18 岁以下患者禁用 妊娠与哺乳期肝肾功能不全者妇女：禁用。妊娠安全性分级为 C 级
药典	USP、Eur. P.、Chin. P.
国家处方集	CNF
其他推荐依据	
■ 药品名称	**莫西沙星　Moxifloxacin**
抗菌谱与适应证	用于敏感菌所致的呼吸道感染，如慢性支气管炎急性发作、社区获得性肺炎（包括青霉素耐药的社区获得性肺炎）、急性鼻窦炎等。也可用于皮肤及软组织感染
制剂与规格	盐酸莫西沙星片[基,保(乙)]：0.4g 盐酸莫西沙星氯化钠注射液[保(乙)]：250ml（莫西沙星 0.4g、氯化钠 2.25g）
用法与用量	成人：口服给药：一次 0.4g，一日 1 次。慢性支气管炎急性发作疗程为 5 日；急性鼻窦炎、皮肤及软组织感染的疗程为 7 日；社区获得性肺炎的疗程为 10 日。静脉滴注：推荐剂量为一次 0.4g，一日 1 次，滴注时间为 90 分钟。慢性支气管炎急性发作疗程为 5 日；急性鼻窦炎、皮肤及软组织感染的疗程为 7 日；社区获得性肺炎采用序贯治疗，疗程为7~14 日
注意事项	1. 避免用于 QT 间期延长的患者、患有低钾血症及接受Ⅰa 类（如奎尼丁、普鲁卡因胺）或Ⅲ类（如胺碘酮、索托洛尔）抗心律失常药物治疗的患者 2. 转氨酶高于正常值上限 5 倍以上者禁用 3. 在致心律失常的条件（如严重的心动过缓或急性心肌缺血）存在时慎用 4. 有或怀疑有可导致癫痫发作或降低癫痫发作阈值的中枢神经系统疾病的患者慎用
禁忌	对莫西沙星任何成分或其他喹诺酮类或任何辅料过敏者；妊娠和哺乳期肝肾功能不全者妇女；18 岁以下儿童禁用
不良反应	常见腹痛、头痛、恶心、腹泻、呕吐、消化不良、肝功能实验室检查异常、眩晕等；少见乏力、口干、胃肠失调、便秘等
特殊人群用药	肝肾功能不全患者：严重肝功能损害者禁用 儿童：18 岁以下儿童禁用 妊娠与哺乳期肝肾功能不全者妇女：禁用。妊娠安全性分级为 C 级
药典	USP、Eur. P.、Chin. P.
国家处方集	CNF

续 表

其他推荐依据	

第十五节　抗结核药

■ 药品名称	利福平　Rifampicin
抗菌谱与适应证	1. 与其他抗结核药联用于结核病初治与复治，包括结核性脑膜炎的治疗 2. 可与其他药物联合用于麻风、非结核分枝杆菌感染的治疗 3. 与万古霉素可联合用于耐甲氧西林金黄色葡萄球菌（MRSA）所致的感染 4. 可与红霉素合用治疗军团菌感染 5. 可用于无症状脑膜炎球菌带菌者，以消除鼻咽部奈瑟脑膜炎球菌
制剂与规格	利福平片[基,保(甲)]：150mg 利福平胶囊[基,保(甲)]：①150mg；②300mg 利福平注射液[保(甲)]：5ml：0. 3g 注射用利福平[保(甲)]：①0. 15g；②0. 45g；③0. 6g
用法与用量	1. 成人口服给药：抗结核，与其他抗结核药合用，一日 450～600mg，早餐前顿服；脑膜炎球菌带菌者（无症状），成人 5mg/kg，每 12 小时 1 次，连续 2 日；其他感染，一日600～1000mg，分 2～3 次，餐前 1 小时服用 2. 肝功能不全：一日不超过 8mg/kg。严重肝功能不全者禁用 3. 老年人一日口服 10mg/kg，顿服
	4. 儿童口服给药：抗结核，1 个月以上患儿，一日 10～20mg/kg，顿服；新生儿，一次 5mg/kg，一日 2 次；脑膜炎奈瑟菌带菌者（无症状），1 个月以上患儿一日 10mg/kg，每 12 小时 1 次，连服 4 次
注意事项	1. 酒精中毒者慎用 2. 可能引起白细胞和血小板减少，并导致齿龈出血和感染、伤口愈合延迟等。用药期间应避免拔牙等手术，并注意口腔卫生、刷牙及剔牙。用药期间应定期检查周围血象 3. 应于餐前 1 小时或餐后 2 小时服用，最好清晨空腹一次服用，因进食影响吸收
禁忌	对本药及其他利福霉素类药物过敏者、严重肝功能不全者、胆道阻塞者、3 个月以内孕妇禁用
不良反应	1. 多见消化道反应，如厌食、恶心、呕吐、上腹部不适、腹泻等胃肠道反应，但均能耐受 2. 肝毒性为主要不良反应 3. 变态反应
特殊人群用药	肝肾功能不全患者：肝功能不全者慎用，肾功能减退者不需减量 儿童：婴儿慎用，5 岁以下小儿慎用 老年人：老年患者肝功能有所减退用药应酌减 妊娠与哺乳期肝肾功能不全者妇女：妊娠早期妇女禁用，妊娠中、晚期妇女应慎用，妊娠安全性分级为 C 级；哺乳期肝肾功能不全者妇女慎用
药典	USP、Eur. P.、Chin. P.、Jpn. P.

续 表

国家处方集	CNF
其他推荐依据	
■ 药品名称	异烟肼 Isoniazid
抗菌谱与适应证	1. 与其他抗结核药联合用于治疗重症或不能口服给药的多型结核病，包括结核性脑膜炎以及部分非结核分枝杆菌感染 2. 单用或与其他抗结核药联合用于预防结核病
制剂与规格	异烟肼片[基,保(甲)]：①50mg；②100mg；③300mg 异烟肼注射液[基,保(甲)]：①2ml：50mg；②2ml：100mg 异福片（胶囊）0.25g 异福酰胺片（胶囊）0.45g 异烟肼/利福平片[保(甲)]：用于结核病的治疗。①利福平 150mg，异烟肼 75mg；体重<50kg，一日 3 片；②利福平 300mg，异烟肼 150mg
用法与用量	成人：口服治疗，结核病：①预防：一日 300mg，顿服；②治疗：与其他抗结核药合用时，一日 5mg/kg，最高日剂量为 300mg。或一次 15mg/kg，最高 900mg，一周 2~3 次；③急性粟粒型肺结核、结核性脑膜炎：适当增加剂量，一日 400~600mg；④间歇疗法：一日最高剂量为 900mg 或10~15mg/kg，一周 2~3 次，用前亦可先用正规剂量 1~3 个月。肌内注射，结核病：一日 5mg/kg，最高日剂量为 300mg；或一日 15mg/kg，最高 900mg，一周 2~3 次。静脉滴注：一日 300~400mg，或 5~10mg/kg。儿童：口服给药，一日 10~20mg/kg，最高日剂量为 300mg，顿服。肌内注射和静脉滴注，治疗剂量为一日 10~20mg/kg，最高日剂量为 300mg；某些严重结核病患儿，一日剂量可增加至 30mg/kg，但最高日剂量为 500mg
注意事项	1. 有精神病史者、癫痫病史者、嗜酒者慎用本品或剂量酌减
	2. 如疗程中出现视神经炎症状，需立即进行眼部检查，并定期复查 3. 慢乙酰化患者较易产生不良反应，故宜用较低剂量
禁忌	对本药及乙硫异烟胺、吡嗪酰胺、烟酸及其他化学结构相关的药物过敏者，精神病患者，癫痫患者，有本药引起肝炎病史者禁用
不良反应	常用剂量的不良反应发生率低。剂量加大至 6mg/kg 时，不良反应发生率显著增加，主要为周围神经炎及肝脏毒性，加用维生素 B_6 虽可减少毒性反应，但也可影响疗效
特殊人群用药	肝肾功能不全患者：有严重肾功能损害者慎用 儿童：新生儿用药时应密切观察不良反应 老年人：50 岁以上患者使用本药肝炎的发生率较高 妊娠与哺乳期肝肾功能不全者妇女：本品可透过胎盘，导致胎儿血药浓度高于母体血药浓度；孕妇应用时须权衡利弊，妊娠安全性分级为 C 级。在乳汁中浓度可达 12μg/ml，与血药浓度相近，哺乳期肝肾功能不全者妇女用药须权衡利弊，如需使用应暂停授乳
药典	USP、Eur. P.、Chin. P.、Jpn. P.
国家处方集	CNF
其他推荐依据	

续　表

■ 药品名称	利福霉素　Rifamycin
抗菌谱与适应证	1. 用于治疗结核杆菌感染 2. 用于治疗耐甲氧西林的金黄色葡萄球菌、表皮葡萄球菌的重症感染 3. 用于难治性军团菌感染的联合治疗
制剂与规格	利福霉素钠注射液[保(乙)]：5ml∶0.25g（25 万 U，以利福霉素计）
用法与用量	1. 成人：静脉滴注：轻度感染，一次 500mg，用 5%葡萄糖注射液 250ml 溶解，一日 2 次；中、重度感染，一次 1000mg，一日 2 次。静脉注射：一次 500mg，一日 2~3 次 2. 儿童：静脉滴注：一日 10~30mg/kg，一日 2 次
注意事项	1. 胆道阻塞者、慢性酒精中毒者慎用 2. 用药期间应监测肝功能 3. 本品不宜与其他药物混合使用，以免药物析出 4. 用药后患者尿液呈红色，属于正常现象
禁忌	对本药过敏者、肝病或严重肝损害者禁用
不良反应	滴注过快时可出现暂时性巩膜或皮肤黄染；少数患者可出现一过性肝脏损害、黄疸及肾损害；其他不良反应有恶心、食欲缺乏及眩晕，偶见耳鸣及听力下降、过敏性皮炎等
特殊人群用药	肝肾功能不全患者：肝功能不全者慎用，肝病或严重肝损害者禁用 妊娠与哺乳期肝肾功能不全者妇女：用药应权衡利弊
药典	Eur. P.
国家处方集	CNF
其他推荐依据	
■ 药品名称	乙胺丁醇　Ethambutol
抗菌谱与适应证	1. 与其他抗结核药联合治疗结核分枝杆菌所致的肺结核和肺外结核，也适用于不能耐受链霉素注射的患者 2. 可用于治疗结核性脑膜炎及非典型结核分枝杆菌感染
制剂与规格	盐酸乙胺丁醇片[基,保(甲)]：0.25g 盐酸乙胺丁醇胶囊[基,保(甲)]：0.25g
用法与用量	成人：口服给药 1. 结核初治：①一次 0.015g/kg，一日 1 次，顿服；②一次 0.025~0.030g/kg，最高 2.5g，一周 3 次；③一次 0.05g/kg，最高 2.5g，一周 2 次 2. 结核复治：一次 0.025g/kg，一日 1 次，连续 60 日，继以一次 0.015g/kg，一日 1 次，顿服 3. 非结核分枝杆菌感染：一日 0.015~0.025g/kg，顿服 儿童：口服，13 岁以上用量与成人相同，13 岁以下不宜应用本药
注意事项	1. 痛风患者、视神经炎患者、糖尿病已发生眼底病变者慎用 2. 治疗期间应检查眼部，如视野、视力、红绿鉴别力等，以及血清尿酸浓度 3. 单用时可迅速产生耐药性，必须与其他抗结核药联合应用
禁忌	对本药过敏者、已知视神经炎患者、酒精中毒者禁用

续 表

不良反应	常见视物模糊、眼痛、红绿色盲或视力减退、视野缩小等；少见畏寒、关节肿痛等
特殊人群用药	肝肾功能不全患者：肝功能、肾功能减退患者慎用 儿童：13岁以下儿童禁用 老年人：老年患者因生理性肾功能减退，应按肾功能调整用量 妊娠与哺乳期肝肾功能不全者妇女：妊娠安全性分级为B级；哺乳期肝肾功能不全者妇女用药时需权衡利弊
药典	USP、Eur. P.、Chin. P.、Jpn. P.
国家处方集	CNF
其他推荐依据	
■ 药品名称	吡嗪酰胺 Pyrazinamide
抗菌谱与适应证	本药对人型结核杆菌有较好的抗菌作用，而对其他非结核分枝杆菌不敏感。与其他抗结核药（如链霉素、异烟肼、利福平及乙胺丁醇）联合用于治疗结核病，也可用于结核性脑膜炎
制剂与规格	吡嗪酰胺片[保(甲)]：①0.25g[基]；②0.5g 吡嗪酰胺胶囊[基,保(甲)]：0.25g
用法与用量	成人：口服，与其他抗结核药联合，一日15~30mg/kg，顿服，或者一次50~70mg/kg，每周2~3次。每日服用者最大剂量为一日3g，每周服2次者最大剂量为一次4g。亦可采用间歇给药法，一周用药2次，一次50mg/kg
注意事项	糖尿病患者、痛风患者、血卟啉病患者、慢性肝病患者慎用
禁忌	对本药及乙硫异烟胺、异烟肼、烟酸或其他与本药化学机构相似的药物过敏者不宜使用，急性痛风患者、高尿酸血症患者、儿童禁用
不良反应	常见肝损害、关节痛，偶见过敏反应
特殊人群用药	肝肾功能不全患者：慢性肝病及严重肝功能减退者、肾功能不全患者慎用 儿童：禁用 妊娠与哺乳期肝肾功能不全者妇女：妊娠安全性分级为C级
药典	USP、Eur. P.、Chin. P.、Jpn. P.
国家处方集	CNF
其他推荐依据	
■ 药品名称	利福喷汀 Rifapentine
抗菌谱与适应证	1. 与其他抗结核药联合用于治疗各类型、各系统初治与复治的结核病；对骨关节结核疗效较好，但不宜用于治疗结核性脑膜炎 2. 可用于治疗非结核性分枝杆菌感染 3. 可与其他抗麻风药联合治疗麻风病 4. 也可用于对其他抗金黄色葡萄球菌抗生素耐药的重症金黄色葡萄球菌感染
制剂与规格	利福喷汀胶囊[保(甲)]：①100mg；②150mg；③200mg；④300mg
用法与用量	成人口服给药，抗结核：一次600mg，一日1次，空腹时用水送服（体重<55kg者应酌减）；一周服药1~2次。需与其他抗结核药物联合应用，疗程6~9个月

续　表

注意事项	1. 嗜酒者及酒精中毒者慎用 2. 应用过程中，应经常检查血象和肝功能的变化情况 3. 应在空腹时（餐前1小时）用水送服；服利福平出现胃肠道刺激症状时患者可改服利福喷汀 4. 单独用于治疗结核病可能迅速产生细菌耐药性，必须与其他抗结核药合用
禁忌	对本药或其他利福霉素类抗菌药过敏者、胆道阻塞者、肝病及肝功能异常者（尤其是黄疸患者）、血细胞显著减少者、孕妇禁用
不良反应	少数病例可出现白细胞、血小板减少；AST（GOT）及ALT（GPT）升高；皮疹、头晕、失眠等。少见胃肠道反应
特殊人群用药	儿童：5岁以下小儿应用的安全性尚未确定 老年人：老年患者肝功能有所减退，用药量应酌减 妊娠与哺乳期肝肾功能不全者妇女：孕妇禁用，妊娠安全性分级为C级；哺乳期肝肾功能不全者妇女使用时须权衡利弊后决定，用药应暂停授乳
药典	
国家处方集	CNF
其他推荐依据	
■ 药品名称	利福布汀　Rifabutin
抗菌谱与适应证	1. 用于耐药、复发性结核病治疗 2. 用于鸟复合型分枝杆菌（MAC）感染 3. 用于预防及治疗早期HIV感染患者中的MAC复合体疾病
制剂与规格	利福布汀胶囊[保(乙)]：150mg
用法与用量	成人：口服给药，抗结核：一日150~300mg，一日1次。抗鸟复合型分枝杆菌：一日300mg，一日1次
注意事项	1. 中性粒细胞计数减少或血小板减少患者，肌炎或眼葡萄膜炎患者慎用 2. 胆管梗阻、慢性酒精中毒患者应适当减量
禁忌	对本药或其他利福霉素类药物过敏者、用药后出现过血小板减少性紫癜的患者禁用
不良反应	常见皮疹、胃肠道反应、中性粒细胞减少症等
特殊人群用药	肝肾功能不全患者：肝功能不全患者慎用 妊娠与哺乳期肝肾功能不全者妇女：慎用。妊娠初始3个月内应避免使用
药典	USP、Eur. P.
国家处方集	CNF
其他推荐依据	
■ 药品名称	对氨基水杨酸钠　Sodlum Aminosalicylato
抗菌谱与适应证	适用于结核分枝杆菌所致的肺及肺外结核病。静脉滴注可用于治疗结核性脑膜炎及急性血行播散型结核病

续 表

制剂与规格	对氨水杨酸钠片[保(甲)]：0.5g 对氨水杨酸钠肠溶片[基,保(甲)]：0.5g 注射用对氨水杨酸钠[保(甲)]：①2g[基]；②4g
用法与用量	成人：口服给药，结核病一日8~12g，分4次服。静脉滴注，结核性脑膜炎及急性血行播散型结核病一日4~12g。儿童：口服给药，一日0.2~0.3g/kg，分3~4次服，一日剂量不超过12g。静脉滴注，一日0.2~0.3g/kg
注意事项	充血性心力衰竭患者、消化性溃疡患者、葡萄糖-6-磷酸脱氢酶缺乏者慎用
禁忌	对本药及其他水杨酸类药过敏者禁用
不良反应	常见食欲缺乏、恶心、呕吐、腹痛、腹泻；过敏反应有瘙痒、皮疹、药物热、哮喘、嗜酸性粒细胞增多
特殊人群用药	肝肾功能不全患者：严重肝功能、肾功能损害者慎用 妊娠与哺乳期肝肾功能不全者妇女：妊娠安全性分级为C级；哺乳期肝肾功能不全者妇女使用时需权衡利弊
药典	USP
国家处方集	CNF
其他推荐依据	
■ 药品名称	帕司烟肼 Pasiniazid
抗菌谱与适应证	1. 常与其他抗结核药合用于治疗结核病 2. 可作为与结核相关手术的预防用药
制剂与规格	帕司烟肼片[保(乙)]：①100mg；②140mg 帕司烟肼胶囊[保(乙)]：100mg
用法与用量	成人：与其他抗结核药合用，一日10~20mg/kg，顿服。儿童：一日20~40mg/kg，顿服。预防：一日按体重10~15mg/kg，顿服
注意事项	1. 精神病及癫痫患者、充血性心力衰竭患者、消化性溃疡患者、葡萄糖-6-磷酸脱氢酶缺乏者慎用 2. 用药期间应定期进行肝功能检查 3. 如疗程中出现视神经炎症状，需立即进行眼部检查，并定期复查
禁忌	对本药过敏者、曾因使用异烟肼而致肝炎的患者禁用
不良反应	偶见头晕、头痛、失眠、发热、皮疹、恶心、乏力、黄疸、周围神经炎、视神经炎及血细胞减少等不良反应发生
特殊人群用药	肝肾功能不全患者：慢性肝病及肾功能不全患者慎用 儿童：12岁以下儿童慎用 妊娠与哺乳期肝肾功能不全者妇女：孕妇使用应权衡利弊；哺乳期肝肾功能不全者妇女应暂停授乳
药典	
国家处方集	CNF

续　表

其他推荐依据	
■ 药品名称	卷曲霉素　Capreomycin
抗菌谱与适应证	主要用于经一线抗结核药（如链霉素、异烟肼、利福平和乙胺丁醇等）治疗失败者，或用于因药物毒性或细菌产生耐药性而不适用上述一线抗结核药者
制剂与规格	注射用硫酸卷曲霉素[保(乙)]：①0.5g（50 万 U）；②0.75g（75 万 U）
用法与用量	成人：肌内注射，一日 1g，连用60~120 日，然后改为一次 1g，每周 2~3 次。现多推荐一次 0.75g，一日 1 次
注意事项	1. 脱水患者、听力减退者、重症肌无力患者、帕金森病患者慎用 2. 用药期间应注意检查：听力、前庭功能、肝肾功能、血钾浓度 3. 卷曲霉素单用时细菌可迅速产生耐药，故只能与其他抗菌药物联合用于结核病的治疗 4. 注射时需作深部肌内注射，注射过浅可加重疼痛并发生无菌性脓肿
禁忌	对本药过敏者、孕妇、哺乳期肝肾功能不全者妇女禁用
不良反应	具有肾毒性、对第Ⅷ对脑神经有损害、有一定神经肌肉阻滞作用等
特殊人群用药	肝肾功能不全患者：肾功能不全患者慎用 儿童：不推荐在儿童患者中使用 老年人：需根据肾功能调整剂量 妊娠与哺乳期肝肾功能不全者妇女：禁用
药典	USP、Chin. P.
国家处方集	CNF
其他推荐依据	
■ 药品名称	丙硫异烟胺　Protionamide
抗菌谱与适应证	与其他抗结核药联合用于结核病经一线药物（如链霉素、异烟肼、利福平和乙胺丁醇）治疗无效者。本药仅对分枝杆菌有效
制剂与规格	丙硫异烟胺肠溶片[保(乙)]：100mg
用法与用量	成人：口服给药，与其他抗结核药合用，一次 250mg，每 8~12 小时 1 次；儿童：口服给药，与其他抗结核药合用，一次 4~5mg/kg，每 8 小时 1 次
注意事项	1. 糖尿病患者、营养不良者、酗酒者、卟啉病患者慎用 2. 治疗期间须进行丙氨酸氨基转移酶、天冬氨酸氨基转移酶及眼部检查
禁忌	对本药及异烟肼、吡嗪酰胺、烟酸或其他与本化学结构相近的药物过敏者禁用
不良反应	精神忧郁、步态不稳或麻木、针刺感、烧灼感等
特殊人群用药	肝肾功能不全患者：严重肝功能减退者慎用 儿童：12 岁以下儿童不宜服用 妊娠与哺乳期肝肾功能不全者妇女：本药可致畸胎，孕妇禁用
药典	Jpn. P.、Chin. P.
国家处方集	CNF

续 表

其他推荐依据	

第十六节 抗病毒药

■ 药品名称	阿德福韦酯 Adefovir Dipivoxil
适应证	用于治疗乙型肝炎病毒活动复制并伴有 ALT 或 AST 持续升高的肝功能代偿的成年慢性乙型肝炎患者
制剂与规格	阿德福韦酯片[保(乙)]：10mg
用法与用量	用法：口服，饭前或饭后均可。用量：成人（18~65 岁）推荐剂量为每日 1 粒，每粒 10mg
注意事项	1. 患者停止治疗会发生急性加重，停止治疗的患者应密切监测肝功能，必要时应重新进行抗乙肝治疗 2. 使用前应进行人类免疫缺陷病毒（HIV）抗体检查。使用药物不当，可能出现 HIV 耐药 3. 单用核苷类似物或合用其他抗逆转录病毒药物会导致乳酸性酸中毒和严重的伴有脂肪变性的肝大，包括致命事件 4. 建议用阿德福韦酯治疗的育龄妇女要采取有效的避孕措施
禁忌	对阿德福韦酯过敏者禁用
不良反应	常见虚弱、头痛、恶心、腹痛、腹胀、腹泻和消化不良
特殊人群用药	肝肾功能不全患者：肾功能不全者慎用 儿童：不宜使用本药 老年人：65 岁以上患者用药的安全及有效性尚未确定 妊娠与哺乳期肝肾功能不全者妇女：妊娠安全性分级为 C 级；授乳妇女用药期间应暂停授乳
药典	
国家处方集	CNF
其他推荐依据	
■ 药品名称	拉米夫定 Lamivudine
适应证	1. 用于乙型肝炎病毒（HBV）感染：治疗伴有 HBV 复制的慢性乙型肝炎；用于慢性肝硬化活动期 2. 与其他抗逆转录病毒药联用于治疗人类免疫缺陷病毒（HIV）感染
制剂与规格	拉米夫定片[保(乙)]：100mg
用法与用量	用于治疗 HBV：每日口服 1 次，每次 100mg。儿童剂量每日 3mg/kg。艾滋病患者合并慢性乙型肝炎时剂量需加大至每日口服 2 次，每次 150mg；并需与其他抗 HIV 药联合应用。拉米夫定-齐多夫定片：齐多夫定 300mg，拉米夫定 150mg。用于治疗 HIV 感染。口服：12 岁以上患者，一次 1 片，一日 2 次

续　表

注意事项	1. 治疗期间应对患者的临床情况及病毒学指标进行定期检查 2. 少数患者停止使用后，肝炎病情可能加重。因此如果停用，需对患者进行严密观察，若肝炎恶化，应考虑重新使用拉米夫定治疗 3. 肌酐清除率< 30ml/min 者，不建议使用。肝脏损害者不影响拉米夫定的药物代谢过程 4. 拉米夫定治疗期间不能防止患者感染他人，故应采取适当保护措施
禁忌	对拉米夫定或制剂中任何成分过敏者及怀孕 3 个月内的患者禁用
不良反应	常见上呼吸道感染样症状、头痛、恶心、身体不适、腹痛和腹泻，症状一般较轻并可自行缓解
特殊人群用药	肝肾功能不全患者：严重肝大和肝脏脂肪变性者慎用 妊娠与哺乳期妇女：怀孕 3 个月内禁用；哺乳期肝肾功能不全者妇女用药期间应暂停授乳；妊娠安全性分级为 C 级
药典	USP、Eur. P.
国家处方集	CNF
其他推荐依据	
■ 药品名称	恩夫韦地　Enfuvirtide
适应证	本药为 HIV 融合抑制药，为 HIV-1 跨膜融合蛋白 gp41 内高度保守序列衍生而来的一种合成肽类物质，可防止病毒融合及进入细胞内。用于 HIV 感染，常与其他抗逆转录病毒药联用
制剂与规格	注射用恩夫韦地：每瓶内含恩夫韦肽 108mg
用法与用量	成人：恩夫韦地的推荐剂量为每次 90mg，每日 2 次。注射于上臂、前股部或腹部皮下。每次注射的部位应与前次不同，并且此部位当时没有局部注射反应。儿童：对 6~16 岁儿童患者推荐剂量为一次 2mg/kg，最大剂量为一次 90mg，一日 2 次
注意事项	1. 与其他抗逆转录病毒药物一样，本品必须做为联合方案中的一部分使用 2. 对非 HIV-1 感染个体（如用于暴露后预防）使用可能会诱导产生抗恩夫韦肽抗体，可能导致抗 HIV ELISA 测试出现假阳性结果
禁忌	已知对本品或所含成分过敏的患者禁用
不良反应	注射部位轻至中度疼痛或不适，不影响日常活动。少量引起的过敏反应，包括皮疹、发热、恶心呕吐、颤抖、僵直、低血压和血清 ALT（GPT）及 AST（GOT）升高等
特殊人群用药	肝肾功能不全患者：慎用 儿童：6 岁以下儿童用药的安全性及有效性尚未确定 妊娠与哺乳期肝肾功能不全者妇女：妊娠安全性分级为 B 级。正在使用本品者停止母乳喂养
药典	
国家处方集	CNF
其他推荐依据	
■ 药品名称	恩曲他滨　Emtricitabine
适应证	1. 用于成人人类免疫缺陷病毒 1 型（HIV-1）感染，常与其他抗逆转录病毒药联用 2. 用于慢性乙型肝炎

续　表

制剂与规格	恩曲他滨胶囊[保(乙)]：200mg
用法与用量	成人：口服给药，一次 200mg，一日 1 次或 2 次，空腹或餐后服用
注意事项	心功能不全者慎用
禁忌	对本品过敏者禁用
不良反应	常见有恶心、呕吐、腹泻、嗜睡、咽炎、疲乏、无力、感染、咳嗽、鼻炎等反应
特殊人群用药	肝肾功能不全患者：肾功能不全者慎用 儿童：不推荐使用 老年人：慎用 妊娠与哺乳期肝肾功能不全者妇女：妊娠安全性分级为 B 级；哺乳期肝肾功能不全者妇女用药期间应避免授乳
药典	
国家处方集	CNF
其他推荐依据	
■ 药品名称	恩替卡韦　Entecavir
适应证	用于治疗病毒复制活跃、血清丙氨酸氨基转移酶（ALT）持续升高或肝脏组织学显示有活动性病变的慢性成人乙型肝炎
制剂与规格	恩替卡韦片[基,保(乙)]：0.5mg
用法与用量	口服给药，一次 0.5mg，一日 1 次，餐前或餐后至少 2 小时空腹服用。拉米夫定治疗时发生病毒血症或出现耐药突变者，一次 1mg，一日 1 次
注意事项	1. 有慢性乙型肝炎患者停止治疗后，出现重度急性肝炎发作的报道。应在医师的指导下改变治疗方法 2. 核苷类药物在单独或与其他抗逆转录病毒药物联合使用时，有乳酸型酸中毒和重度的脂肪性肝大，包括死亡病例的报道 3. 使用恩替卡韦治疗并不能降低经性接触或污染血源传播 HBV 的危险性。因此，仍需要采取适当的防护措施
禁忌	对恩替卡韦或制剂中任何成分过敏者禁用
不良反应	常见 ALT 升高、疲乏、眩晕、恶心、腹痛、腹部不适、肝区不适、肌痛、失眠和皮疹
特殊人群用药	肝肾功能不全患者：接受肝移植者，脂肪性肝大者，肾功能损害者慎用 儿童：16 岁以下患儿用药的安全性和有效性尚未建立 妊娠与哺乳期肝肾功能不全者妇女：妊娠安全性分级为 C 级；不推荐哺乳期肝肾功能不全者妇女使用
药典	
国家处方集	CNF
其他推荐依据	

续　表

■ 药品名称	替比夫定　Telbivudine
适应证	本药用于有病毒复制证据以及有血清氨基转移酶（ALT 或 AST）持续升高或肝组织活动性病变证据的慢性乙型肝炎成人患者
制剂与规格	替比夫定片[保(乙)]：600mg
用法与用量	口服给药：推荐剂量为一次 600mg，一日 1 次。本品可用于有肾功能受损的慢性乙型肝炎患者。对于肌酐清除率≥50ml/min 的患者，无须调整推荐剂量。对于肌酐清除率< 50ml/min 的患者及正接受血透治疗的终末期肾病（ESRD）患者需要调整给药间隔。对于终末期肾病患者，应在血透后服用本品 替比夫定在肾功能不全患者中的给药间隔调整：肌酐清除率≥50 ml/min，600 mg，每天 1 次；肌酐清除率 30~49 ml/min，600 mg，每 48 小时 1 次；肌酐清除率< 30 ml/min（无须透析），600 mg，每 72 小时 1 次；终末期肾疾病患者，600 mg，每 96 小时 1 次
注意事项	1. 停止治疗可能发生肝炎急性加重，停止治疗时应密切监测肝功能，若必要，应重新进行抗乙肝治疗 2. 单用核苷类药物或合用其他抗逆转录病毒药物会导致乳酸性酸中毒和严重的伴有脂肪变性的肝大，包括致命事件 3. 在治疗过程中可出现肌无力、触痛或疼痛，应及时报告医师 4. 使用替比夫定治疗并不能降低经性接触或污染血源传播 HBV 的危险性，仍需要采取适当的防护措施 5. 服用本品期间，应当定期监测乙型肝炎生化指标、病毒学指标和血清标志物，至少每 6 个月 1 次
禁忌	对替比夫定及本品的其他任何成分过敏的患者禁用
不良反应	常见恶心、腹泻、腹胀、消化不良、头晕、头痛、皮疹、血淀粉酶升高、脂肪酶升高、ALT（GPT）升高、CK 升高等
特殊人群用药	肝肾功能不全患者：在肾功能障碍或潜在肾功能障碍风险的患者，使用时应调整给药间隔，并密切监测肾功能 儿童：不推荐儿童使用本药 老年人：慎用 妊娠与哺乳期肝肾功能不全者妇女：妊娠安全性分级为 B 级。对妊娠妇女只有在利益大于风险时，方可使用。建议用药时停止授乳
药典	
国家处方集	CNF
其他推荐依据	
■ 药品名称	奥司他韦　Oseltamivir
适应证	1. 用于治疗成人和 1 岁及以上儿童的甲型和乙型流行性感冒 2. 用于预防成人和 13 岁及以上青少年的甲型和乙型流行性感冒
制剂与规格	磷酸奥司他韦胶囊[基,保(乙)]：75mg

续 表

用法与用量	成人和青少年（13岁以上）：口服给药，①预防：推荐用量为一次75mg，一日1次。与感染者密切接触后，预防用药的时间不少于7日，流感流行期间则应为6周；②治疗：推荐用量为一次75mg，一日2次，连用5日。儿童（1岁以上）治疗用药：体重≤15kg，一次30ml，一日2次，共5日。体重23~40kg，一次60ml，一日2次，共5日。体重>40kg，一次75mg，一日2次，共5日
注意事项	1. 奥司他韦不能取代流感疫苗；其使用不应影响每年接种流感疫苗；只有在可靠的流行病学资料显示社区出现了流感病毒感染后才考虑用于治疗和预防 2. 对肌酐清除率10~30ml/min的患者，用于治疗和预防的推荐剂量应做调整。不推荐用于肌酐清除率<10ml/min的患者和严重肾衰竭需定期进行血液透析和持续腹膜透析的患者 3. 应对患者自我伤害和谵妄事件进行密切监测
禁忌	对奥司他韦及其制剂中任何成分过敏者禁用
不良反应	极少见皮肤发红、皮疹、皮炎和大疱疹、肝炎和AST（GOT）及ALT（GPT）升高、胰腺炎、血管性水肿、喉部水肿、支气管痉挛、面部水肿、嗜酸性粒细胞计数增多、白细胞计数减少和血尿
特殊人群用药	肝肾功能不全患者：肌酐清除率（Ccr）<10ml/min或严重肾衰竭需定期血液透析或持续腹膜透析者不推荐使用，肾功能不全者（Ccr为10~30ml/min）慎用 儿童：慎用 妊娠与哺乳期肝肾功能不全者妇女：妊娠安全性分级为C级；哺乳期肝肾功能不全者妇女应权衡利弊后使用
药典	
国家处方集	CNF
其他推荐依据	
■ 药品名称	利巴韦林 Ribavirin
适应证	1. 主要用于呼吸道合胞病毒（RSV）引起的病毒性肺炎与支气管炎 2. 用于流感病毒感染 3. 用于皮肤疱疹病毒感染 4. 局部用于单纯疱疹病毒性角膜炎 5. 与干扰素α-2b联用，用于治疗慢性丙型肝炎
制剂与规格	利巴韦林片[保(甲)]：①20mg；②50mg；③100mg[基] 利巴韦林含片[保(甲)]：①20mg；②100mg[基] 利巴韦林分散片[基,保(甲)]：100mg 利巴韦林胶囊[保(甲)]：①100mg[基]；②150mg 利巴韦林颗粒：①50mg；②100mg；③150mg 利巴韦林泡腾颗粒：①50mg；②150mg 利巴韦林口服液：5ml：150mg 利巴韦林滴眼液[保(甲)]：0.1%（8ml：8mg）
用法与用量	成人：口服，①体重<65kg者，一次400mg，一日2次；②体重65~85kg者早400mg，晚600mg；③体重>85kg者一次600mg，一日2次
注意事项	长期或大剂量服用对肝功能、血象有不良反应。有严重贫血、肝功能异常者慎用

续　表

禁忌	对本药过敏者，有心脏病史或心脏病患者，肌酐清除率< 50ml/min 的患者，有胰腺炎症状或胰腺炎患者，自身免疫性肝炎患者，活动性结核患者，地中海贫血和镰状细胞贫血患者，孕妇和可能妊娠的妇女，计划妊娠妇女的男性配偶禁用
不良反应	常见贫血、乏力等，停药后即消失。少见疲倦、头痛、失眠、食欲减退、恶心、呕吐、轻度腹泻、便秘等
特殊人群用药	肝肾功能不全患者：肝功能、肾功能异常者慎用 老年人：不推荐使用 妊娠与哺乳期肝肾功能不全者妇女：妊娠安全性分级为 X 级。孕妇及可能妊娠的妇女禁用，不推荐哺乳期肝肾功能不全者妇女使用
药典	USP、Eur. P.、Chin. P.
国家处方集	CNF
其他推荐依据	
■ 药品名称	金刚烷胺　Amantadine
适应证	1. 用于原发性帕金森病，脑炎、一氧化碳中毒、老年人合并脑动脉硬化所致的帕金森叠加综合征及药物诱发的锥体外系反应 2. 也用于预防或治疗亚洲 A-Ⅱ型流感病毒引起的呼吸道感染
制剂与规格	盐酸金刚烷胺片[基,保(甲)]：100mg 盐酸金刚烷胺胶囊[保(甲)]：100mg
用法与用量	成人：口服给药，抗帕金森病：一次 100mg，一日 1~2 次。一日最大剂量为 400mg；抗病毒，一次 200mg，一日 1 次；或一次 100mg，每 12 小时 1 次。儿童：口服给药，①1~9 岁儿童抗病毒，每 8 小时用 1.5~3.0mg/kg，或每 12 小时用 2.2~4.4mg/kg，也有推荐每 12 小时用 1.5mg/kg。一日最大量不宜超过 150mg。疗程 3~5 日，不宜超过 10 日；②9~12 岁儿童抗病毒，每 12 小时口服 100mg；③12 岁或 12 岁以上儿童抗病毒，同成人用量
注意事项	1. 有癫痫史、精神错乱、幻觉、充血性心力衰竭、肾功能不全、外周血管性水肿或直立性低血压的患者应在严密监护下使用
	2. 治疗帕金森病时不应突然停药 3. 用药期间不宜驾驶车辆、操纵机械或高空作业 4. 每日最后一次服药时间应在下午 4 时前，以避免失眠
禁忌	对金刚烷胺过敏、新生儿和 1 岁以下婴儿、哺乳期肝肾功能不全者妇女禁用
不良反应	常见眩晕、失眠和神经质，恶心、呕吐、畏食、口干、便秘
特殊人群用药	肝肾功能不全患者：肾功能不全者，肝脏疾病患者慎用 老年人：慎用 妊娠与哺乳期肝肾功能不全者妇女：妊娠安全性分级为 C 级；孕妇慎用；授乳妇女禁用
药典	USP、Eur. P.、Chin. P.、Jpn. P.
国家处方集	CNF
其他推荐依据	

续 表

■ 药品名称	金刚乙胺 Rimantadine
适应证	1. 本药适用于预防成人A型（包括H1N1、H2N2、H3N2）流感病毒感染 2. 本药适用于预防儿童A型流感病毒感染
制剂与规格	盐酸金刚乙胺片[保(乙)]：0.1g 盐酸金刚乙胺口服颗粒[保(乙)]：2g：50mg
用法与用量	成人及10岁以上儿童：口服给药，①预防：一次100mg，一日2次；②治疗：一次100mg，一日2次。从症状开始连续治疗约7日。肾功能不全时剂量：对于肾衰竭（Ccr≤10ml/min）患者，推荐剂量为一日100mg。肝功能不全时剂量：对于严重的肝功能不全患者，推荐剂量为一日100mg。老年人剂量：对于中老年家庭护理患者，推荐剂量为一日100mg。儿童（10岁以下）：口服给药用于预防：5mg/kg，一日1次，但总量不超过150mg
注意事项	癫痫患者慎用。金刚烷类药物可改变患者的注意力和反应性
禁忌	对金刚烷类药物过敏者及严重肝功能不全者禁用
不良反应	1. 胃肠道反应：恶心、呕吐、腹痛、食欲缺乏、腹泻 2. 神经系统障碍：神经过敏、失眠、集中力差、头晕、头痛、老年人步态失调 3. 其他：无力、口干
特殊人群用药	肝肾功能不全者：慎用 儿童：本药用于1岁以下儿童的有效性和安全性尚不明确 老年人：慎用 妊娠与哺乳期肝肾功能不全者妇女：妊娠安全性分级为C级；哺乳期肝肾功能不全者妇女用药应权衡利弊
药典	USP
国家处方集	CNF
其他推荐依据	
■ 药品名称	伐昔洛韦 Valaciclovir
适应证	1. 主要用于带状疱疹 2. 用于治疗单纯疱疹病毒感染及预防复发，包括生殖器疱疹的初发和复发
制剂与规格	盐酸伐昔洛韦片[保(乙)]：①150mg；②300mg
用法与用量	口服给药：一次0.3g，一日2次，饭前空腹服用。带状疱疹连续服药10日。单纯性疱疹连续服药7日
注意事项	1. 严重免疫功能缺陷者长期或多次应用本品治疗后可能引起单纯疱疹和带状疱疹病毒对本品耐药 2. 服药期间应给予患者充分的水，防止药物在肾小管内沉淀 3. 生殖器复发性疱疹感染以间歇短程疗法给药有效。生殖器复发性疱疹的长期疗法也不应超过6个月
禁忌	对本品及阿昔洛韦过敏者禁用
不良反应	偶有头晕、头痛、关节痛、恶心、呕吐、腹泻、胃部不适、食欲减退、口渴、白细胞计数减少、蛋白尿及尿素氮轻度升高、皮肤瘙痒等

续　表

特殊人群用药	肝肾功能不全患者：慎用 儿童：2 岁以下儿童禁用，2 岁以上儿童慎用 老年人：老年患者由于生理性肾功能衰退，剂量与用药间期需调整 妊娠与哺乳期肝肾功能不全者妇女：孕妇禁用。妊娠安全性分级为 B 级；授乳妇女应慎用
药典	Chin. P.
国家处方集	CNF
其他推荐依据	
■ 药品名称	沙奎那韦　Saquinavir
适应证	与其他抗逆转录病毒药物联用，治疗 HIV-1 感染
制剂与规格	甲磺酸沙奎那韦片：600mg
用法与用量	口服给药：一次 600mg，一日 3 次，饭后服用
注意事项	糖尿病或高血糖症患者，A 型和 B 型血友病患者慎用
禁忌	对本药过敏者，严重肝功能受损者禁用
不良反应	腹泻、恶心和腹部不适
特殊人群用药	肝肾功能不全患者：严重肝功能受损者禁用；中度肝功能受损者，严重肾功能不全者慎用 儿童：16 岁以下患者使用本药的安全性及有效性尚不明确 老年人：60 岁以上老年患者用药研究尚不充分 妊娠与哺乳期肝肾功能不全者妇女：妊娠安全性分级为 B 级；用药妇女应暂停授乳
药典	USP
国家处方集	CNF
其他推荐依据	
■ 药品名称	阿昔洛韦　Aciclovir
适应证	1. 单纯疱疹病毒（HSV）感染：①口服用于生殖器疱疹病毒感染初发和复发患者；对反复发作患者可用作预防；②静脉制剂用于免疫缺陷者初发和复发性皮肤黏膜 HSV 感染的治疗以及反复发作患者的预防；也用于单纯疱疹性脑炎的治疗；③外用可用于 HSV 引起的皮肤和黏膜感染 2. 带状疱疹病毒（HZV）感染：①口服用于免疫功能正常者带状疱疹和免疫缺陷轻症患者的治疗；②静脉制剂用于免疫缺陷者严重带状疱疹或免疫功能正常者弥散型带状疱疹的治疗；③外用可用于 HZV 引起的皮肤和黏膜感染 3. 免疫缺陷者水痘的治疗 4. 眼部疾病：①结膜下注射或全身用药（口服或静脉滴注）：用于急性视网膜坏死综合征（ARN）、视网膜脉络膜炎、HSV 性葡萄膜炎；②局部用药：滴眼液或眼膏，用于 HZV 性角膜炎、结膜炎、眼睑皮炎及 HSV 性角膜炎

续 表

制剂与规格	阿昔洛韦片[保(甲)]：①100mg；②200mg[基]；③400mg 阿昔洛韦咀嚼片[保(甲)]：①400mg；②800mg 阿昔洛韦胶囊[保(甲)]：①100mg；②200mg[基] 注射用阿昔洛韦[保(乙)]：①250mg；②500mg 阿昔洛韦氯化钠注射液：①100ml（阿昔洛韦 100mg、氯化钠 900mg）；②250ml（阿昔洛韦 250mg、氯化钠 2.25g） 阿昔洛韦眼膏[保(甲)]：2g：60mg 阿昔洛韦滴眼液[基,保(甲)]：8ml：8mg
用法与用量	口服给药： 1. 急性带状疱疹：①片剂、分散片、咀嚼片：一次 200~800mg，每 4 小时 1 次，一日 5 次，连用 7~10 日；②缓释片：一次 1600mg，每 8 小时 1 次，连用 10 日 2. 生殖器疱疹： （1）初发：①片剂、分散片、咀嚼片：一次 200mg，每 4 小时 1 次，一日 5 次，连用 10 日；②缓释片、缓释胶囊：一次 400mg，每 8 小时 1 次，连用 10 日 （2）慢性复发：①片剂、分散片、咀嚼片：一次 200~400mg，一日 2 次，持续治疗 4~6 个月或 12 个月，然后进行再评价。根据再评价结果，选择一次 200mg，一日 3 次，或一次 200mg、一日 5 次的治疗方案。在症状初期，可及时给予间歇性治疗：一次 200mg，每 4 小时 1 次，一日 5 次，连用 5 日以上；②缓释片、缓释胶囊：一次 200~400mg，一日 3 次，持续治疗6~12 个月，然后进行再评价。根据再评价结果，选择适宜的治疗方案 3. 水痘：①片剂、分散片、咀嚼片：一次 800mg，一日 4 次，连用 5 日；②缓释片：一次 1600mg，一日 2 次，连用 5 日 静脉滴注：一日最大剂量为 30mg/kg 1. 重症生殖器疱疹初治：一次 5mg/kg，每 8 小时 1 次，共 5 日 2. 免疫缺陷者皮肤黏膜单纯疱疹或严重带状疱疹：一次 5~10mg/kg，每 8 小时 1 次，滴注 1 小时以上，共 7~10 日 3. 单纯疱疹性脑炎：一次 10mg/kg，每 8 小时 1 次，共 10 日 4. 急性视网膜坏死综合征：一次 5~10mg/kg，每 8 小时 1 次，滴注 1 小时以上，连用 7~10 日，然后改为口服给药，一次 800mg，一日 5 次，连续用药 6~14 周
注意事项	1. 对本品不能耐受者，精神异常或对细胞毒性药出现精神反应者（因静脉应用本药易产生精神症状），脱水者慎用
	2. 宜缓慢静脉滴注，以避免本品在肾小管内沉淀，导致肾功能损害，并应防止药液漏至血管外，以免引起疼痛及静脉炎
禁忌	对阿昔洛韦过敏者禁用
不良反应	常见注射部位的炎症或静脉炎、皮肤瘙痒或荨麻疹、皮疹、发热、轻度头痛、恶心、呕吐、腹泻、蛋白尿、血液尿素氮和血清肌酐值升高、肝功能异常如 AST（GOT）、ALT（GPT）、碱性磷酸酶、乳酸脱氢酶、总胆红素轻度升高等
特殊人群用药	肝肾功能不全者：慎用 儿童：儿童用药尚未发现特殊不良反应，但仍应慎用 老年人：无充分的研究资料表明对 65 岁以上老人用药和年轻人用药有明显不同，但老年人用药仍应谨慎 妊娠与哺乳期肝肾功能不全者妇女：能透过胎盘，孕妇用药应权衡利弊，妊娠安全性分级为 B 级；授乳妇女用药应权衡利弊

续　表

药典	USP、Eur. P.、Chin. P.
国家处方集	CNF
其他推荐依据	
■ 药品名称	**泛昔洛韦　Famciclovir**
适应证	用于治疗带状疱疹和原发性生殖器疱疹
制剂与规格	泛昔洛韦片[保(乙)]：①125mg；②250mg 泛昔洛韦胶囊[保(乙)]：125mg
用法与用量	口服给药：一次 250mg，每 8 小时 1 次。治疗带状疱疹的疗程为 7 日，治疗急性原发性生殖器疱疹的疗程为 5 日
注意事项	乏昔洛韦不能治愈生殖器疱疹，是否能够防止疾病传播尚不清楚
禁忌	对泛昔洛韦及喷昔洛韦过敏者禁用
不良反应	常见头痛、恶心。此外尚可见头晕、失眠、嗜睡、感觉异常、腹泻、腹痛、消化不良、疲劳、发热、寒战、皮疹、皮肤瘙痒等
特殊人群用药	肝肾功能不全患者：肾功能不全者慎用 儿童：不推荐使用 老年人：需注意调整剂量 妊娠与哺乳期肝肾功能不全者妇女：本药的妊娠安全性分级为 B 级；哺乳期肝肾功能不全者妇女用药时应暂停授乳
药典	Chin. P.
国家处方集	CNF
其他推荐依据	
■ 药品名称	**喷昔洛韦　Penciclovir**
适应证	用于口唇及面部单纯疱疹、生殖器疱疹等
制剂与规格	喷昔洛韦乳膏[保(乙)]：①2g∶20mg；②5g∶50mg；③10g∶100mg 注射用喷昔洛韦：250mg
用法与用量	局部给药：外涂患处，一日 4~5 次，应尽早（有先兆或损害出现时）开始治疗。静脉滴注：一次 5mg/kg，每 12 小时 1 次
注意事项	1. 仅用静脉滴注给药，且应缓慢（1 小时以上），防止局部浓度过高，引起疼痛及炎症 2. 溶液配制后应立即使用，不能冷藏，用剩溶液应废弃，稀释药液时出现白色浑浊或结晶则不能使用 3. 软膏不用于黏膜，因刺激作用，勿用于眼内及眼周
禁忌	对喷昔洛韦及泛昔洛韦过敏者禁用
不良反应	注射后可见头痛、头晕、肌酐清除率少量增加，血压轻度下降等。外用时偶见头痛、用药局部灼热感、疼痛、瘙痒等

续 表

特殊人群用药	儿童：12岁以下儿童用药的安全性和有效性尚未确立 妊娠与哺乳期肝肾功能不全者妇女：妊娠安全性分级为B级
药典	
国家处方集	CNF
其他推荐依据	
■ 药品名称	**更昔洛韦 Ganciclovir**
适应证	1. 主要用于免疫缺陷患者（包括艾滋病患者）并发巨细胞病毒（CMV）视网膜炎的诱导期和维持期治疗 2. 也用于接受器官移植的患者预防CMV感染 3. 用于单纯疱疹病毒性角膜炎
制剂与规格	更昔洛韦胶囊[保(乙)]：250mg 更昔洛韦注射液[保(乙)]：①10ml：500mg；②5ml：250mg 注射用更昔洛韦[保(乙)]：①50mg[基]；②150mg[基]；③250mg[基]；④500mg 更昔洛韦滴眼液：8ml：8mg 更昔洛韦眼膏：2g：20mg 更昔洛韦眼用凝胶[保(乙)]：5g：7.5mg
用法与用量	静脉滴注： 1. 治疗CMV视网膜炎：①初始剂量：5mg/kg，每12小时1次，连用14~21日；②维持剂量：5mg/kg，一日1次，一周5日；或6mg/kg，一日1次，一周5日 2. 预防器官移植受者的CMV感染：①初始剂量：5mg/kg，每12小时1次，连用7~14日；②维持剂量：5mg/kg，一日1次，一周7日；或6mg/kg，一日1次，一周5日 口服给药： 1. CMV视网膜炎的维持治疗：在诱导治疗后，推荐维持量为一次1000mg，一日3次。也可在非睡眠时一次服500mg，每3小时1次，一日6次。维持治疗时若CMV视网膜炎有发展，则应重新进行诱导治疗 2. 晚期HIV感染患者CMV感染的预防：预防剂量为一次1000mg，一日3次 3. 器官移植受者CMV感染的预防：预防剂量为一次1000mg，一日3次。用药疗程根据免疫抑制的时间和程度确定。经眼给药：一次1滴，一日4次，疗程3周
注意事项	1. 本品可引起中性粒细胞减少、血小板减少，并易引起出血和感染，用药期间应注意口腔卫生 2. 用药期间应每2周进行血清肌酐或肌酐清除率的测定
禁忌	对本药或阿昔洛韦过敏者，严重中性粒细胞计数减少（$<0.5\times10^9/L$）或严重血小板减少（$<25\times10^9/L$）的患者禁用
不良反应	1. 常见的为骨髓抑制 2. 可出现中枢神经系统症状，如精神异常、紧张、震颤等 3. 可出现皮疹、瘙痒、药物热、头痛、头晕、呼吸困难等
特殊人群用药	儿童：由于本药有致癌和影响生殖能力的远期毒性，在儿童中静脉或口服使用本药应充分权衡利弊后再决定是否用药 妊娠与哺乳期肝肾功能不全者妇女：孕妇应充分权衡利弊后再决定是否用药。妊娠安全性分级为C级；授乳妇女在用药期间应停止授乳

续　表

药典	USP、Chin. P.
国家处方集	CNF
其他推荐依据	
■ 药品名称	碘苷　Idoxuridine
适应证	用于治疗带状疱疹病毒感染、单纯疱疹性角膜炎和牛痘病毒性角膜炎
制剂与规格	碘苷滴眼液：①8ml：8mg；②10ml：10mg
用法与用量	经眼给药：滴于患侧结膜囊内，一次 1~2 滴，每 1~2 小时 1 次
注意事项	1. 碘苷对单纯疱疹病毒Ⅱ型感染无效 2. 可与睫状肌麻痹药、抗生素及肾上腺皮质激素合用。激素能促使病毒感染扩散，故禁用于浅层角膜炎，但可用于基质性角膜炎、角膜水肿或虹膜炎
禁忌	眼外科手术创伤愈合期，对本药及碘制剂过敏的患者禁用
不良反应	有畏光、局部充血、水肿、痒或疼痛等不良反应；也可发生过敏反应眼睑水肿。长期滴用，可引起接触性皮炎、点状角膜病变、滤泡性结膜炎、泪点闭塞等
特殊人群用药	儿童：儿童用药尚缺乏资料，一般不用于婴幼儿 妊娠与哺乳期肝肾功能不全者妇女：孕妇不宜使用；哺乳期肝肾功能不全者妇女不宜使用
药典	USP、Eur. P.、Chin. P.、Jpn. P.
国家处方集	CNF
其他推荐依据	
■ 药品名称	阿糖腺苷　Vidarabine
适应证	用于治疗疱疹病毒感染所致的口炎、皮疹、脑炎及巨细胞病毒感染
制剂与规格	注射用阿糖腺苷：200mg 注射用单磷酸阿糖腺苷：①100mg；②200mg
用法与用量	肌内注射或缓慢静脉注射：成人，按体重一次 5~10mg/kg，一日 1 次
注意事项	如注射部位疼痛，必要时可加盐酸利多卡因注射液解除疼痛症状
禁忌	妊娠与哺乳期肝肾功能不全者妇女禁用
不良反应	可见注射部位疼痛
特殊人群用药	肝肾功能不全患者：慎用 妊娠与哺乳期肝肾功能不全者妇女：孕妇禁用。妊娠安全性分级为 C 级；授乳妇女禁用
药典	USP
国家处方集	CNF
其他推荐依据	

续　表

■ 药品名称	酞丁安　Ftibamzone
适应证	1. 用于各型沙眼 2. 用于单纯疱疹、带状疱疹 3. 用于尖锐湿疣、扁平疣 4. 用于浅部真菌感染，如体癣、股癣、手足癣等
制剂与规格	酞丁安滴眼液：0.1%（8ml：8mg） 酞丁安搽剂：5ml：25mg 酞丁安软膏：①10g：100mg；②10g：300mg
用法与用量	经眼给药：摇匀后滴眼，一次1滴，一日2~4次。局部给药：①单纯疱疹、带状疱疹：涂于患处，一日3次；②尖锐湿疣、扁平疣：涂于患处，一日3次；③浅部真菌感染：涂于患处，早晚各1次，体癣、股癣连用3周，手足癣连用4周
注意事项	1. 软膏剂、搽剂使用时注意勿入口内和眼内 2. 涂布部位有灼烧感、瘙痒、红肿等，应停止用药，洗净
禁忌	对制剂药品中任何成分过敏者禁用
不良反应	少数病例有局部瘙痒刺激反应，如皮肤红斑、丘疹及刺痒感
特殊人群用药	儿童：儿童用药尚缺乏资料，一般不用于婴幼儿 妊娠与哺乳期肝肾功能不全者妇女：哺乳期肝肾功能不全者妇女不宜使用；孕妇禁用，育龄妇女慎用
药典	
国家处方集	CNF
其他推荐依据	
■ 药品名称	膦甲酸钠　Foscarnet Sodium
适应证	1. 主要用于免疫缺陷者（如艾滋病患者）的巨细胞病毒性视网膜炎 2. 免疫功能损害患者耐阿昔洛韦单纯疱疹病毒性皮肤黏膜感染
制剂与规格	膦甲酸钠注射液[保(乙)]：①100ml：2.4g；②250ml：3g；③250m：6g；④500ml：6g 膦甲酸钠氯化钠注射液[保(乙)]：①100ml：2.4g；②250ml：3g 膦甲酸钠乳膏：①5g：150mg；②10g：300mg
用法与用量	静脉滴注： 1. 艾滋病患者巨细胞病毒性视网膜炎：①诱导期，推荐初始剂量60mg/kg，每8小时1次，连用2~3周，视治疗后的效果而定，也可每12小时90mg/kg；②维持期，维持剂量一日90~120mg/kg，滴注时间不得少于2小时。如患者在维持期视网膜炎症状加重时，应仍恢复诱导期剂量 2. 艾滋病患者巨细胞病毒性鼻炎：初始剂量60mg/kg，每8小时1次，滴注时间至少1小时，连用2~3周。根据患者肾功能和耐受程度调整剂量和给药时间。维持量一日90~120mg/kg，滴注2小时 3. 耐阿昔洛韦的皮肤黏膜单纯疱疹病毒感染和带状疱疹病毒感染：推荐剂量一次40mg/kg，每8小时（或12小时）1次，滴注时间不得少于1小时，连用2~3周或直至治愈。外用：耐阿昔洛韦的皮肤黏膜单纯疱疹病毒感染：乳膏，一日3~4次，连用5日为一疗程

续　表

注意事项	1. 用药期间必须密切监测肾功能，根据肾功能情况调整剂量 2. 不能与其他肾毒性药物同时使用，不能与喷他脒联合静脉滴注，以免发生低钙血症 3. 注射剂避免与皮肤、眼接触，若不慎接触，应立即用清水洗净 4. 乳膏剂严格限用于免疫功能损害患者耐阿昔洛韦的单纯疱疹病毒性皮肤、黏膜感染
禁忌	对膦甲酸钠过敏者禁用
不良反应	肾功能损害、电解质紊乱、惊厥、贫血或血红蛋白降低、注射部位静脉炎、生殖泌尿道刺激症状或溃疡等
特殊人群用药	肝肾功能不全患者：肌酐清除率＜0.4ml/min 者（以 kg 计）禁用。肝肾功能不全者慎用 儿童：用药应权衡利弊 老年人：老年患者的肾小球滤过率下降，故用药前及用药期间应检查肾功能 妊娠与哺乳期肝肾功能不全者妇女：妊娠安全性分级为 C 级；哺乳期肝肾功能不全者妇女用药期间应暂停授乳
药典	Eur. P.
国家处方集	CNF
其他推荐依据	

第十七节　抗真菌药

■ 药品名称	两性霉素 B　Amphotericin B
抗菌谱与适应证	1. 用于治疗隐球菌病、北美芽生菌病、播散性念珠菌病、球孢子菌病、组织胞质菌病 2. 用于治疗由毛霉菌、根霉属、犁头霉菌属、内胞霉属和蛙粪霉属等所致的毛霉病 3. 用于治疗由申克孢子丝菌引起的孢子丝菌病 4. 用于治疗由烟曲菌所致的曲菌病 5. 外用制剂适用于着色真菌病、烧伤后皮肤真菌感染、呼吸道念珠菌、曲菌或隐球菌感染、真菌性角膜溃疡
制剂与规格	注射用两性霉素 B[基,保(甲)]：①5mg（5000U）；②25mg（2.5 万 U）；③50mg（5 万 U） 注射用两性霉素 B 脂质体[保(乙)]：①2mg（2000U）；②10mg（1 万 U）；③50mg（5 万 U）；④100mg（10 万 U）
用法与用量	静脉滴注：①起始剂量为 1~5mg 或按体重一次 0.02~0.10mg/kg，以后根据患者耐受情况每日或隔日增加 5mg，当增加至一次 0.6~0.7mg/kg 时即可暂停增加剂量；②最高单次剂量不超过 1mg/kg，每日或隔 1~2 日给药 1 次，总累积量 1.5~3.0g，疗程 1~3 个月，视患者病情也可延长至 6 个月。治疗鼻脑毛霉病时，累积治疗量至少 3~4g，治疗白色念珠菌感染，疗程总量约为 1g；治疗隐球菌脑膜炎，疗程总量约为 3g；③对敏感真菌所致的感染宜采用较小剂量，即一次 20~30mg，疗程也宜较长。鞘内注射对隐球菌脑膜炎，除静脉滴注外尚需鞘内给药。首次剂量为 0.05~0.10mg，以后逐渐增至一次 0.5mg，最大量一次不超过 1mg，每周 2~3 次，总量 15mg 左右。雾化吸入：5~10mg，一日分 2 次喷雾，疗程 1 个月。两性霉素 B 脂质体：静脉注射，起始剂量一日 0.1mg/kg，如无不良反应，第 2 日开始增加一日 0.25~0.50mg/kg，剂量逐日递增至维持剂量一日 1~3mg/kg。输液速度以不大于 0.15mg/ml 为宜

续 表

注意事项	1. 治疗期间定期严密随访血、尿常规，肝肾功能，血钾，心电图等，如血尿素氮或血肌酐明显升高时，则需减量或暂停治疗，直至肾功能回复 2. 为减少不良反应，给药前可给非类固醇抗炎药和抗组胺药 3. 本品宜缓慢避光滴注，每剂滴注时间至少 6 小时 4. 药液静脉滴注时应避免外漏，因其可致局部刺激
禁忌	对两性霉素 B 过敏及严重肝病患者禁用
不良反应	1. 静脉滴注过程中或静脉滴注后发生寒战、高热、严重头痛、食欲缺乏、恶心、呕吐，有时可出现血压下降、眩晕等 2. 几乎所有患者在疗程中均可出现不同程度的肾功能损害，尿中可出现红细胞、白细胞、蛋白和管型、血尿素氮和肌酐增高，肌酐清除率降低，也可引起肾小管性酸中毒 3. 低钾血症 4. 血液系统毒性反应有正常红细胞性贫血，偶有白细胞或血小板减少
特殊人群用药	肝肾功能不全患者：肝病患者，肾功能损害者慎用。严重肝病患者禁用 老年人：减量慎用 妊娠与哺乳期肝肾功能不全者妇女：妊娠安全性分级为 B 级。哺乳期肝肾功能不全者妇女应避免应用本药或用药时暂停授乳
药典	USP、Eur. P.、Chin. P.、Jpn. P.
国家处方集	CNF
其他推荐依据	
■ 药品名称	氟康唑　Fluconazol
抗菌谱与适应证	1. 念珠菌病：①全身性念珠菌病：如念珠菌败血症、播散性念珠菌病及其他非浅表性念珠菌感染等，包括腹膜、心内膜、肺部、尿路的感染；②黏膜念珠菌病：包括口咽部及食管感染、非侵入性肺及支气管感染、念珠菌尿症等；③阴道念珠菌病 2. 隐球菌病：用于治疗脑膜以外的新型隐球菌病；也用于两性霉素 B 与氟胞嘧啶联用初治后的维持治疗 3. 皮肤真菌病：如体癣、手癣、足癣、头癣、指（趾）甲癣、花斑癣等，还可用于皮肤着色真菌病 4. 用于真菌感染所引起的睑缘炎、结膜炎、角膜炎等 5. 预防真菌感染的发生，常见于恶性肿瘤、免疫抑制、骨髓移植、接受细胞毒类药化疗或放疗等患者 6. 球孢子菌病、芽生菌病、组织胞质菌病等
制剂与规格	氟康唑片[保(甲)]：①50mg[基]；②100mg[基]；③150mg；④200mg 氟康唑胶囊[保(甲)]：①50mg[基]；②100mg[基]；③150mg 氟康唑注射液[保(乙)]：①50ml：100mg；②100ml：200mg[基]
用法与用量	静脉滴注： 1. 念珠菌败血症、播散性念珠菌病及其他非浅表性念珠菌感染：常用剂量为第 1 日 400mg，以后一日 200mg。根据临床症状，可将日剂量增至 400mg 2. 口咽部念珠菌病：常用剂量为一次 50mg，一日 1 次，连用 7~14 日 3. 食管感染、非侵入性肺及支气管感染、念珠菌尿症等：剂量为一次 50mg，一日 1 次，连用 14~30 日。对异常难以治愈的黏膜念珠菌感染，剂量可增至一次 100mg，一日 1 次

续　表

	4. 阴道念珠菌病：单剂 150mg 5. 隐球菌性脑膜炎及其他部位隐球菌感染：常用剂量为第 1 日 400mg，以后一日 200～400mg，疗程根据临床症状而定，但对隐球菌性脑膜炎，疗程至少为 6～8 周。为防止艾滋病患者的隐球菌性脑膜炎的复发，在完成基本疗程治疗后，可继续给予维持量，一日 200mg 6. 预防真菌感染（如恶性肿瘤患者等）：患者在接受化疗或放疗时，一次 50mg，一日 1 次
注意事项	1. 需定期监测肝肾功能，用于肝肾功能减退者需减量应用 2. 在免疫缺陷者中的长期预防用药，已导致念珠菌属等对氟康唑等吡咯类抗真菌药耐药性的增加，应避免无指征预防用药 3. 与肝毒性药物合用、需服用氟康唑 2 周以上或接受多倍于常用剂量的本品时，可使肝毒性的发生率增高，需严密观察
禁忌	对氟康唑或其他吡咯类药物有过敏史者禁用
不良反应	1. 常见恶心、呕吐、腹痛或腹泻等 2. 过敏反应，可表现为皮疹，偶可发生严重的剥脱性皮炎、渗出性多形红斑 3. 肝毒性，治疗过程中可发生轻度一过性 AST（GOT）及 ALT（GPT）升高 4. 可见头晕、头痛
特殊人群用药	肝肾功能不全患者：肝功能、肾功能损害者慎用 儿童：本药对小儿的影响缺乏充足的研究资料，用药需谨慎 妊娠与哺乳期肝肾功能不全者妇女：孕妇用药须权衡利弊。妊娠安全性分级为 C 级；不推荐哺乳期肝肾功能不全者妇女使用
药典	USP、Chin. P.
国家处方集	CNF
其他推荐依据	
■ 药品名称	伊曲康唑　Itraconazole
抗菌谱与适应证	1. 注射液：用于全身性真菌感染，如曲霉病、念珠菌病、隐球菌病（包括隐球菌性脑膜炎）、组织胞质菌病、孢子丝菌病、巴西副球孢子菌病、芽生菌病和其他多种少见的全身性或热带真菌病。用于口腔、咽部、食管、阴道念珠菌感染以及真菌性结膜炎、真菌性角膜炎 2. 胶囊剂：适用于治疗肺部及肺外芽生菌病；组织胞质菌病，包括慢性空洞性肺部疾病和非脑膜组织胞质菌病，以及不能耐受两性霉素 B 或两性霉素 B 治疗无效的肺部或肺外曲霉病。浅部真菌感染，如手足癣、体癣、股癣、花斑癣等。口腔、咽部、食管、阴道念珠菌感染，以及真菌性结膜炎、真菌性角膜炎。用于皮肤癣菌和/或酵母菌所致甲真菌病 3. 口服液：适用于粒细胞缺乏患者怀疑真菌感染的经验治疗，口咽部和食管念珠菌病的治疗 4. 静脉注射液：适用于粒细胞缺乏患者怀疑真菌感染的经验治疗，还适用于治疗肺部及肺外芽生菌病；组织胞质菌病，包括慢性空洞性肺部疾病和非脑膜组织胞质菌病；以及不能耐受两性霉素 B 或两性霉素 B 治疗无效的肺部或肺外曲霉病
制剂与规格	伊曲康唑胶囊[基,保(乙)]：100mg 伊曲康唑口服液[基,保(乙)]：150ml：1.5g 伊曲康唑注射液[基,保(乙)]：25ml：250mg

续 表

用法与用量	口服给药： 1. 体癣、股癣：一日 100mg，疗程 15 日；手足癣：一次 200mg，一日 2 次，疗程 7 日，或一日 100mg，疗程 30 日 2. 花斑癣：一次 200mg，一日 1 次，疗程 7 日 3. 甲真菌病：①冲击疗法：一次 200mg，一日 2 次，连服 1 周。指（趾）甲感染分别需要 2 个和 3 个冲击疗程，每个疗程间隔 3 周。②连续治疗：一次 200mg，一日 1 次，连用 3 个月 4. 真菌性角膜炎：一次 200mg，一日 1 次，疗程 21 日 5. 曲霉病：一次 200mg，一日 1 次，疗程 2~5 个月；对侵袭性或播散性感染者，可增加剂量至一次 200mg，一日 2 次 6. 念珠菌病：①常用量一次 100~200mg，一日 1 次，疗程 3 周至 7 个月；②口腔念珠菌病：一次 100mg，一日 1 次，疗程 15 日；③念珠菌性阴道炎：一次 200mg，一日 1 次，疗程 3 日 7. 非隐球菌性脑膜炎：一次 200mg，一日 1 次，疗程 2 个月至 1 年 8. 隐球菌性脑膜炎：一次 200mg，一日 2 次，疗程 2 个月至 1 年。维持量一日 1 次
注意事项	1. 对持续用药超过 1 个月者，及治疗过程中出现畏食、恶心、呕吐、疲劳、腹痛或尿色加深的患者，建议检查肝功能。如出现异常，应停止用药 2. 发生神经系统症状时应终止治疗 3. 对有充血性心力衰竭危险因素的患者，应谨慎用药，并严密监测
禁忌	1. 禁用于已知对伊曲康唑及辅料过敏的患者 2. 注射液禁用于不能注射 0.9%氯化钠注射液的患者 3. 注射液禁用于肾功能损伤患者肌酐清除率< 30ml/min 者 4. 禁止与特非那定、阿司咪唑、咪唑斯汀、西沙比利、多非利特、奎尼丁等合作
不良反应	1. 常见畏食、恶心、腹痛和便秘 2. 已有潜在病理改变并同时接受多种药物治疗的大多数患者，长疗程治疗时可见低钾血症、水肿、肝炎和脱发等症状
特殊人群用药	肝肾功能不全患者：肝肾功能不全者，肝酶升高、活动性肝病或有其他药物所致肝毒性史者不宜使用本药 儿童：用药应权衡利弊 老年人：慎用 妊娠与哺乳期肝肾功能不全者妇女：孕妇用药应权衡利弊。本药的妊娠安全性分级为 C 级；哺乳期肝肾功能不全者妇女用药应权衡利弊
药典	Eur. P.
国家处方集	CNF
其他推荐依据	
■ 药品名称	**伏立康唑　Voriconazole**
抗菌谱与适应证	1. 侵袭性曲霉病 2. 对氟康唑耐药的念珠菌（包括克柔念珠菌）引起的严重侵袭性感染 3. 由足放线病菌属和镰刀菌属引起的严重感染 4. 非中性粒细胞减少患者的念珠菌血症 5. 应主要用于治疗免疫功能减退患者的进展性、可能威胁生命的感染

续　表

制剂与规格	伏立康唑薄膜衣片[保(乙)]：①50mg；②200mg 伏立康唑干混悬剂：40mg/ml 注射用伏立康唑[保(乙)]：200mg
用法与用量	口服给药： 1. 患者体重≥40kg：①用药第1日给予负荷剂量：一次400mg，每12小时1次；②开始用药24小时后给予维持剂量：一次200mg，一日2次 2. 患者体重<40kg：①用药第1日给予负荷剂量：一次200mg，每12小时1次；②开始用药24小时后给予维持剂量：一次100mg，一日2次 静脉给药： 1. 用药第1日给予负荷剂量：一次6mg/kg，每12小时1次 2. 开始用药24小时后给予维持剂量：一次4mg/kg，一日2次 3. 如果患者不能耐受维持剂量，可减为一次3mg/kg，一日2次
注意事项	1. 治疗前或治疗期间应监测血电解质，如有电解质紊乱应及时纠正 2. 连续治疗超过28日者，需监测视觉功能 3. 片剂应在餐后或餐前至少1小时服用，其中含有乳糖成分，先天性的半乳糖不能耐受者、Lapp乳糖酶缺乏或葡萄糖-半乳糖吸收障碍者不宜应用片剂 4. 在治疗中患者出现皮疹需严密观察，如皮损进一步加重则需停药。用药期间应避免强烈的、直接的阳光照射
禁忌	已知对伏立康唑或任何一种赋形剂有过敏史者、孕妇禁用
不良反应	常见视觉障碍、发热、皮疹、恶心、呕吐、腹泻、头痛、败血症、周围性水肿、腹痛及呼吸功能紊乱、肝功能试验值增高
特殊人群用药	肝肾功能不全患者：严重肝功能减退患者慎用 儿童：12岁以下儿童的用药安全性和有效性尚未建立 妊娠与哺乳期肝肾功能不全者妇女：孕妇用药应权衡利弊。妊娠安全性分级为D级。哺乳期肝肾功能不全者妇女用药应权衡利弊
药典	
国家处方集	CNF
其他推荐依据	
■ 药品名称	卡泊芬净　Caspofungin
抗菌谱与适应证	1. 用于对其他药物治疗无效或不能耐受的侵袭性曲霉菌病 2. 用于念珠菌所致的食管炎、菌血症、腹腔内脓肿、腹膜炎及胸膜腔感染 3. 用于考虑系真菌感染引起的发热、中性粒细胞减少患者的经验治疗
制剂与规格	注射用醋酸卡泊芬净[基,保(乙)]：①50mg；②70mg
用法与用量	静脉滴注：首日给予单次70mg的负荷剂量；之后给予一日50mg的维持剂量。对疗效欠佳且对本药耐受较好的患者，可将维持剂量加至一日70mg
注意事项	与环孢素同时使用，需权衡利弊
禁忌	对本品任何成分过敏者、哺乳期肝肾功能不全者及妊娠期妇女禁用

续 表

不良反应	常见发热、头痛、腹痛、疼痛、恶心、腹泻、呕吐、AST 升高、ALT 升高、贫血、静脉炎/血栓性静脉炎。静脉输注并发症、皮肤皮疹、瘙痒等
特殊人群用药	肝肾功能不全患者：肝功能不全或肝脏疾病患者，肾功能不全患者慎用 儿童：不推荐 18 岁以下的患者使用本药 妊娠与哺乳期肝肾功能不全者妇女：除非必要，孕妇不得使用本药。妊娠安全性分级为 C 级；用药期间不宜授乳
药典	
国家处方集	CNF
其他推荐依据	
■ 药品名称	米卡芬净　Micafungin
抗菌谱与适应证	由曲霉菌和念珠菌引起的下列感染：真菌血症、呼吸道真菌病、胃肠道真菌病
制剂与规格	注射用米卡芬净钠[保(乙)]：50mg
用法与用量	静脉给药：成人一次 50～150mg，一日 1 次，严重或难治性患者，可增加至一日 300mg。切勿使用注射用水溶解本品。剂量增加至一日 300mg 用以治疗严重或难治性感染的安全性尚未完全确立。体重为 50kg 或以下的患者，一日剂量不应超过 6mg/kg
注意事项	1. 可能出现肝功能异常或黄疸，应严密监测患者的肝功能 2. 溶解本品时勿用力摇晃输液袋，因易起泡，且泡沫不易消失 3. 本品在光线下可慢慢分解，给药时应避免阳光直射
禁忌	禁用于对本品任何成分有过敏史的患者
不良反应	1. 血液学异常：中性粒细胞减少症、血小板减少或溶血性贫血 2. 可能发生休克、过敏样反应 3. 可能出现肝功能异常或黄疸 4. 可能发生严重的肾功能不全如急性肾衰竭
特殊人群用药	儿童：儿童静脉使用本药的安全性和有效性尚未建立 妊娠与哺乳期肝肾功能不全者妇女：妊娠安全性分级为 C 级；授乳妇女用药需权衡利弊
药典	
国家处方集	CNF
其他推荐依据	
■ 药品名称	特比萘芬　Terbinafine
抗菌谱与适应证	1. 口服给药：①由毛癣菌、小孢子菌和絮状表皮癣菌等所致皮肤、头发和指（趾）甲的感染；由念珠菌所致皮肤酵母菌感染；②多种癣病，如体癣、股癣、手癣、足癣和头癣等；③由丝状真菌引起的甲癣 2. 局部给药：由皮肤真菌、酵母菌及其他真菌所致体癣、股癣、手癣、足癣、头癣、花斑癣

续 表

制剂与规格	盐酸特比萘芬片[保(乙)]：①125mg；②250mg 特比萘芬乳膏：①1g：10mg（1%）；②10g：100mg（1%） 盐酸特比萘芬软膏[保(乙)]：①10g：100mg；②15g：150mg 特比萘芬溶液剂：30ml：300mg（1%） 盐酸特比萘芬搽剂：15ml：150mg 盐酸特比萘芬喷雾剂：15ml：150mg 盐酸特比萘芬散：10g：100mg
用法与用量	口服给药：一次125mg~250mg，一日1次。疗程视感染程度及不同的临床应用而定：体、股癣2~4周；手、足癣2~6周；皮肤念珠菌病2~4周；头癣4周；甲癣6~12周。局部给药：涂（或喷）于患处及其周围。①乳膏、搽剂、散剂：一日1~2次。一般疗程：体癣、股癣1~2周；花斑癣2周；足癣2~4周；②溶液剂：用于体癣、股癣，一日2次，连用1~2周；用于手癣、足癣、花斑癣，一日2次，连用2~4周；③喷雾剂：一日2~3次，1~2周为一疗程，喷于患处
注意事项	1. 口服对花斑癣无效 2. 使用过程中如出现不良反应症状，应停止用药 3. 软膏、凝胶及擦剂仅供局部皮肤使用皮肤涂敷后，可不必包扎。不宜用于开放性伤口，不能用于眼内，避免接触鼻、口腔及其他黏膜
禁忌	对特比萘芬或萘替芬及本药制剂中其他成分过敏者禁用
不良反应	1. 最常见胃肠道症状（腹满感、食欲减退、恶心、轻度腹痛及腹泻）或轻型的皮肤反应（皮疹、荨麻疹等） 2. 个别严重的有皮肤反应病例，如Stevens-Johnson综合征、中毒性表皮坏死松解症
特殊人群用药	肝肾功能不全患者：肝肾功能不全者慎用；严重肝肾功能不全者禁用 儿童：不推荐用于2岁以下的儿童 老年人：适当调整给药剂量 妊娠与哺乳期肝肾功能不全者妇女：孕妇用药应权衡利弊。本药的妊娠安全性分级为B级；哺乳期肝肾功能不全者妇女用药期间应暂停授乳
药典	Eur. P.
国家处方集	CNF
其他推荐依据	
■ 药品名称	氟胞嘧啶 Flucytosine
抗菌谱与适应证	用于治疗念珠菌属心内膜炎、隐球菌属脑膜炎、念珠菌属或隐球菌属真菌败血症、肺部感染和尿路感染
制剂与规格	氟胞嘧啶片[保(乙)]：①250mg；②500mg 氟胞嘧啶注射液[保(乙)]：250ml：2.5g
用法与用量	口服给药：一次1000~1500mg，一日4次，用药疗程为数周至数月。为避免或减少恶心、呕吐，一次服药时间持续15分钟
	静脉注射：一日50~150mg/kg，分2~3次给药 静脉滴注：一日100~150mg/kg，分2~3次给药，静脉滴注速度为4~10ml/min

续 表

注意事项	1. 单用氟胞嘧啶在短期内可产生真菌对本品的耐药菌株。治疗播散性真菌病时通常与两性霉素 B 联合应用 2. 骨髓抑制、血液系统疾病或同时接受骨髓移植药物者慎用 3. 用药期间应检查周围血常规、肝肾功能，肾功能减退者需监测血药浓度
禁忌	对本品过敏者禁用
不良反应	1. 可致恶心、呕吐、畏食、腹痛、腹泻等胃肠道反应 2. 皮疹、嗜酸性粒细胞增多等变态反应 3. 可发生肝毒性反应，一般表现为 ALT（GPT）及 AST（GOT）一过性升高，偶见血清胆红素升高 4. 可致白细胞或血小板减少，偶可发生全血细胞减少，骨髓抑制和再生障碍性贫血
特殊人群用药	肝肾功能不全患者：肝功能、肾功能损害者，尤其是同时应用两性霉素 B 或其他肾毒性药物时慎用；严重肝肾功能不全者禁用 儿童：不宜使用 老年人：需减量 妊娠与哺乳期肝肾功能不全者妇女：孕妇用药应权衡利弊。妊娠安全性分级为 C 级；哺乳期肝肾功能不全者妇女用药应暂停授乳
药典	USP、Eur. P.、Chin. P.、Jpn. P.
国家处方集	CNF
其他推荐依据	

药品名称索引（汉英对照）

A

B

D

E

F

G

H

J

K

L

M

N

P

Q

R

S

T

W

X

Y

Z

名词缩略语

ACEI 血管紧张素酶抑制剂
ACT 活化凝血时间
ADE 药品不良事件
ADR 药品不良反应
AI 活动性指数
AKI 急性肾损伤
ALT 丙氨酸转氨酶
ANA 抗核抗体
ARF 急性肾衰竭
ARN 急性视网膜坏死综合征
AST 天冬氨酸转氨酶
BP 英国药典（未特殊标明系指 2010 版）
BSA 体表面积
CF 亚叶酸钙
Chin. P. 中国药典
CIOMS 国际医学科学组织委员会
CMV 巨细胞病毒
CNB 安钠咖
CNF 中国国家处方集（2010 版）
CRP C 反应蛋白
CRRT 连续性肾脏替代治疗
CT 电子计算机 X 射线断层扫描技术
CTA 多层面螺旋 CT 血管造影
DFPP 双重血浆置换
DI 慢性指数
DSA 数字减影血管造影
dsDNA 双链 DNA
ELISA 酶联免疫吸附法
ENA 抗可溶性抗原
Eur. P. 欧洲药典（2008 版及补充本 6.1~6.8）
FDA 食品和药物管理局
Fr. P. 法国药典（1982 版及 2003 现版）
GBM 抗基底膜
GHB γ-羟丁酸
HAART 高活性的抗反转录病毒治疗
HBV 乙型肝炎病毒
HIV 人类免疫缺陷病毒
HSV 单纯疱疹病毒
HZV 带状疱疹病毒
ICD 国际代码标识符
Int. P. 国际药典（第 4 版及 2008 补充本 1）
IRRT 间歇性肾脏替代治疗
Jpn. P. 日本药典（2006 版及补充本 1）
MAC 鸟复合型分枝杆菌
MHRA 英国药品和健康产品管理局
MRA 磁共振血管造影
MRI 磁共振成像
NAG 尿 N-乙酰-β 氨基葡萄糖苷酶
NAPAN 乙酰卡尼
PE 血浆置换
PM 慢性代谢
Pol. P. 波兰药典（2002 版及补充本 2005）
PPI 质子泵抑制药
QT 间期
RF 原核生物蛋白质合成的终止因子
RSV 呼吸道合胞病毒
SLED 缓慢低效持续透析
$t_{1/2}$ 半衰期
TSAT 转铁蛋白饱和度
USNF 美国国家处方集（2010 及补充本 1）
USP 美国药典（2006 版及补充本 1）
Viet. P. 越南药典（2002 版）
γ-GT 血清-谷氨酰转移酶

参考文献

[1] Qi R , Qi G , Zhu D , et al. Diagnosis and Treatment of Early Transplant Renal Artery Stenosis: Experience From a Center in Eastern China [J] . Transplant Proc, 2019, 52 (1) : 179-185.

[2] Ren Y , Xiong F , Kan X , et al. Endovascular Management of Transplant Renal Artery Stenosis: A Single - center Retrospective Study [J] . Catheter Cardiovasc Interv, 2019, 95 (3): 429-436.

[3] Pierre-Yves, Courand, Miriana, et al. Resistant Hypertension and Atherosclerotic Renal Artery Stenosis: Effects of Angioplasty on Ambulatory Blood Pressure. A Retrospective Uncontrolled Single-Center Study [J] . Hypertension, 2019, 74 (6): 1516-1523.

[4] Zhang Z, Ye J, Fu T, et al. Chimney Stent Graft Technique for Endovascular Repair of Penetrating Atherosclerotic Ulcers of Abdominal Aorta with Bilateral Common Iliac Artery Aneurysms and Ectopic Right Renal Artery Stenosis [J] . Ann Vasc Surg, 2020, 62: 499.

[5] Ichiro, Okada, Junichi, et al. Long-Term Outcomes of Endovascular Stenting for Blunt Renal Artery Injuries with Stenosis: A Report of Five Consecutive Cases [J] . J Nippon Med Sch, 2019, 86 (3): 172-178.

[6] Nicholas, Halliwell, Shafiqul, et al. An Intervention in Renal Artery Stenosis can Salvage Kidneys [J] . Nephrology (Carlton, Vic.), 2019, 24 (3): 365.

[7] Ding J J, Lin S H, Lai J Y, et al. Unilateral Renal Artery Stenosis Presented with Hyponatremic-hypertensive Syndrome - case Report and Literature Review [J] . BMC Nephrol, 2019, 20 (1) : 64.

[8] Uday, Patel, Shankar, et al. Long-term Graft and Patient Survival after Percutaneous Angioplasty or Arterial Stent Placement for Transplant Renal Artery Stenosis: A 21-Year Matched Cohort Study [J] . Radiology, 2018, 290 (2): 555-563.

[9] Rouer M, Godier S, Monnot A, et al. Long-term Outcomes after Transplant Renal Artery Stenosis Surgery [J] . Ann Vasc Surg, 2018, 54: 261-268.

[10] Franois-René Roustan, Lareyre F, Bentellis I, et al. Endovascular Treatment of Transplant Renal Artery Stenosis: Evaluation of Postoperative Outcomes and Risk Factors for Recurrence [J] . Angiology, 2018, 70 (3): 249-256.

[11] Hu H, Chen X, Wu Z, et al. Aneurysmal Degeneration of an Aorto-renal Bypass for Takayasu Renal Artery Stenosis: a Novel Endovascular Intervention [J] . Ann Vasc Surg, 2018, 49: 316.

[12] Barbano B, Gigante A, Proietti M, et al. Impact of Revascularization Procedures on Doppler Parameters in Patients with Atherosclerotic Renal Artery Stenosis [J] . Eur J Intern Med, 2018, 51: e28-e29.

[13] MPM Gomes Júnior, Alves C, Barbosa A, et al. Initial Experience with the Use of Fractional Flow Reserve in the Hemodynamic Evaluation of Transplant Renal Artery Stenosis [J] . Catheter Cardiovasc Interv, 2018, 91 (4): 820-826.

[14] Chen LX, De Mattos A, Bang H, et al. Angioplasty vs Stent in the Treatment of Transplant Renal Artery Stenosis [J] . Clin Transplant, 2018, 32 (4): e13217.

[15] Valle LGM, Cavalcante RN, Motta-Leal-Filho JM, et al. Evaluation of the Efficacy and Safety of

Endovascular Management for Transplant Renal Artery Stenosis [J] . Clinics (Sao Paulo) 2017, 72 (12): 773-779.

[16] Stratigis S, Stylianou K, Kyriazis P P, et al. Renal Artery Stenting for Atherosclerotic Renal Artery Stenosis Identified in Patients with Coronary Artery Disease: Does Captopril Renal Scintigraphy Predict Outcomes [J] . J Clin Hypertens (Greenwich), 2018, 20 (2): 373-381.

[17] Catena C, Colussi G L, Brosolo G, et al. Long-Term Renal and Cardiac Outcomes after Stenting in Patients with Resistant Hypertension and Atherosclerotic Renal Artery Stenosis [J] . Kidney Blood Press Res, 2017, 42 (5): 774-783.

[18] Constantina C, Darren G, James R, et al. Kidney Volume to GFR Ratio Predicts Functional Improvement after Revascularization in Atheromatous Renal Artery Stenosis [J] . PLoS ONE, 2017, 12 (6): e0177178.

[19] F Nikola, Ilija K, Dragan M, et al. Kidney Injury Secondary to Endovascular Treatment of Renal Artery Stenosis [J] . Angiol Sosud Khir, 2017, 23 (2): 159-163.

[20] Mishima E, Suzuki T, Seiji K, et al. Selective Embolization Therapy for Intrarenal Artery Stenosis Causing Renovascular Hypertension: Efficacy and Follow - up Renal Imaging [J] . J Clin Hypertens (Greenwich) , 2017, 19 (10): 1028-1031.

[21] Tafur JD, White CJ. Renal Artery Stenosis: When to Revascularize in 2017 [J] . Curr Probl Cardiol , 2017, 42 (4): 110-135.

[22] Wang H Y , Liu L S , Cao H M , et al. Hemodynamics in Transplant Renal Artery Stenosis and its Alteration after Stent Implantation Based on a Patient-specific Computational Fluid Dynamics Model [J] . Chin Med J (Engl), 2017, 130 (1): 23-31.

[23] Ricco J B, Belmonte R, Illuminati G, et al. How to manage hypertension with atherosclerotic renal artery stenosis [J] . J Cardiovasc Surg (Torino), 2016, 58 (2): 329-338.

[24] Iwashima Y, Fukuda T, Kusunoki H, et al. Effects of Percutaneous Transluminal Renal Angioplasty on Office and Home Blood Pressure and Home Blood Pressure Variability in Hypertensive Patients With Renal Artery Stenosis [J] . Hypertension, 2017, 69 (1): 109-117.

[25] Ritchie J, D Green, Chrysochou T, et al. Effect of Renal Artery Revascularization upon Cardiac Structure and Function in Atherosclerotic Renal Artery Stenosis: Cardiac Magnetic Resonance Substudy of the ASTRAL Trial [J] . Nephrol Dial Transplant, 2017, 32 (6): 1006-1013.

[26] Simonnet B, Deharo P, Rouabah K, et al. Young Women with a Long Past of Resistant Hypertension Cured after Surgery of Severe Bilateral Ostial Renal Artery Stenosis [J] . Ann Vasc Surg, 2016, 34: e275-278.

[27] Iwashima Y, Fukuda T, Yoshihara F, et al. Incidence and Risk Factors for Restenosis, and its Impact on Blood Pressure Control after Percutaneous Transluminal Renal Angioplasty in Hypertensive Patients with Renal Artery Stenosis [J] . Hypertension, 2016, 34 (7): 1407-1415.

[28] Sag AA, Sos TA, Benli C, et al. Atherosclerotic Renal Artery Stenosis in the Post-CORAL Era Part 2: New Directions in Transcatheter Nephron Salvage Following Flawed Revascularization Trials [J] . J Am Soc Hypertens, 2016, 10 (4): 368-377.

[29] Sag AA, Inal I, Okcuoglu J, et al. Atherosclerotic Renal Artery Stenosis in the Post-CORAL Era Part 1: the Renal Penumbra Concept and Next-generation Functional Diagnostic Imaging [J] . J Am Soc Hypertens, 2016, 10 (4): 360-367.

[30] Nasserala J, Oliveira C, Cerqueira J, et al. Artery Stenosis of the Renal Graft: Experience of a Center of Northeastern Brazil [J] . Transplant Proc, 2016, 48 (1): 74-80.

[31] 中华医学会. 临床技术操作规范·肾脏病学分册 [M] . 北京: 人民军医出版社, 2009.

[32] 中华医学会. 临床诊疗指南·肾脏病学分册 [M]. 北京：人民卫生出版社，2011.

[33] 王海燕. 肾脏病学 [M]. 3 版. 北京：人民卫生出版社，2008.

[34] Jürgen Floege, Sean J Barbour, Daniel C Cattran, et al. Management and Treatment of Glomerular Diseases (part 1): Conclusions from a Kidney Disease: Improving Global Outcomes (KDIGO) Controversies Conference Kidney Int. 2019, 95 (2): 268-280.

[35] Zhang L, Li P, Xing CY, Zhao JY, et al. Efficacy and Safety of Abelmoschus Manihot for Primary Glomerular Disease: a Prospective, Multicenter Randomized Controlled Clinical Trial [J]. Am J Kidney Dis. 2014, 64 (1): 57-65.

[36] 中国狼疮肾炎诊断和治疗指南编写组. 中国狼疮肾炎诊断和治疗指南 [J]. 中华医学杂志，2019，99 (44)：3441-3455.

[37] Fanouriakis A, Kostopoulou M, Cheema K, et al. 2019 Update of the Joint European League Against Rheumatism and European Renal Association-European Dialysis and Transplant Association (EULAR/ERA-EDTA) Recommendations for the Management of Lupus Nephritis [J]. Ann Rheum Dis, 2020, 796 (6): 713-723.

[38] Andreoli L, Bertsias GK, Agmon-Levin N, et al. EULAR Recommendations for Women´s Health and the Management of Family Planning, Assisted Reproduction, Pregnancy and Menopause in Patients with Systemic Lupus Erythematosus and/or Antiphospholipid Syndrome [J]. Ann Rheum Dis, 2017, 76 (3): 476-485.

[39] Zhu MS, Chen JZ, and Xu AP. Factors that can Minimize Bleeding Complications after Renal Biopsy [J]. Int Urol Nephrol, 2014, 46 (10): 1969-1975.

[40] 复旦大学上海医学院，《实用内科学》编委会，陈灏珠. 实用内科学 [M]. 12 版. 北京：人民卫生出版社，2005.

[41] 陈香美. 血液净化标准操作规程 [M]. 2 版. 北京：人民军医出版社，2010.

[42] 马志芳，向晶，肖光辉. 血液透析用血管通路护理操作指南 [M]. 北京：人民卫生出版社，2015.

[43] 左力，王梅. 血液净化手册 [M]. 北京：人民卫生出版社，2016.

[44] Ricci Z, Ronco C, D´Amico G, et al. Practice Patterns in the Management of Acute Renal Failure in the Critically Ill Patient: an International Survey [J]. Nephrol Dial Transplant. 2006, 21 (3): 690-696.

[45] Kidney Disease: Improving Global Outcomes (KDIGO) Acute Kidney Injury Work Group. KDIGO Clinical Practice Guideline for Acute Kidney Injury [J]. Kidney inter, 2012, 2: 1-138.

[46] Nast CC. Medication-Induced Interstitial Nephritis in the 21st Century [J]. Adv Chronic Kidney Dis. 2017, 24 (2): 72-79.

[47] Quinto LR, Sukkar L, Gallagher M. Effectiveness of Corticosteroid Compared with Non-corticosteroid Therapy for the Treatment of Drug-induced Acute Interstitial Nephritis: a Systematic Review [J]. Intern Med J. 2019, 49 (5): 562-569.

[48] Eddy AA. Drug-induced tubulointerstitial nephritis: hypersensitivity and necroinflammatory pathways [J]. Pediatr Nephrol. 2020, 35 (4): 547-554.

[49] Porile JL, Bakris GL, Garella S. J. Acute Interstitial Nephritis with Glomerulopathy Due to Nonsteroidal Anti-inflammatory Agents: a Review of its Clinical Spectrum and Effects of Steroid Therapy [J]. Clin Pharmacol. 1990, 30 (5): 468-475.

[50] Raghavan R, Shawar S. Mechanisms of Drug-Induced Interstitial Nephritis [J]. Adv Chronic Kidney Dis. 2017, 24 (2): 64-71

[51] Isnard Bagnis C, Crepaldi C, Dean J, et al. Quality Standards for Predialysis Education: Results

from a consensus conference [J]. Nephrology Dialysis Transplantation, 2015, 30 (7): 1058-1066.

[52] Eknoyan G, Lameire N, Eckardt K, et al. KDIGO 2012 Clinical Practice Guideline for the Evaluation and Management of Chronic Kidney Disease [J]. Kidney International, 2013, 3 (1): 5-14.

[53] Davison S N, Tupala B, Wasylynuk B A, et al. Recommendations for the Care of Patients Receiving Conservative Kidney Management: Focus on Management of CKD and Symptoms [J]. Clin J Am Soc Nephrol, 2019, 14 (4): 626-634.

[54] Inker L A, Astor B C, Fox C H, et al. KDOQI US Commentary on the 2012 KDIGO Clinical Practice Guideline for the Evaluation and Management of CKD [J]. Am J Kidney Dis, 2014, 63 (5): 713-735.

[55] Ikizler T A, Burrowes J D, Byham-Gray L D, et al. KDOQI Clinical Practice Guideline for Nutrition in CKD: 2020 Update [J]. Am J Kidney Dis, 2020, 76 (3): S1-S107.

[56] Cano N, Fiaccadori E, Tesinsky P, et al. ESPEN Guidelines on Parenteral Nutrition: Adult Renal Failure [J]. Clin Nutr, 2009, 28 (2): 401-414.

[57] 郭爱敏，周兰姝. 成人护理学 [M]. 3 版. 北京：人民卫生出版社，2017.

[58] Figueiredo A, Goh BL, Jenkins S, et al. Clinical Practice Guidelines for Peritoneal Access [J]. Perit Dial Int, 2010, 30 (4): 424-429.

[59] 中国腹膜透析置管专家组. 中国腹膜透析置管指南 [J]. 中华肾脏病杂志，2016，32 (11): 867-871.

[60] Churchill D N, Taylor D W, Keshaviah P R, et al. Adequacy of Dialysis and Nutrition in Continuous Peritoneal Dialysis: Association with Clinical Outcomes. Canada-USA (CANUSA) Peritoneal Dialysis Study Group [J]. J Am Soc Nephrol, 1996, 7: 198-207.

[61] Paniagua R, Amato D, Vonesh E, et al. Effects of Increased Peritoneal Clearances on Mortality Rates in Peritoneal Dialysis: ADEMEX, a Prospective, Randomized, Controlled Trial [J]. J Am Soc Nephrol, 2002, 13 (5): 1307-1320.

[62] Glavinovic T, Hurst H, Hutchison A, et al. Prescribing High-quality Peritoneal Dialysis: Moving beyond Urea Clearance [J]. Perit Dial Int, 2020, 40 (3): 293-301.

[63] Szeto C C, Wong Y H, Leung C B, et al. Importance of Dialysis Adequacy in Mortality and Morbidity of Chinese CAPD Patients [J]. Kidney Int, 2000, 58 (1): 400-407.

[64] Shi Y, Yan H, Yuan J, et al. Different Patterns of Inflammatory and Angiogenic Factors are Associated with Peritoneal Small Solute Transport and Peritoneal Protein Clearance in Peritoneal Dialysis Patients [J]. BMC Nephrol, 2018, 19 (1): 119.

[65] Philip Kam-Tao Li, Cheuk Chun Szeto, Beth Piraino, et al. ISPD Peritonitis Recommendations: 2016 Update on Prevention and Treatment [J]. Perit Dial Int, 2016, 36 (5): 481 - 508.

[66] Kiebalo T, Holotka J, Habura I, et al. Nutritional Status in Peritoneal Dialysis: Nutritional Guidelines, Adequacy and the Management of Malnutrition. Nutrients, 2020, 12 (6): 1-14.

[67] 陈香美，邱强，汤力，等. 临床肾脏疾病经典问答 800 问 [M]. 北京：人民卫生出版社，2018.

[68] 肖光辉，王玉柱. 血液净化通路一体化管理手册 [M]. 北京：北京航空航天大学出版社，2018.

[69] 中国医院协会血液净化中心分会血管通路工作组. 中国血液透析血管通路专家共识（第 2 版）[J]. 中国血液净化，2019，18 (6): 365-381.

[70] 陈香美，蔡广研. 临床路径释义 · 肾脏病分册 [M]. 北京：中国协和医科大学出版

社，2018.
[71] Lok CE，Huber T S，Lee T，et al. KDOQI Clinical Practice Guideline for Vascular Access：2019 Update [J]. Am J Kidney Dis，2020，75（4）：S1-S164.
[72] 陈香美. 血液净化标准操作规程（2020版）[M]. 北京：人民卫生出版社，2021.
[73] 中国医师协会肾脏内科医师分会维生素D实践方案专家协作组. 维生素D及其类似物在慢性肾脏病患者中应用的中国实践方案（2019版）[J]. 中华内科杂志，2020，59（2）：104-116.
[74] 中国医师协会肾脏内科医师分会肾性贫血指南工作组. 中国肾性贫血诊治临床实践指南 [J]. 中华医学杂志，2021，101（20）：1463-1502.
[75] National Kidney Foundation's Kidney Disease Outcomes Quality Initiative. KDOQI Clinical Practicc Guideline for Hemodialysis Adequacy：2015 Update [J]. Am J Kidney Dis，2015，66（5）：884-930.
[76] Watanabe Y，Hirakata H，Okada K，et al. Proposal for the Shared Decision-making Process Regarding Initiation and Continuation of Maintenance Hemodialysis [J]. Ther Apher Dial，2015，19（Suppl 1）：108-117.
[77] Watanabe Y，Yamagata K，Nishi S，et al. Japanese Society for Dialysis Therapy Clinical Guideline for " Hemodialysis Initiation for Maintenance Hemodialysis" [J]. Ther Apher Dial，2015，19（Suppl 1）：93-107.
[78] Watanabe Y，Kawanishi H，Suzuki K，Japanese Society for Dialysis Therapy Clinical Guideline for " Maintenance Hemodialysis：Hemodialysis Prescriptions" [J]. Ther Apher Dial，2015，19（Suppl 1）：67-92.
[79] 葛均波，徐永健，王辰. 内科学 [M]. 9版. 北京：人民卫生出版社，2018.
[80] 国家肾脏疾病临床医学研究中心，刘志红，李贵森. 中国慢性肾脏病矿物质和骨异常诊治指南 [M]. 1版. 北京：人民卫生出版社，2019.
[81] Kidney Disease：Improving Global Outcomes（KDIGO）CKD-MBD Update Work Group. KDIGO 2017 Clinical Practice Guideline Update for the Diagnosis，Evaluation，Prevention，and Treatment of Chronic Kidney Disease-Mineral and Bone Disorder（CKD-MBD）[J]. Kidney Int Suppl（2011）. 2017，7（1）：1-59.
[82] 国家药典委员会. 中国药典 [M]. 北京：中国医药科技出版社，2015.
[83] 日本抗生物质医药品基准 [M]. 厚生省，1990.
[84] 日本抗生物质学术协议会. 日本抗生物质医药品基准解说 [S]. 东京：药业时报社，1998.
[85] 日本药局方编辑委员会. 日本药典 [M]. 16版. 厚生省，2011.
[86] 美国药典委员会. 美国药典/国家处方集 [M]. 31版. 罗克维尔：美国药典委员会，2013.
[87] 欧洲药典委员会. 欧洲药典（中文版）[M]. 北京：中国医药科技出版社，2010.
[88] 世界卫生组织专家委员会. 国际药典 [M]. 世界卫生组织，2011.
[89] 希恩. C. 斯威曼（Sean C Sweetman）著. 李大魁，金有豫，汤光，等译. 马丁代尔大药典 [M]. 35版. 北京：化学工业出版社，2008.
[90] 中国国家处方集编委会. 中国国家处方集·化学药品与生物制品卷 [M]. 北京：人民军医出版社，2010.

致读者

本系列图书中介绍的药物剂量和用法是编委专家根据当前医疗观点和临床经验并参考本书附录中的相关文献资料慎重制订的，并与通用标准保持一致，编校人员也尽了最大努力来保证书中所推荐药物剂量的准确性。但是，必须强调的是，临床医生开出的每一个医嘱都必须以自己的理论知识、临床实践为基础，以高度的责任心对患者负责。本书列举的药物用法和用量主要供临床医师作参考，并且主要是针对诊断明确的疾病的典型患者。读者在选用药物时，还应该认真研读药品说明书中所列出的该药品的适应证、禁忌证、用法、用量、不良反应等，并参考《中华人民共和国药典》《中国国家处方集》等权威著作为据。此书仅为参考，我社不对使用此书所造成的医疗后果负责。

中国协和医科大学出版社

《临床路径治疗药物释义》专家组